W0312008

Prof. Dr. med. Richard Béliveau
Dr. med. Denis Gingras

Gesund mit Rotwein, Lachs, Schokolade & Co.

Prof. Dr. med. Richard Béliveau
Dr. med. Denis Gingras

Gesund mit Rotwein, Lachs, Schokolade & Co.

- Die neue Präventionsernährung
- Vorbeugen bei Herz-Kreislauf-Erkrankungen, Diabetes, Krebs, Alzheimer
- Bewusst essen, lustvoll leben

Aus dem Französischen von Hanna van Laak

Kösel

Die Originalausgabe erschien unter dem Titel *»La Santé par le plaisir de bien manger«*

Published under arrangement with Groupe Librex, Inc., doing business under the name
Éditions du Trécarré, Montréal, Qc, Canada

MIX
Papier aus verantwortungsvollen Quellen
FSC® C013736
FSC www.fsc.org

Verlagsgruppe Random House FSC-DEU-0100
Das für dieses Buch verwendete FSC-zertifizierte Papier
Hello Fat Matt 1,1 liefert Condat, Le Lardin Saint-Lazare, Frankreich.

Umschlag: Kaselow Design, München – nach Vorlage der Originalausgabe von Béliveau/Gingras:
Les aliments contre le cancer, 2005 (Krebszellen mögen keine Himbeeren, 2007): Cyclone design communications
Umschlagmotive: Fotos aus dem Innenteil; Foto Rotweinglas: Steve Bronstein/Getty Images
Satz: Kösel, Krugzell – nach dem Innenlayout der Originalausgabe: Hamid Aittouares
Künstlerische Gestaltung und Konzeption: Marike Paradis
Ernährungsberatung: Frances Boyte
Illustration: Amélie Roberge
Mitarbeiter: Maude St-Jean, Julie Gauthier, Patrick Thibault, Sam Murray, Michelle Hénault,
Randal Lyons, Louise Durocher, Jessica Laroche
Druck und Bindung: Kösel, Krugzell
Printed in Germany
ISBN: 978-3-466-34541-0

Weitere Informationen zu diesem Buch und unserem gesamten
lieferbaren Programm finden Sie unter
www.koesel.de

Dieses Buch ist dem Neurochirurgen und Gründer der Abteilung für Neurochirurgie am CHUM – Centre hospitalier de l'Université de Montréal – Dr. Claude Bertrand für seine fortschrittliche und innovative Sicht der Medizin gewidmet und für die Inspiration, die er einer Generation von Chirurgen und Forschern mitgegeben hat.

Dank

Dank für ihre unverbrüchliche Unterstützung des Lehrstuhls für Krebsprävention und -behandlung an der *Université du Québec* in Montreal an:

- die Firma *Nautilus Plus* und ihren Direktor, M. Richard Blais;
- die Versicherung *Financière Manuvie*;
- die *Banque Nationale*;
- *Metro Inc.*

Dank ihrer Vision einer besseren Gesellschaft können wir unsere Forschungsarbeiten durchführen.

Dank an die Neurochirurgen der Abteilung für *Neurochirurgie am CHUM* für die Begeisterung, mit der sie therapeutische Intervention und medizinische Forschung zu vereinen suchen.

Dank an die Onkologen der onkologischen Abteilung am *Hôpital général juif* von Montreal und am *Zentrum für Krebsprävention* für die Tatkraft, mit der sie sich für Vorbeugemaßnahmen in der Bevölkerung einsetzen.

Dank an alle Patienten, die uns durch ihr Beispiel und ihre Motivation ermutigen, diesen Kampf gegen chronische Krankheiten fortzusetzen.

Ein besonderer Dank an Kathleen Asselin für ihren Mut und ihre bewundernswerte Entschlossenheit in ihrem persönlichen Kampf gegen den Krebs.

Dank an alle Forscher des *Labors für Molekularmedizin,* die durch ihre engagierte Arbeit Fortschritte in der Forschung zur Behandlung und Prävention von Krebs und anderen chronischen Krankheiten möglich machen.

Inhalt

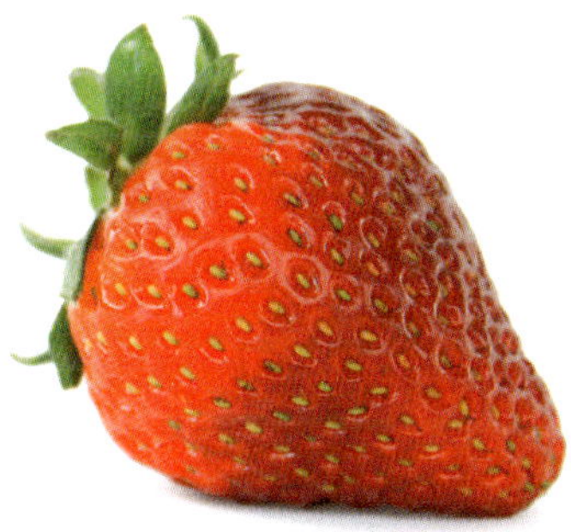

Vorwort

Die *Fondation des maladies du cœur du Québec* – Stiftung für Herzkrankheiten in Quebec – schätzt sich glücklich, die von Prof. Dr. med. Richard Béliveau und Dr. med. Denis Gingras im vorliegenden Buch geleistete außergewöhnliche Arbeit einer allgemein verständlichen Darstellung würdigen zu dürfen. Die Autoren zeigen unmissverständlich auf, welchen Einfluss eine gesunde Lebensweise auf unsere gegenwärtige und zukünftige Gesundheit haben kann, insbesondere im Verlauf des Alterungsprozesses.

Prof. Dr. med. Béliveau und Dr. med. Gingras ist es gelungen, die Erkenntnisse der Wissenschaft auf den Punkt zu bringen und sie einem gebildeten, neugierigen und interessierten Publikum auf leicht verständliche Weise zu vermitteln. Nur wenige Werke fassen das aktuelle Wissen über die Bedeutung unserer Lebensweise und die wichtigsten gesundheitlichen Störungen in unserer Gesellschaft zusammen. Die darin aufgeführten Prinzipien sind universell gültig: *Gesunde Ernährung, maßvolle Kalorienaufnahme, tägliche körperliche Aktivität, Verzicht auf das Rauchen* und eine *gesunde Umgebung,* die psychische und soziale Unterstützung gewährleistet. Diese Faktoren haben entscheidenden Einfluss auf die Gesundheit.

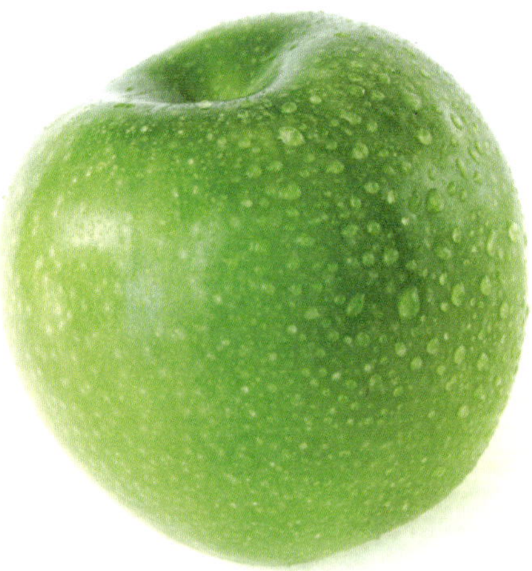

Unseres Wissens findet man hier zum ersten Mal in einem einzigen Buch eine schlüssige Aussage zur Prävention sowohl von Herz- und Gefäßerkrankungen, Krebs oder Diabetes als auch von neurodegenerativen Erkrankungen. Selbst wenn der Schwerpunkt dieses interdisziplinären Ansatzes hauptsächlich auf gesunder Ernährung liegt – ohne darüber die Bedeutung körperlicher Bewegung zu vernachlässigen –, so führt er die Leser doch schnell zu der Erkenntnis, dass sie ihr Risiko für viele chronische Krankheiten verringern können, indem sie einige recht einfache Lebensregeln befolgen. Denn dieses Buch ist weder ein Ernährungsratgeber noch eine Rezeptsammlung, es ist vielmehr ein wahres *Handbuch der Prävention.* Es ermöglicht uns, besser zu verstehen und einzuschätzen, welche Fülle von Folgen das, was wir essen und trinken, auf unseren Gesundheitszustand hat.

Die genannten universell gültigen Prinzipien wurden bereits vor mehr als zweitausend Jahren von Hippokrates, dem Begründer der Medizin (460 – 377 v.Chr.), formuliert, der sagte, Krankheit sei die Folge von Umweltfaktoren, Ernährung und Lebensgewohnheiten. Wir tun gut daran, uns das in Erinnerung zu rufen.

Jacques Genest, MD, FRCP* (C)
Professor an der medizinischen Fakultät der McGill-Universität, Lehrstuhl für Medizin McGill/Novartis, Direktor der kardiologischen Abteilung Klinikum der McGill-Universität/Royal Victoria Krankenhaus und Präsident des Komitees für Gesundheits- und Forschungsfragen Stiftung für Herzkrankheiten in Quebec

* Fellow of the Royal College of Physicians (Anm. d. Ü.)

Vorwort

1979 verspürten vier Ärztekollegen und ich das Bedürfnis, die Lebensqualität von Krebsbetroffenen und ihren Angehörigen durch die Bereitstellung von Informationen, Begleitung und Übernachtungsmöglichkeiten zu verbessern. Deshalb gründeten wir vor beinahe dreißig Jahren die *Fondation québécoise du cancer*. Damals waren wir ständig mit der harten Realität konfrontiert, in der unsere an Krebs erkrankten Patienten lebten – oftmals ohne ausreichende Unterstützung zu erfahren.

Abgesehen von der Tatsache, dass sie sich unweigerlich mit diesem schweren Leiden auseinandersetzen mussten, hatten viele von ihnen auch eine Fülle von Fragen zu dieser Krankheit. Aus den vertraulichen Gesprächen mit ihnen und ihren Fragen und Ängsten in Bezug auf die Behandlungen, die ihr Körper im Kampf gegen den Krebs über sich ergehen lassen musste – aus dieser Beziehung zwischen dem jungen Kliniker, der ich damals war, und meinen Patienten entstand in mir das Interesse für die Qualität der Versorgung und Unterstützung, die ihnen zuteil wurde.

Im Kontakt mit meinen Patienten wurde mir sehr schnell bewusst, wie sehr es an allgemein verständlichen Informationen über die Themen, die sie so beschäftigten, mangelte. Fast dreißig Jahre später stelle ich fest, dass wir bezüglich der Prävention ein großes Stück vorangekommen sind. Dank des Sachverstands von Menschen wie Prof. Dr. med. Richard Béliveau und Dr. med. Denis Gingras ist es gelungen, der Bevölkerung die Bedeutung einer gesunden Ernährung und ihre fundamentalen Folgen für die Lebensdauer und die Aufrechterhaltung einer hohen Lebensqualität stärker ins Bewusstsein zu rücken. Und das ist, so meine ich, der erste Schritt, um Krebs und andere chronische Krankheiten, die täglich das gewohnte Leben so vieler Menschen erschüttern, ein Stück weit in Schach zu halten.

Mit Freude und Interesse habe ich in *Gesund mit Rotwein, Lachs, Schokolade & Co.* klare und allgemein verständliche Antworten auf viele Fragen gefunden, die ich in all den Jahren meiner praktischen Tätigkeit gehört habe. Im Laufe der Lektüre werden Sie einen praktischen und verständlichen Leitfaden entdecken, der einen faszinierenden Blick auf die Evolution unserer Umwelt ermöglicht, indem er den Einfluss der Ernährung auf die Gesundheit unserer Gesellschaft analysiert. Dieses Buch bereichert nicht nur unser Alltagsleben, es erweist sich zudem als fesselnde Lektüre, die Wissenschaft und philosophische sowie anthroposophische Reflexionen über die Beziehung zwischen dem Menschen und seiner Nahrung miteinander vereint. So macht uns diese historische Weltreise die Zusammenhänge zwischen mangelhafter Ernährung und der Entstehung bestimmter chronischer Krankheiten wie beispielsweise Krebs oder Herz- und Gefäßerkrankungen bewusst.

Glückwünsche an Prof. Dr. med. Richard Béliveau und Dr. med. Denis Gingras für dieses Meisterwerk, das eine Hoffnungsbotschaft im Kampf gegen Krebs verkündet.

Dr. Michel Gélinas
Präsident und Gründer der
Fondation québécoise du cancer

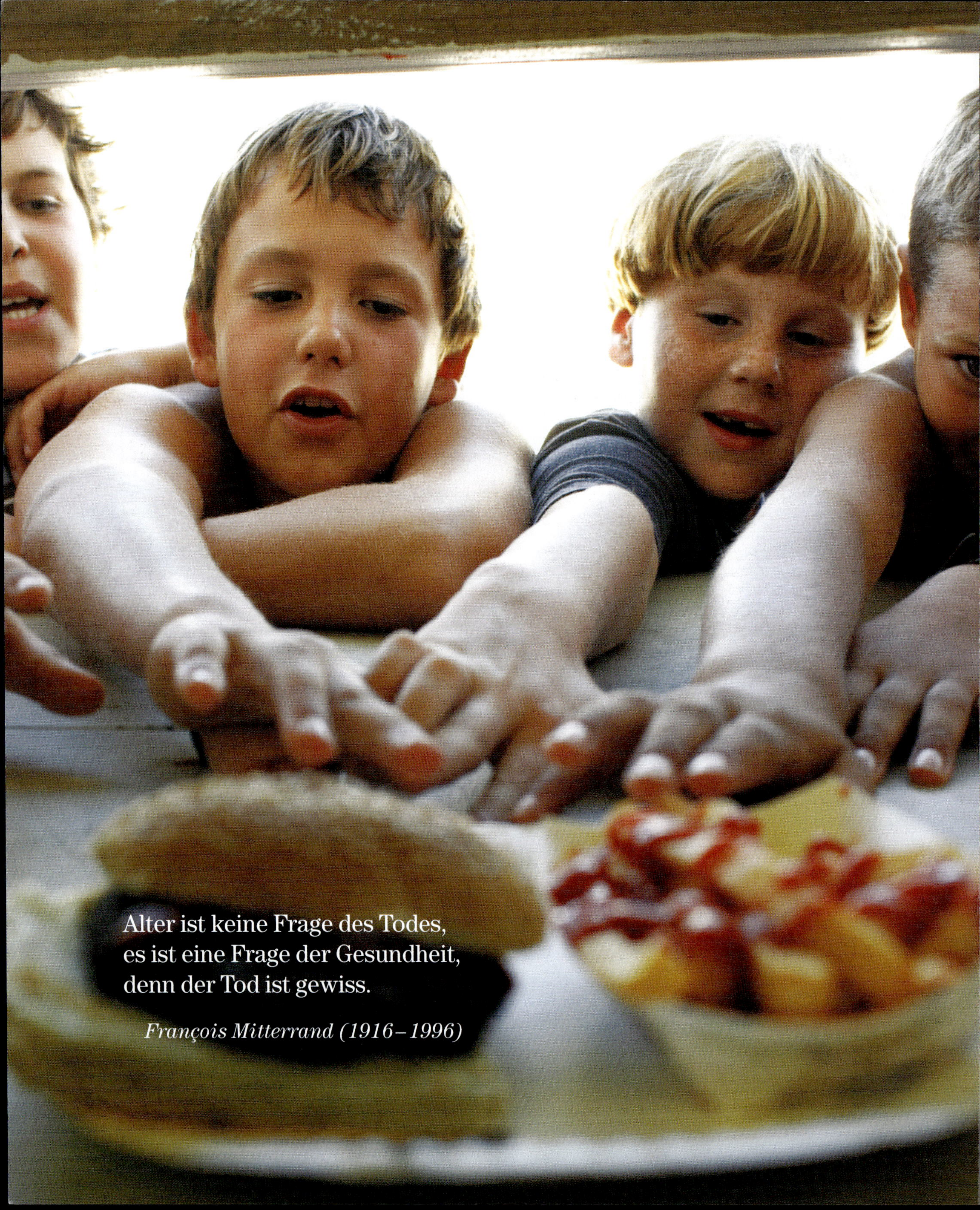

Alter ist keine Frage des Todes,
es ist eine Frage der Gesundheit,
denn der Tod ist gewiss.

François Mitterrand (1916–1996)

Kapitel 1
Wenn essen krank macht

Ein Kind, das heute in einem industrialisierten Land geboren wird, kann auf eine durchschnittliche Lebenserwartung von achtzig Jahren hoffen, ein absolut außergewöhnlicher statistischer Wert, wenn man bedenkt, dass die Lebenserwartung bei Geburt während des größten Teils der Menschheitsgeschichte etwa zwanzig bis dreißig Jahre betrug (Abbildung 1). Erst seit der zweiten Hälfte des 19. Jahrhunderts nahm die Lebenserwartung deutlich zu, und diese Steigerung wurde weiter durch die bahnbrechenden Entdeckungen unterstützt, die der modernen Medizin im Laufe des 20. Jahrhunderts gelangen (Abbildung 2). Die Entwicklung zahlreicher Antibiotika, Impfstoffe und Medikamente, chirurgische Eingriffe und andere medizinische Errungenschaften, die die letzte Jahrhunderthälfte geprägt haben, hat den von vielen Krankheiten geforderten Zoll – insbesondere die Sterberate aufgrund von Infektionskrankheiten – erheblich reduziert. Während beispielsweise in den Vereinigten Staaten noch vor kaum einem Jahrhundert allein Tuberkulose, Lungenentzündung und Durchfallerkrankungen für ein Drittel der Todesfälle verantwortlich waren, geht heute nur ein geringer Prozentsatz der Sterbefälle auf diese Krankheiten zurück, viel weniger als auf die allgemein verbreiteten »neuen Krankheiten« wie Krebs, Herz-Kreislauf-Erkrankungen und andere chronische Störungen wie Diabetes Typ 2 und neurodegenerative Erkrankungen (Abbildung 3). Diese chronischen Krankheiten bil-

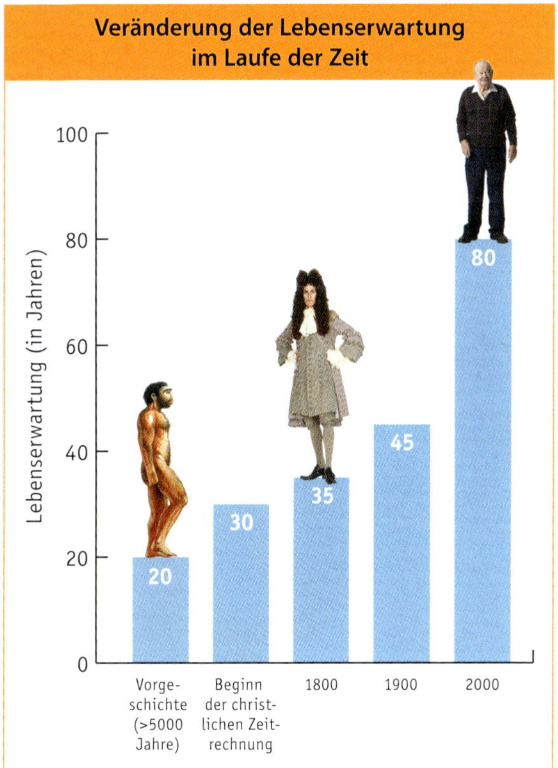

Abbildung 1

Die spektakuläre Zunahme der Lebenserwartung im Laufe des letzten Jahrhunderts

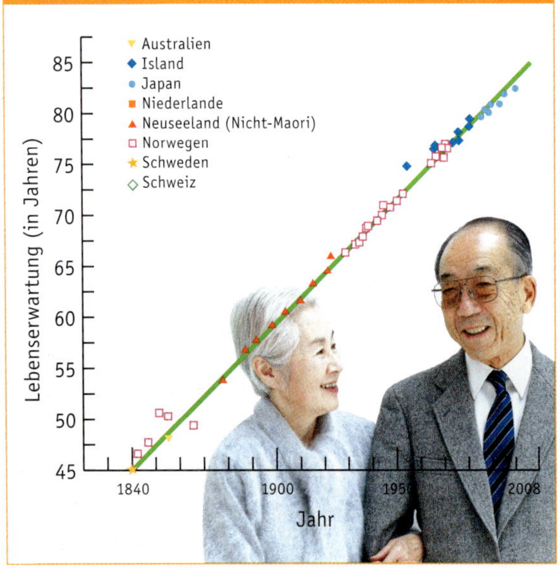

Abbildung 2 *Quelle: Aus Science 2002; 296; 1029–1031*

Wichtigste Todesursachen in Kanada (1997)

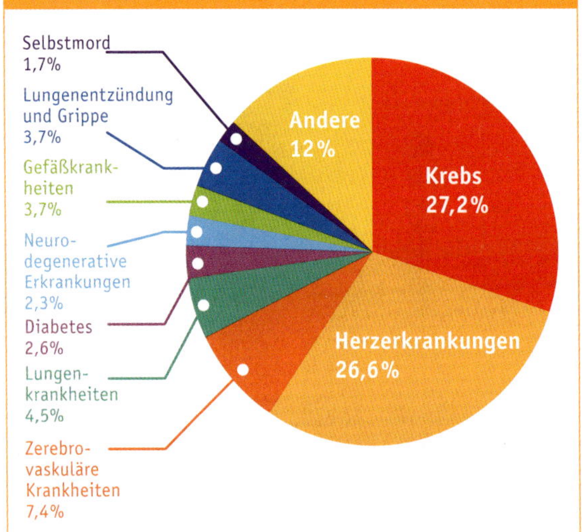

Abbildung 3 *Quelle: Statistique Canada*

den folglich die zentrale Herausforderung, mit der die heutige Medizin konfrontiert ist, weit vor bestimmten Risikofaktoren, die zwar oft Schlagzeilen machen, deren realer Einfluss auf die Volksgesundheit jedoch viel unbedeutender ist (Abbildung 4).

Auch wenn die wachsende Lebenserwartung mit Sicherheit eine Rolle bei der rasanten Zunahme der Sterblichkeitsrate aufgrund chronischer Krankheiten spielt, so bleibt dennoch die besorgniserregende Feststellung, dass diese Krankheiten allzu oft Menschen im besten Alter treffen und sowohl ihre Lebensdauer als auch ihre Lebensqualität massiv beeinträchtigen können. So schätzt beispielsweise die Weltgesundheitsorganisation (WHO), dass ein Achtzigjähriger aufgrund der einen oder anderen chronischen Krankheit im Durchschnitt fast zehn Jahre Leben bei guter Gesundheit einbüßt. Es versteht sich von selbst, dass der Verlust an Autonomie sowie die zahlreichen Schmerzen, die mit der Behandlung dieser Krankheiten verbunden sind (Operationen, Chemotherapie, Dialyse etc.), eine substanzielle Minderung der Vorzüge bedeuten, die eine Verlängerung der Lebensdauer bieten kann. Mit anderen Worten: Selbst wenn die seit hundertfünfzig Jahren beobachtete kontinuierliche Zunahme der Lebenserwartung erhoffen lässt, dass die durchschnittliche Lebensdauer in einigen Jahrzehnten neunzig oder sogar fünfundneunzig Jahre erreichen könnte, so droht die hohe Inzidenz schwerer chronischer Krankheiten nicht nur dieser Tendenz Einhalt zu gebieten, sondern sie belastet auch den Hauptgrund einer längeren Lebensdauer – so lange wie möglich bei guter Gesundheit zu leben – mit einer schweren Hypothek.

Lebenserwartung bei guter Gesundheit

Man glaubt oft, dass diese chronischen Krankheiten unweigerlich mit dem Altern einhergehen, dass sie ein unabänderliches Schicksal darstellen, dem wir nicht entrinnen können, sofern wir nicht »Glückspilze« sind und Gene besitzen, die uns ein Älterwerden bei guter Gesundheit ermöglichen. Diese Wahrnehmung ist allerdings falsch, denn man weiß heute, dass diese »Methusalem-Gene« nur für ein Drittel der Fälle von außergewöhnlicher Langlebigkeit verantwortlich sind. Zwei Drittel der Menschen, die ein fortgeschrittenes Alter erreichen und sich dabei guter Gesundheit erfreuen, verdanken dies vor allem anderen ihrer gesunden Lebensweise.

Vergleicht man die Häufigkeit verschiedener chronischer Krankheiten in unterschiedlichen Bevölkerungsgruppen der Welt, so veranschaulicht dies auf drastische Weise, welchen Einfluss die Lebensweise auf das Erkrankungsrisiko für diese Leiden hat. Während beispielsweise die Sterblichkeit infolge von Herz-Kreislauf-Erkrankungen in den meisten westlichen Ländern extrem erhöht ist und dort die wichtigste Todesursache darstellt, kann diese Inzidenz (Anzahl der Neuerkrankungen) in bestimmten Mittelmeer-Regionen oder auch in Japan bis zu zehnmal niedriger sein (Abbildung 5). Diese Unterschiede sind nicht etwa auf genetische Faktoren zurückzuführen, die die Bewohner dieser Länder schützen. Denn wenn diese Volksgruppen in Länder auswandern, in denen die Inzidenz von Herz-Kreislauf-Erkrankungen erhöht ist (wie etwa Nordamerika), dann gleicht sich ihre Sterberate schnell der der Einwohner dieser Region an. Vergleicht man die Häufigkeit von Herz-Kreislauf-Erkrankungen bei Japanern, die in Hiroshima leben, mit der ihrer Landsleute, die auf Hawaii oder in Kalifornien leben, wird dies auf frappierende Weise veranschaulicht (Abbildung 6): Während Herzmuskelinfarkte in Japan ein seltenes Phänomen sind, verdoppelt sich die Häufigkeit dieser Vorfälle nach der Auswanderung von Japanern in eine stärker westlich geprägte Region (Hawaii) und vervierfacht sich, sobald sie sich in den USA niederlassen.

Die gleichen Differenzen kann man bei den Krebsraten beobachten. Amerikanische Frauen sind beispielsweise ebenso wie die Frauen westlicher Länder im Allgemeinen nach der Menopause massiv von Brustkrebs betroffen, und die Sterberate aufgrund dieser Krankheit steigt an-

Jährliche Todesfälle in den Vereinigten Staaten (2004)	
Herz-Kreislauf-Erkrankungen	652 486
Krebs	553 888
Unfälle	112 012
Erkältung und Grippe	59 664
AIDS	14 627
Treppensturz	1307
Sturz aus dem Bett	450
Sturz auf Eis	92
Haiangriff	2
Vogelgrippe	0
BSE	0

Abbildung 4 *Quelle: Centers for Disease Control and Prevention*

schließend unaufhörlich an. Hingegen steigt die Sterberate von Japanerinnen aufgrund von Brustkrebs praktisch nicht mit dem Alter an, sodass diese Frauen sogar in fortgeschrittenem Alter (75 Jahre und mehr) fünfmal seltener von diesem Krebs betroffen sind als die westlichen Frauen (Abbildung 7). Ähnliches gilt für den Prostatakrebs: Während im Westen bei den über 65-Jährigen die Häufigkeit und die mit diesem Krebs einhergehende Sterberate rasant zunehmen, ist diese Zunahme in Japan deutlicher schwächer ausgeprägt und führt um ein Drittel seltener zum Tod (Abbildung 8). Noch einmal: Diese Unterschiede werden durch Faktoren bewirkt, die mit den Lebensgewohnheiten zusammenhängen, denn bei Japanern, die in die Vereinigten Staaten ziehen, gleichen sich die Häufigkeiten von Brust- und Prostatakrebs denen der Bewohner ihres Aufnahmelands an.

Diese Beispiele zeigen also insgesamt, in welchem Maße die westliche Lebensweise das Auftreten chronischer Krankheiten im Laufe des Alterns beeinflussen kann. Die in den letzten Jahren beobachtete rasante Zunahme dieser Krankheiten ist folglich keine unvermeidliche Konsequenz aus der erhöhten Lebenserwartung, sondern vielmehr die Folge schlechter Angewohnheiten, die ihr Erscheinen begünstigen und ihre Entwicklung beschleunigen. Und die Ernährung spielt unter allen Faktoren der Lebensweise, die das Risiko chronischer Krankheiten beeinflussen können, eine Hauptrolle.

Geographische Variationen der Inzidenz von Herz-Kreislauf-Erkrankungen (1970)

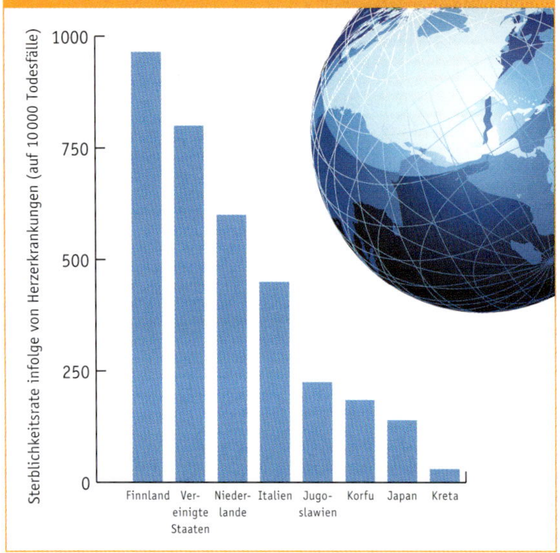

Abbildung 5 *Quelle: nach Keys (1980)*

Variationen der Inzidenz von Herz-Kreislauf-Erkrankungen bei Japanern in Abhängigkeit von ihrem Wohnort

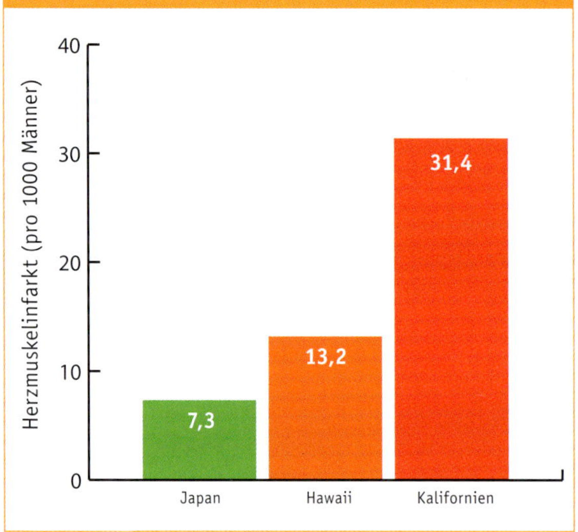

Abbildung 6 *Quelle: A. J. Epidemiol., 1975; 102: 514 – 525*

Krankheiten à la carte

Die ersten Hinweise darauf, dass die Ernährung ein wesentlicher Faktor bei der Entstehung der wichtigsten chronischen Krankheiten ist, stammen aus Beobachtungen vieler Forscher, Ärzte und Missionare, die zu Beginn des 20. Jahrhunderts bei isolierten Völkern in Afrika, Australien oder im hohen Norden Kanadas tätig waren. Sie bemerkten, dass die Bewohner dieser Regionen sehr selten Opfer von Krebs, Herz-Kreislauf-Erkrankungen oder auch Typ-2-Diabetes wurden, dass sich diese Krankheiten insgesamt jedoch sehr schnell ausbreiteten, sobald die Bewohner westliche Gewohnheiten annahmen. Diese Veränderung zeichnete sich im Allgemeinen durch eine sesshaftere Lebensweise und den erhöhten Konsum von zucker- und fettreichen Nahrungsmitteln auf Kosten pflanzlicher Erzeugnisse wie Obst und Gemüse oder Vollkorngetreide aus.

In neuerer Zeit veranschaulicht die vor zwanzig Jahren eingeleitete Globalisierung der Handelsbeziehungen wohl am besten, welch negativen Einfluss die westliche Ernährungsweise auf die Gesundheit hat. Im Laufe dieser Zeitspanne erhielten die Bewohner wirtschaftlich unterentwickelter Länder Zugang zu einer Vielzahl von Nahrungsmitteln, die extrem reich an leeren Kalorien sind; an Produkten also, die ein Übermaß an Zucker und Fett und zugleich paradoxerweise einen Mangel an lebenswichtigen Nährstoffen aufweisen. Ob es sich dabei um Softdrinks oder

Sterberate aufgrund von Brustkrebs nach Altersgruppen (1995)

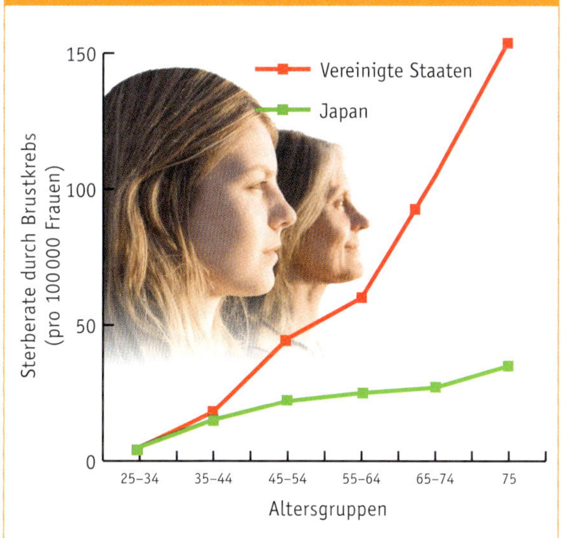

Abbildung 7 *Quelle: Statistik der WHO*

Sterberate aufgrund von Prostatakrebs nach Altersgruppen (1995)

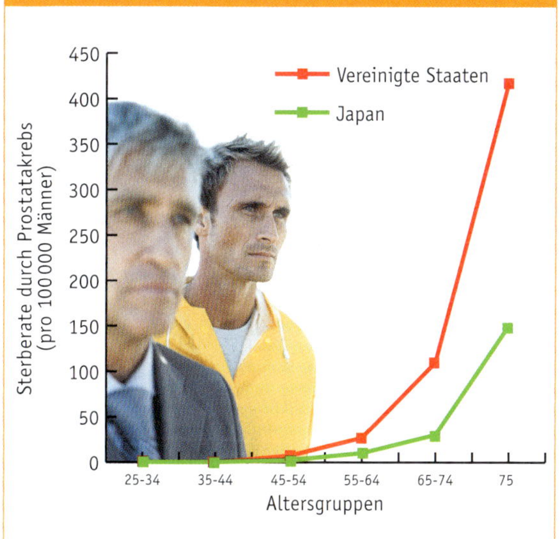

Abbildung 8 *Quelle: Statistik der WHO*

um Fertigprodukte mit einem hohen Anteil an Zucker, Fett und gebleichten Mehlen handelt – all diese in großem Maßstab industriell erzeugten Produkte, die oft zu niedrigen Preisen verkauft werden, haben viele Bestandteile der traditionellen Ernährung in zahlreichen Ländern ersetzt und liefern heute einen wesentlichen Teil der Kalorienzufuhr für die Bewohner dieser Länder.

Die katastrophalen Folgen dieser veränderten Ernährung für die Gesundheit ließen nicht lange auf sich warten: Während zum Beispiel 1989 kaum 10 Prozent der Mexikaner an Übergewicht und Fettleibigkeit litten, liegt dieser Prozentsatz heute bei 60 Prozent; eine Steigerung, die unter anderem dem schwindelerregenden Aufschwung des Konsums von Softdrinks zu verdanken ist, der heute durchschnittlich 155 Liter pro Jahr und Einwohner erreicht (Abbildung 9). Parallel dazu leiden heute 15 Prozent der Bevölkerung unter Typ-2-Diabetes, während diese Krankheit vor fünfzehn Jahren praktisch noch nicht existierte. Und es steht sehr zu befürchten, dass die Zahlen anderer mit Fettsucht einhergehender Leiden wie Krebs und Herz-Kreislauf-Erkrankungen im Laufe der nächsten Jahre ähnlich steigen werden. Dabei stellt das Beispiel Mexikos keinen Einzelfall dar, ganz im Gegenteil: In allen Ländern, die die westliche Art der Ernährung übernehmen, ob in Südamerika, im Mittleren Osten oder auch in bestimmten städtischen Regionen Indiens oder Chinas, kommt es zu einer rapiden Verschlechterung des Gesundheitszustands der Bewohner. Diese regelrechte »Globalisierung« chronischer Krankheiten verdeutlicht also auf ebenso tragische wie beredte Weise die schädlichen Folgen, die mit der industriellen Ernährung des Westens einhergehen, und seine Vorreiterrolle bei der Ausbreitung vieler schwerer Krankheiten.

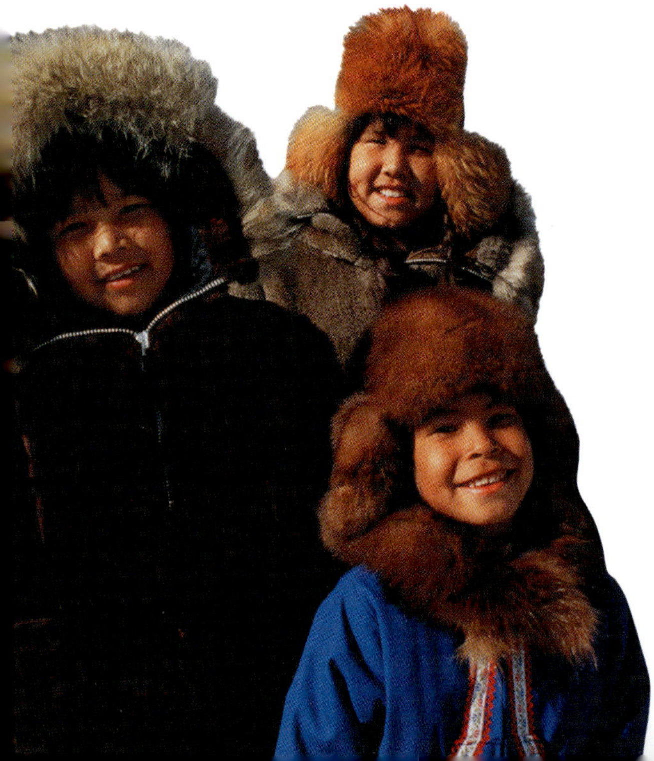

Eine Frage des Gleichgewichts

Die negative Wirkung der modernen industriellen Ernährung beruht zum großen Teil auf ihrem exzessiven Charakter, in Hinblick auf ihren übermäßigen Gehalt ebenso wie auf ihre Defizite. Auf der einen Seite hat die rasante Entwicklung einer ganzen Palette industrieller Produkte mit einem extrem hohen Zucker- und/oder Fettgehalt (Kartoffelchips, Softdrinks, Fertiggerichte) die Ernährungsgewohnheiten von Grund auf verändert und eine Erhöhung der Kalorienzufuhr bewirkt, die unvermeidlich mit Übergewicht und Fettleibigkeit einhergeht. Auf der anderen Seite geht dieser übermäßige Konsum von leeren Kalorien im Allgemeinen auf Kosten von Nahrungsmitteln pflanzlicher Herkunft;

das beraubt den Organismus wertvoller Lieferanten von Vitaminen, Mineralstoffen, Ballaststoffen und sekundärer Pflanzenstoffe, die alle eine Rolle bei der Prävention von Krankheiten spielen (Abbildung 10).

Der kombinierte Effekt dieser beiden Extreme kann sich als verheerend erweisen: Während das Übergewicht infolge des exzessiven Kalorienverzehrs ein Körpermilieu schafft, das Oxidation, Entzündungen und Angiogenese fördert und dadurch das innere Gleichgewicht stört, beraubt der Mangel an schützenden pflanzlichen Wirkstoffen die Zellen des Organismus zugleich eines ihrer wichtigsten Verteidigungsmittel gegen die Aggression, die durch diese chronische Entzündung verursacht wird. Gleichzeitig entsteht dadurch eine Umgebung, die die Progression chronischer Krankheiten begünstigt (Abbildung 10). Es ist äußerst wichtig, dieses Phänomen zu verstehen, um zu begreifen, wie sehr eine schlechte Ernährung der Gesundheit schadet: Tatsächlich sind die meisten Fälle von Krebs, Typ-2-Diabetes, Herz-Kreislauf-Erkrankungen sowie neurodegenerativen Erkrankungen – trotz ihrer unterschiedlichen Auswirkungen auf den menschlichen Körper – direkte Folgen eines gestörten Gleichgewichts in unserem inneren Milieu. Eine Wiederherstellung dieses Gleichgewichts durch die verringerte Zufuhr hochkalorischer Nahrungsmittel einerseits und die vermehrte Aufnahme pflanzlicher Lebensmittel, die reich an schützenden Pflanzenmolekülen sind, muss daher zwangsläufig außerordentlich folgenreich für die Prävention gegen diese chronischen Krankheiten sein.

Diabetes-Explosion in Mexiko

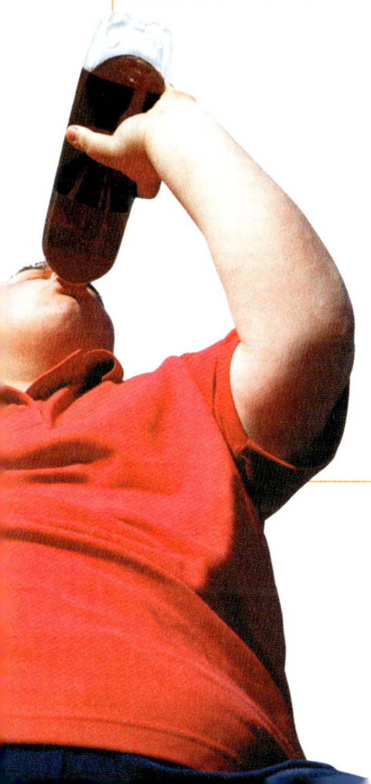

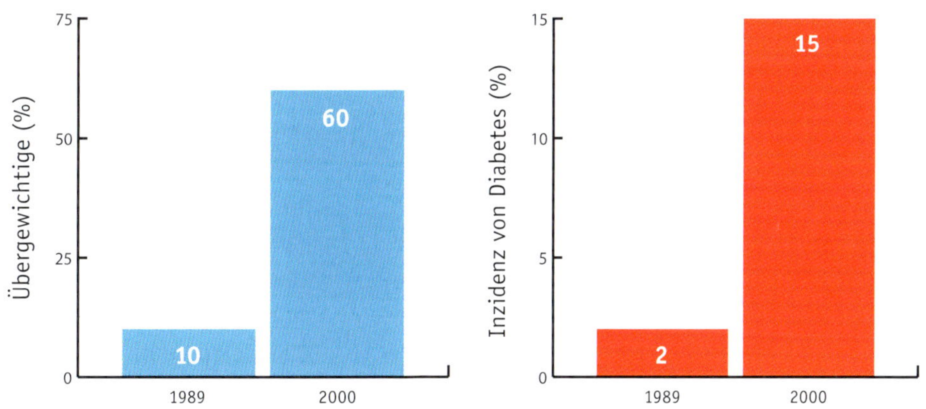

Abbildung 9

Quelle: Sci. Am. 2007; 297: 88 – 95

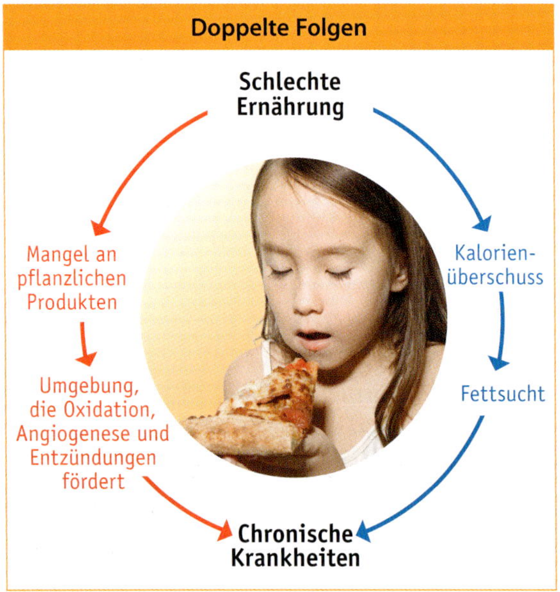

Abbildung 10

Stecken Sie nicht den Kopf in den Sand

Wir alle haben Geschichten über einen Onkel, eine Tante oder andere »Bonvivants« gehört, die ihr ganzes Leben lang geraucht und dennoch ein hohes Alter erreicht haben, während andere, die nie im geringsten »unvernünftig« waren, noch vor ihrem vierzigsten Lebensjahr von einer tödlichen Krankheit dahingerafft wurden. Solche Beispiele sind oft das Hauptargument von Leuten, die bezweifeln, dass es Sinn macht, sich um seine Gesundheit zu kümmern. Sie sind sehr praktisch, um unsere schlechten Gewohnheiten zu rechtfertigen, denn sie suggerieren, dass unser Schicksal bereits von Geburt an vorgezeichnet und nicht zu ändern ist, egal, was wir tun. Dennoch spiegeln diese extremen Fälle, so real sie sein mögen, nicht die Lebenswirklichkeit der großen Mehrheit der Menschen wider; und trotz ihres spektakulären Charakters, der die Fantasie beflügelt, sind diese Beispiele vor allem Ausnahmen. In der Praxis stellen solche Ausnahmen nur eine Randerscheinung dar: Sie sind statistisch unweigerlich mit jedem Phänomen verbunden, an dem eine große Anzahl von Personen beteiligt ist.

Ein Professor weiß beispielsweise schon, bevor er eine Prüfung überhaupt korrigiert, dass eine kleine Zahl von Studenten das Examen mit einer ausgezeichneten Note besteht, während am anderen Ende eine beschränkte Zahl von Schülern nur eine schlechte Note erzielt. Die große Mehrheit wird die Prüfung innerhalb einer Bandbreite zwischen diesen beiden Extremen mit Noten abschließen, die von befriedigend bis gut reichen und die oft die investierte Arbeit und die Ernsthaftigkeit widerspiegeln, die in die Prüfungsvorbereitung eingeflossen sind. Genau das gleiche Phänomen zeigt sich, wenn man die Lebensdauer von Individuen in einer Population untersucht: Es wird immer eine kleine Gruppe von Glückspilzen geben, die – egal, was passiert – ein fortgeschrittenes Alter erreicht, und eine andere, weitaus unglücklichere, die in jungen Jahren stirbt. Für die weit überwiegende Mehrheit der Bevölkerung allerdings liegt die Lebensdauer zwischen diesen beiden Extremen. Und diese Personen können analog zu den Studenten, die sich angemessen auf ihr Examen vorbereiten, ihre Chancen erheblich verbessern, indem sie eine gesündere Lebensweise annehmen (Abbildung 11).

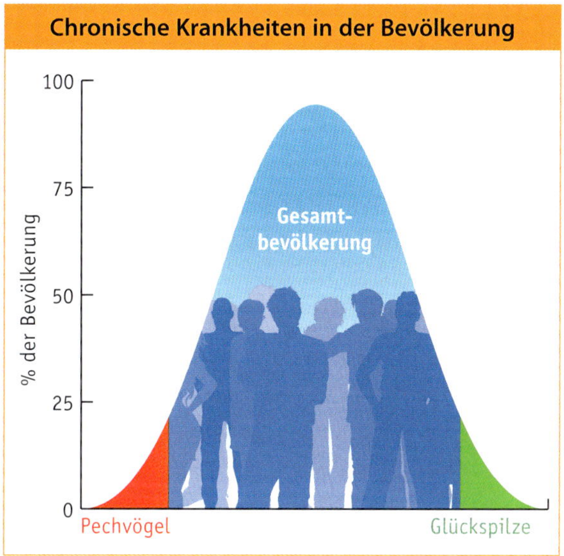

Abbildung 11

Komplexe Probleme, einfache Lösungen

Wir können also festhalten, dass die Situation trotz der schwerwiegenden Folgen, die mit chronischen Krankheiten verbunden sind, keinesfalls unumkehrbar ist und sogar schnell verbessert werden könnte, wenn wir bestimmte Prinzipien befolgen würden, die die wichtigsten Exzesse dieser Lebensweise korrigieren (Abbildung 12). Das Präventionspotenzial für chronische Krankheiten durch die Anwendung dieser fünf Prinzipien ist ziemlich unglaublich: Man schätzt, dass 90 Prozent der Fälle von Typ-2-Diabetes, 82 Prozent der Herz-Kreislauf-Erkrankungen und 70 Prozent der Krebserkrankungen vermieden werden könnten, wenn wir uns eine gesündere Lebensweise zueigen machten. Abgesehen davon zeigen neuere Forschungen, dass wir auch gegen eine Vielzahl neurodegenerativer Erkrankungen wie die Alzheimerkrankheit vorbeugen könnten, wenn wir diese Prinzipien befolgen würden. Es ist infolgedessen nicht erstaunlich, dass diese Empfehlungen von sämtlichen Institutionen des Gesundheitswesens formuliert werden, ob es sich um die Weltgesundheitsorganisation (WHO), um die Fachverbände der Herz- oder Diabetesspezialisten oder um verschiedene Organisationen, die gegen Krebs kämpfen, handelt (siehe auch S. 24). Ein solcher präventiver Ansatz kann ungeheure Auswirkungen auf die Lebensqualität haben, indem er das Auftreten von Alterskrankheiten um mehrere Jahre hinauszögert und die Lebensqualität der gewonnenen Jahre drastisch verbessert. Nimmt man nun noch die gewaltigen Fortschritte der Heilmedizin hinzu, dann stellt diese Prävention zweifellos das beste uns zur Verfügung stehende Mittel dar, um das Potenzial des menschlichen Lebens voll auszuschöpfen.

Trotz ihrer scheinbaren Einfachheit fällt es offenbar vielen Menschen schwer, diese Prinzipien einer präventiven Medizin umzusetzen, denn ein erheblicher Teil der Bevölkerung behält trotzdem eine Lebensweise bei, die das Krankheitsrisiko erhöht (Abbildung 14). Man schätzt, dass in der Praxis kaum einmal 5 Prozent der Bevölkerung die fünf Hauptgrundsätze täglich befolgen und damit eine optimale Lebensweise haben, um wirksam gegen das Auftreten chronischer Krankheiten vorzubeugen. Das bedeutet nicht, dass es den meisten Menschen gleichgültig ist, ob sie von einer schweren Krankheit getroffen werden. Vielmehr spiegelt sich darin wider, wie massiv die Gesellschaft Druck auf uns ausübt, der unvereinbar mit einem solchen präventiven Ansatz ist, ja sogar Lebensgewohnheiten fördert, die der Erhaltung der Gesundheit vollkommen zuwiderlaufen. Es handelt sich dabei gewiss um eines der größten Paradoxa heutiger westlicher Gesellschaften: Kollektiv suchen wir permanent nach »Vollkasko-Versicherungen« und verlangen von den politisch Verantwortlichen, dass sie uns vor schwer kontrollierbaren äußeren Faktoren (kontaminierte Lebensmittel, Unfälle, Naturkatastrophen) (über)beschützen, die nur für einen geringen Prozentsatz der Todesfälle verantwortlich sind (Abbildung 4). Individuell aber pflegen wir einen hochriskanten Lebensstil, der das Auftreten sehr schwerer Krankheiten begünstigt, auf deren Konto jedes Jahr direkt der vorzeitige Tod vieler tausend Individuen geht.

Sich informieren, um Selbstverantwortung zu übernehmen

Ein echter präventivmedizinischer Ansatz erfordert folglich mehr denn je die grundlegende Hinterfragung unserer Lebensweise und insbesondere unserer Ernährungsgewohnheiten. In diesem Sinne müssen wir uns unbedingt die gewaltigen Forschungsfortschritte der vergangenen Jahrzehnte zunutze machen: Denn sie haben alternative Handlungsoptionen aufgezeigt, deren Befolgung das Risiko einer Lebensverkürzung um mehrere aktive Jahre radikal reduziert. Dieser gewaltige Schatz an Informationen wird unglücklicherweise noch sehr wenig ausgeschöpft; vielmehr wird er durch eine Lawine von Meldungen, Anekdoten oder Gegenmeinungen verwässert, die die Situation oft nur unnötig komplizieren und eine Vielzahl von Menschen davon abhalten, konkrete Schritte zu unternehmen, um ihre Gesundheit und ihre Lebenserwartung zu verbessern (siehe Kasten S. 23 f.).

Ziel dieses Buches ist es, so leicht verständlich wie möglich die Erkenntnisse zusammenzufassen, die in den letzten Jahren über konkrete Möglichkeiten der Vorbeugung gegen die vier wichtigsten chronischen Krankheiten angehäuft wurden, von denen unsere Gesellschaft heute betroffen ist: nämlich Herz-Kreislauf-Erkrankungen, Typ-2-Diabetes, Krebs und Alzheimer. Die Strategien, um der Mehrheit dieser Krankheiten entgegenzuwirken, sind erstaunlich einfach und preiswert. Dennoch mag es manchen Menschen schwerfallen, sie umzusetzen. Denn sie setzen voraus, dass wir den Stellenwert, den wir der Ernährung in unserer Gesellschaft beimessen, grundlegend in Frage stellen. In Hinblick darauf muss man also nicht nur die Faktoren beschreiben, die für unser erhöhtes Erkrankungsrisiko verantwortlich sind, sondern auch die Gründe identifizieren, die uns oft unbewusst zur Annahme von Lebensgewohnheiten bringen, die in Widerspruch zu einer gesunden Lebensweise stehen.

Wir glauben, dass die einzige Methode, unsere Essgewohnheiten wirklich zu verändern und dadurch die Belastung durch chronische Krankheiten zu verringern, darin besteht, dass wir die Gesamtheit der menschlichen Ernährungsgeschichte betrachten sowie die biologischen Prozesse, die in unseren Ernährungsgewohnheiten eine Rolle spielen. In diesem Sinne laden wir Sie dazu ein, mit uns die großen Etappen der Suche des Menschen nach den am besten für seinen Stoffwechsel geeigneten Nahrungsmitteln Revue

Die 5 goldenen Regeln der Vorbeugung gegen chronische Krankheiten

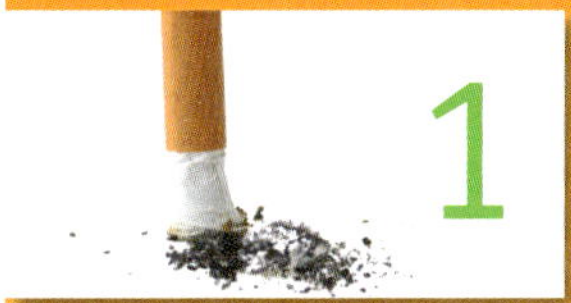

1 Nicht rauchen

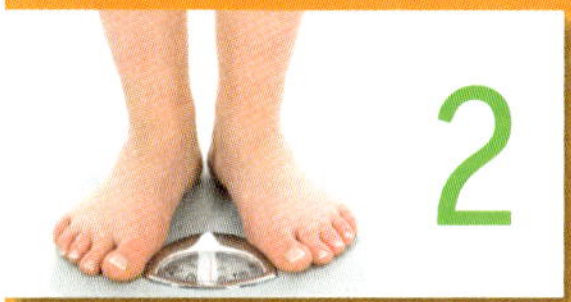

2 Sein Normalgewicht halten (BMI zwischen 19 und 24)

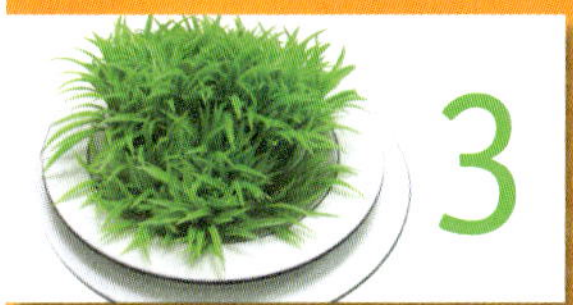

3 Reichlich pflanzliche Produkte wie Obst und Gemüse und Vollkornerzeugnisse essen

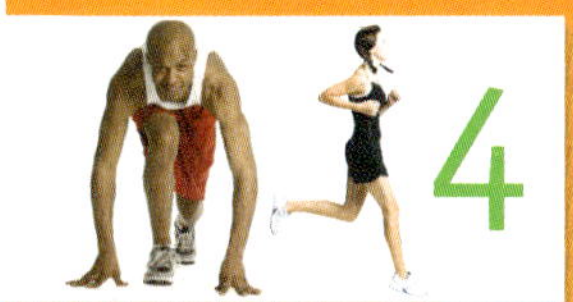

4 Mindestens 30 Minuten täglich körperlich aktiv sein

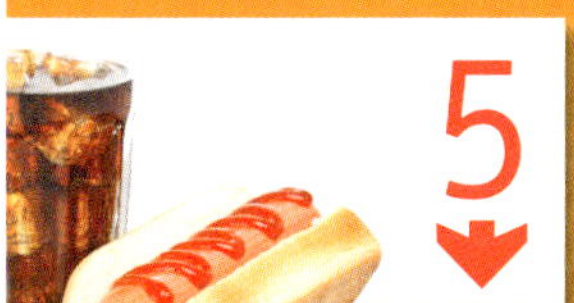

5 Den Konsum von zucker- und fettreichen Produkten, besonders von industriellen Fertigprodukten und Fast-Food-Erzeugnissen, einschränken

Prozentsatz chronischer Krankheiten, die durch diese 5 Veränderungen unserer Lebensgewohnheiten verhindert werden könnten

Typ-2-Diabetes	90 %
Herz-Kreislauf-Erkrankungen	82 %
Krebs	70 %
Schlaganfälle	70 %

Abbildung 12

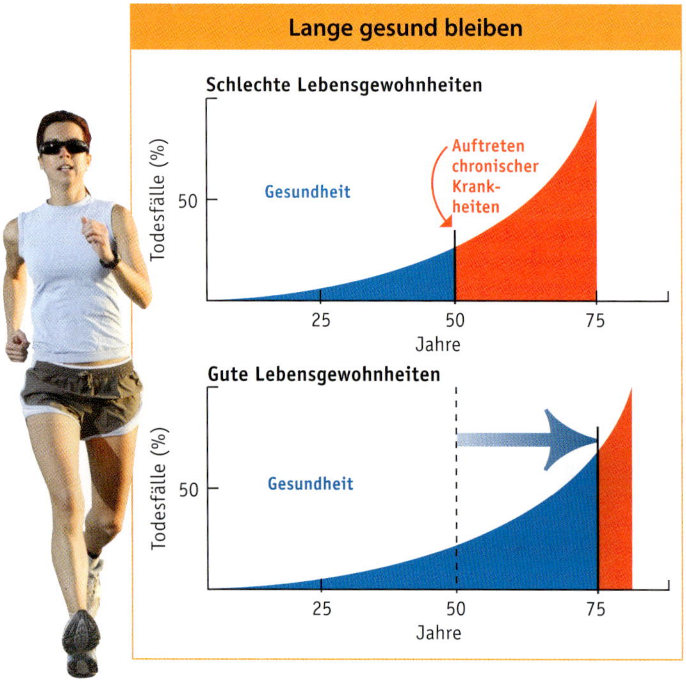

Abbildung 13

passieren zu lassen. Wir wollen die Komplexität des Geschmacks sowie die Mechanismen erörtern, die bei der Appetitkontrolle wirksam sind, um besser zu verstehen, welche Faktoren die aktuelle Fettsucht-Epidemie antreiben.

Vor allem aber wollen wir in Erinnerung rufen, wie sehr die Freude am Essen einen wesentlichen Aspekt der menschlichen Existenz darstellt. Gesundheit durch Freude am guten Essen? Warum nicht? Besser kann Prävention kaum schmecken!

Wirklich schlechte Gewohnheiten

20 % der Menschen rauchen

62 % der Menschen essen nicht die 5 empfohlenen Portionen Obst und Gemüse täglich

65 % der Menschen sind übergewichtig

Abbildung 14

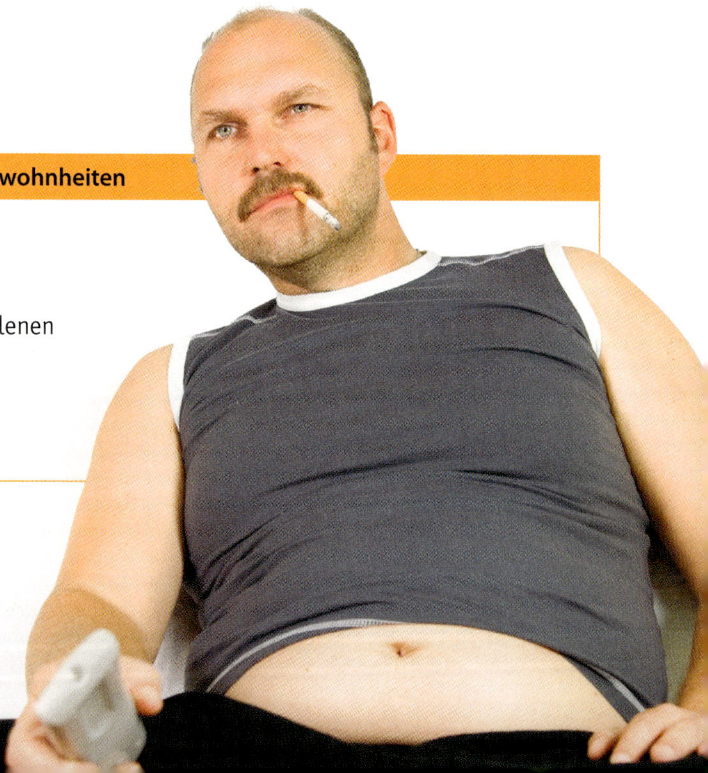

Wie kann man sich informieren?

Nur wenige Themen (außer der Sexualität natürlich!) erregen heute so sehr das Interesse der Bevölkerung wie der Einfluss der Ernährung auf die Gesundheit. Diese Sorge ist vollkommen nachvollziehbar, denn wir wissen seit undenklichen Zeiten intuitiv, dass das, was wir essen, einen großen Einfluss auf unsere Gesundheit und unser Wohlbefinden hat. Allerdings fällt es uns durch die große Zahl von Meldungen, Veröffentlichungen oder Artikeln über dieses Thema sehr schwer, Wahres von Falschem zu unterscheiden, vor allem seitdem das Internet existiert. Dieses Medium hat zwar eine wahre Revolution ausgelöst, indem es einer Vielzahl von Menschen, wo auch immer sie sich auf dem Planeten befinden, den schnellen Zugang zu Informationen über ein interessantes Thema ermöglicht. Doch diese leichte Zugänglichkeit kann problematisch werden, wenn die vermittelten Informationen unvollständig oder – schlimmer noch – unzutreffend sind.

Um in dieser Informationsflut nicht unterzugehen, darf man zunächst einmal nicht auf jede neu veröffentlichte Studie überreagieren. Wir haben oft ein sehr idealistisches Bild von der Wissenschaft, fast so, als wäre jede Entdeckung Ausdruck einer absoluten Wahrheit, der man unverzüglich aufs Wort Glauben schenken muss. Dabei funktioniert die Wissenschaft genau umgekehrt, ein wenig wie die Steine in einer Mauer: Jede Untersuchung hat für sich genommen nur wenig eigenständigen Wert, erst die Gesamtheit der Erkenntnisse verleiht einem Thema Kohärenz. Beispielsweise ist die Behauptung, dass gesunde Lebensgewohnheiten vorbeugend gegen bestimmte Krankheiten wirken, kein Glaubensakt oder eine persönliche Meinung, vielmehr handelt es sich dabei um eine unbestreitbare Tatsache: Tausende von wissenschaftlichen Untersuchungen, die in den vergangenen fünfzig Jahren an isolierten Molekülen, Tierversuchen wie auch an großen Stichproben von menschlichen Populationen durchgeführt wurden, haben bewiesen, dass Rauchen das Risiko von Lungenkrebs um mehr als das Dreißigfache (3000 %) erhöht, dass Fettsucht für eine Vielzahl von chronischen Krankheiten anfällig macht oder dass der reichliche Verzehr von Obst und Gemüse das Risiko für viele Krebsarten signifikant verringert. Infolgedessen besteht durchaus ein wissenschaftlicher Konsens darüber, dass diese Lebensgewohnheiten für einen großen Teil der Krankheiten verantwortlich sind, die heute so weit verbreitet sind.

Auf der entgegengesetzten Seite sehen wir uns sehr oft mit Informationen konfrontiert, die in erster Linie auf Meinungen und nicht auf Tatsachen basieren. Eine Meinung ist per Definition subjektiv, eine Interpretation von Fakten, die auf einem Glauben oder einer persönlichen Sichtweise beruht, was selbstverständlich nichts mit Wissenschaft zu tun hat. Die Behauptung beispielsweise, dass Umweltverschmutzung eine der Hauptursachen von Krebs sei, ist keine wissenschaftliche Behauptung, sondern eine persönliche Meinung: Auch wenn die Umweltverschmutzung mit Sicherheit beträchtliche negative Auswirkungen auf unsere Umwelt und damit indirekt auf unsere Gesundheit hat, so zeigen doch Hunderte von Untersuchungen, dass sie für kaum 2 Prozent der Krebserkrankungen verantwortlich ist. Die Konzentration krebserregender Stoffe in Zigarettenrauch und in bestimmten Nahrungsmitteln, die wir regelmäßig zu uns nehmen (Wurst, verbranntes Fleisch), ist viel höher als die in der Luft, die wir einatmen, oder im Wasser, das wir trinken. Allerdings ist es viel einfacher und weniger störend, die Umweltverschmutzung der anderen anzuprangern als die eigenen Lebensgewohnheiten zu verändern …

Vor allem müssen wir unseren kritischen Verstand benutzen, wenn die erhaltene Information von einer kommerziellen Website stammt, die Werbung für bestimmte Produkte (Nahrungsergänzungsmittel, natürliche Extrakte etc.) macht, die angeblich geeignet sind, gegen so schwere Krankheiten wie Krebs vorzubeugen oder in bestimmten Fällen sie sogar zu heilen. Auch wenn diese Produkte oft sehr verlockend sind und aus fernen Ländern stammen, wo sie (glaubt man der Werbung) seit Jahrtausenden verwendet werden, um eine ganze Batterie von Krankheiten zu heilen: Man muss sich dennoch vor Augen halten, dass es keine Allheilmittel gibt und dass das vorrangige Ziel dieser Firmen darin besteht, ein Produkt zu verkaufen und nicht, die Menschheit zu retten. Ein weiteres schönes Beispiel ist der übermäßige Konsum von Vitaminen, eine direkte Folge von Werbekampagnen kommerzieller Unternehmen, die diese Produkte oftmals aggressiv bewerben. Mit Ausnahme weniger Fälle (Vitamin D und Folsäure für schwangere Frauen) belegen die medizinischen Fakten nicht, dass Vitaminergänzungsmittel bei der Prävention chronischer Krankheiten von Vorteil sind; sie erklären vielmehr, dass diese Ergänzungspräparate diejenigen, die sie konsumieren, in ihren schlechten Angewohnheiten bestärken.

Man muss also bevorzugt verlässliche Informationen heranziehen, die von anerkannten Angehörigen des Gesundheitswesens wie Ärzten, Forschern oder Ernährungswissenschaftlern stammen. Im Fall von Krebs gibt es viele Websites, die sehr treffende Informationen über die Krankheit im Allgemeinen bieten und zudem Links zu Seiten anbieten, die auch speziellere Fragen von Patienten beantworten. Insbesondere Webseiten beispielsweise von Organisationen, die in der Krebsbekämpfung engagiert sind, von Universitäten oder auch von international anerkannten Kliniken enthalten Informationsschätze, die für die Öffentlichkeit bestimmt sind.

Einige nützliche Adressen

Gesellschaft für Biologische Krebsabwehr (www.biokrebs-heidelberg.de); Deutsche Krebshilfe (www.krebshilfe.de); Österreichische Krebshilfe (www.krebshilfe.net); Krebsliga Schweiz (www.krebsliga.ch); Deutsche Schlaganfall-Gesellschaft (www.dsg-info.de); Österreichische Gesellschaft für Schlaganfall-Forschung (www.schlaganfall-info.at); Schweizerische Schlaganfallgesellschaft (www.neurovasc.ch); Deutsche Diabetes-Gesellschaft (www.deutsche-diabetes-gesellschaft.de); Österreichische Diabetes-Gesellschaft (www.oedg.org); Schweizerische Diabetes-Gesellschaft (www.diabetesgesellschaft.ch); Deutsche Alzheimer-Gesellschaft (www.deutsche-alzheimer.de); Österreichische Alzheimer-Gesellschaft (www.alzheimergesellschaft.at); Schweizerische Alzheimervereinigung (www.alz.ch); Deutsche Gesellschaft für Prävention und Rehabilitation von Herz-Kreislauferkrankungen e.V. (www.dgpr.de); Österreichische Kardiologische Gesellschaft (www.atcardio.at); Schweizerische Gesellschaft für Kardiologie (www.swisscardio.ch).

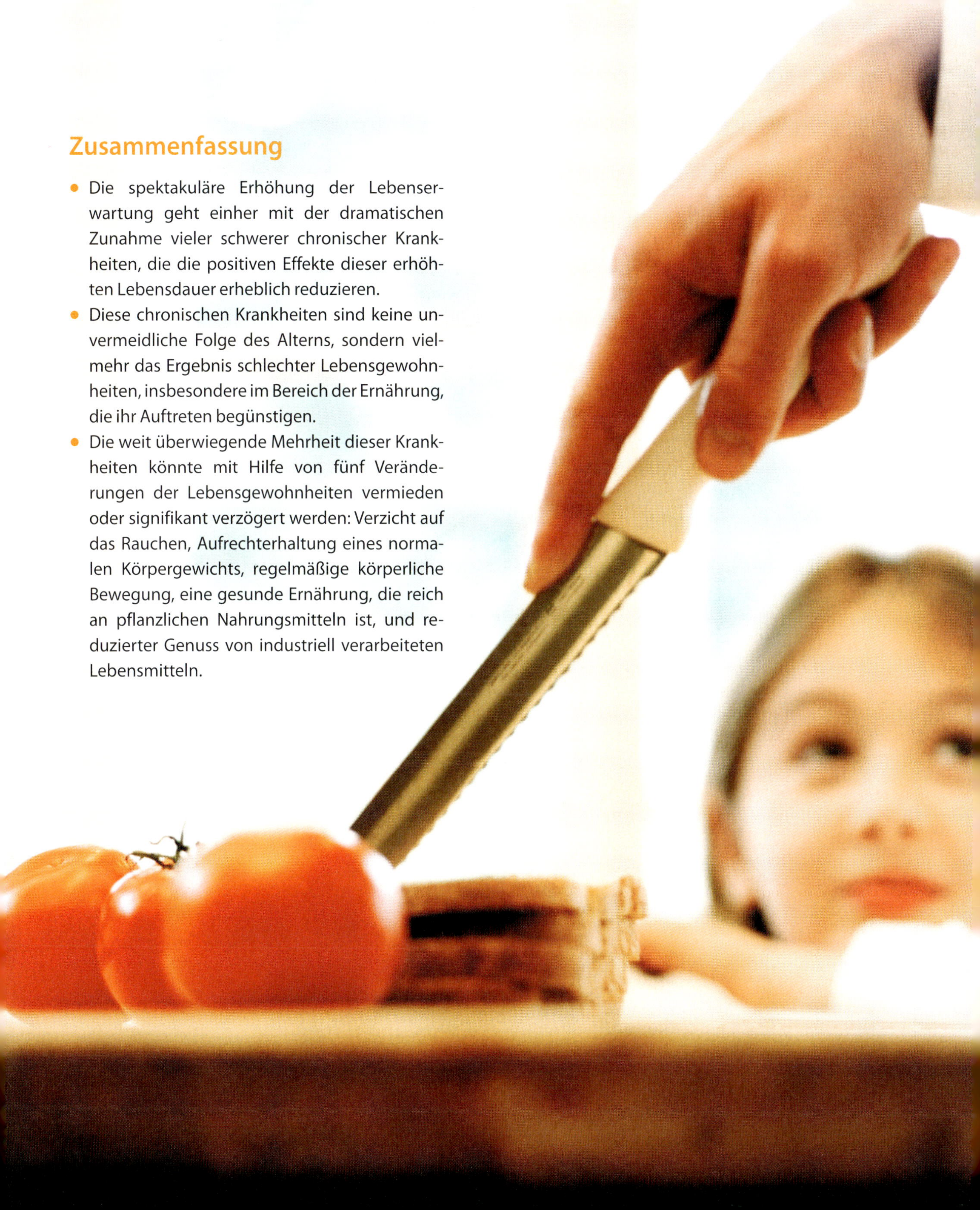

Zusammenfassung

- Die spektakuläre Erhöhung der Lebenserwartung geht einher mit der dramatischen Zunahme vieler schwerer chronischer Krankheiten, die die positiven Effekte dieser erhöhten Lebensdauer erheblich reduzieren.
- Diese chronischen Krankheiten sind keine unvermeidliche Folge des Alterns, sondern vielmehr das Ergebnis schlechter Lebensgewohnheiten, insbesondere im Bereich der Ernährung, die ihr Auftreten begünstigen.
- Die weit überwiegende Mehrheit dieser Krankheiten könnte mit Hilfe von fünf Veränderungen der Lebensgewohnheiten vermieden oder signifikant verzögert werden: Verzicht auf das Rauchen, Aufrechterhaltung eines normalen Körpergewichts, regelmäßige körperliche Bewegung, eine gesunde Ernährung, die reich an pflanzlichen Nahrungsmitteln ist, und reduzierter Genuss von industriell verarbeiteten Lebensmitteln.

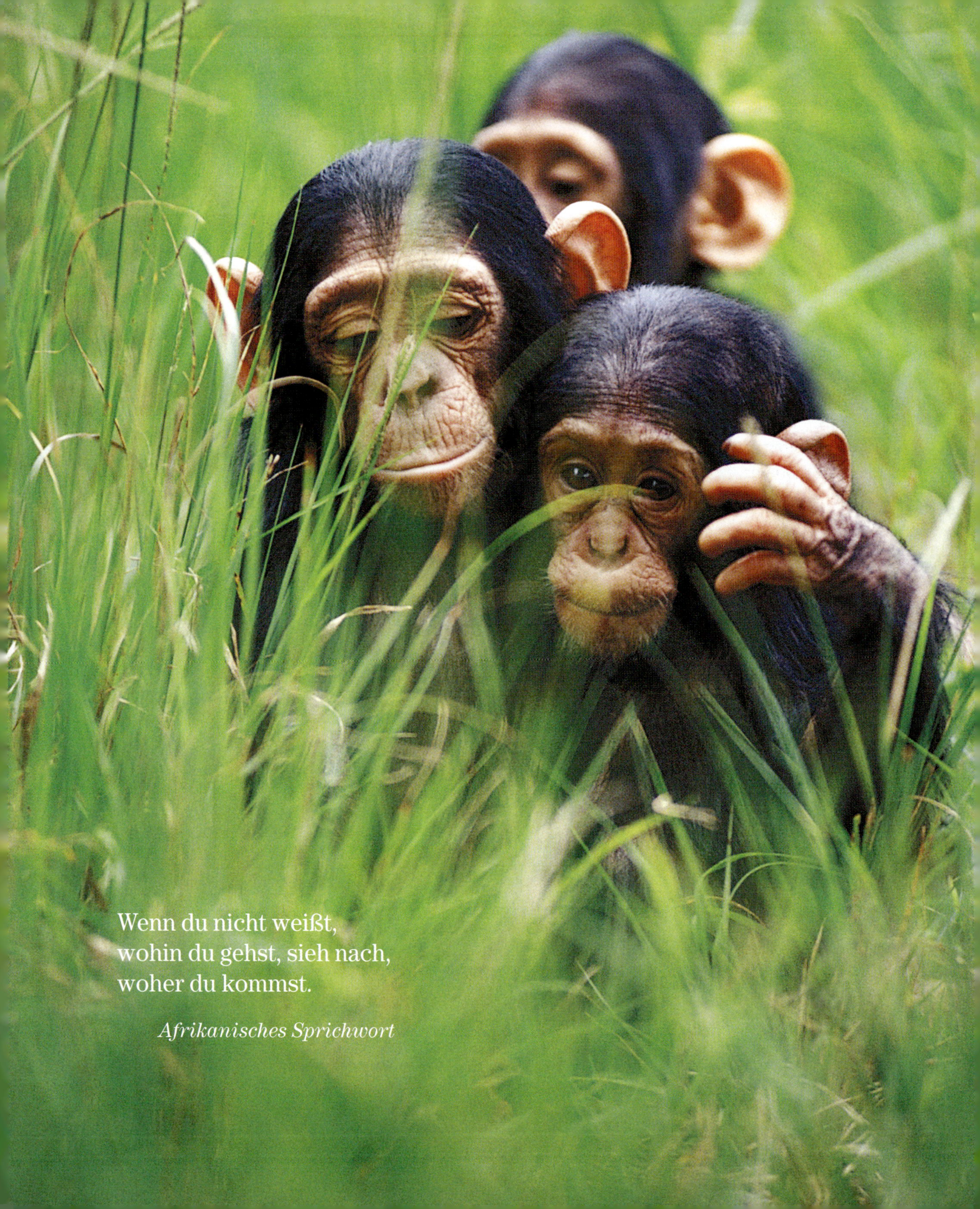

Wenn du nicht weißt,
wohin du gehst, sieh nach,
woher du kommst.

Afrikanisches Sprichwort

Kapitel 2

Höhlenmenschen, die auf dem Mond gehen

Zweifellos spielt eine Ernährung, die arm an pflanzlichen Produkten ist, kombiniert mit dem übermäßigen Konsum von industriell verarbeiteten Nahrungsmitteln, die reich an raffinierten Zuckern, Salz sowie gesättigten Fetten sind, eine herausragende Rolle bei der Entstehung vieler chronischer Krankheiten. Und von denen werden die Bewohner der meisten Industrieländer heutzutage mit voller Wucht getroffen. Wie wir in den folgenden Kapiteln noch sehen werden, gibt es viele Erklärungen für die katastrophalen Auswirkungen dieser Ernährungsweise auf die Gesundheit. Zugleich ist es faszinierend festzustellen, wie eng diese negativen Auswirkungen mit der Art und Weise zusammenhängen, in der sich ganz allgemein unser Verdauungssystem und unser Stoffwechsel im Laufe der Evolution unserer Art entwickelt haben. Um die Folgen der modernen Ernährung für die Entstehung chronischer Krankheiten besser zu verstehen, müssen wir also nicht nur untersuchen, wie diese Nahrungsmittel sich auf unseren Organismus auswirken, sondern auch unsere Geschichte zurückverfolgen und versuchen herauszufinden, an welche Art der Ernährung wir uns im Laufe von Jahrmillionen der Evolution angepasst haben. Wir sind nicht nur, was wir essen: Wir sind auch, was wir früher gegessen haben!

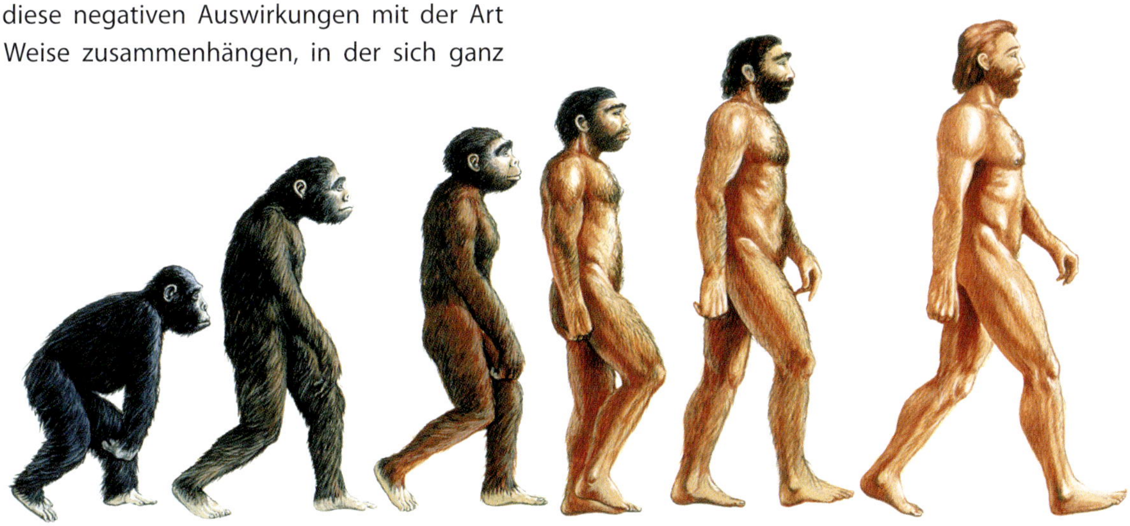

Ein Affe, der nicht wie die anderen ist

Auch wenn die zahlreichen menschlichen Errungenschaften im Laufe der Jahrhunderte ohne jeden Zweifel die außergewöhnlichen Fähigkeiten des menschlichen Gehirns und sein ungeheures schöpferisches Potenzial bezeugen, so muss man dennoch einräumen, dass wir weitaus bescheidener angefangen haben. Der Mensch, so wie wir ihn heute kennen, ist nicht von einem Tag auf den anderen auf die Erde gekommen! Die grandiosen Entdeckungen des letzten Jahrhunderts haben die großen Abstammungslinien der menschlichen Rasse entschlüsselt, das heißt die wichtigsten Phasen, die unsere Evolution seit dem *Proconsul*, einem allen Hominiden (Menschen und Menschenaffen) gemeinsamen Vorfahren, der vor etwa 20 Millionen Jahren in Afrika gelebt hat, durchlaufen hat (Abbildung 15). Nach einer ersten Abspaltung der Orang-Utans vor etwa 16 Millionen Jahren und der Gorillas 7 Millionen Jahre später trennten sich unsere Wege in der Evolution erst vor 6 Millionen Jahren von den Schimpansen, die unter den noch heute auf dem Planeten lebenden Arten unsere nächsten Verwandten sind (siehe Kasten S. 29). Wie Darwin bereits vermutet hatte, sind wir also eine sehr spezielle Art von Menschenaffen, das ebenso außergewöhnliche wie unwahrscheinliche Ergebnis einer Evolution ausgehend von einem »behaarten Vierfüßler mit einem Schwanz und spitzen Ohren, der vermutlich auf Bäumen lebte und den alten Kontinent bewohnte« (*Die Abstammung des Menschen* ..., 1871).

Eine gewisse Familienähnlichkeit ...

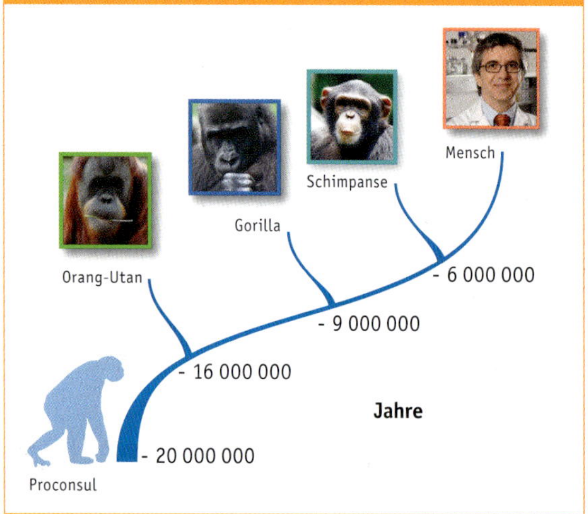

Abbildung 15 *Quelle: nach Sc. Am. 2003; 289: 74–83*

Verrückt nach Pflanzen!

Diese enge Verwandtschaftsbeziehung zwischen den Menschen und den Menschenaffen hat weitreichende Konsequenzen für das Verständnis einer Ernährung, die unseren Bedürfnissen entspricht. Denn im Laufe dieser gemeinsamen Evolution hat sich der weit überwiegende Teil unserer grundlegenden physiologischen Mechanismen herausgebildet, insbesondere diejenigen, die an der Verdauung und am Stoffwechsel der in der Nahrung enthaltenen essenziellen Bestandteile beteiligt sind.

Auch wenn es schwierig ist, die genaue Zusammensetzung des Speiseplans unserer Vorfahren zu dieser Zeit zu bestimmen, so deuten doch zahlreiche Untersuchungen an heutigen Menschenaffen darauf hin, dass Nahrungsmittel pflanzlichen Ursprungs mit Sicherheit ihre wichtigste Versorgungsquelle bildeten. Tatsächlich können

Unsere Verwandten, die Affen

Man kann nicht anders, als fasziniert zu sein vom intelligenten Blick, der manuellen Geschicklichkeit und den extrem differenzierten sozialen Verhaltensweisen der Menschenaffen: Sie sind uns dermaßen ähnlich! Diese Ähnlichkeiten bemerkte bereits 1641 der berühmte holländische Anatom Nicolaas Tulp (er wurde von Rembrandt verewigt), der in seinem *Observationum Medicarum* die erste detaillierte Beschreibung der Anatomie eines Menschenaffen veröffentlichte. Die Grundzüge seiner Beobachtungen wurden im Jahre 1699 durch die Arbeiten des englischen Mediziners Edward Tyson bestätigt. Dieser war besonders verblüfft über die große Ähnlichkeit zwischen der Morphologie des Gehirns eines jungen Schimpansen, den er seziert hatte, und der des menschlichen Gehirns. Auch wenn die Überraschung dieses Arztes verständlich ist, so weiß man heute doch, dass diese Ähnlichkeiten nicht verwunderlich sind, denn unsere genetische Ausstattung ist zu 98 Prozent mit der des Schimpansen identisch!

Unter dem Gesichtspunkt der Ernährung folgt aus einem so hohen Grad an genetischer Identität, dass wir mehrere Eigenschaften mit den Menschenaffen gemeinsam haben, insbesondere die Notwendigkeit einer beträchtlichen Aufnahme von pflanzlicher Nahrung. Der Mensch und die Affen gehören zu den seltenen Tieren (mit der bemerkenswerten Ausnahme des Meerschweinchens und bestimmter Fledermäuse), die nicht fähig sind, selbst Vitamin C herzustellen; sie müssen es also unbedingt aus pflanzlichen Nahrungsquellen beziehen. Denn während der Evolution verloren Menschen wie Affen das Gen, das ein Enzym (die L-Gulonolacton-Oxidase) kodiert, welches an der Herstellung dieses Vitamins aus Zucker beteiligt ist. Diese »genetische Krankheit« hatte jedoch kaum Einfluss auf das Überleben und die Evolution der Affen. Weil sie so große Mengen an Früchten verzehren, schätzt man, dass ihr Körper zehn- bis zwanzigmal so viel Vitamin C wie nötig produzieren kann!

Die Beschaffung dieser pflanzlichen Nahrungsmittel wurde außerdem durch eine andere genetische Mutation erleichtert, die etwa zur gleichen Zeit stattfand und Menschen und Affen zu den einzigen Säugetieren macht, die über ein trichromatisches Sehen verfügen (die Farben Blau, Grün und Rot wahrnehmen). Diese Anpassung spielte eine besonders wichtige Rolle in unserer Evolution, denn sie ermöglichte uns, reife (rote) Früchte in einer im Wesentlichen grünen Umgebung zu erkennen, und eröffnete somit den Zugang zu einer wichtigen Nahrungsquelle.

Die Fähigkeit zum trichromatischen Sehen bei der Erkennung von Früchten soll im Übrigen für die sagenhafte Anziehungskraft verantwortlich sein, die die Farbe Rosa auf Frauen ausübt: Weil es während der gesamten Evolution Aufgabe der Frauen war, Früchte zu sammeln, hat sich das weibliche Gehirn auf die Identifizierung eines Farbspektrums zwischen Rosa und Rot spezialisiert und eine kulturelle Vorliebe für diese Farben entwickelt, die gleichbedeutend mit Überleben wurden. Die Sensibilisierung für Rosa war ungeheuer hilfreich, wenn es darum ging, den Gesundheitszustand und die seelische Verfassung von Angehörigen der Familie oder der sozialen Gruppe einzuschätzen, denn sie konnten dadurch besser die subtilen Gefäßerweiterungen des Gesichts wahrnehmen, die mit Emotionen verbunden sind. Sie trug ebenfalls zur Entwicklung einer geschärften Sensibilität der Frauen für die Gefühle anderer bei. Und das ist auch heute noch ein grundlegendes Merkmal der weiblichen Psyche.

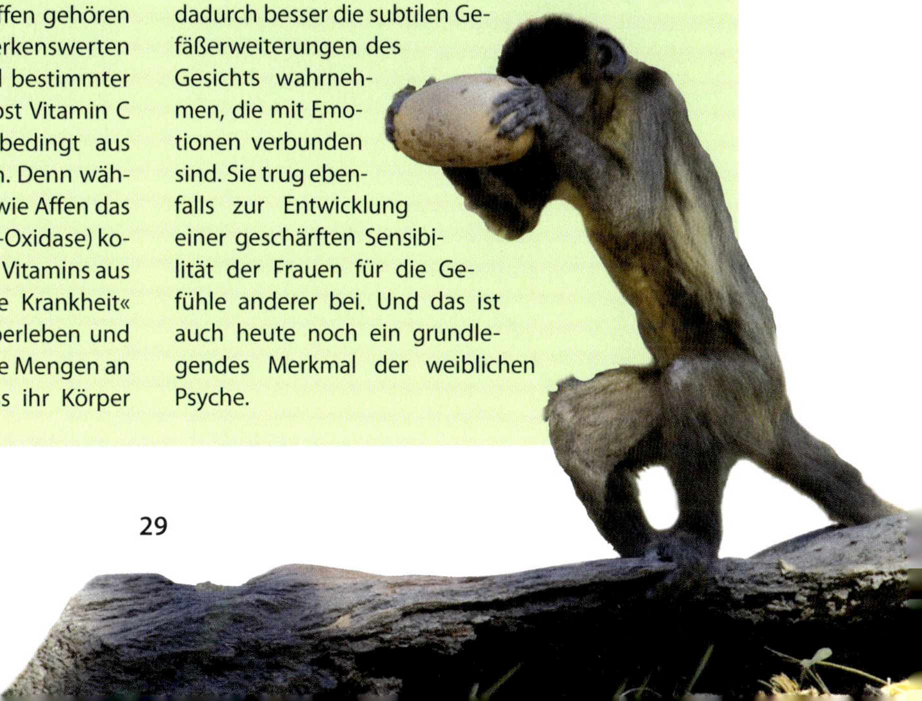

Menschenaffen sind zwar in erster Linie Pflanzenfresser, das heißt jedoch nicht, dass sie keine tierischen Nahrungsmittel vertragen. Besonders die Schimpansen können Fleisch sehr gut verdauen und legen einen bemerkenswerten Einfallsreichtum an den Tag, um Insekten und manchmal sogar kleine Tiere zu erbeuten und auf diese Wese ihre Versorgung mit Proteinen und Fetten abzurunden. Diese Nahrungsmittel nehmen indes keinen vorherrschenden Platz auf ihrem täglichen Speisezettel ein, weil das Fangen von Tieren und Insekten schwierig ist und eine Energieverausgabung erfordert, die für das Überleben der Art weder notwendig noch lohnend ist. Mit anderen Worten: Auch wenn die Menschenaffen als Allesfresser gelten, also Nahrungsmittel pflanzlichen wie tierischen Ursprungs gleichermaßen fressen können, so beziehen sie doch den größten Teil ihrer Versorgung aus Pflanzen und sind folglich in erster Linie Pflanzenfresser. Dieses Allesfresser-Potenzial spielt allerdings, wie wir später noch sehen werden, eine entscheidende Rolle beim Erscheinen des Menschen auf der Erde.

Pflanzen bis zu 98 Prozent der von diesen Tieren verzehrten Nahrungsmittel ausmachen. Das ist eine Fülle, die die Aufnahme großer Mengen von Vitaminen, Mineralstoffen, Ballaststoffen und sekundären Pflanzenstoffen ermöglicht, und zwar in weitaus höheren Mengen, als die meisten von uns täglich zu uns nehmen. Diese Allgegenwart der Pflanzen in der Ernährung der Menschenaffen bedeutet indes nicht, dass diese Tiere sich auf einen Ast setzen und unterschiedslos alles essen, was ihnen unter die Finger kommt; sie sind ganz im Gegenteil sehr »eigen« und zeigen eine ausgeprägte Vorliebe für ganz bestimmte Früchte oder junge Triebe, die so weit geht, dass sie unter bis zu 150 verschiedenen Pflanzenarten auswählen! Menschenaffen sind also imstande, in ihrer unmittelbaren Umwelt die Nahrungsmittel auszuwählen, die am besten ihren Bedürfnissen entsprechen. Diese Fähigkeit ist äußerst nützlich, wenn man bedenkt, dass von den etwa 300 000 existierenden Pflanzenarten nur ungefähr 30 000 essbar sind.

Dieser Prozess der Pflanzenselektion dient nicht nur Ernährungszwecken. Man weiß heute, dass kranke Tiere bei bestimmten Menschenaffenarten in der Lage sind, Pflanzensorten zu erkennen, die eine besondere Heilwirkung besitzen, und ihre Krankheiten sehr häufig effektiv bekämpfen können (siehe Kasten S. 31). Unser Wissen

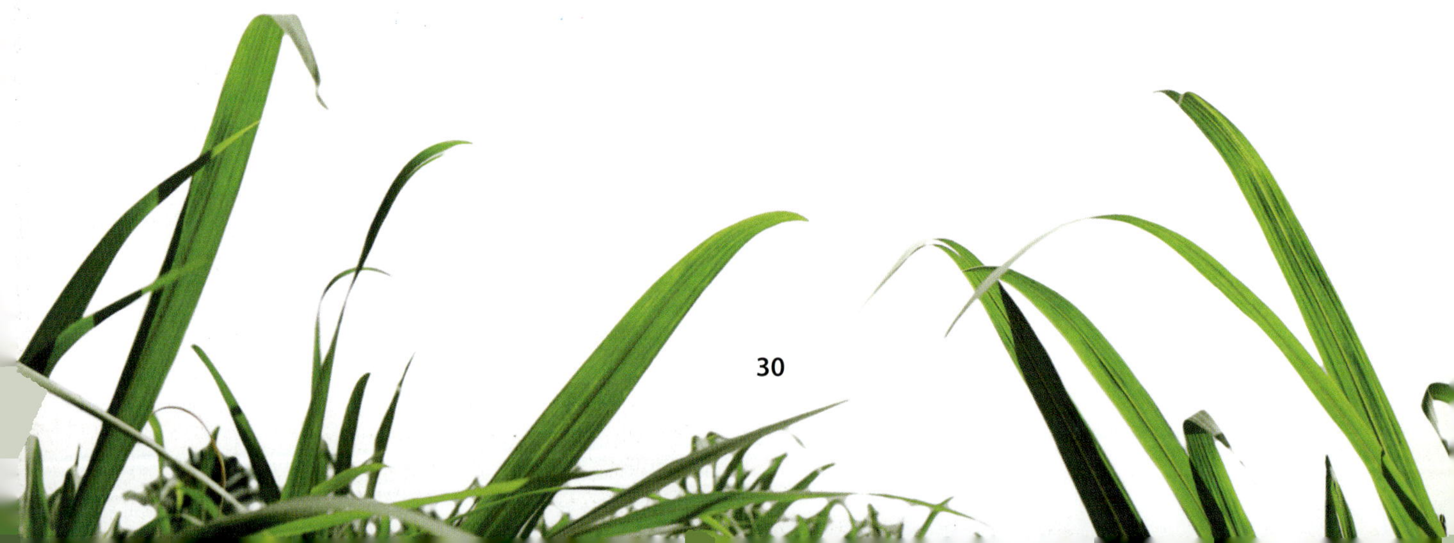

Schimpansen als Apotheker

Pflanzenfresser sind nicht nur fähig, giftige Pflanzen zu erkennen, und vermeiden es, diese Pflanzen zu fressen; manche von ihnen, besonders die Schimpansen, sind sogar in der Lage, bestimmte Pflanzensorten auszuwählen, um damit Infektionen zu behandeln. Beispielsweise rollen Schimpansen in vielen afrikanischen Familienverbänden während der Zeit, in der es besonders viele Parasiten gibt, die haarigen Blätter einer Pflanze auf der Zunge ein und verschlucken sie unzerkaut. Bei der Analyse des Kots dieser Affen fand man diese Blätter unverdaut wieder, sie enthielten jedoch Würmer zwischen den Haaren. Ein höchst wirksames Entwurmungsmittel!

In Tansania beobachteten Forscher tief greifende Veränderungen im Verhalten von Schimpansen, die Anzeichen einer Verdauungsstörung aufwiesen. Diese Tiere aßen fast nichts mehr, mit Ausnahme von Sprossen eines kleinen Baums, den die Affen gewöhnlich wegen seiner starken Bitterkeit verschmähen. Schimpansen, die an Verdauungsstörungen litten, wählten die jungen Triebe, entfernten die Rinde und kauten lange auf den Trieben herum, um ihren Saft zu extrahieren. Nach vierundzwanzig Stunden dieser Diät wurden sie wieder aktiv und begannen zu essen. Sie hatten eine kluge Wahl getroffen, denn die biochemische Analyse dieser Pflanze offenbarte darin mehrere antiparasitäre Wirkstoffe, die nie zuvor isoliert worden waren!

Man stellte außerdem fest, dass bestimmte Individuen, die sich beispielsweise bei einem Kampf verletzt hatten, eine Woche lang die Stängel einer stachligen Pflanze *(Acanthus pubescens)* sowie die Früchte und Blätter bestimmter *Ficus*-Arten fraßen. Die Medizinmänner der Region hätten diese Wahl mit Sicherheit gutgeheißen, denn diese Pflanzen werden allesamt in der einheimischen Medizin zur Behandlung von Verletzungen und Geschwüren verwendet. Im Übrigen beobachteten die Forscher, dass viele dieser von den Menschenaffen ausgewählten Pflanzen auch in der traditionellen Medizin dieser Regionen Verwendung finden. Das deutet darauf hin, dass die aufmerksame Beobachtung des tierischen Verhaltens durch die Menschen wahrscheinlich eine entscheidende Rolle bei der Entwicklung dieser Behandlungen spielte. Die pharmazeutische Industrie arbeitet im Übrigen daran, das Profil dieser pflanzlichen Moleküle zu bestimmen, um daraus neue Medikamente zu entwickeln.

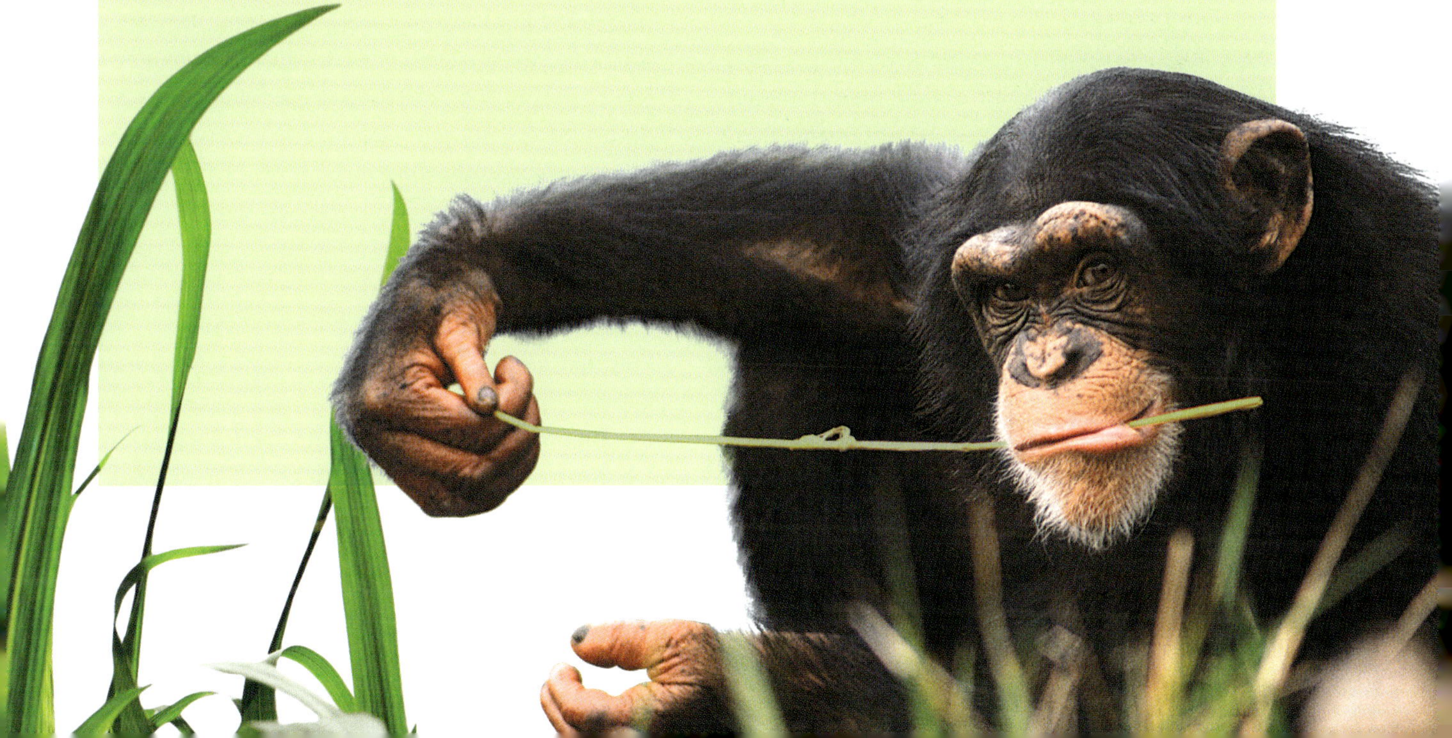

über den Nährwert und die Heilwirkungen von Pflanzen hat also einen alten Ursprung, der bereits mehrere Millionen Jahre zurückliegt. Im Laufe dieser Zeit haben wir es verstanden, uns den außergewöhnlichen Reichtum der Pflanzen an antioxidativen, entzündungs- und krebshemmenden Molekülen zunutze zu machen, und so jene Pflanzen zu selektieren, die unserer Gesundheit förderlich sind. Dazu zählen insbesondere die Früchte- und Gemüsesorten, die heute Bestandteil unserer Ernährung sind.

Es ist daher weder besonders originell noch revolutionär zu unterstreichen, wie ungeheuer wichtig Pflanzen für unsere Gesundheit sind: In der Praxis sind diese Nahrungsmittel seit zwanzig Millionen Jahren Bestandteil unserer Ernährung! So besehen ist es weiter nicht erstaunlich, dass ein Mangel an pflanzlichen Produkten, wie er für die derzeitige Ernährungsweise der westlichen Länder typisch ist, so schädliche Wirkungen für die Gesundheit haben kann …

Mehrere Eisen im Feuer haben

Auch wenn wir viele Gemeinsamkeiten mit den Menschenaffen haben, so ist die phänomenale Entwicklung unseres Gehirns im Laufe der Evolution unserer Art doch unstreitig das Merkmal, das uns am meisten von unserem Verwandten unterscheidet. Während beispielsweise die ersten zweibeinigen Hominiden ein Gehirnvolumen von etwa 400 Kubikzentimetern (wie ein moderner Schimpanse) besaßen, vergrößerte sich der Raum, den das Gehirn einnahm, während der Evolution allmählich, um schließlich beim modernen Menschen ein viermal so großes Volumen zu erreichen, das heißt beinahe 1600 Kubikzentimeter! Diese Zunahme ist absolut außergewöhnlich, wenn man bedenkt, wie viel Energie für die Aufrechterhaltung der zerebralen Funktionen notwendig ist: Das Gehirn ist nämlich in der Tat ein extrem gefräßiges Organ und verbraucht alleine 20 bis 25 Prozent der gesamten Energie eines Menschen im Ruhezustand, und das, obwohl es nur 3 Prozent des Körpergewichts ausmacht. Es ist einem vielleicht nicht immer bewusst, aber Denken ist eine anstrengende Arbeit!

Man glaubt, dass dieses rasante Gehirnwachstum zum großen Teil durch die tief greifenden Veränderungen unserer Ernährung im Laufe der Evolution möglich wurde. Dabei war der Übergang zum Allesfresser mit Sicherheit der bedeutendste Schritt. Durch eine Ernährungsweise, die den reichlichen Verzehr von Pflanzen mit Nahrungsmitteln tierischer Herkunft kombinierte, gelang es unseren Vorfahren, einen hochwertigen Speiseplan zu erstellen, der die wichtige Zufuhr von für die Gesundheit unverzichtbaren Bestandteilen (durch die Pflanzen) mit der hohen Kaloriendichte des Fleisches vereinte. Diese vermehrte Ausnutzung der Umweltressourcen, pflanzlicher wie tierischer Art, erforderte indes eine lange Periode der Anpassung, um das Dilemma zu lösen, mit dem jeder Allesfresser konfrontiert ist: nämlich diejenigen Nahrungsmittel zu identifizieren, die vorteilhaft für die Gesundheit sind, und dabei die toxischen auszuscheiden.

Es ist daher nicht erstaunlich, dass die großen Etappen, die die Evolution des Menschen markierten, von dieser permanenten Suche nach Nutzbarmachung der Nahrung geprägt waren: Ob es um die Herstellung zahlreicher Werkzeuge ging, die unerlässlich waren, um neue und schwer zugängliche Nahrungsquellen zu erschließen (wie das Großwild), die Verwendung des Feuers, um die Verdaubarkeit (und den Geschmack!) der Nahrungsmittel zu verbessern oder auch die ersten Formen sozialer Organisation, die eine bessere Ausbeute bei der Jagd und beim Sammeln ermöglichten – all diese typisch menschlichen »Erfindungen« führten dazu, dass dieses Dilemma im Großen und Ganzen gelöst wurde. Sie ermöglichten die Herausbildung einer vielseitigen Ernährung, die genügend Energie lieferte, um das Gehirnwachstum wie auch die für den Körper insgesamt notwendigen Funktionen zu unterstützen. Und dank dieser Anstrengungen erschien vor etwa 200 000 Jahren, ausgehend von einfachen Affen und Pflanzenfressern, die ihr Dasein durch den aufrechten Gang verbessern wollten, der *Homo sapiens*, der außergewöhnlichste Allesfresser, der diesen Planeten je bewohnt hat (siehe Kasten S. 35).

Die Speisekammer des Höhlenmenschen

Die ersten Vertreter unserer Art waren »Jäger und Sammler«, das heißt, vielseitige Allesfresser, die die tierischen wie die pflanzlichen Ressourcen ihrer Umwelt gleichermaßen verwerten konnten. Das Verhältnis dieser beiden Nahrungsmittelkategorien im täglichen Speiseplan variierte natürlich je nach Breitengrad, wobei im Norden dem Fleisch und in den gemäßigten Regionen den Pflanzen ein größerer Stellenwert zukam. Insgesamt schätzt man jedoch, dass die tägliche Nahrungsaufnahme zu zwei Dritteln aus Pflanzen und zu einem Drittel aus tierischen Erzeugnissen bestand. Es ist auffallend, dass die typische Zusammensetzung der Nahrung dieser Jäger und Sammler eine deutlich bessere Versorgung mit essenziellen Nährstoffen gewährleistete als die heute in den Industrieländern gängige Ernährung. Dieser Unterschied tritt besonders krass bei Vitamin C, Ballaststoffen und bestimmten Mineralstoffen wie Eisen (Fe) und Kalzium (Ca) zutage (Abbildung 16). Auch der Anteil von Natrium (Na^{+}) und Kalium (K^{+}) in der Nahrung hat sich drastisch verändert: Während heute nur noch ein Drittel der Menge an Kalium aufgenommen wird wie in prähistorischer Zeit, hat sich die Natriumaufnahme verzehnfacht, mit dem Ergebnis, dass der Mensch das einzige Lebewesen auf Erden ist, das mehr Natrium als Kalium zu sich nimmt. Und dieses Ungleichgewicht hat weitreichende Folgen für das Risiko von Herz-Kreislauf-

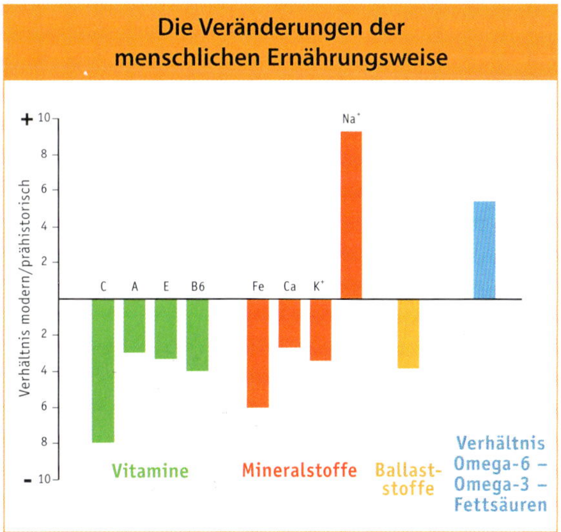

Abbildung 16 *Quelle: Eur. J. Clin. Nutr. 1997; 51: 207–216*

Erkrankungen (siehe Kapitel 5). Die moderne Ernährung enthält außerdem deutlich geringere Mengen von Omega-3-Fettsäuren, ein Mangel, der einen permanenten Entzündungszustand auslöst, welcher wiederum viele Krankheiten begünstigt (siehe Kapitel 4). Auf der anderen Seite essen wir heute viel mehr gesättigte Fettsäuren und raffinierte Zucker als in prähistorischer Zeit, und diesen Exzessen wird häufig eine zentrale Rolle in der aktuellen Fettsucht-Epidemie zugeschrieben.

Auch wenn es nicht möglich (noch wünschenswert!) ist, zur traditionellen Lebensweise der Jäger und Sammler zurückzukehren, so ist es doch wichtig, sich zu vergegenwärtigen, dass der größte Teil unserer genetischen Ausstattung trotz all unserer Fortschritte identisch ist mit der der Menschen der Altsteinzeit. Wir sind folglich grundlegend an eine Ernährung angepasst, die reich an Ballaststoffen, Vitaminen und Omega-3-Fettsäuren ist und in der Natrium, raffinierte Zucker sowie gesättigte Fettsäuren nur eine untergeordnete Rolle spielen. Unsere derzeitige Ernährungsweise steht somit in diametralem Gegensatz zu jener, die sich im Laufe der Evolution der menschlichen Rasse herausgebildet hat. Und es besteht nicht der geringste Zweifel, dass diese Unterschiede eine wichtige Rolle bei der Entstehung der chronischen Krankheiten spielen, die in unseren Gesellschaften heute verbreitet sind.

Häusliche Freuden

Wenngleich die Jäger und Sammler dank ihrer erworbenen Geschicklichkeit beim Sammeln von Pflanzen und Erlegen von Tieren in der Lage waren, sich qualitativ hochwertig zu ernähren, wurde diese Art der Versorgung doch vor ungefähr 10 000 bis 12 000 Jahren mit dem Aufkommen des Ackerbaus vollkommen in Frage gestellt. Die Ursachen,

(Fortsetzung S. 37)

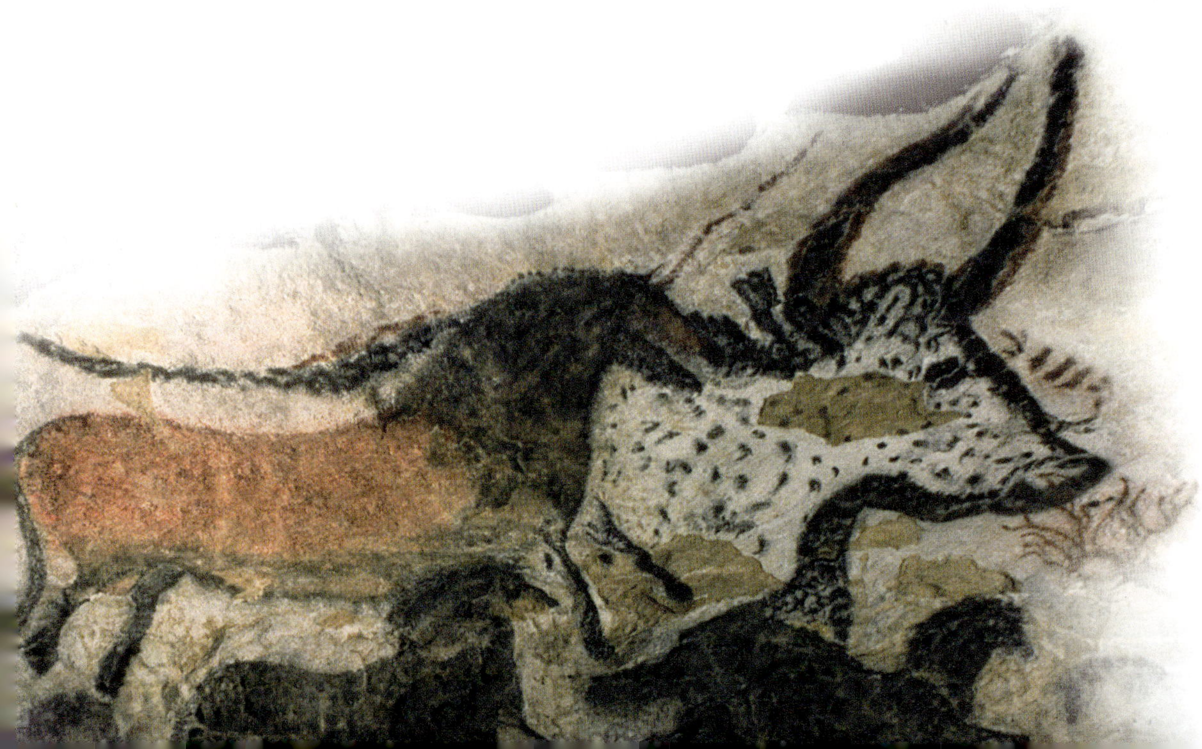

Prähistorische Menüs

Man glaubt, dass die Klimaveränderungen, die vor ungefähr 5 Millionen Jahren über Afrika hereinbrachen, eine herausragende Rolle für die Entstehung der menschlichen Rasse spielten. So führte insbesondere eine ausgeprägte Austrocknung des Klimas, die durch den Beginn einer Eiszeit ausgelöst wurde, zu massiven Umwälzungen im Lebensraum der Menschenaffen. Dadurch verwandelten sich die tropischen Wälder – zuvor regelrechte »Supermärkte«, die überquollen vor Pflanzen – in Savannen, in denen die Nahrung viel seltener und weit verstreuter ist. Wahrscheinlich bildet der Erwerb der Fortbewegung auf zwei Beinen die erste Anpassung an diese Veränderungen: In der Tat ermöglichte es der aufrechte Gang, die großen Entfernungen, die damals zum Auffinden der Nahrung zurückgelegt werden mussten, besser zu bewältigen; ganz abgesehen davon, dass die durch die Befreiung der Hände mögliche aufrechte Haltung auch das Auffinden von Nahrungsquellen und deren Transport begünstigte.

Der ***Australopithecus*** (vor ca. 4 Millionen Jahren)
Die Entdeckung des Skeletts des berühmtesten Angehörigen dieser primitiven Hominiden, Lucy, zeigt, dass die Gattung *Australopithecus* zu den ersten Menschenaffen gehörte, die zweifellos zur Fortbewegung auf zwei Beinen übergingen. Lucy und ihre Verwandten ernährten sich bestimmt sehr ähnlich wie die Menschenaffen, das heißt hauptsächlich mit pflanzlichen Nahrungsmitteln. Bestimmte Arten, die mit dem *Australopithecus* verwandt, jedoch robuster gebaut sind *(Parathropus robustus)* und zur gleichen Zeit lebten, hatten sogar so beeindruckende Kieferknochen, dass die Paläontologen ihnen den liebevollen Spitznamen »Nussknacker« gaben. Es ist zwar wahrscheinlich, dass diese verschiedenen Arten des *Australopithecus* sich auch von kleinen Tieren ernähren konnten, doch die Schädelverletzungen dieser Hominiden deuten darauf hin, dass sie vermutlich viel öfter die Beute von Leoparden und Hyänen wurden als selbst Räuber!

Homo habilis (vor ca. 2 Millionen Jahren)
Der *Homo habilis*, der erste echte Vertreter der menschlichen Rasse, verdankt seinen Namen seiner Fähigkeit zur Herstellung rudimentärer Werkzeuge, insbesondere aus Feuerstein, die er vermutlich benutzte, um Fleisch von den Knochen von Tieren zu schaben. Man geht im Übrigen davon aus, dass der Übergang zu einer Allesfresserernährung zum

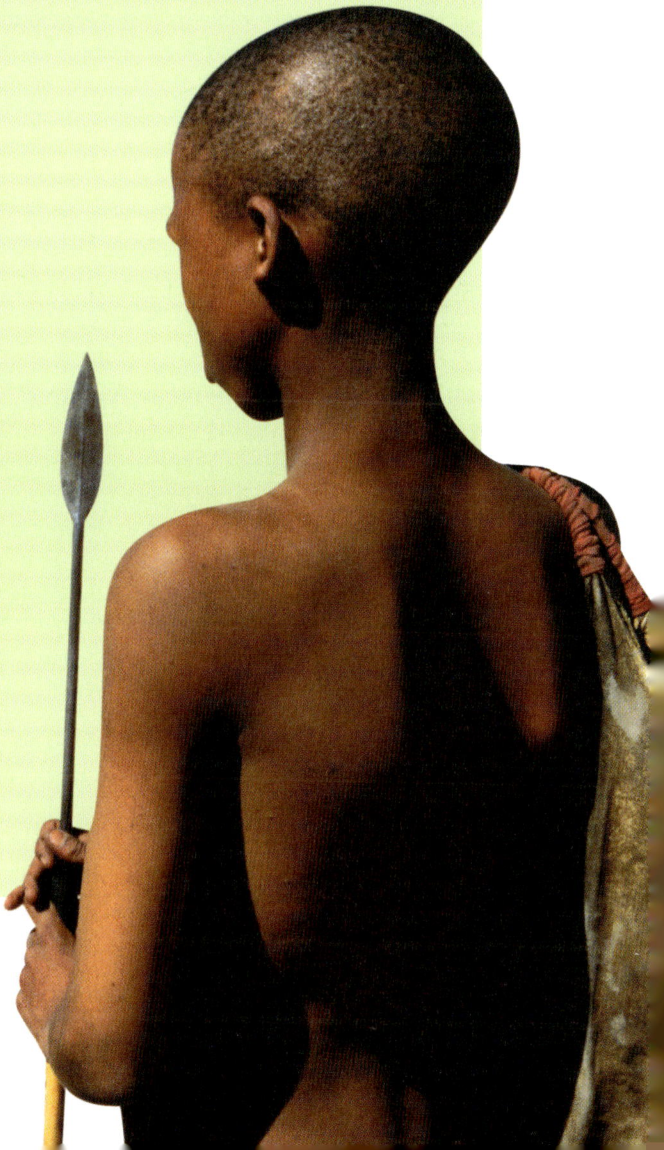

großen Teil vom *Homo habilis* vollzogen wurde. Auf einen erhöhten Fleischverzehr weisen auch Veränderungen in der Größe der Backenzähne und in der Form der Schneidezähne hin, die dafür sprechen, dass die Nahrung weniger Ballaststoffe enthielt und nicht so stark zermahlen werden musste. Dennoch scheint es wahrscheinlich, dass diese Anfänge als Jäger eher bescheiden waren; die von den Werkzeugen des *Homo habilis* beigebrachten Spuren wurden nämlich in vielen Fällen erst hinterlassen, nachdem die Beutetiere von anderen Raubtieren (Hyänen) gefressen worden waren. Das deutet darauf hin, dass die ersten Hominiden zum großen Teil Aasfresser waren. Angesichts seiner geringen Körpergröße und Gehirnkapazität (400 cm^3), die weit näher an der der Affen als an der des modernen Menschen liegen, ist es recht wahrscheinlich, dass der *Homo habilis* seine liebe Not hatte, um mit anderen wilden Raubtieren zu konkurrieren. Er dürfte folglich sehr energiereiche Nahrungsquellen bevorzugt haben, die schnell zugänglich waren (Knochenmark, Hirn etc.). Diese Vorliebe könnte also den eigentlichen Beginn der Anziehungskraft markieren, die hochkalorische Nahrungsmittel auf den Menschen ausüben …

Homo erectus (vor ca. 1,5 Millionen Jahren)
Die Erfindungen des *Homo habilis* wurden von seinem Nachfolger, dem *Homo erectus*, diesem ersten »aufrecht gehenden Menschen«, in hohem Maße vervollkommnet. Er ist der erste unter unseren Vorfahren, der wirklich Ähnlichkeit mit dem heutigen Menschen hat, sowohl in Hinblick auf seine Statur wie auch auf sein Gehirnvolumen (850 cm^3, also etwa 70% des unseren). Der *Homo erectus* nutzte diesen Zuwachs seiner zerebralen Fähigkeiten, um ausgeklügelte Werkzeuge sowohl für die Jagd als auch für die Beherrschung des Feuers herzustellen – eine Neuerung, die vor etwa 500 000 Jahren aufkam. Die Entwicklung dieser ersten »Küchen« hatte gravierende Konsequenzen für die Zukunft der Menschheit. Sie erhöhte einerseits beträchtlich die Verdaubarkeit (und den Nährwert) von Fleisch und ermöglichte andererseits den Verzehr gewisser Pflanzen, die Toxine enthielten (Pilze und bestimmte Wurzeln wie Maniok). Dadurch konnten die Nahrungsquellen in der Umgebung weitaus effektiver verwertet und die Gehirnentwicklung weiter vorangetrieben werden. Skelette des *Homo erectus*, eines großen Reisenden immer auf der Suche nach neuen Jagdgründen, fand man in vielen Regionen der Welt: in Europa natürlich, aber auch in China.

Homo sapiens (vor ca. 200 000 Jahren)
Die ersten Vertreter unserer Art traten vor knapp 200 000 Jahren in Afrika auf. Die deutlichsten Spuren ihrer Existenz datieren jedoch aus der Zeit zwischen 35 000 und 10 000 Jahren vor unserer Zeitrechnung, einer Epoche, die man als Jungpaläolithikum bezeichnet und die unserer Vorstellung vom Cromagnon-Menschen, der in seiner Höhle lebt, entspricht. Diese Nomaden, deren Aussehen und genetische Ausstattung praktisch identisch mit der unseren waren, ernährten sich größtenteils durch das Sammeln von Pflanzen und ergänzten ihren Speiseplan mit Fleisch, das sie mit Hilfe immer raffinierterer Jagdstrategien erbeuteten.

Auch wenn diese Ernährungsweise als Allesfresser einen beträchtlichen Arbeitseinsatz erforderte (man schätzt, dass ein Jäger und Sammler auf der Suche nach Nahrung bis zu 10 Kilometer an einem Tag zurücklegen konnte), so war die Sache mit Sicherheit der Mühe wert. Denn die Analysen von Skeletten aus dieser Epoche belegen, dass diese prähistorischen Menschen eine ähnliche Größe erreichten wie wir und keine schweren Mangelerscheinungen zeigten. Auf die gute Qualität der Nahrung dieser Jäger und Sammler deutet auch die Analyse der Ernährungsgewohnheiten bestimmter isolierter Völker hin, die diese Lebensweise bis zum heutigen Tag bewahrt haben – insbesondere die !KungSan in der Kalahari-

Wüste im südlichen Afrika. Diese Völker ernähren sich sehr abwechslungsreich mit mehr als hundert verschiedenen Pflanzensorten sowie vielen Tierarten (darunter auch Insekten!). Eine solche Ernährung versorgt sie mit einer beträchtlichen Menge an Vitaminen, Mineral- und Ballaststoffen und liefert zugleich genügend Kalorien, um ein hohes körperliches Aktivitätsniveau aufrechtzuerhalten. Sie ist mit Sicherheit gut an die Funktionserfordernisse des menschlichen Körpers angepasst, denn der allgemeine Gesundheitszustand dieser Populationen ist ausgezeichnet, und ihre Angehörigen leiden nur sehr selten unter den sogenannten »Zivilisationskrankheiten«, nämlich Herz-Kreislauf-Erkrankungen, Typ-2-Diabetes und Krebs.

die diese grundlegende Veränderung in der Lebensweise ausgelöst hat, sind zwar nach wie vor rätselhaft, man glaubt jedoch, dass die in dieser Periode aufgetretenen klimatischen Umwälzungen (Ende der Eiszeit) die Verfügbarkeit der »klassischen« Nahrungsressourcen veränderten und die Menschen dadurch gezwungen waren, sich anderen Nahrungsquellen zuzuwenden. Während beispielsweise die herrlichen Wandmalereien in den Höhlen von Lascaux und Altamira Zeugnis vom Reichtum der Tierwelt am Ende des Paläolithikums ablegen, führte ein deutlicher Temperaturanstieg zum Exodus dieser Tiere – insbesondere der Karibus, die das Gros der Jagdtrophäen der damals in Europa lebenden Männer bildeten. Es ist ebenfalls möglich, dass die beträchtlichen Kenntnisse, die sich die Menschen über die Pflanzen und Tiere ihrer Umgebung angeeignet hatten, sie dazu befähigten, diese Ressourcen besser zu beherrschen und auf diese Weise eine ausreichende Nahrungsversorgung sicherzustellen.

Wie auch immer: Der Übergang zum Ackerbau scheint unvermeidlich gewesen zu sein, denn er vollzog sich unabhängig voneinander und beinahe gleichzeitig in mindestens sieben Regionen der Erde (Abbildung 17) und breitete sich im Folgenden schnell auf die Mehrheit der Territorien aus, die von Jägern und Sammlern bewohnt waren. In bestimmten Regionen (z.B. in Großbritannien) verlief dieser Übergang extrem schnell (in weniger als hundert Jahren); das deutet darauf hin, dass diese landwirtschaftliche »Revolution« wirklich einem Bedürfnis oder auch einem natürlichen Hang der Menschen zu dieser Lebensweise entsprach.

Das Aufkommen des Ackerbaus veränderte das menschliche Leben von Grund auf, unter Ernährungsgesichtspunkten ebenso wie in kultureller Hinsicht. Zum einen machte die Kontrolle über die Reproduktion der Pflanzen und Tiere die Nahrung verfügbar, das reduzierte die mit dem Jagen und Sammeln verbundenen Unsicherheiten. Die kontinuierliche Versorgung mit Nahrung wurde ungeheuer erleichtert durch die Identifikation und den Anbau hochkalorischer Nahrungsmittel, insbesondere von Getreide (siehe Kasten S. 39) und bestimmten Knollen, die es zum ersten Mal in der Geschichte ermöglichten, Vorratshaltung zu betreiben, um für Zeiten des Mangels gerüstet zu sein.

Die ersten Kulturpflanzen der Geschichte

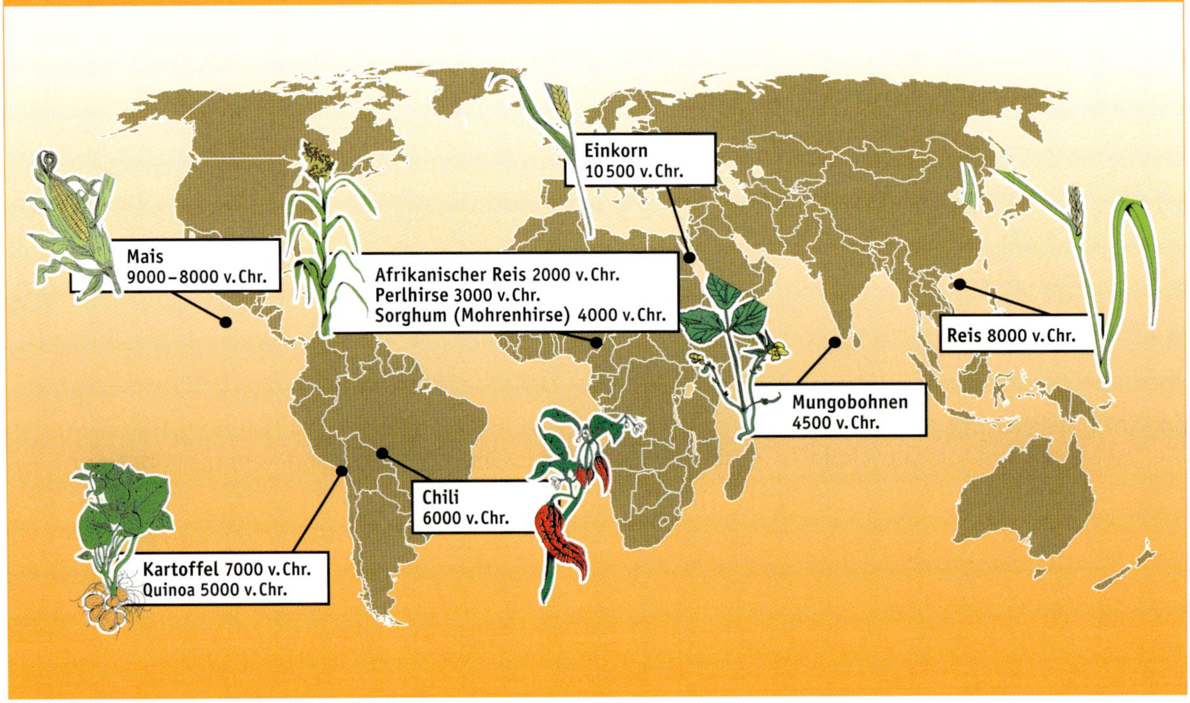

Abbildung 17 *Quelle: nach Science 2007; 316: 830 – 1835*

Auf der anderen Seite ist aus den zahlreichen Kreuzungen und Selektionen, die im Laufe von Generationen stattfanden, ein ganzes Arsenal von neuen Pflanzen-Varietäten hervorgegangen, »genetisch veränderten Organismen«, deren Aussehen, Geschmack und Kaloriengehalt zumindest verbessert wurden (Abbildung 18)! So stammt zum Beispiel unser heutiger Mais von der Domestikation des Teosint ab, einer Grasart, die wild im Süden Mexikos wächst und deren Aussehen in keiner Weise nahe legt, dass sie zu einer solchen Verwandlung fähig ist: Während eine Teosint-Ähre maximal 12 Körner enthält, enthält ein moderner Maiskolben 500 oder mehr! Der Eingriff des Menschen hat zwar mit Sicherheit eine Fülle von spektakulären Veränderungen in der Morphologie und den Eigenschaften der Pflanzen und Tiere bewirkt, die wir domestiziert haben, doch auch das Gegenteil trifft zu: Bestimmte Merkmale des modernen Menschen, wie das Trinken von Milch im Erwachsenenalter sind direkte Folgen des Aufkommens des Ackerbaus (siehe Kasten S. 44).

Der Übergang der Jäger und Sammler von der Höhle zum Hof stellt somit eine grundlegende Veränderung in der Art der menschlichen Ernährung dar. Sie führte dazu, dass an die Stelle

(Fortsetzung S. 41)

Die ursprünglichen Getreidepflanzen

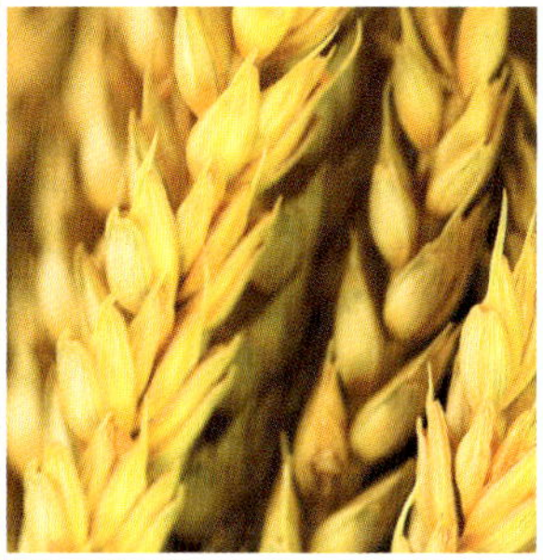

Weizen *(Triticum spp.)*

Der Weizen war das erste Getreide, das der Mensch anbaute, und trat vor etwa 10 000 Jahren im sogenannten Fruchtbaren Halbmond auf (einer bogenförmigen Region, die sich über das antike Ägypten, den Nahen Osten und Mesopotamien erstreckt). Dort findet man die ersten Spuren des Anbaus von zwei Wildarten, nämlich Einkorn oder »Kleiner Dinkel« *(Triticum monococcum)* und Wilder Emmer *(Triticum turgidum dicoccoides)*. Wie bei den meisten kultivierten Spezies erschienen die domestizierten Arten dieser Pflanzen vermutlich, nachdem die Menschen Pflanzen mit größeren Körnern selektiert hatten, wodurch sich der Ertrag der Kulturen verbesserte. Domestizierter Emmer *(T. turgidum dicoccum)* ist sehr reich an Stärke und wurde jahrtausendelang besonders hoch geschätzt. Das französische Wort *farine* für Mehl hat seinen Ursprung im Übrigen in dieser Art, es ist nämlich eine Ableitung des von den Römern gebrauchten Begriffs *farina*, womit diese das Mehl des Emmers bezeichneten.

Der domestizierte Emmer ist auch der Ursprung zweier Weizensorten, die äußerst wichtig für die Ernährung sind. Der seit dem fünften Jahrtausend vor Christus im Mittelmeerraum weit verbreitete Hartweizen *(T. turgidum durum)* ist reich an Gluten und dient zur Herstellung von Gries (Couscous, Bulgur) sowie von Nudeln. Weichweizen *(T. aestivum)* oder Brotweizen wiederum ist das Ergebnis einer Kombination des genetischen Materials von Zuchthartweizen und *Aegilops tauschii* (Ziegengras), zu der es vor zirka 9000 bis 12 000 Jahren kam. Er wird zur Herstellung von Mehl für Brot verwendet. Dieser Weizen – sowie sein naher Verwandter, der Dinkel – weist die Eigenschaft auf, dass er 42 Chromosomen enthält im Vergleich zu den 14 Chromosomen der Urformen des Weizens; das beweist wieder einmal das ungeheure Ausmaß der Selektion und Kreuzungen (Hybridisierungen), die seit den Anfängen des Ackerbaus vollzogen wurden. Diese Weizenarten leisten einen wichtigen Beitrag zur Ernährung, denn sie versorgen 35 Prozent der Weltbevölkerung.

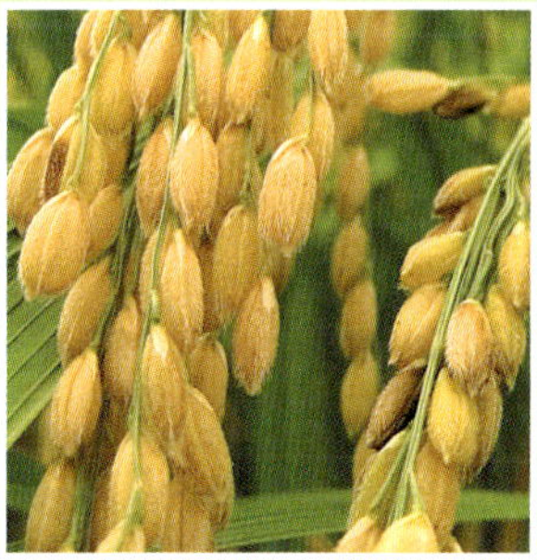

Reis *(Oryza sativa)*

Dieses Getreide, das 21 Prozent der Gesamtmenge an Kalorien liefert, die die menschliche Rasse heute verzehrt, wurde zuerst vor etwa 8000 Jahren in China am Ufer des Flusses Jangtse angebaut. Man glaubt, dass die für diese Region typischen ergiebigen Sommerregen sowie die häufigen Überschwemmungen ideale Bedingungen für die Domestizierung der Wildform von Reis boten (wahrscheinlich *Oryza rufipogon*). Im Gegensatz zu anderen Getreidesorten wachsen die meisten Reisarten nämlich in Überschwemmungsgebieten, deren Wasserstand manchmal bis zu 50 Zentimeter erreichen kann. In vielen asiatischen Sprachen sind die Wörter für Reis und Nahrung oder auch für Ackerbau und Reisanbau identisch; das deutet darauf hin, dass Reis bereits während der Herausbildung dieser Sprachen die Grundlage der chinesischen Ernährung bildete. Auch heute noch stellt der Reis unbestreitbar die Seele der asiatischen Ernährung dar: In Birma verzehrt ein Mensch im Durchschnitt beinahe 250 Kilogramm Reis pro Jahr!

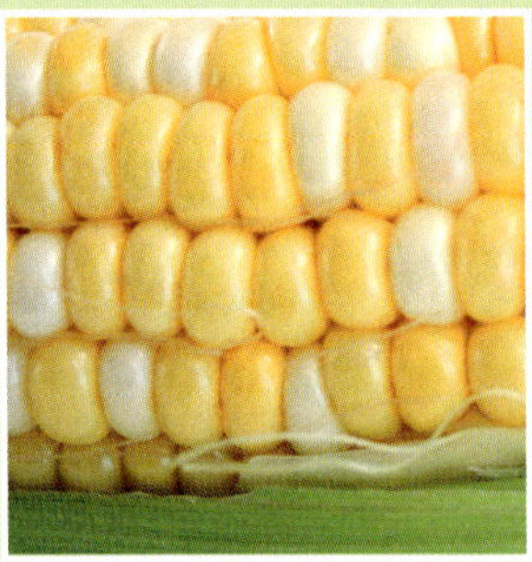

Mais *(Zea mays)*

Teosint *(Zea mays spp parviglumis)*, der Vorfahre des Mais, wurde vor ungefähr 9000 Jahren in der Region um den Fluss Balsas in Südmexiko domestiziert. Zwar weist diese »Mutter des Mais-Gottes«, eine Wildgrasart, nur wenig Ähnlichkeiten mit dem Mais auf, wie wir ihn heute kennen (Abbildung 18), man glaubt jedoch, dass eine genetische Spontanmutation sein Aussehen erheblich verändert und seine Kultivierung gefördert hat. Im Laufe der folgenden Jahrhunderte breitete sich der Maisanbau gleichermaßen nach Süden (Mittelamerika) wie nach Norden (bis zu den Großen Seen) aus, und mit der Zeit wurde dieses Nahrungsmittel zu einem zentralen Bestandteil der Ernährung für die Mehrheit der amerikanischen Völker. Der Mais spielte eine so herausragende Rolle, dass die Maya glaubten, die Götter hätten ihren Körper aus *masa*, einem Maisteig, geformt! Nur wenige Pflanzen können so viel organische Materie und damit so viele Kalorien produzieren wie der Mais, und durch den intensiven Anbau dieser Pflanzen können große Populationen ernährt werden. Dennoch hätte diese Pflanze nie eine solche Ausbreitung erfahren, wenn die Maya und die Azteken die Körner nicht zuvor in alkalinen Substanzen wie Kalk oder auch Asche eingeweicht hätten, bevor sie daraus *tortillas*, *pozole*, *tamale* und andere Gerichte herstellten, die ihre tägliche Nahrung bildeten. Tatsächlich weiß man heute, dass dieses Nixtamalisation genannte Verfahren eine zentrale Rolle bei der Extraktion des Niacin aus dem Mais spielt. Dadurch wird die Erkrankung an Pellagra verhindert, eine Krankheit, die durch Dermatitis, Diarrhö und Demenz gekennzeichnet ist und mittelfristig (in vier oder fünf Jahren) zum Tod führt.

Die Europäer, die den Mais nach Europa exportierten (Christoph Kolumbus u. a.), schenkten diesem Verfahren bedauerlicherweise keine Aufmerksamkeit, sodass sich in vielen Bevölkerungen, deren Ernährung in erster Linie auf dem Verzehr dieses Getreides basierte, rasant Pellagra ausbreitete, insbesondere in bestimmten Regionen Italiens und Frankreichs. Ein gutes Beispiel dafür, wie wichtig es ist, kulinarische Traditionen, die sich mit der Zeit herausgebildet haben, zu bewahren!

einer im Wesentlichen von der Verfügbarkeit der Ressourcen in der Umwelt abhängigen Ernährungsweise eine Versorgung trat, die auf einer Nahrungsmittelproduktion in großem Maßstab beruhte; durch sie konnte eine konstante Kalorienzufuhr gesichert werden.

Der Aufschwung der Zivilisationen

Auch wenn sich dieser Übergang nicht reibungslos vollzog, so revolutionierte die Aufgabe des Nomadentums die menschliche Existenz doch von Grund auf, indem sie ein massives Bevölkerungswachstum ermöglichte und die ersten Gemeinschaften mit sozialen Strukturen entstehen ließ. Das war eine Schlüsselphase für die kulturelle Entwicklung und die Entstehung komplexer Zivilisationen. So führte beispielsweise die Anhäufung von messbarem Reichtum wie Getreide, das in Amphoren oder Speichern gelagert wurde, vor mehr als 5000 Jahren zur Entstehung des Rechnens und der Schrift in Sumer in Mesopotamien sowie in Ägypten. Durch diese Nahrungsüberschüsse wurde es außerdem möglich, dass bestimmte Gruppen von Menschen sich anderen Aufgaben zuwandten; das förderte die Entwicklung neuer Berufe und die Herausbildung hierarchischer sozialer Klassen, die der Macht von Königen, Priestern oder Kriegern unterworfen waren. Und allen Kriegen, Ungleichheiten und Ungerechtigkeiten zum Trotz, die allzu oft aus dem Aufschwung der Zivilisationen folgten: Man darf nicht vergessen, dass wir dem Ackerbau die Entstehung der Sprachen, der Schrift, der Religionen, der Handelsbeziehungen oder auch der verschiedenen Kunstformen zu verdanken haben – alles, was das Wesen der Welt bildet, in der wir heute leben.

Die Notwendigkeit, aus der Umwelt die Nahrung zu beziehen, die für das Überleben und den Fortbestand der Art unabdingbar notwendig ist, stellt die Antriebskraft für die Evolution aller lebenden Arten dar, und der Mensch bildet dabei keine Ausnahme. Unsere Evolution erforderte einen sehr langen Anpassungsprozess, in dessen Verlauf wir uns allmählich vom pflanzenfressenden Menschenaffen, der sich im Wesentlichen vegetarisch ernährte, zum neugierigen und vielseitigen Allesfresser wandelten, der immer auf der Suche nach neuen Nahrungsquellen ist, die ihm

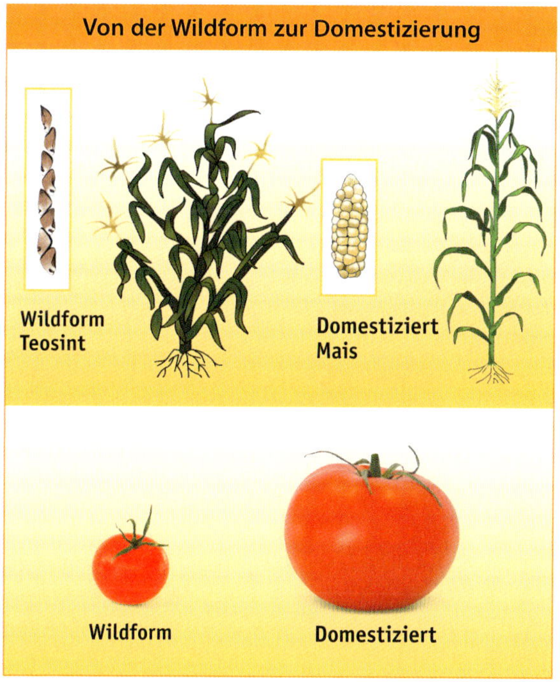

Abbildung 18

das Leben erleichtern können (Abbildung 19). Während die Pflanzenfresser viel Zeit dafür aufwenden müssen, große Mengen an Nahrung zu verzehren, um den geringen Kaloriengehalt von Pflanzen auszugleichen, und die Fleischfresser permanent mit dem Risiko des Misserfolgs leben müssen, das jeder Jagd innewohnt, eröffnet die Kombination dieser beiden Lebensformen den Menschen den Zugang zu einer hochwertigen Ernährung, die eine zentrale Rolle in der phänomenalen Entwicklung unseres Gehirns spielt. Nahrungsknappheit ist zwar eine Realität, mit der die Mehrheit der lebenden Arten konfrontiert ist, doch die Intelligenz und Kreativität des Menschen bei der Nahrungsbeschaffung ermöglichen ihm, diese Schwierigkeit effektiv zu bewältigen und die so gesparte Zeit für andere, typisch menschliche Aktivitäten wie Kunst und Kultur zu verwenden.

Dieser kurze Abriss unserer Ernährungsgeschichte macht leichter nachvollziehbar, weshalb die moderne Ernährung so schädliche Folgen für die Entwicklung chronischer Krankheiten haben kann. Während unser Stoffwechsel sich 20 Millionen Jahre lang an eine in erster Linie vegetarische Ernährung angepasst hat, zu der vor 2 Millionen Jahren das Fleisch hinzukam, tauchten die modernen, industriell hergestellten Lebensmittel mit ihrer Überfrachtung durch Zucker und Fett erst vor kaum hundert Jahren auf – das entspricht einem winzigen Bruchteil (0,0005%) unserer evolutionären Vergangenheit (Abbildung 20). Es versteht sich von selbst, dass diese Umwälzungen in voll-

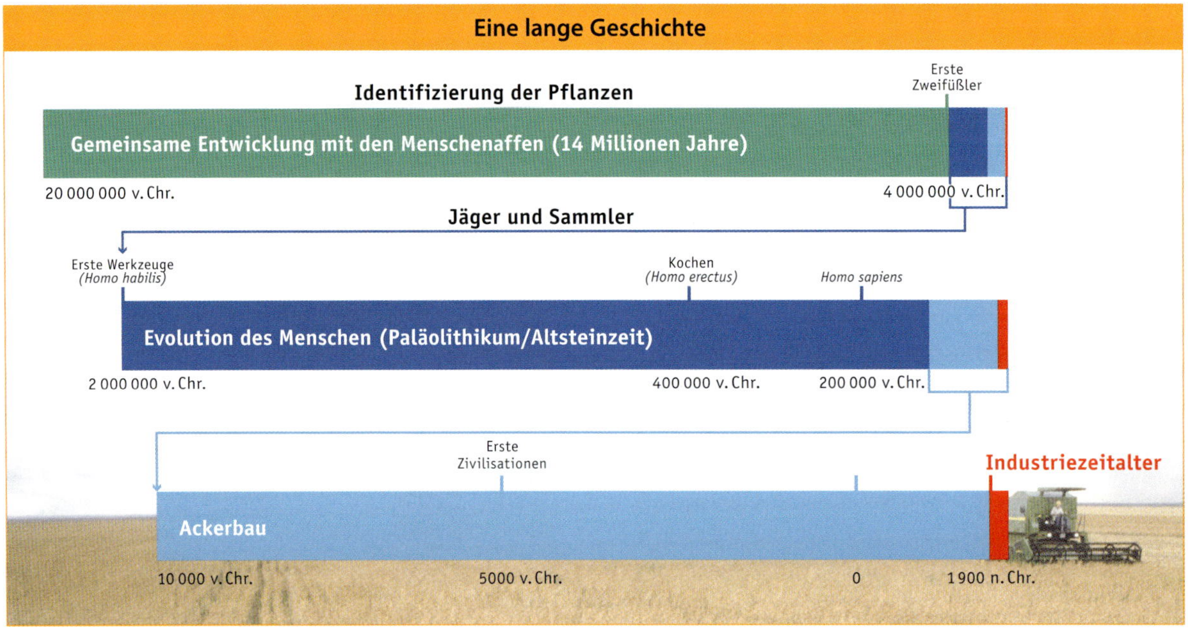

Abbildung 19

kommenem Widerspruch zu der Art von Ernährung stehen, an die wir uns angepasst haben.

Der Mensch mag im Laufe seiner Evolution zur intelligentesten Tierart geworden sein, die dank der fantastischen Entwicklung ihrer Fähigkeit zu lernen, zu denken und zu verstehen die größten Leistungen erbracht hat. Dennoch ist es von zentraler Bedeutung zu begreifen, dass diese Glanzleistung der menschlichen Art in erster Linie der Entwicklung unseres Gehirns und nicht unserer biologischen Verfassung im Allgemeinen zu verdanken ist. Der Körper des Menschen, insbesondere die Art, wie sein Stoffwechsel Nahrungsmittel verwertet, hat sich nicht im gleichen Tempo entwickelt und ist auf einer prähistorischen Stufe stehen geblieben. Er unterliegt bestimmten Zwängen bezüglich der Art der Nahrungsmittel, die verzehrt werden müssen, damit Gesundheit und Wohlbefinden gewährleistet sind. Und auch wenn wir Pyramiden gebaut haben, auf dem Mond gelandet sind und große literarische und musikalische Werke geschaffen haben: Wir dürfen dennoch nicht vergessen, dass die meisten unserer grundlegenden Funktionen, insbesondere unsere Art der Nahrungsverarbeitung, aus unserer Vergangenheit als Höhlenmenschen und in mancherlei Hinsicht sogar als Menschenaffen stammen.

Wir müssen also »Jäger und Sammler des 21. Jahrhunderts« werden, um wirksam gegen Krankheiten vorzubeugen, und zwar nicht indem wir den Rückwärtsgang einlegen und die gewaltigen Fortschritte opfern, die die Menschheit errungen hat. Es geht vielmehr darum, dass wir uns wieder auf die ursprüngliche Bedeutung zurückbesinnen, die Nahrung immer hatte: eine vorrangige Quelle von Nährstoffen, die für das reibungslose Funktionieren des menschlichen Körpers unerlässlich sind. In diesem Sinne müssen wir unbedingt aus dem ungeheuren Privileg Nutzen ziehen, dass wir Zugang zu einer außerordentlichen Fülle an qualitativ hochwertigen Lebensmitteln haben – dem konkreten Ergebnis dieser tausendjährigen Erforschungsbemühungen, die die Menschheit unternahm, um neue und gesunde Nahrungsquellen zu entdecken. Und noch wichtiger: Wir müssen eines der größten Geschenke genießen, das die Evolution uns vermacht hat: die Freude am Essen.

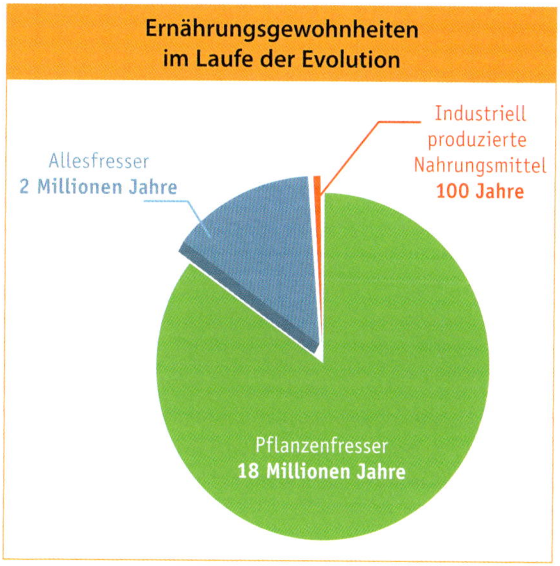

Abbildung 20

Milch trinken: Eine noch junge Angewohnheit!

Da das Melken von wilden Tieren ein gefahrvolles Unternehmen war (der weibliche Auerochse, der Urahn der Kuh, konnte bis zu zwei Meter Schulterhöhe erreichen und wurde eifersüchtig von einem männlichen Tier bewacht, das im Ruf besonderer Wildheit stand), wurde die Milch erst nach der Domestizierung des Schafs, der Ziege und vor allem der Kuh vor ungefähr 9000 Jahren für Ernährungszwecke verfügbar. Die ersten Rinderzüchter, die diese neue Ressource ausbeuten wollten, sahen sich allerdings mit einem nicht unerheblichen Hindernis konfrontiert: Wie die meisten Säugetiere verlieren auch Menschen, sobald sie erwachsen geworden sind, die Fähigkeit, Milch zu verdauen, weil dann ein Enzym verschwindet, das die Laktose, den natürlichen Milchzucker, abbaut. Fehlt dieses Enzym (die Laktase), so wird die Laktose von den Verdauungsbakterien fermentiert, und das ruft Blähungen und Flatulenzen hervor und kann manchmal sogar zu Durchfällen und Dehydrierung führen. In einer Zeit, in der es eine permanente Herausforderung war, ausreichend Nahrung zu finden, konnte die Fähigkeit, Milch zu verdauen und ihren Kaloriengehalt zu nutzen, ohne unter den damit verbundenen Nebenwirkungen zu leiden, daher einen enormen Vorteil für das Überleben verschaffen.

Und genau so geschah es dann: Im Verlauf des Jahrtausends, das auf die Domestizierung der Kuh folgte, passten sich die Hirtenvölker dank einer genetischen Mutation, die auch im Erwachsenenalter eine anhaltende Expression der Laktase ermöglicht, an den Verzehr von Milch an. Diese Mutation breitete sich wie ein Lauffeuer unter diesen Bevölkerungsgruppen aus. Und auch heute noch sind die meisten Erwachsenen, die Milch trinken können, Nachkommen von Völkern, die traditionell Rinderzucht betrieben. So liegt die Häufigkeit der Expression des Laktase-Gens im Erwachsenenalter in den Völkern Nordeuropas (Schweden, Dänemark) bei 90 Prozent, nimmt im Süden Europas und im Nahen Osten ab (50 % in Frankreich, Spanien und den arabischen Ländern), und ist praktisch nicht mehr vorhanden in den Ländern, die in der Vergangenheit nicht mit Rindern zusammenlebten (1 % in China und 5 % in Westafrika). Weltweit besitzen etwa 50 Prozent der Bevölkerung diese Mutation nicht; sie sind folglich nicht in der Lage, Milch im Erwachsenenalter effektiv zu verdauen.

Interessant ist weiterhin die Feststellung, dass bei anderen Hirtenvölkern, die in Ostafrika leben (die Tutsi und Fulani in Tansania, Kenia und im Sudan), die Laktase-Expression im Erwachsenenalter ebenfalls fortbesteht, wobei dieses Phänomen allerdings auf eine andere genetische Mutation zurückzuführen ist. Diese Konvergenz der Evolution, bei der zwei voneinander abgegrenzte Populationen, die in unterschiedlichen Teilen der Erde leben, die gleiche Fähigkeit zur Verdauung der Milch erwerben, nachdem sie eine Lebensweise als Hirten angenommen haben, veranschaulicht eindrucksvoll, welchen Einfluss die Kultur auf unsere Gene haben kann. In die gleiche Richtung geht die Entdeckung, dass Völker, deren Ernährungsweise durch einen hohen Anteil von Getreideprodukten gekennzeichnet ist (wie die der Europäer und der Japaner), größere Mengen eines Enzyms, der Amylase, in ihrem Speichel aufweisen. Dieser erhöhte Amylase-Gehalt ermöglicht eine bessere Verdauung der im Getreide enthaltenen Stärke und maximiert dadurch die Kalorienaufnahme aus diesen Lebensmitteln – ein weiteres Beispiel für einen noch jungen Evolutionsschritt, der aus dem Übergang zu einem sesshaften Leben als Ackerbauer resultierte.

Zusammenfassung

- Während der gesamten Evolution des Menschen, beginnend mit dem Menschenaffen, bildeten Pflanzen den Hauptbestandteil der menschlichen Ernährung.
- Durch die einzigartige Entwicklung des menschlichen Gehirns konnte sich eine hochwertige Ernährungsweise herausbilden, welche die wesentlichen Nährstoffe der Pflanzen mit der hohen Kalorienzufuhr von Fleisch kombinierte.
- Die moderne industrielle Ernährung, die zu großen Teilen auf dem Konsum transformierter Nahrungsmittel mit einem hohen Gehalt an Zucker und Fett basiert, steht in diametralem Gegensatz zu der Ernährungsweise, an die unser Körper angepasst ist. Und diese Unterschiede fördern die Entwicklung chronischer Krankheiten.

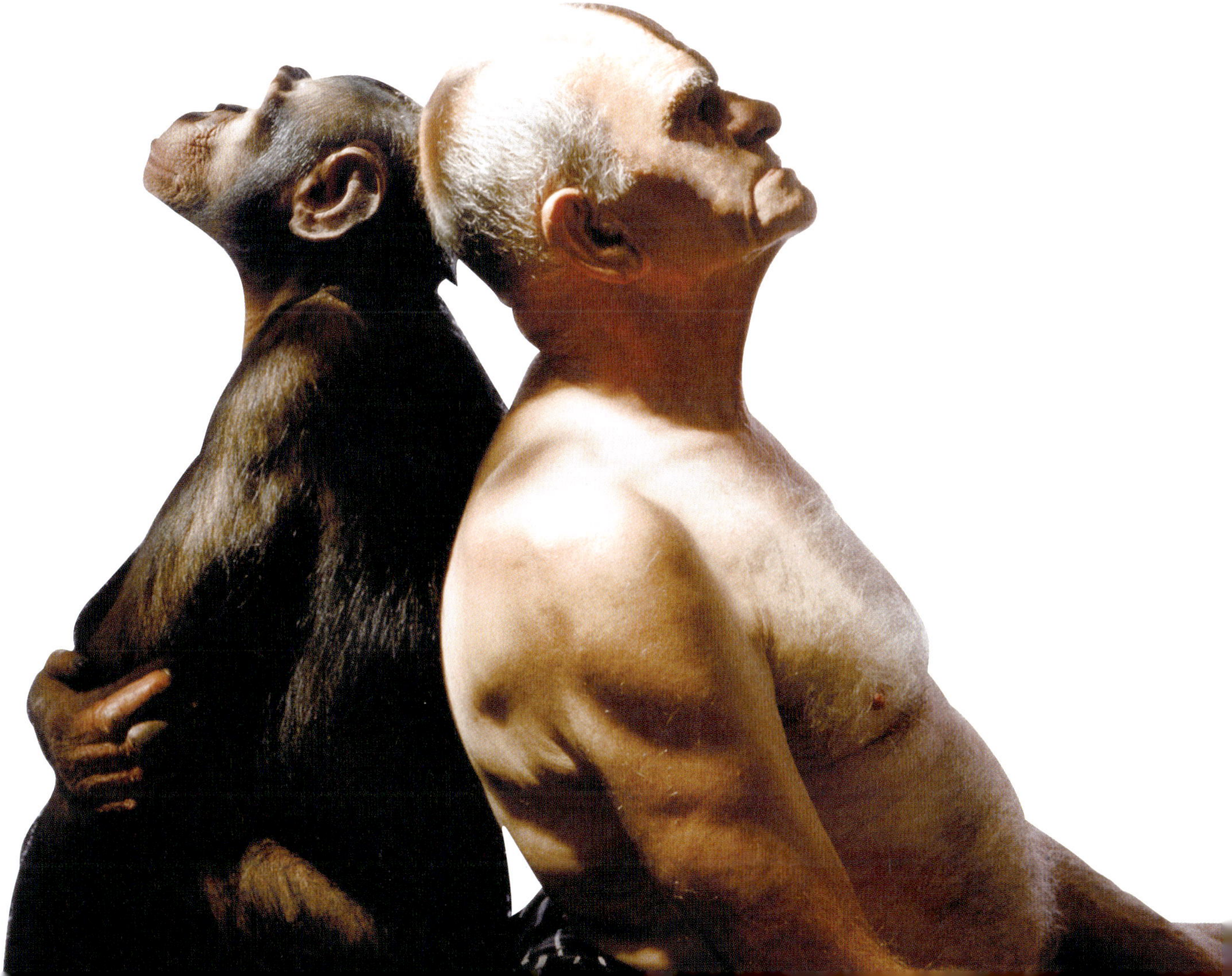

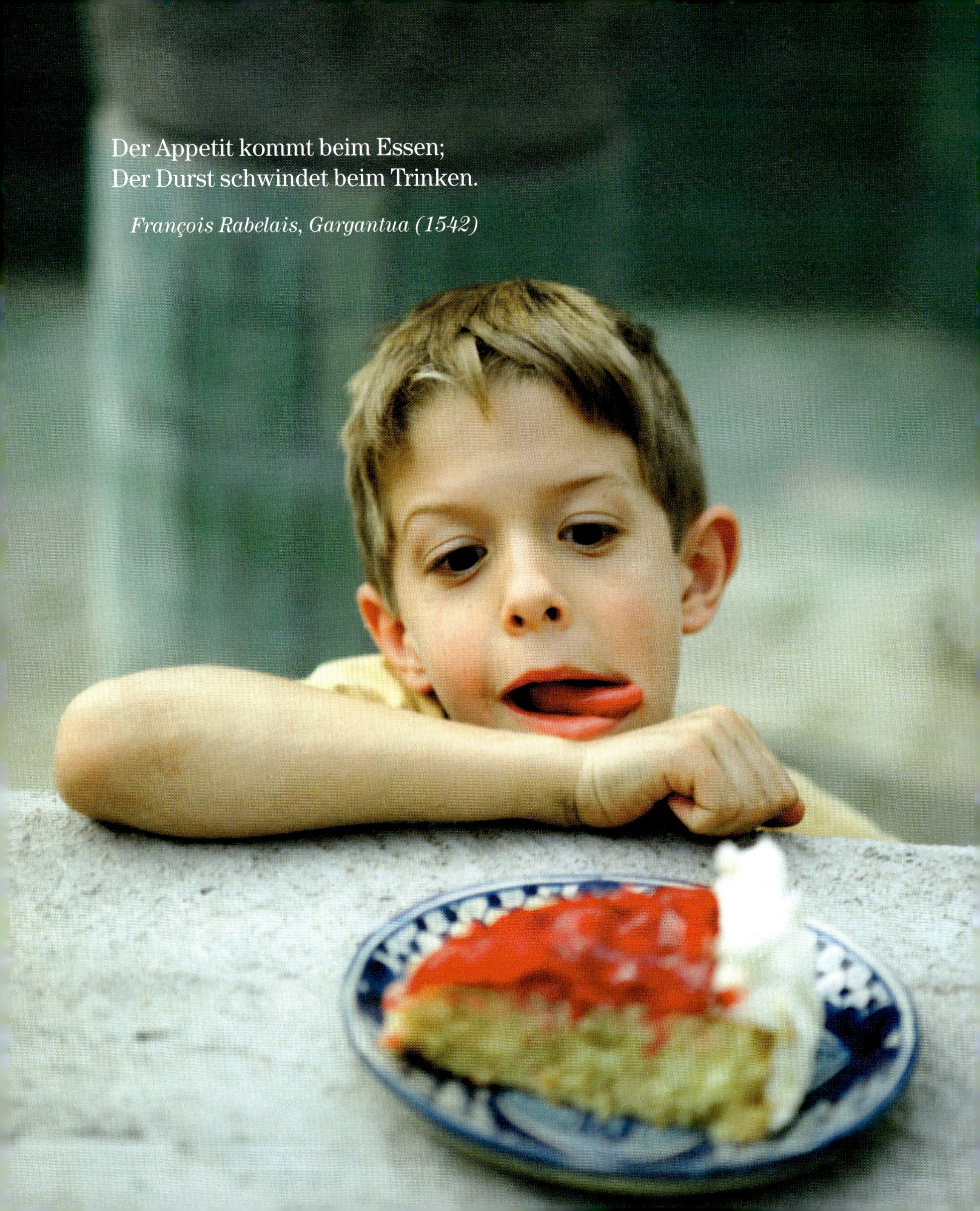

Der Appetit kommt beim Essen;
Der Durst schwindet beim Trinken.

François Rabelais, Gargantua (1542)

Kapitel 3

Wenn uns das Wasser im Mund zusammenläuft

Der Geschmack, so wie die Natur ihn uns verlieh, ist dennoch derjenige von allen unseren Sinnen, welcher uns die meisten Genüsse verschafft:

1. *weil das Essvergnügen das einzige ist, das, mit Mässigkeit geübt, keine Müdigkeit hinterlässt;*
2. *weil es jeder Zeit, jedem Alter und jedem Stande gemäss ist;*
3. *weil es nothwendig wenigstens einmal wiederkehrt und während dieser Zeit auch zwei- oder dreimal ohne Nachtheil genossen werden kann;*
4. *weil es mit allen anderen Vergnügungen verbunden werden und uns selbst über deren Mängel trösten kann;*
5. *weil die Eindrücke, welche der Geschmack empfängt, ebenso dauerhaft als von unserem Willen abhängig sind;*
6. *weil wir beim Essen ein ganz besonderes, unbeschreibliches Wohlbehagen empfinden, welches aus dem instinctmässigen Bewusstsein entspringt, dass wir durch das Essen selbst unseren Verlust ersetzen, unsere Lebensdauer verlängern.*

Jean-Anthelme Brillat-Savarin, *Physiologie des Geschmacks* (1826)

Die zahlreichen historischen Zitate und die unzähligen Kunstwerke, die die Freude am Essen rühmen, verdeutlichen wohl besser als alles andere, welchen hohen Stellenwert die Nahrung in unserem Alltagsleben einnimmt. Die fortwährende Suche nach neuen Geschmacksempfindungen ist mehr als ein simpler Akt, der für das Überleben und die Reproduktion von zentraler Bedeutung ist. Sie war vielmehr die treibende Kraft für die Entwicklung unendlich vielseitiger kulinarischer Traditionen, in denen der Geschmack von Nahrungsmitteln eine ebenso wichtige Rolle spielt wie ihre gesundheitsfördernde Wirkung für den menschlichen Körper. Welche große Bedeutung genussvolles Essen für uns hat und wie tief gehend die Ernährung unser Leben beeinflusst, zeigt sich auch deutlich an dem hohen Stellenwert, den Kräuter, Gewürze und Würzmischungen besitzen, an der Entwicklung einer Vielfalt kulinarischer Techniken oder auch an der kunstvollen Herstellung erlesenen Geschirrs. Natürlich essen wir, um zu leben, aber wir leben auch, um zu essen. Nahrung ist zwar in erster Linie ein unverzichtbarer Bestandteil unserer Existenz, doch der Genuss, den wir daraus beziehen, hat sich allmählich zu einem grundlegenden Charakteristikum des Menschen entwickelt.

Geschmack durch die Nase

Zunge und Nase sind selbstverständlich unsere wichtigsten Geschmacksorgane, und jeder, der einen ordentlichen Schnupfen hat, kann bezeugen, wie wichtig die beim Kauen im Mund freigesetzten Gerüche sind, um den Geschmack des Essens zu genießen (85 % der Geschmackswahrnehmung ist geruchsbedingt). Beim Menschen ist die Geruchserkennung in einer winzigen Region der Nasenschleimhaut angesiedelt (sie ist etwa so groß wie eine Briefmarke), die dennoch mehr als zehn Millionen Nervenendigungen enthält. Diese leiten die Informationen, die bestimmte Rezeptoren an der Zelloberfläche aufgefangen haben, an das Gehirn weiter. Diese Rezeptoren funktionieren wie molekulare Antennen, die spezifisch auf bestimmte biochemische Signale reagieren, die in der Umgebung präsent sind (Abbildung 21). So wie ein Schloss nur mit einem ganz bestimmten Schlüssel geöffnet werden kann, so besitzt auch jeder Rezeptor in seiner Struktur ein Areal, das nur ein ganz spezifisches Signal erkennt. Wenn ein Molekül (der Schlüssel), das in dieses Schloss passt, anwesend ist, dann wird der Rezeptor aktiviert und löst eine Antwort aus. Durch diese kann die Zelle adäquat auf die Anwesenheit dieses Moleküls reagieren, indem sie hochkomplexe Reizkaskaden auf molekularer Ebene in Gang setzt. Daran können Hunderte spezifischer Moleküle beteiligt sein, die genau umschriebene Hirnregionen stimulieren, welche an der Interpretation dieser Gerüche beteiligt sind. Diese Rezeptoren sind von herausragender Bedeutung: Man schätzt, dass ein Prozent aller Gene von Säugetieren der Produktion von Rezeptoren dienen, die

Angenehme oder abstoßende Gerüche

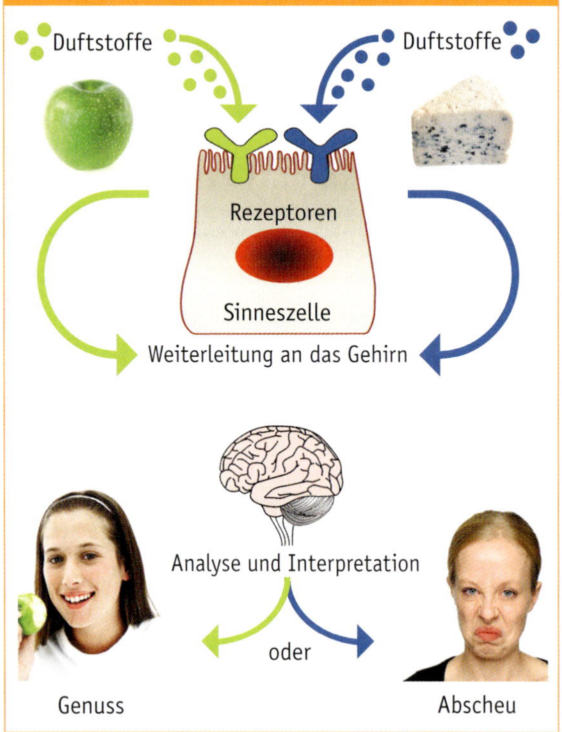

Abbildung 21

auf die Geruchswahrnehmung spezialisiert sind – mehr also als die, die für die Produktion von Antikörpern zuständig sind!

Unser Geruchssinn ist im Laufe der Evolution sicher weniger empfindlich geworden als der anderer Arten (Hunde beispielsweise können bestimmte Gerüche eine Million Mal besser wahrnehmen als wir). Dennoch haben wir eine olfaktorische Ausstattung bewahrt, die aus mehreren hundert Rezeptoren besteht, mit deren Hilfe wir ungefähr dreitausend unterschiedliche Gerüche, angenehme wie abstoßende, erkennen können. Bestimmte »Spezialisten« des Geruchssinns wie die Parfümeure oder die Önologen (Weinwissenschaftler) sind sogar in der Lage, mehrere zehntausend verschiedene Gerüche präzise zu identifizieren!

Die aktive Beteiligung des Gehirns am Prozess der Geruchswahrnehmung macht jedoch aus dem Geruchssinn einen sehr schwer fassbaren Sinn, der stark von unseren Erfahrungen, unserer Erinnerung sowie von unserer visuellen Wahrnehmung der Außenwelt beeinflusst wird. So genügt es beispielsweise bereits, dass Sie die Augen schließen und an Ihr Lieblingsgericht oder an einen Restaurantbesuch vor kurzer Zeit denken, bei dem Sie nach Herzenslust geschlemmt haben, damit sich die Speichelproduktion erhöht und Ihnen buchstäblich das Wasser im Mund zusammenläuft! Die Psychologie spielt eine so maßgebliche Rolle bei der Wahrnehmung von Gerüchen, dass nicht einmal die Spezialisten vor diesen äußeren Einflüssen gewappnet sind, und das hat manchmal mehr als überraschende Folgen (siehe Kasten S. 51).

Während die Identifizierung bestimmter subtiler Gerüche eine echte Herausforderung darstellen kann, sind andere sehr leicht zu erkennen und können uns schnell Informationen über die Qualität eines Lebensmittels liefern. Üble Gerüche zum Beispiel stoßen uns heftig ab, weil sie häufig auf verdorbene Nahrungsmittel hinweisen, die nicht zum Verzehr geeignet sind, oder auch auf hygienische Bedingungen, die gesundheitsschädlich sind. Während des Übergangs zu einer Allesfresser-Ernährung war die Identifikation dieser Gerüche besonders wichtig, denn dadurch konnte man erkennen, welche Tierkadaver von Mikroben befallen waren – eine lebensrettende Fähigkeit. Im Übrigen herrschte lange Zeit die Überzeugung, dass üble Gerüche direkte Ursache von Krankheiten waren. Darauf deutet etwa das Verb »verpesten« zur Beschreibung eines Gestanks hin – ein Wort, als dessen Wurzel sich unschwer die Pest erkennen lässt.

Umgekehrt haben Wohlgerüche im Allgemeinen etwas Angenehmes an sich und werden von unserem Gehirn meist als positiv wahrgenommen, sowohl wegen der damit verbundenen Lustempfindung (z.B. Parfums) als auch wegen ihrer potenziell gesundheitsfördernden Wirkung. Interessanterweise kann der mit bestimmten Nahrungsmitteln verbundene Geruch von Duftstoffen in Substanzen abgeleitet sein, die für das Funktionieren des menschlichen Körpers unverzichtbar sind. So produziert beispielsweise die Tomate beim Reifen aus essenziellen Molekülen wie Fettsäuren oder Proteinen angenehme flüchtige Substanzen. Die Wahrnehmung dieser Gerüche durch unsere Sinne verlockt uns dazu, die Frucht zu verzehren und dadurch zugleich, diese Moleküle aufzunehmen (Abbildung 22). Auf den ersten Blick sind zwar wir die großen Gewinner in dieser Beziehung, sowohl in Hinblick auf den Lustgewinn, den uns der Geschmack dieser Frucht bietet, als auch wegen ihrer positiven Wirkung auf die Gesundheit. Zugleich darf man aber nicht vergessen, dass dieser Prozess auch eine entscheidende Rolle für die Existenz der Tomate spielt. Die meisten Kerne passieren nämlich unbeschädigt den Verdauungstrakt; da diese Gerüche auch Tiere (vor allem Vögel) dazu verlocken, die Kerne zu fressen, ermöglichen sie eine Verbreitung des in den Tomatenkernen enthaltenen genetischen Materials über große Entfernungen hinweg und damit die Eroberung neuer ökologischer Nischen.

Nicht alles, was gut riecht, ist freilich auch essbar: Auch wenn eine Blume einen scheinbar unwiderstehlichen Duft verströmt, wird sie deshalb noch lange nicht zu einem Nahrungsmittel! Umgekehrt können fermentierte Produkte und bestimmte alte Käsesorten einen starken und auf Anhieb wenig verlockenden Geruch absondern und dennoch sehr oft exquisite Delikatessen sein.

Auch wenn der Geruch wesentlich zum Geschmacksempfinden beiträgt (ebenso wie zum Genuss), sind folglich weitere Mechanismen beteiligt, die uns eine sichere Entscheidung darüber ermöglichen, ob ein Nahrungsmittel essbar ist oder nicht.

Was uns schmeckt und was nicht

Unter streng biologischen Gesichtspunkten besteht die vorrangige Aufgabe des Geschmacks darin, jene Nahrungsmittel zu identifizieren, die für das reibungslose Funktionieren unseres Organismus unverzichtbare Substanzen enthalten, und gleichzeitig bestimmte toxische Stoffe zu erkennen, die die Unversehrtheit des Körpers bedrohen können. Diese Prüfungsfunktion ist von zentraler Bedeutung: Indem sie ausschließlich die Substanzen aus der Umwelt auswählt, die der Gesundheit förderlich sind, trägt sie zur Aufrechterhaltung der Homöostasie des Körpers bei: das

Die Reifung: wechselseitige Vorteile

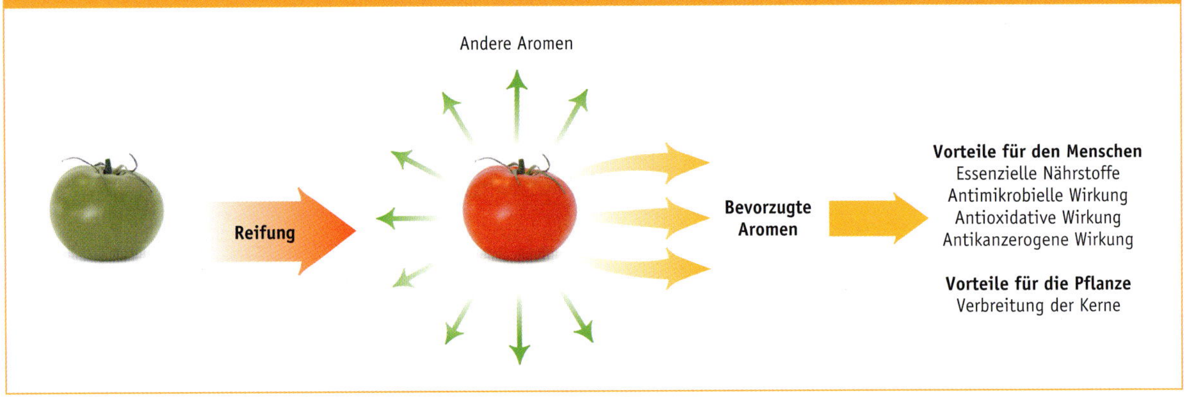
Andere Aromen
Reifung
Bevorzugte Aromen
Vorteile für den Menschen
Essenzielle Nährstoffe
Antimikrobielle Wirkung
Antioxidative Wirkung
Antikanzerogene Wirkung
Vorteile für die Pflanze
Verbreitung der Kerne

Abbildung 22

Quelle: Science 2006; 311: 815 – 819

Ausgetrickst

Geschmack und Geruch sind zwar in erster Linie körperliche Empfindungen, dennoch kommt dabei auch ein kognitiver Aspekt zum Tragen, der eine sehr wichtige Rolle bei der Einschätzung eines bestimmten Nahrungsmittels spielt. Das Etikett (und der Preis!) ist mit Sicherheit eines der besten Beispiele für den Einfluss des Denkens auf den Geschmack, selbst bei Kennern. Studenten der Önologie luden beispielsweise im Abstand von wenigen Tagen dazu ein, den gleichen Wein zu probieren, allerdings in zwei unterschiedlichen Flaschen: Die eine trug das Etikett eines berühmten Grand Cru Classé, die andere nur die Bezeichnung »Tafelwein«. Die große Mehrheit der zukünftigen Önologen (50 von 57) bewerteten den Wein aus der »Tafelwein«-Flasche schlechter, während der »Grand Cru Classé« mehr Anerkennung fand – manche entdeckten sogar einen holzigen Geschmack (obwohl der fragliche Wein niemals mit Holz in Berührung gekommen war).

In einem anderen aufschlussreichen Experiment baten die Untersucher die Studenten, den Geschmack eines Weißweins und eines Rotweins zu beschreiben. Tatsächlich handelte es sich um den gleichen Weißwein, der mit geruchs- und geschmacklosen natürlichen Farbstoffen gefärbt worden war. Die Studenten benutzten die üblicherweise für die Beschreibung von Rotweinen angewendeten Geruchsbezeichnungen (Schwarze Johannisbeere, Himbeere) für den falschen Rotwein und die mit Weißwein assoziierten (Aprikose, Honig) für den echten Weißwein. Diese Ergebnisse sollen gewiss nicht die Talente der Önologen herabsetzen, aber sie zeigen, in welch hohem Maße die Wahrnehmung von Wein (und von Nahrungsmitteln im Allgemeinen) eine Konstruktion unseres Gehirns ist, ein Prozess, in dessen Verlauf das von der Nase wahrgenommene chemische Signal mit anderen Wahrnehmungen (Anblick, Erinnerung) interagiert, um ein »Bild« zu erzeugen. Professionelle Önologen können selbstverständlich diese Nuancen berücksichtigen, und ihre hohe olfaktive Sensibilität schützt sie im Allgemeinen vor Störfaktoren aus dem »Umfeld der Degustation«.

Für die meisten Menschen indes spielt die gedankliche Konstruktion eines positiven oder negativen Bildes eines Nahrungsmittels eine entscheidende Rolle dafür, ob sie dieses Nahrungsmittel anziehend oder abstoßend finden. Insofern ist es beunruhigend zu beobachten, dass Kinder heute positive Bilder zum größten Teil mit industriell transformierten Produkten, die reich an Zucker und Fett sind, assoziieren; Nahrungsmitteln also, die »in« und cool sind im Unterschied zu »langweiligen« Lebensmitteln wie Obst und Gemüse oder auch frisch zu Hause zubereiteten Gerichten.

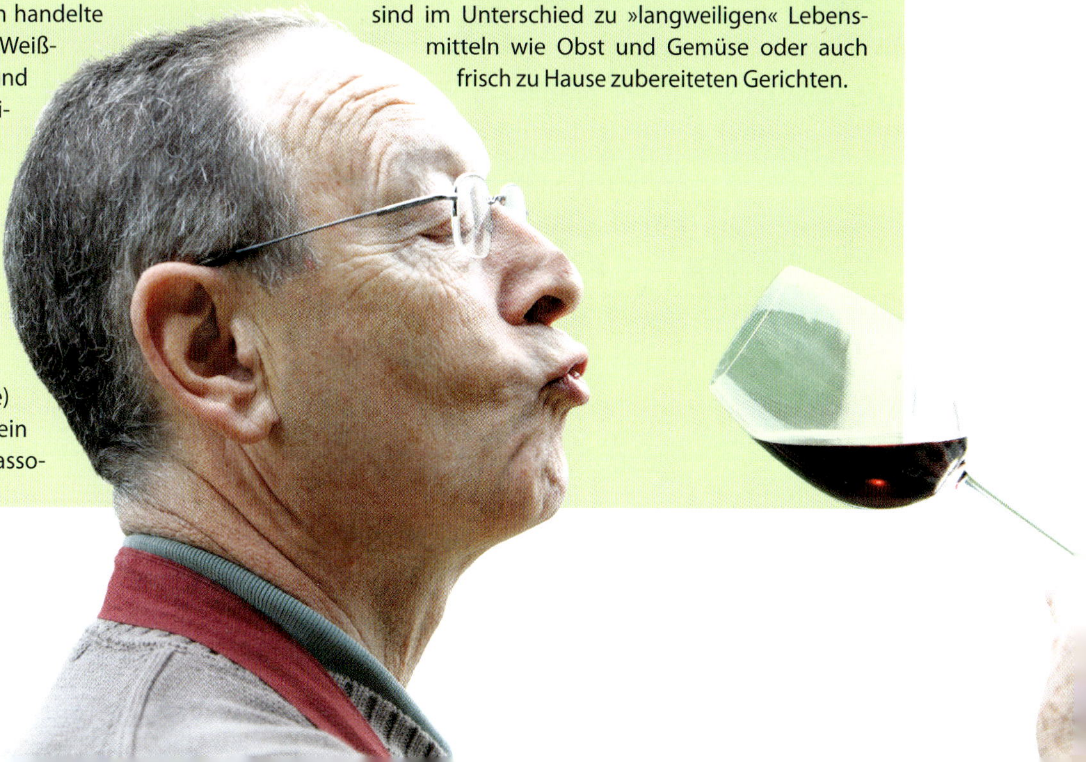

heißt zur Ausgeglichenheit des inneren Milieus, durch das die verschiedenen Organe harmonisch miteinander funktionieren können. Die Aufrechterhaltung der Homöostasie ist ein grundlegendes Merkmal, das allen Lebewesen gemeinsam ist. Selbst ein Bakterium, das doch nur aus einer einzigen Zelle besteht, ist fähig, seine Umwelt zu »probieren« und sich durch Chemotaktismus auf eine Nährsubstanz hinzubewegen, die für sein Wachstum unerlässlich ist (z. B. Zucker), oder umgekehrt vor Substanzen zu fliehen, die sein Weiterleben bedrohen wie etwa ein Antibiotikum.

Bei höher entwickelten Tieren wie dem Menschen greift die Geschmacksprüfung von Nahrungsmitteln auf ein hochentwickeltes System zurück, das in eng umschriebenen Arealen der Zunge angesiedelt ist. Dieses System besteht aus dreierlei Trägerstrukturen: den sogenannten Wall-, Pilz- oder Blätterpapillen, deren jeweilige Form einen optimalen Kontakt der Geschmackssinneszellen mit den Molekülen der Nahrungsmittel garantieren, die beim Kauen freigesetzt werden (Abbildung 23). Diese Sinneszellen sind in den Geschmacksknospen gebündelt. Jede dieser Knospen besitzt an ihrer Oberfläche spezifische Rezeptoren für die fünf Grundgeschmacksempfindungen, nämlich süß, salzig, sauer, bitter und umami (siehe Kasten S. 53).

(Fortsetzung S. 58)

Geschmacksempfindungen auf der Zunge

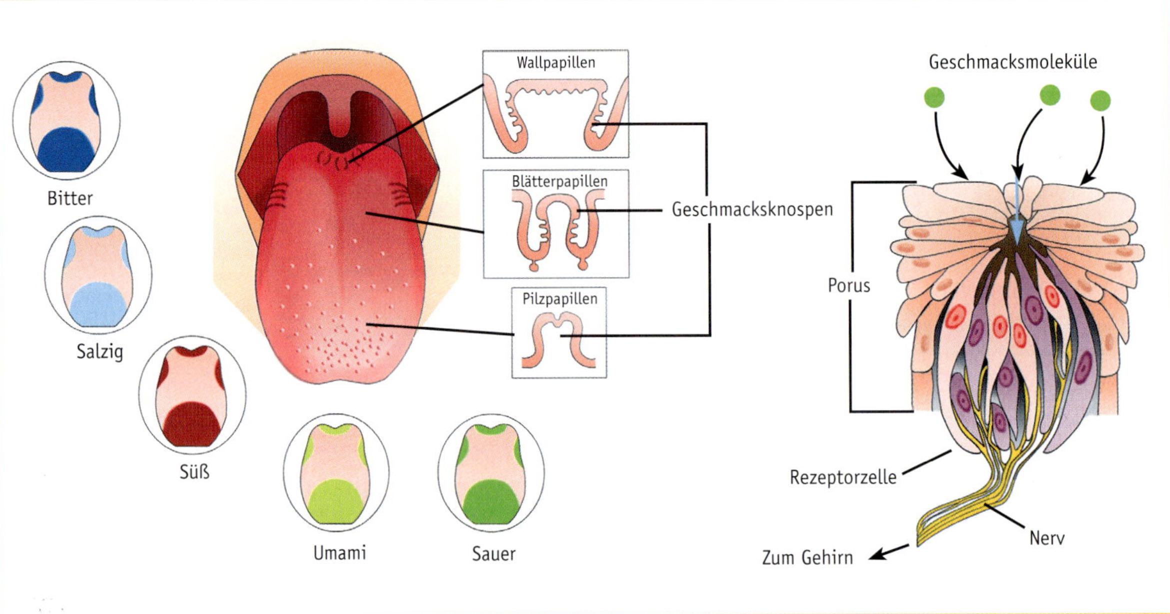

Abbildung 23 *Quelle: Nature 2006; 444: 288 – 294*

Eine Frage des Geschmacks

Wenn Nahrungsmittel sich mit Speichel vermischen, dann setzen sie dabei Geschmacksmoleküle frei. Diese docken an die Rezeptoren an, die an der Oberfläche der Sinneszellen in den Geschmacksknospen liegen. Im Gegensatz zur landläufigen Meinung hängt die Geschmacksempfindung nicht von der Zungenregion ab (Abbildung 23). Man weiß heute, dass jede Geschmacksknospe ganz im Gegenteil ein breites Spektrum von spezifischen Rezeptoren aufweist, die jeweils eine der folgenden Geschmacksrichtungen erkennen: umami, süß, salzig, sauer, bitter.

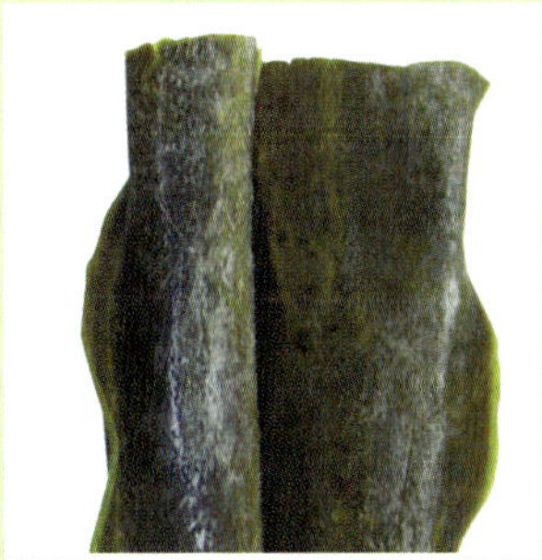

Umami

Umami (旨味) wurde 1908 von Professor Kikumore Okeda von der kaiserlichen Universität Tokio identifiziert, und zwar in *dashi*, einer Brühe aus Kombu-Algen; auf Japanisch bedeutet dies wörtlich: »köstlicher Geschmack«. Umami galt lange Zeit als der rätselhafteste Geschmack, den unsere Geschmackswahrnehmung erfassen kann. Heute weiß man, dass er auf Glutamat basiert, einem Stoff, der reichlich (10–25 %) in pflanzlichen wie tierischen Proteinen enthalten ist. Umami kann folglich als ein regelrechter »Detektor von Protei-

Nahrungsmittel, die einen umami-Geschmack besitzen

Nahrungsmittel	Glutamatsäure (mg/100 g)
Käse	
Parmesan	1680
Roquefort	1280
Algen (kombu)	1608
Saucen	
Fischsauce (*Nuoc Mam*)	1370
Sojasauce (*Shoyu*)	782
Gemüse	
Tomaten	246
Erbsen	106
Pilze (*Shiitake*)	71
Grünes Gemüse (Kohl, Spargel, Spinat)	50
Avocado	18
Meeresfrüchte	
Kammmuscheln	140
Königskrabbe	72
Fleisch	
Huhn	22
Rind	10

Abbildung 24 *Quelle: J. Nutr. 2000; 130: 9215–9265*

nen« gelten und ist somit ein extrem wichtiger Geschmack, wenn man die zentrale Rolle dieser Moleküle für das Funktionieren des menschlichen Körpers kennt. Im Übrigen haben die Rezeptoren für die Erkennung des Geschmacks umami große Ähnlichkeit mit denen, die an der Identifikation von Süße beteiligt sind, denn die beiden Systeme haben einen gemeinsamen Rezeptor (T1R3). Diese Ähnlichkeit deutet darauf hin, dass die Mechanismen, die lebenswichtige Substanzen für uns wohlschmeckend machen, einen gemeinsamen evolutionären Ursprung besitzen.

Glutamat wird in großen Mengen beim langen Kochen von Fleisch sowie bei Fermentationsprozessen freigesetzt, daher gehören reifer Käse, fermentierte Saucen (Soja-, Fischsauce) und Fleischbrühen zu den wichtigsten Nahrungsmitteln, die den Geschmack umami aufweisen (Abbildung 24). Auch bestimmte Gemüsearten wie Tomaten enthalten bedeutende Mengen von Glutamat, eine Eigenschaft, die seit langem bekannt ist und vielen Gerichten eine würzige Note verleiht – insbesondere den Pizzen (vor allem in Kombination mit Parmesan!).

Man kann den Geschmack von Gerichten auch um eine umami-Note bereichern, indem man Mononatriumglutamat (MSG) hinzufügt, eine Art des Würzens, die Asiaten besonders schätzen. Obwohl MSG in den 1970er-Jahren verdächtigt wurde, das »Chinarestaurant-Syndrom« auszulösen, weiß man heute, dass diese von bestimmten Personen beschriebenen Beschwerden (Kopfschmerzen, Muskelstarre, Brustschmerzen) nicht auf MSG zurückzuführen sind: Blindversuche an Personen, die diese Substanz nach eigenem Bekunden nicht vertrugen, haben gezeigt, dass selbst MSG-Mengen, die höher als die in den Gerichten chinesischer Restaurants waren, keinerlei Auswirkungen hatten! Was nicht wirklich überrascht, wenn man bedenkt, dass es auf molekularer Ebene keinen Unterschied zwischen natürlichem Glutamat und MSG gibt …

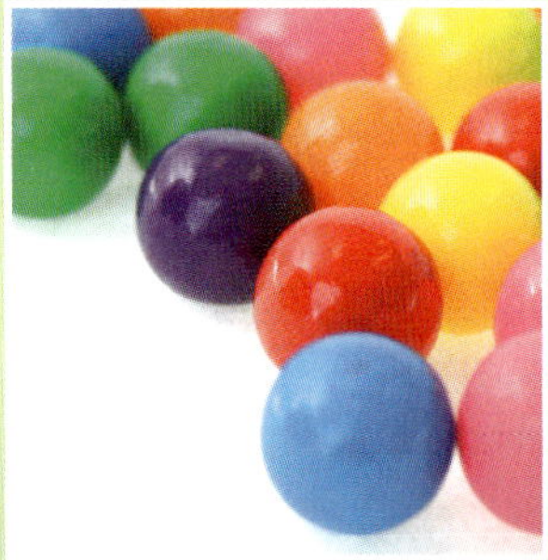

Süß

Das Lustgefühl, das mit dem Verzehr von Zucker verbunden ist, ist zweifellos eines der besten Beispiele für die zentrale Rolle, die der Geschmack bei der Identifikation lebenswichtiger Substanzen spielt (Abbildung 25). Tatsächlich stellt Zucker eine bevorzugte Energiequelle dar, die von den Zellen unseres Körpers schnell genutzt werden kann, insbesondere vom Gehirn, das alleine schon 80 Prozent des täglich aufgenommenen Zuckers verbraucht. Wenn Zuckermoleküle in ausreichend hohen Konzentrationen im Speichel enthalten sind, dann interagieren sie mit zwei Rezeptoren in den Geschmacksknospen: T1R2 und T1R3. Dadurch aktivieren sie einen neuronalen Erregungsimpuls, der dem Gehirn die Anwesenheit eines Nahrungsmittels mit einem hohen Kalorienwert signalisiert. Dabei ist die Kombination von T1R2 und T1R3 für die Geschmackswahrnehmung von Süßem absolut unerlässlich: Katzen besitzen beispielsweise zwar den Rezeptor T1R3 auf ihrer Zunge, es fehlt ihnen jedoch der Rezeptor T1R2; und dieses Defizit ist die Ursache für das völlige Desinteresse dieser Tiere an zuckerhaltigen Nahrungsmitteln. Die Kombination der Rezeptoren T1R2 und T1R3 ermöglicht indes keine genaue Identifizierung der Substanz, die für die süße Geschmacksempfindung verantwortlich ist; man kann das Gehirn »täuschen«, indem man Moleküle benutzt, die mit beiden Rezeptoren interagieren und dennoch keine Energie liefern. Diese besondere physiologische Veranlagung führte zur Entwicklung von Aspartam und Sucralose (Splenda): Dabei handelt es sich um zwei Süßstoffe, die in der Nahrungsmittelindustrie reichlich Verwendung finden, um den Geschmack von Zucker zu imitieren, ohne dass dabei eine Kalorienzufuhr stattfindet. Es scheint indes, dass das nicht gehaltene »Versprechen« einer Zuckerzufuhr das Gehirn quasi enttäuscht und eine Appetitstimulierung auslöst, durch die der Kalorienmangel dieser Süßungsmittel kompensiert werden soll: Viele Untersuchungen legen nahe, dass der Konsum von »Diätgetränken« oder kalorienarmen Softdrinks nicht die erhoffte Gewichtsreduzierung bewirkt und in gewissen Fällen sogar zu einer Zunahme führen kann.

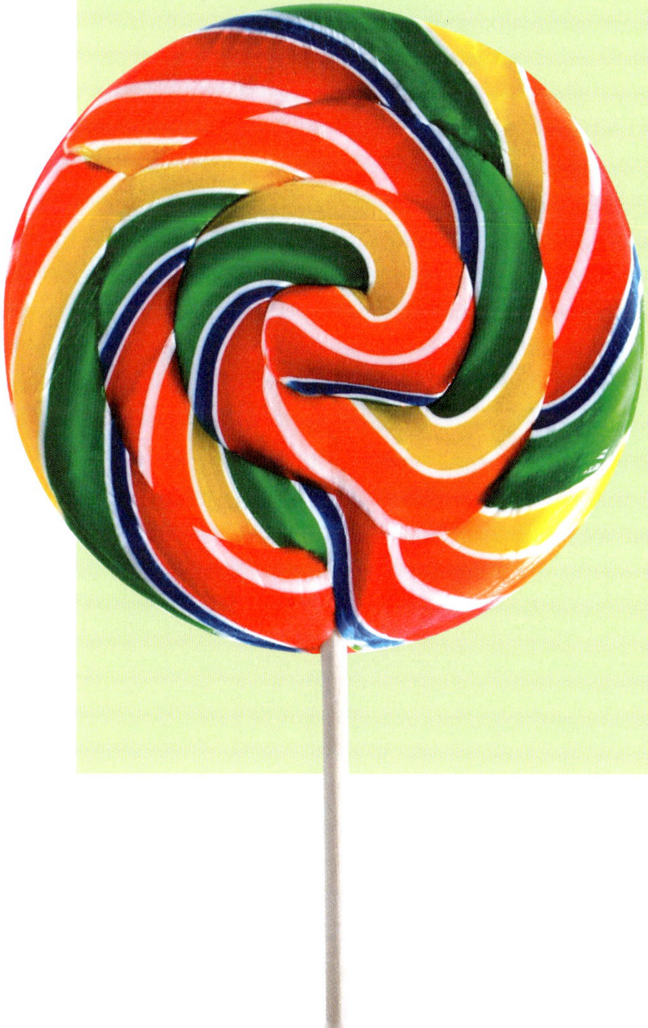

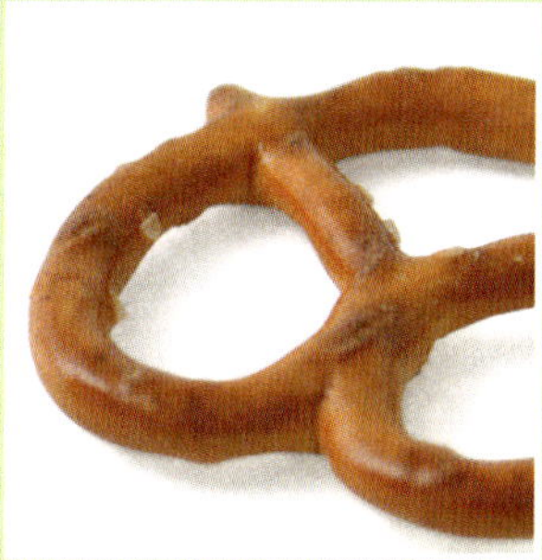

Salzig

Chemisch betrachtet ist das, was wir Salz nennen, Natriumchlorid (NaCl). Die geschmackliche Erkennung von Salzigem ist sehr wichtig, weil Natrium ein absolut lebensnotwendiges Element ist und seine Konzentration von lebenden Organismen genau kontrolliert werden muss. (Natrium hat zwar keinen Energiewert, ist aber – unter anderem – für die Weiterleitung von neuronalen Impulsen verantwortlich.) Der salzige Geschmack wird durch den massiven Einstrom von Natrium in bestimmte Zellen der Geschmacksknospen hervorgerufen; dadurch wird ein Nervenimpuls ausgelöst, der das Gehirn über den Salzgehalt des Nahrungsmittels informiert. Auch wenn der tatsächliche Natriumbedarf relativ niedrig ist (einige Gramm pro Tag genügen, um das adäquate Funktionieren des Organismus zu gewährleisten), so ist das Gehirn anscheinend besonders erpicht auf den Salzgeschmack. In den 1950er-Jahren boten Forscher beispielsweise einer Gruppe Japanmakaken (Schneeaffen) Süßkartoffeln an, die sie an einem Meeresstrand ablegten. Einer der Affen kam auf die Idee, die Kartoffel im Meerwasser zu waschen, anstatt sie einfach mit der Hand abzureiben, um den Sand zu entfernen – eine Technik, die großen Anklang bei seinen Gefährten fand: Von diesem Zeitpunkt an gewöhnten sich die Affen an, alle ihre Nahrungsmittel in Salzwasser zu tauchen, und gaben diese Gewohnheit sogar über mehrere Generationen an ihre Nachkommen weiter. Die Vorliebe für Salz scheint also ein kulturelles Phänomen zu sein, das stark durch unsere Umwelt beeinflusst wird. Diese Gewohnheit kann allerdings langfristig dazu führen, dass wir weit mehr Salz zu uns nehmen, als unser Körper benötigt – ein Exzess, der die Entwicklung bestimmter Herz-Kreislauf-Erkrankungen begünstigt.

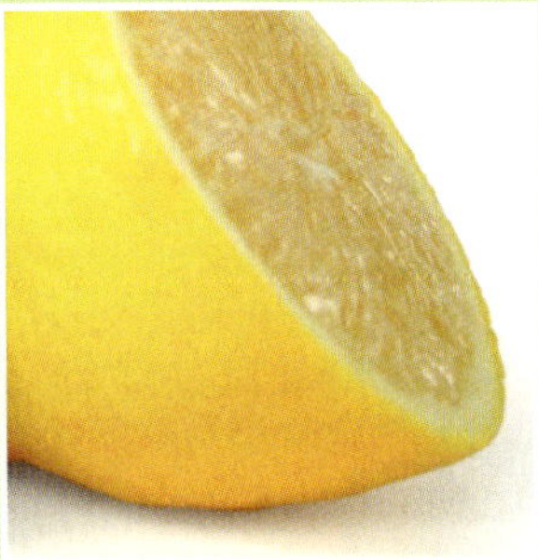

Sauer

Den sauren Geschmack zu erkennen ist wichtig für die Prüfung des Säuregehalts eines Nahrungsmittels – eine Eigenschaft, die oftmals mit der Zersetzung des Nahrungsmittels verbunden ist, die durch Mikroorganismen (Bakterien, Schimmelpilze) ausgelöst wurde. Man braucht nur ein Glas Milch zu trinken, deren Haltbarkeitsdatum seit einigen Tagen abgelaufen ist, um die Effektivität dieses Systems zu überprüfen! Durch diesen Abwehrmechanismus können Schäden, die diese Nahrungsmittel in verschiedenen Geweben unseres Körpers bewirken könnten, sowie mögliche Störungen des Säure-Basen-Gleichgewichts, das heißt eines konstanten neutralen pH-Werts, vermieden werden. In schwächerer Dosierung hingegen verbinden sich saure Substanzen wunderbar mit Zucker oder Fett, eine Eigenschaft, die seit langem sowohl in der asiatischen (süß-sauer) als auch in der europäischen (Vinaigrette) Küche genutzt wird.

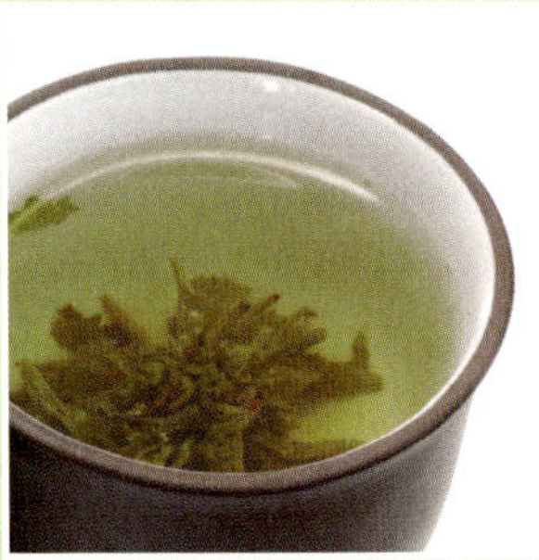

Bitter

Während ein Neugeborenes begeistert auf Zucker reagiert, Salz gegenüber neutral bleibt und beim Kontakt mit Saurem leicht das Gesicht verzieht, verweigert es kategorisch jede bittere Nahrung. Diese instinktive Abneigung gegen alles Bittere ist auf die dominante Rolle zurückzuführen, die Pflanzen während unserer gesamten Evolution gespielt haben: Tatsächlich besitzen die toxischen Bestandteile in bestimmten Pflanzen das gemeinsame Merkmal, dass sie sehr bitter sind. Und das Erkennen dieser Bitterkeit spielt folglich eine eminent wichtige Rolle bei der Identifikation essbarer Pflanzenarten, die keine Gefahr für das menschliche Überleben darstellten (Abbildung 26). Die Bedeutung dieses Instinkts zeigt sich sehr gut an der großen Anzahl von Rezeptoren, die auf Bitterkeit reagieren, und an ihrer extrem hohen Sensibilität für winzige Mengen von toxischen Molekülen: Während nur zwei Rezeptoren auf die Wahrnehmung von Zucker spezialisiert sind, reagieren mindestens fünfzig verschiedene Rezeptoren auf Bitterkeit, und ihre Reizschwelle ist mindestens tausend Mal niedriger!

Eines der großen Paradoxa der menschlichen Ernährung besteht jedoch gerade darin, dass zahlreiche bittere Substanzen in Pflanzen eine Vielzahl gesundheitsfördernder Wirkungen haben und sogar zu den wichtigsten Waffen bei der Prävention chronischer Krankheiten gehören. Die komplexen Polyphenole bestimmter Früchte wie beispielsweise der Cranberries, die Isothiocyanate der Kreuzblütengewächse oder auch die Schwefelkomponenten der Knoblauchfamilie werden allesamt von den Bitterkeitsrezeptoren erkannt; und gerade diese Eigenschaft hält viele Menschen von ihrem Verzehr ab. Diese mangelnde Begeisterung für Bitterstoffe kann noch ausgeprägter sein durch individuelle genetische Variationen, aufgrund derer manche Menschen besonders empfindlich auf Bitterkeit reagieren. Man schätzt beispielsweise, dass 25 Prozent der Individuen eine modifizierte Version bestimmter Bitterkeitsrezeptoren besitzen (genannt TAS2R16), die sie hypersensibel für diesen Geschmack macht und sie vom Verzehr bitterer Nahrungsmittel abhält.

Dabei ist Bitterkeit ein echter geschmacklicher Zugewinn und kann einem Essen eine äußerst interessante Note verleihen, wenn sie mit anderen Geschmacksrichtungen kombiniert wird. Die dadurch erzeugte Harmonie komplexer Geschmackskomponenten kann ohne den Zusatz des Bitteren nicht erreicht werden. Wenn wir an der Bitterkeit Geschmack finden, erringen wir also einen Sieg über unsere primitiven Instinkte. Wir vollziehen einen kulturellen Evolutionsschritt, durch den wir eines der Haupthindernisse auf

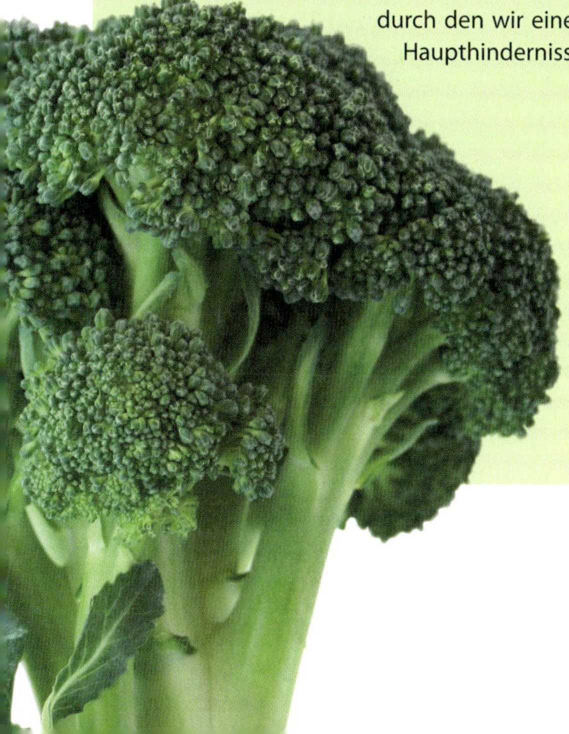

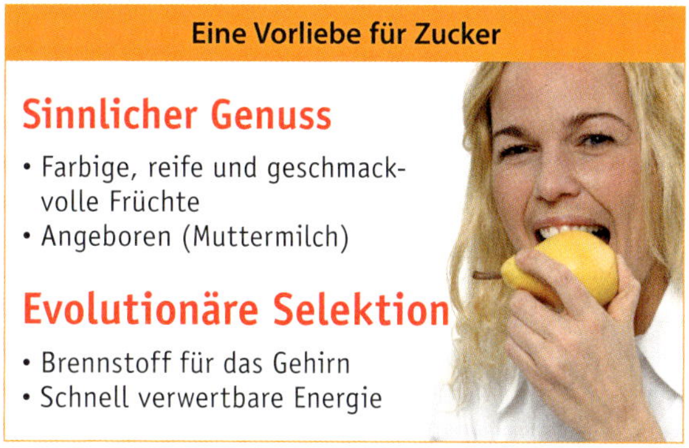
Eine Vorliebe für Zucker
Sinnlicher Genuss
• Farbige, reife und geschmackvolle Früchte
• Angeboren (Muttermilch)
Evolutionäre Selektion
• Brennstoff für das Gehirn
• Schnell verwertbare Energie

Abbildung 25

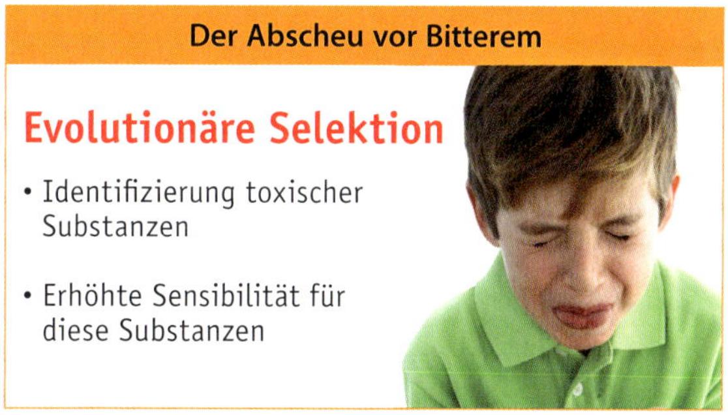
Der Abscheu vor Bitterem
Evolutionäre Selektion
• Identifizierung toxischer Substanzen
• Erhöhte Sensibilität für diese Substanzen

Abbildung 26

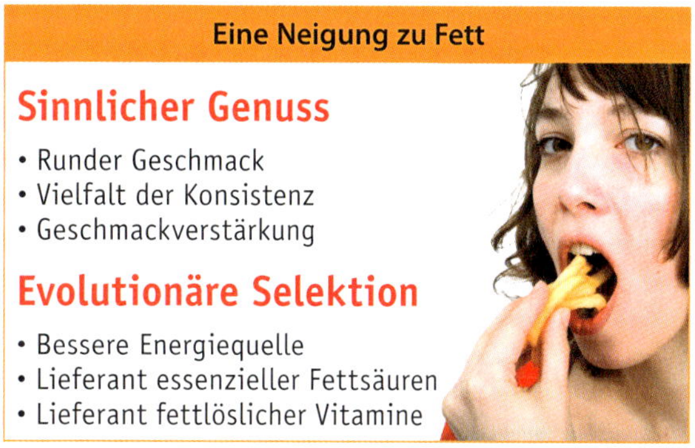
Eine Neigung zu Fett
Sinnlicher Genuss
• Runder Geschmack
• Vielfalt der Konsistenz
• Geschmackverstärkung
Evolutionäre Selektion
• Bessere Energiequelle
• Lieferant essenzieller Fettsäuren
• Lieferant fettlöslicher Vitamine

Abbildung 27

unserer Suche nach neuen Geschmacksempfindungen und gesunden Nahrungsmitteln, die zuvor unerreichbar für uns waren, überwinden können. Es ist folglich nicht überraschend, dass alle traditionellen Küchen der Welt viele Würzmischungen entwickelt haben, um sich die Vorzüge der Bitterkeit zunutze zu machen. So benutzen die Asiaten beispielsweise sehr häufig den Geschmack umami, um Gerichten mit Kreuzblütengewächsen mehr Würze zu verleihen (Soja- oder Fischsauce, Algen, Shiitake-Pilze).

Diese fünf Geschmacksrichtungen werden allerdings nicht allein von unserer Zunge wahrgenommen, vielmehr sind mehrere andere Systeme in der Mundhöhle aktiv an der Geschmackswahrnehmung beteiligt. Orosensorielle Empfindungen (Mundempfindungen) in Verbindung mit Fett beispielsweise sind mächtige Stimulatoren der Gehirnareale, die an der Empfindung von Lust beteiligt sind. Dieser Effekt hängt mit seiner großen Bedeutung als Lieferanten von Energie oder von essenziellen Fettsäuren zusammen, die unser Organismus nicht selbst herstellen kann (Abbildung 27). Es genügt schon, dass Fett im Mund nur vorhanden ist, damit mehrere Stoffwechselenzyme aktiv werden, die die bevorstehende Kalorienzufuhr antizipieren! Dabei spielt die Existenz eines spezifischen Fettrezeptors namens CD36 auf der Zunge wahrscheinlich eine wichtige Rolle für die physiologische Anziehung, die Fett auf uns ausübt.

Es ist auch faszinierend festzustellen, dass manche Gewürze und Aromastoffe, die als Geschmacksverstärker unverzichtbare Bestandteile unserer Nahrungsmittel geworden sind, bestimmte Nervenendigungen stimulieren, die auf die Wahrnehmung von Schmerz, Wärme und Kälte spezialisiert sind (siehe Kasten S. 59).

Ein komplexer Sinn

Ob uns ein bestimmtes Nahrungsmittel also schmeckt oder nicht, ist das Ergebnis eines hochkomplexen biologischen Prozesses, an dem unsere physiologischen Sinne ebenso beteiligt sind wie unser Gedächtnis. Die durch Essen ausgelösten Reize – sein Anblick, sein Geruch, der auf der Zunge empfundene Geschmack, das beim Kauen freigesetzte Aroma sowie die taktilen und thermischen Empfindungen im Mund – sie alle werden durch unsere Sinne entschlüsselt und an das Gehirn weitergeleitet. Dieses entscheidet auf der Basis dieser Signale und früherer Erfahrungen in letzter Instanz, ob dieses Nahrungsmittel wahrscheinlich Genuss verschafft oder ob es im Gegenteil gemieden werden sollte. Mit anderen Worten: Die Sinne eines jeden Menschen nehmen zwar in etwa die gleichen Geschmacksempfindungen wahr, die Interpretation dieser Aromen und Konsistenzen durch unser Gehirn kann jedoch diametral entgegengesetzte Wirkungen hervorrufen – vom grenzenlosen Vergnügen beim einen bis zu tiefstem Abscheu beim anderen. So gilt beispielsweise *natto*, ein Produkt aus fermentierten Sojabohnen mit sehr ausgeprägtem Geruch und unverwechselbarer Konsistenz, seit Jahrtausenden in Japan als Delikatesse. Den Essensvorlieben der meisten Europäer und Amerikaner läuft es jedoch radikal zuwider. Geschmack ist folglich sehr relativ und stark von der Kultur und der Zeit geprägt, infolgedessen unterliegt er auch enormen individuellen Schwankungen.

Wenn einem beim Essen heiß und kalt wird

Die Schärfe vieler Gewürze und Würzmischungen, die in der Küche verwendet werden, beruht auf dem hohen Gehalt an Molekülen in diesen Pflanzen, die die Schmerzwahrnehmung stimulieren. Diese Eigenschaft spielt eine wichtige Rolle für den Schutz der Pflanzen vor vielen Räubern.

Die am besten dokumentierte Wirkung von Gewürzen ist zweifellos die Aktivierung des Schmerzsystems durch das Capsicain – jene Substanz, die für den scharfen Geschmack von Chilis und Pepperonis verantwortlich ist. Diese Schärfeempfindung entsteht dadurch, dass das Capsicain an den Vanilloid-Rezeptor TRPV1 bindet, ein Protein, das an der Wahrnehmung von Schmerzreizen wie hohen Temperaturen über 43 °C beteiligt ist. Capsicain imitiert folglich durch die Interaktion mit dem Rezeptor ein Gefühl der Wärme oder des Verbrennens, und aus ebendiesem Grund können manche besonders scharf gewürzte Gerichte buchstäblich unseren Mund in Brand setzen! Die Schärfe von Chilis hängt also von ihrem Capsicain-Gehalt ab. Diese Eigenschaft wird häufig dadurch bestimmt, dass man den Verdünnungsgrad misst, der notwendig ist, damit die Schärfe eines Chilis nicht mehr von der Zunge empfunden werden kann. Während man Jalapeño-Chilis zum Beispiel fünftausend Mal verdünnen muss, um ihre Schärfe nicht mehr zu spüren, ist die Sorte Bhut Jolokia, die im Nordosten Indiens angebaut wird, selbst bei einer Verdünnung von einer Million noch scharf; das macht sie zur schärfsten Chilisorte der Welt! Der Capsicain-Gehalt solcher Chilis ist so hoch, dass die Bewohner dieser Region sie als Schutz vor den Verwüstungen benutzen, die die Elefanten der Umgebung anrichten, indem sie die Zäune mit dem Öl dieser Chilis einreiben!

Manche Menschen können unglaublich scharfe Gerichte essen. Diese Fähigkeit geht auf die Desensibilisierung der Nerven für Capsicain zurück, die durch den regelmäßigen Verzehr scharf gewürzter Gerichte eintritt. Nicht-Eingeweihte hingegen können das brennende Gefühl nach einer allzu scharfen Mahlzeit am besten dadurch lindern, indem sie Milch oder Joghurt anstelle von Wasser zu sich zu nehmen. Während Capsicain nämlich

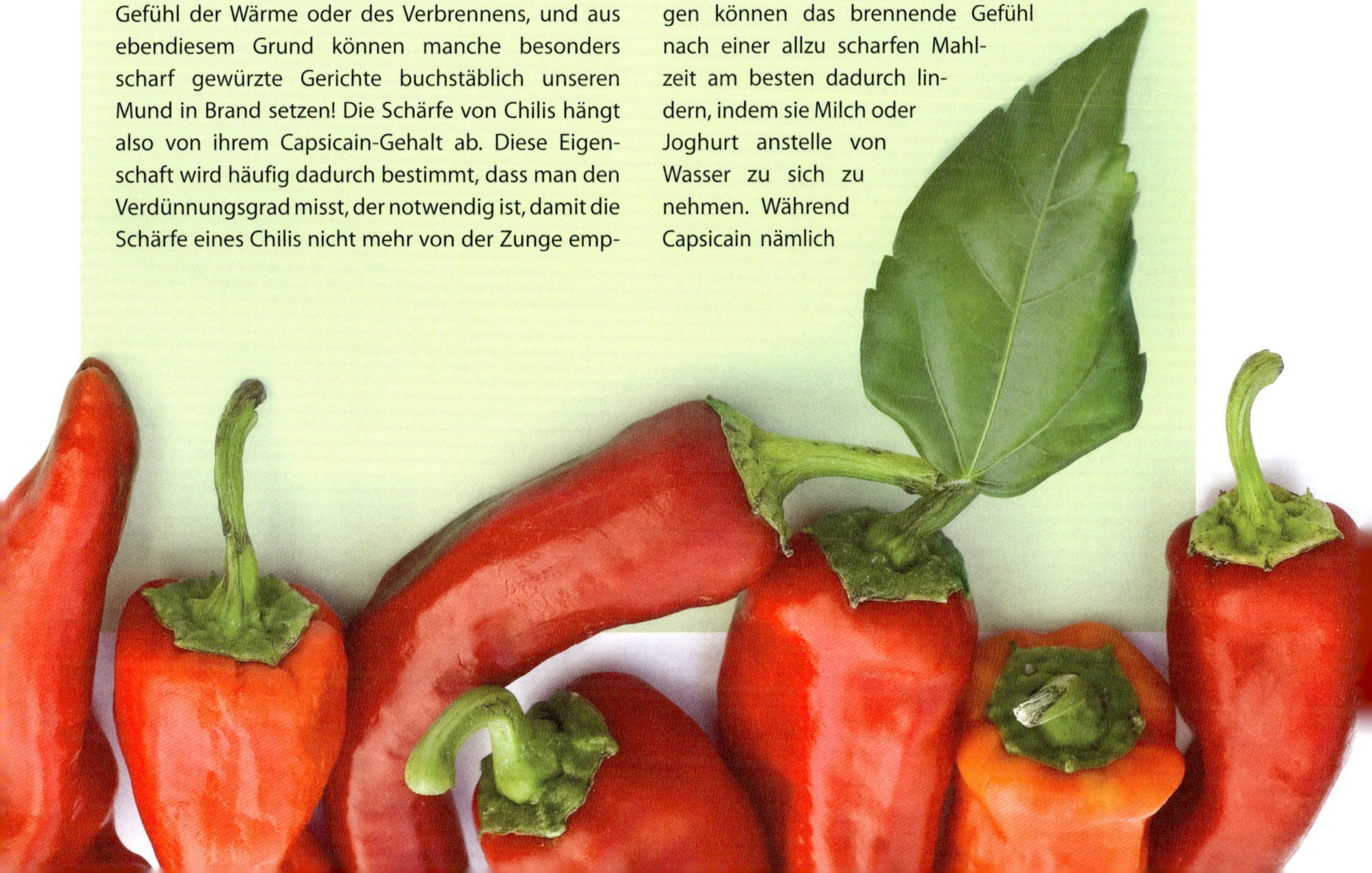

wasserunlöslich ist und folglich an seinen Rezeptor gebunden bleibt, kann es durch das Kasein der Milch abgelöst werden, sodass die Rezeptoren in ihren normalen Zustand zurückkehren können. In Indien wird im Übrigen zu scharfen Currys oft Raïta, ein Joghurtgetränk, gereicht …

Neuere Forschungsergebnisse haben gezeigt, dass ähnliche Mechanismen auch für die meisten Empfindungen verantwortlich sind, durch die andere Substanzen »Pfeffer« in unser Leben bringen. Ob es sich um das Piperin handelt, das für den scharfen Geschmack des schwarzen Pfeffers verantwortlich ist, die Isothiocyanate in Senf oder Meerrettich, welche »in der Nase beißen«, die Schwefelverbindungen des Knoblauchs, das Eugenol der Gewürznelken, das Zimtaldehyd des Zimts, das Gingerol im Ingwer oder auch die Duftstoffe vieler Gewürzpflanzen (Thymian, Oregano etc.) – die mit diesen Molekülen verbundenen Empfindungen werden alle durch ihre Interaktion mit Wärmerezeptoren hervorgerufen. Umgekehrt ist es interessant festzustellen, dass das in der Minze enthaltene Menthol wiederum mit einem Kälterezeptor interagiert (TRPV8). Diese Verbindung ist für die Empfindung von Frische verantwortlich, die so typisch ist für dieses Gewürz.

Wir wissen noch nicht, weshalb Substanzen, die jene Sinneszellen stimulieren, welche normalerweise Schmerz erkennen, auf uns einen solchen Reiz ausüben. Aber möglicherweise besteht ein Zusammenhang mit der Freisetzung von Endorphinen, sogenannten »Glückshormonen«. Wie dem auch sei: Die Tatsache, dass diese Verbindungen heute in unserer Ernährung so wichtig sind, zeigt, dass wir gelernt haben, mit den vermeintlichen »Gefahren« zurechtzukommen, die mit dem Verzehr von Gewürzen und Aromastoffen verbunden sind.

Kontrollpunkte

Während Geschmack und Geruch eine zentrale Rolle bei der Beurteilung der *Qualität* von Nahrungsmitteln spielen, haben die Mechanismen der Appetit- und Körpergewichtskontrolle entscheidenden Anteil an der Bestimmung der *Menge* von Nahrung, die für unsere Bedürfnisse erforderlich ist. Auch wenn ein Essen köstlich schmeckt, können wir keine unbegrenzten Mengen davon verspeisen!

Die Steuerung des Appetits erfordert eine enge Zusammenarbeit vieler Körperorgane. Dieser Prozess wird durch das Gehirn, den »Oberkommandierenden«, überwacht, das die Informationen über die aufgenommene Energie, die von diesen Organen geliefert werden, verarbeitet und die angemessenen Verhaltensweisen diktiert, um ein energetisches Gleichgewicht aufrechtzuer-

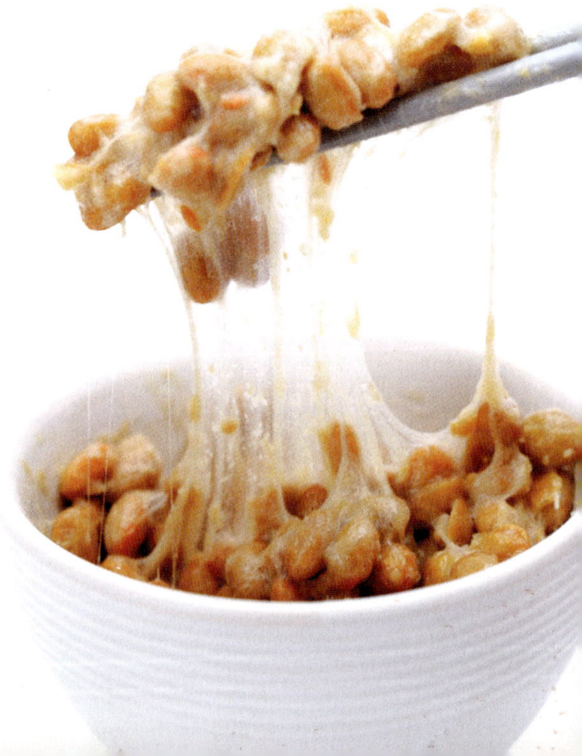

halten. Dieser Kommandoposten hat seinen Sitz im Hypothalamus, einer eng umschriebenen Region an der Hirnbasis, die zwei Steuerungszentren besitzt: das Hungerzentrum und das Sättigungszentrum. Beide sammeln fortwährend Informationen über das Energieniveau des Körpers. So wird der Blutzuckerspiegel (die Glykämie) permanent vom Hungerzentrum gemessen; und schon ein geringfügig erniedrigter Wert löst auf der Stelle einen Alarm aus und führt zur Stimulation des Appetits. Ein weiteres Signal für einen niedrigen Energiepegel sendet der Magen aus, der ein Hormon namens Ghrelin produziert (abgeleitet vom indogermanischen *ghre*, das »Wachstum« bedeutet). Dieses agiert durch seine Wirkung auf die Nervenzellen des Hungerzentrums als machtvoller Appetitstimulator. Wenn Sie also einen Energieabfall oder Gereiztheit oder Magenknurren verspüren, dann bedeutet das, dass diese Mechanismen aktiv sind und dass es höchste Zeit ist, etwas zu essen!

Während wir Hungersignale ziemlich leicht erkennen können, sind die Signale, die das Ende der Nahrungsaufnahme steuern, weitaus komplexer und manchmal schwieriger zu interpretieren. Der erste Kontrollpunkt liegt in der Magenwand, wo Nervenfasern messen, wie stark das Organ durch die Verdauung gedehnt wurde. Dadurch kann das Gehirn abschätzen, welche Menge an Nahrungsmitteln dem Körper zugeführt wurde. Unter normalen Bedingungen werden diese Nervenfasern aktiviert, lange bevor der Magen zur Gänze gefüllt ist; auf diese Weise sollen die negativen Folgen vermieden werden, die exzessives Essen für den Verdauungsvorgang haben kann. Wie jedes Leckermaul weiß, kann man diese Signale allerdings übergehen und mehr essen, als unser Gehirn uns »erlaubt« hat! Während gelegentliche Exzesse dieser Art, meist anlässlich besonderer Festlichkeiten, akzeptabel sind, kann ein wiederholtes und fortgesetztes Füllen des Magens »bis zum Platzen« dazu führen, dass der Magen sich an einen erhöhten Dehnungsgrad gewöhnt und die Effektivität des Sättigungssignals gestört wird.

Der Japaner Takeru »Tsunami« Kobayashi verkörpert zweifellos in extremer Weise, wie weit die Desensibilisierung des Sättigungsgefühls gehen kann: Nach einem intensiven Training der Magendehnung gelang ihm 2006 die unglaubliche »Meisterleistung«, sich innerhalb von zwölf Minuten 54 Hotdogs einzuverleiben! Wenn man bedenkt, dass dieser traurige Rekord inzwischen bei 66 Hotdogs liegt (immer noch in zwölf Minuten), dann kann man sich nur über die unglaubliche Anpassungsfähigkeit des menschlichen Körpers wundern, vor allem aber über die Unvernunft, mit der diese Fähigkeit missbraucht wird.

Wenn das Gehirn »Genug!« sagt

Abgesehen von den »mechanischen« Aspekten der Sättigungswahrnehmung spielen auch mehrere hormonelle Mechanismen eine wichtige Rolle, um dem Gehirn zu melden, dass der Prozess der Nahrungsaufnahme in Gang ist und ein Ende der Mahlzeit sinnvoll ist, um eine Systemüberlastung zu vermeiden. Man vergisst das allzu oft, aber unsere Körperorgane sind keine isolierten Abteilungen, die unabhängig voneinander funktionieren. Ganz im Gegenteil: Jedes von ihnen sendet zahlreiche Botschaften aus, die seine Partner über die aktuelle Situation in den verschiedenen Körperregionen informieren sowie über die Maßnahmen, die im Falle von Störungen zu ergreifen sind, die das Gleichgewicht lebenswichtiger Funktionen nachhaltig beeinträchtigen. Im Falle der Hungerregulierung geschieht dies in Form verschiedener Sättigungshormone, die an verschiedenen Stellen des Darms sowie in der Leber, in der Bauchspeicheldrüse und sogar im Fettgewebe produziert werden (Abbildung 28). Wenn die vom Magen verdaute Nahrung beispielsweise den Darm erreicht, dann sondern spezialisierte Zellen ein Hormon namens Cholecystokinin (CCK) in den umgebenden Blutkreislauf ab. Dieses wird zum Kleinhirn befördert und aktiviert dort ein Sättigungszentrum. Parallel dazu wirken andere Hormone wie PYY (Darm), Insulin (Bauchspeicheldrüse) oder auch Signale, die von Nährstoffdetektoren in der Leber ausgehen, auf die Neuronen des Hypothalamus ein, um den Appetit zu dämpfen. Wie man sieht, gibt es nur wenige Appetitstimulatoren (das vom Magen sekretierte Ghrelin ist das einzige bisher bekannte orexische Hormon), während eine Vielzahl von Mechanismen an der Beendigung der Nahrungsaufnahme beteiligt ist. Das veranschaulicht zugleich, wie wichtig es für den Körper ist, Nahrungsüberschüsse zu vermeiden.

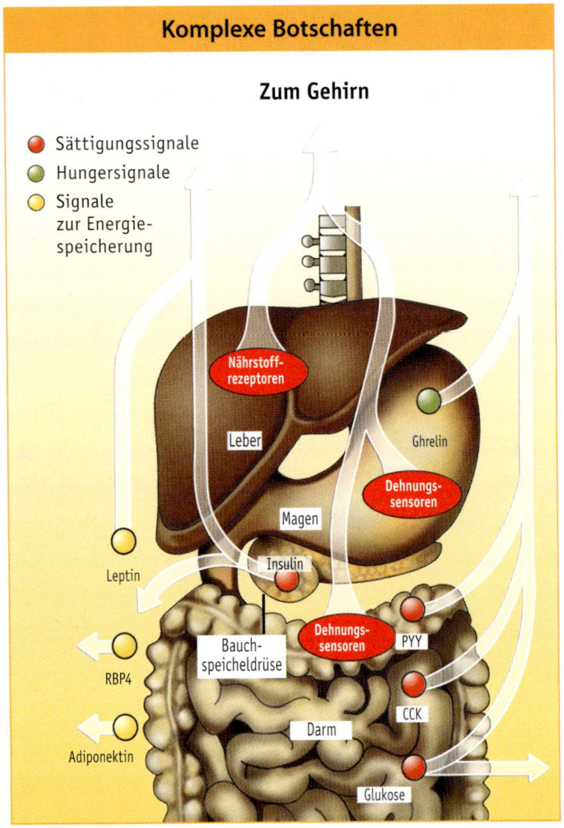

Abbildung 28 *Quelle: nach Sc. Am. 2007; 297: 72–81*

Auch andere Regulationsmechanismen spielen eine wichtige Rolle bei der Kontrolle des Appetits. Das von den Zellen des Fettgewebes sekretierte Leptin (vom griechischen *leptos*, das »schlank« bedeutet) ist besonders interessant, denn dieses Hormon wirkt als Adipostat, das heißt, es informiert das Gehirn über den Zustand der in Form von Fett gespeicherten Energiereserven. Da die Produktion dieses Hormons proportional zur Fettmasse ist, signalisiert eine große Menge von Leptin im Blut einen Energieüberschuss, und das führt zu Appetitverlust und einer Reduzierung der Energiezufuhr. Dieses Hormon ist absolut unabdingbar für die Hungerregulierung. Es wurde beobachtet, dass Mäuse, die kein Leptin produzieren (ob/ob-Mäuse*), astronomische Mengen von Nahrung verschlingen und unmäßig dick werden (Abbildung 29). Auch beim Menschen hat ein solcher Leptinmangel dramatische Folgen für das Körpergewicht. Man kennt gewisse seltene klini-

Ein Fettsucht-Gen

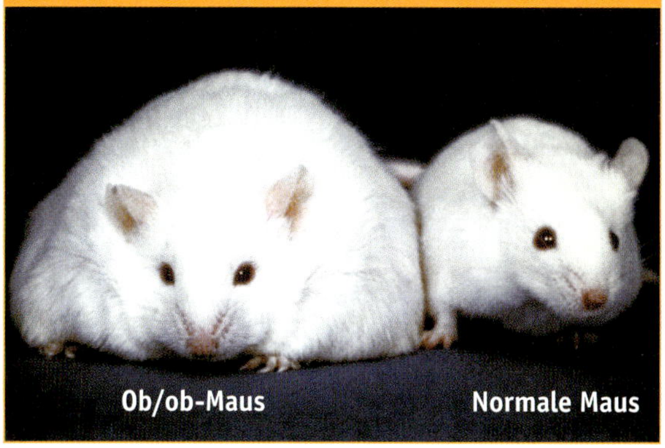

Abbildung 29 *Quelle: Science Photo Library*

sche Fälle, etwa den eines Mädchens, das aufgrund einer genetischen Mutation unfähig war, dieses Hormon zu produzieren, und mit neun Jahren schon fast 90 Kilo wog, wobei 57 Prozent ihres Körpergewichts aus Fett bestanden. Ein solcher Leptinverlust ist jedoch ein sehr seltenes Phänomen und nur für einen winzigen Prozentsatz der Adipositas-Fälle verantwortlich. Bei der weit überwiegenden Mehrheit der Fettsüchtigen ist der Leptinspiegel normal (und oft sogar sehr hoch), jedoch scheint die Fähigkeit des Gehirns zur Verarbeitung dieser Signale gestört zu sein. Diese Menschen haben nämlich trotz der in ihrem Fettgewebe gespeicherten Energie weiterhin Appetit, was eine Gewichtsabnahme extrem erschwert.

* »Ob/ob-Mäuse« sind ein häufig verwendetes Tiermodell in der Übergewichtsforschung. Ihre Gene wurden so verändert, dass sie kein Leptin mehr bilden können. Sie erhalten somit kein Sättigungssignal, und ihre Nahrungsaufnahme ist unkontrolliert. (Anm. d. Ü.)

Wenn die Augen größer sind als der Magen

Biologisch gesehen ist die Appetitkontrolle somit ein genau regulierter Prozess, in dem ein Absinken der Energiereserven automatisch Hunger und den Drang zu einer Nahrungsaufnahme auslöst, die diese Bedürfnisse befriedigen soll (Abbildung 30). Sobald die Energiespeicher wieder ihren Normalzustand erreicht haben, tritt ein ganzes Arsenal von Regulationsmechanismen in Aktion, das eine übermäßige Energieaufnahme verhindert. Die Mechanismen der Appetitsteuerung und der Aufrechterhaltung der Homöostasie funktionieren bei den meisten Tieren wunderbar: In der Natur gibt es praktisch kein überschüssiges Fett, höchstens zum Schutz vor Kälte oder zum Überleben längerer Perioden der Inaktivität wie dem Winterschlaf.

Unglücklicherweise ist die Fettsucht-Epidemie, die derzeit auf der ganzen Welt zu beobachten ist, ein schlagender Beweis dafür, dass diese Regulationsmechanismen beim Menschen weniger effektiv sind. Diese Ineffektivität ist auf den enormen Einfluss zurückzuführen, den die Umwelt und unsere Gefühle auf unsere Wahrnehmung von Essen ausüben. Denn dank der Entwicklung unseres zerebralen Cortex ist die Anziehung, die Essen auf uns ausübt, nicht nur eine Frage von biologischen Bedürfnissen, sondern auch von Gelüsten (Abbildung 30). Unter normalen Bedingungen ist es wunderbar, dass wir den mit der Nahrungsaufnahme verbundenen Genuss antizipieren können, denn dies ermöglicht uns, Essen zu einer einzigartigen, typisch menschlichen Erfahrung zu machen. Die Komplexität der Geschmacks- und

Konsistenzwahrnehmungen kann uns unglaublich intensive Empfindungen schenken, die in Einklang mit unseren physiologischen Bedürfnissen stehen. Wenn diese Triebe jedoch schlecht beherrscht werden, können sie die Mechanismen der Hungerkontrolle umgehen und eine Nahrungsaufnahme in Gang setzen, die die Energiebedürfnisse des Organismus überschreitet (Abbildung 31).

Ein weiterer wichtiger Faktor für den exzessiven Konsum von Nahrung ist zweifellos die unbestreitbare Anziehungskraft von Nahrungsmitteln, die große Mengen lebenswichtiger Substanzen wie Zucker, Fett und Salz enthalten. Während der Genuss von Gewürzen und raffinierten Gerichten eine kulturelle Dimension voraussetzt, die sich erst relativ spät in der Menschheitsgeschichte entwickelt hat, sind wir biologisch darauf »programmiert«, Zucker, Fett und Salz zu lieben. Es ist also vollkommen normal, dass wir uns zu diesen Grundsubstanzen stark hingezogen fühlen. Auch ist es nicht verwunderlich, dass eine große Zahl der von der Fast-Food-Industrie produzierten Lebensmittel sich eben genau durch den außergewöhnlich hohen Gehalt an Zucker, Fett oder Salz auszeichnet (und oft alle drei auf einmal): Diese Produkte sind extrem attraktiv, weil sie auf unsere primitiven Bedürfnisse zugeschnitten sind.

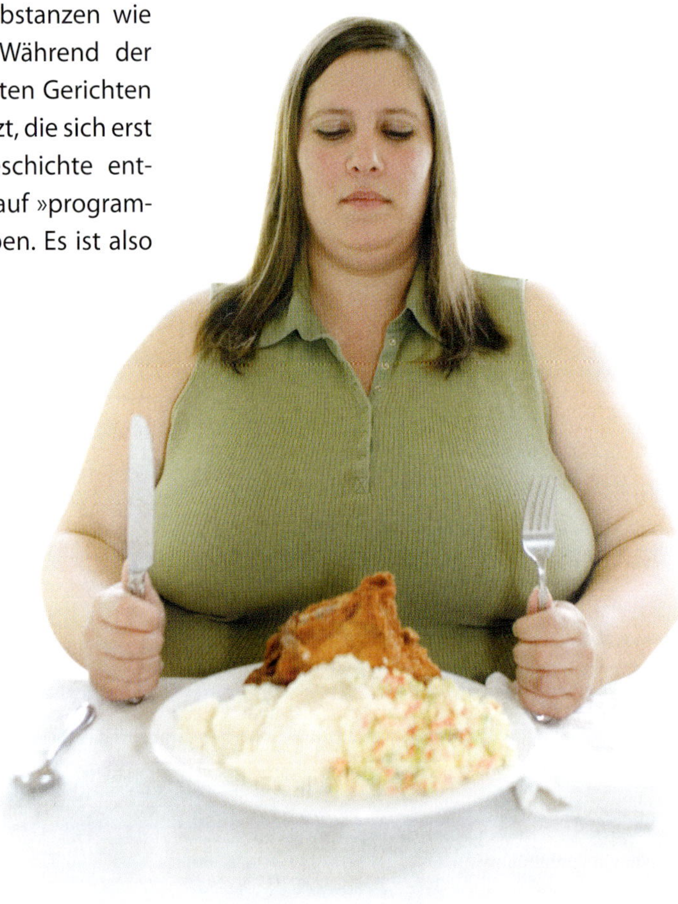

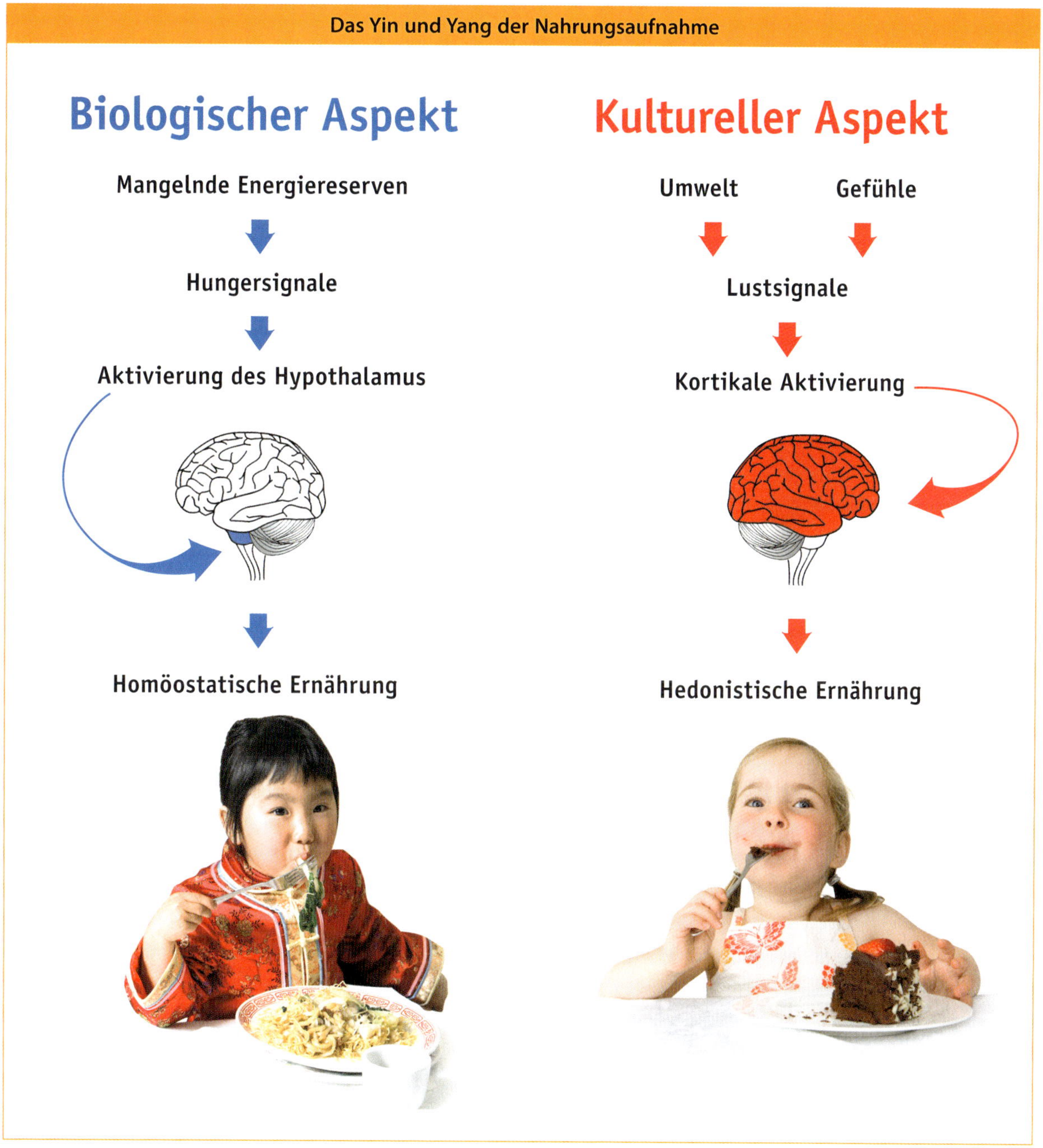

Abbildung 30

Hauptfaktoren für eine übermäßige Nahrungsaufnahme

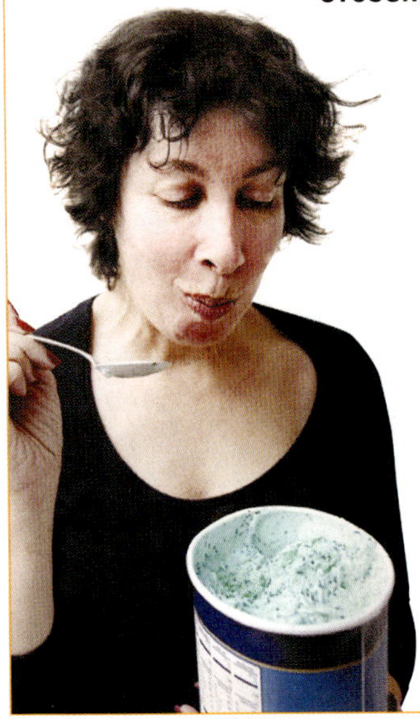

Auslöser		Folgen
Orosensorische Empfindungen (Fett, Zucker)	→	Exzessive Stimulation der Lustzentren
Leichte Verfügbarkeit der Nahrung	→	Fördert den Verzehr von Nahrung ohne Hungergefühl
Kaloriendichte der Nahrungsmittel	→	Die große Anzahl von Kalorien in einer kleinen Nahrungsmenge verhindert die Dehnung des Magens und hemmt das Sättigungsgefühl
Schnelligkeit der Nahrungsaufnahme	→	Umgeht die Sättigungssignale
Stress	→	Suche nach Lustgewinn aus der Nahrung zur Kompensation von Angst
Zwanghaftigkeit	→	Suchtartige Abhängigkeit vom Lustgewinn durch Essen

Abbildung 31

Doch die angeborene Anziehungskraft von Zucker, Fett und Salz sowie das intensive Lustgefühl, das mit dem Konsum von Nahrungsmitteln einhergeht, die diese Substanzen enthalten, sind so übermächtig, dass sie die inneren Kontrollmechanismen der Appetitregulierung stören können. Man weiß heute, dass Zucker und Fett die Ausschüttung chemischer Botenstoffe, insbesondere Dopamin, im Gehirn bewirken und dadurch zu einer vergleichbaren Aktivierung des Belohnungs- und Lustzentrums führen wie der Konsum von Drogen, zum Beispiel Nikotin, Alkohol oder Kokain! Wie bei jeder Form von Sucht kann eine zu starke Stimulation dieser Lustzentren durch hochkalorische Nahrungsmittel eine Abhängigkeit erzeugen, die mittel- und langfristig dazu führt, dass wir unmäßig viel essen und diese überschüssige Energie in Form von Fett einlagern. Unglücklicherweise begünstigt nichts diese Ernährungsgewohnheiten so sehr wie die Umwelt, in der wir leben.

Zusammenfassung

- Der Geschmack ist ein hochkomplexer Sinn, an dem unsere physischen Sinneswahrnehmungen ebenso beteiligt sind wie unser Gedächtnis und unsere Kultur.
- Die aktive Beteiligung des Gehirns an der Geschmackswahrnehmung fügt dem Akt des Essens eine hedonistische Komponente hinzu, die ein wesentliches Merkmal des menschlichen Geistes ist.
- Die exzessive Stimulation der Lustzentren durch kalorienreiche Nahrungsmittel stört die Mechanismen der Appetitkontrolle und bewirkt ein Ungleichgewicht, das zur Speicherung von Kalorienreserven in Form von Fett führt.

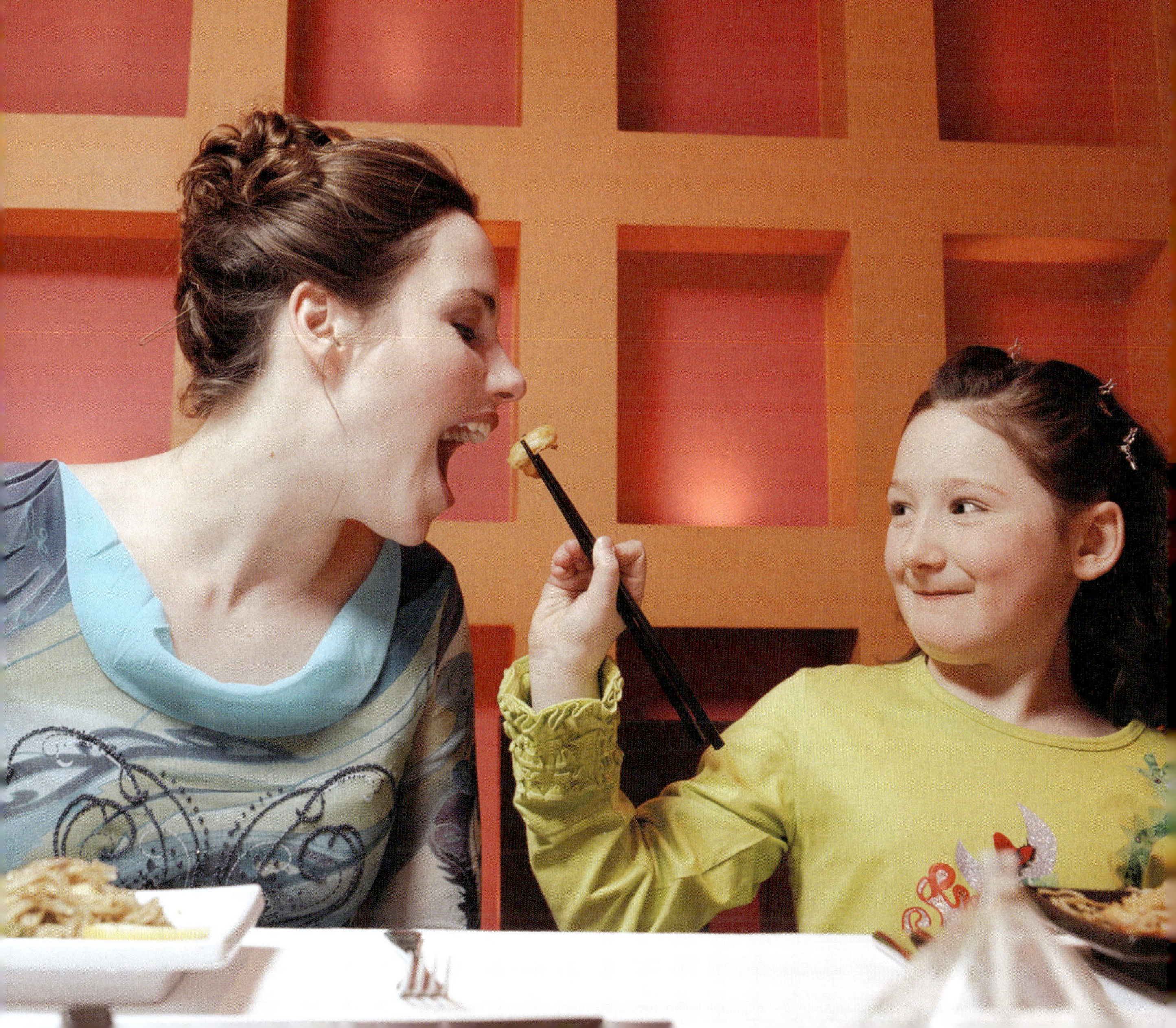

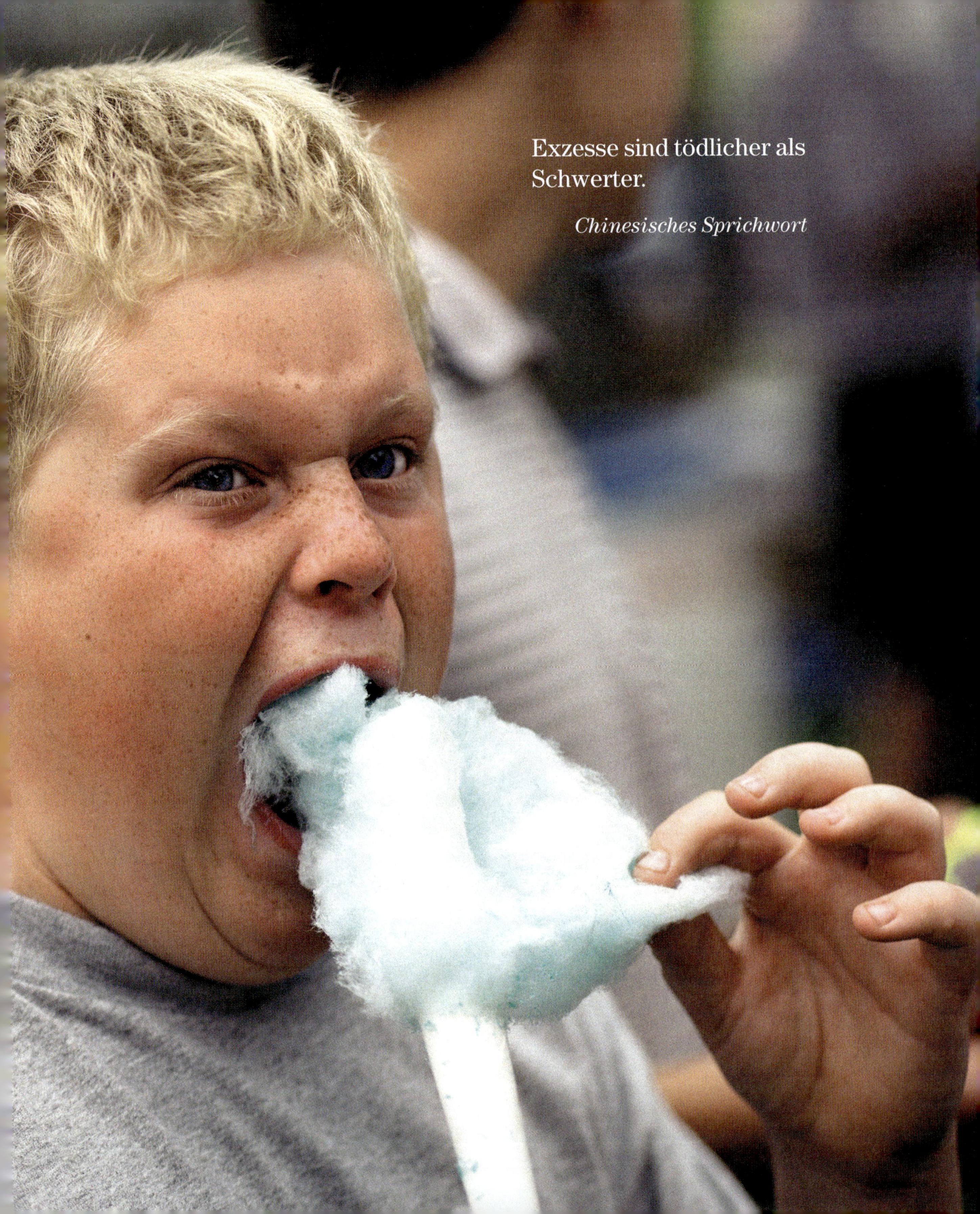

Exzesse sind tödlicher als Schwerter.

Chinesisches Sprichwort

Kapitel 4

Im Lande Gargantuas

Der WHO zufolge leben heute mehr als eine Milliarde Menschen auf der Welt, die als übergewichtig gelten. Hinzu kommen weitere 300 Millionen, die regelrecht fettsüchtig sind, darunter mindestens 20 Millionen Kinder unter fünf Jahren. Diese Übergewicht-Epidemie, die in den Industrieländern ebenso zu beobachten ist wie in den Schwellenländern, steht in scharfem Kontrast zur Situation der Entwicklungsländer, deren Bewohner unter einem chronischen Mangel an Grundnahrungsmitteln, Hunger und Unterernährung leiden. Diese Statistiken verdeutlichen nicht nur die Ungerechtigkeiten der Welt, in der wir leben, und die gewaltige Arbeit, die in puncto Umverteilung des Reichtums noch zu leisten ist. Sie werfen auch ein Schlaglicht auf die komplexe Beziehung der Menschen zur Nahrung und auf die extremen Formen, die sie annehmen kann.

Ernährungsprobleme der Weltbevölkerung

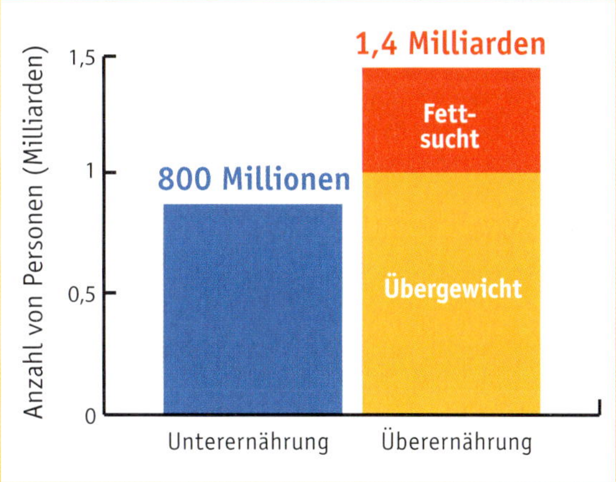

Abbildung 32 *Quelle: Statistik der WHO*

Eine kritische Masse

Die Messung von Übergewicht basiert keineswegs auf ästhetischen Überlegungen, sondern erfolgt auf der Grundlage genau definierter Kriterien, die von der wissenschaftlichen und medizinischen Gemeinschaft etabliert wurden. Im Laufe der letzten Jahre hat sich der Body Mass Index (BMI) unter allen Messwerten, die zur Definition von Übergewicht herangezogen werden können, als einfache und effektive Methode zur Bestimmung von Übergewicht und Fettsucht innerhalb von Populationen durchgesetzt (siehe Kasten S. 70).

In den meisten Industrieländern nahm der Anteil Fettsüchtiger Anfang der 1980er-Jahre dramatisch zu und steigt seitdem kontinuierlich weiter. Während beispielsweise 1995 der Prozentsatz Fettsüchtiger in den Vereinigten Staaten zwischen

Sind Sie zu dick? Überprüfen Sie Ihren Index …

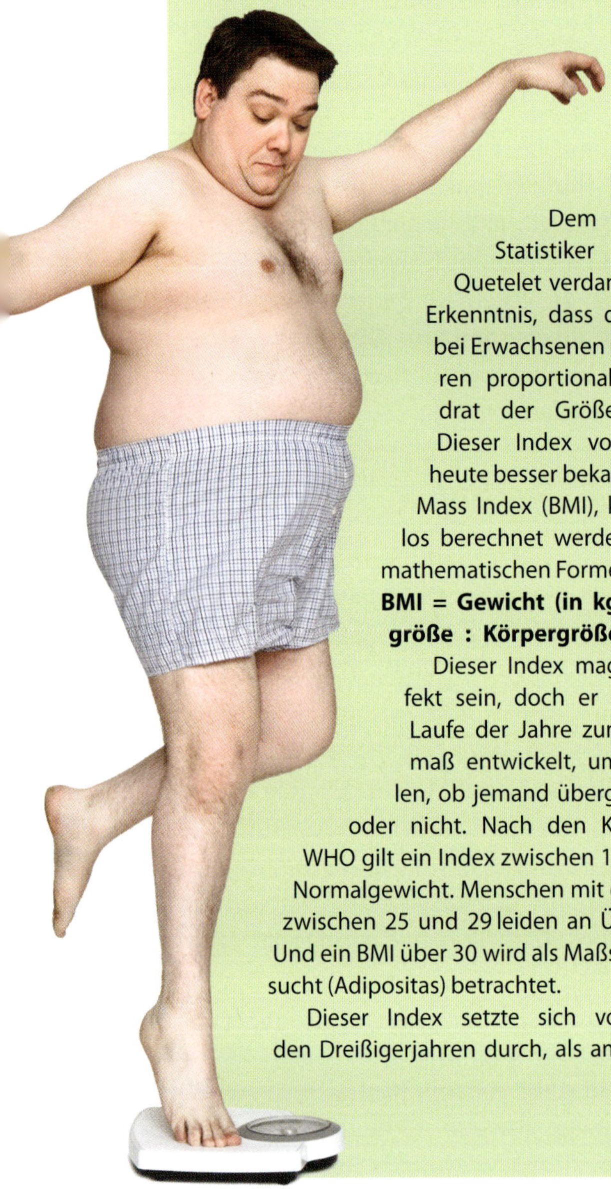

Dem belgischen Statistiker Adolphe Quetelet verdanken wir die Erkenntnis, dass das Gewicht bei Erwachsenen über 20 Jahren proportional zum Quadrat der Größe zunimmt. Dieser Index von Quetelet, heute besser bekannt als Body Mass Index (BMI), kann mühelos berechnet werden nach der mathematischen Formel:

BMI = Gewicht (in kg) : Körpergröße : Körpergröße

Dieser Index mag nicht perfekt sein, doch er hat sich im Laufe der Jahre zum Standardmaß entwickelt, um festzustellen, ob jemand übergewichtig ist oder nicht. Nach den Kriterien der WHO gilt ein Index zwischen 19 und 24 als Normalgewicht. Menschen mit einem Index zwischen 25 und 29 leiden an Übergewicht. Und ein BMI über 30 wird als Maßstab für Fettsucht (Adipositas) betrachtet.

Dieser Index setzte sich vor allem in den Dreißigerjahren durch, als amerikanische Lebensversicherungen beobachteten, dass ein BMI über 30 unter allen Berechnungen zur Messung von Übergewicht der beste Indikator für das Todesrisiko ihrer Versicherten war. Wie man sieht, sind die mit Übergewicht verbundenen Gefahren seit langer Zeit bekannt!

Wenn Sie Ihren BMI berechnen wollen, dann können Sie dazu die obenstehende Formel oder auch das nebenstehende Schema benutzen (Abbildung 33). Ein 1,75 Meter großer Mann, der 75 Kilo wiegt, hat folgenden BMI: 75 : 1,75 : 1,75 = 24.

Da unsere Größe sich nicht mehr verändert, nachdem wir erwachsen sind, führt eine Gewichtszunahme immer zu einer Erhöhung des BMI. Der BMI dieses Mannes läge beispielsweise bei 27, wenn er 85 Kilo wiegen würde, und bei 32, wenn er 100 Kilo erreichen würde. Wenn also 75 Kilo ein gesundes Gewicht für diesen Mann sind, so führt die Zunahme um 10 Kilo zu Übergewicht, und er wird rundweg fettsüchtig, wenn er 100 Kilo auf die Waage bringt.

Besonders achten muss man auf Fett, das am Bauch angesetzt wird. Ein Taillenumfang von über 102 Zentimetern bei Männern und über 88 Zentimetern bei Frauen gilt generell als Indiz für gesundheitliche Probleme aufgrund von Übergewicht. Sie können Ihren Taillenumfang leicht messen, indem Sie ein Maßband zwischen Bauchnabel und Rippen legen. Wenn Ihr Body Mass Index nahe bei 30 liegt und Ihr Taillenumfang erhöht ist, dann sollten Sie, wie wir in Kapitel 5 noch sehen werden, schnell etwas unternehmen, denn dann gehören Sie zur Hochrisikogruppe für schwere Herz-Kreislauf-Erkrankungen.

10 und 20 Prozent betrug, stieg er in den folgenden zehn Jahren im gesamten Land massiv an. Diese Steigerung war besonders ausgeprägt in manchen Südstaaten, in erster Linie in Louisiana und Mississippi – dort hat der Anteil der Adipösen mittlerweile über 30 Prozent erreicht (Abbildung 34). Diese Zunahme ist äußerst rasant: Man schätzt, dass 2040 praktisch alle Amerikaner an Übergewicht oder Fettsucht leiden, wenn dieses Tempo beibehalten wird!

Eine ähnliche Tendenz ist auch in Kanada zu beobachten, besonders bei Kindern. Während vor 25 Jahren 3 Prozent der kanadischen Jungen zwischen 2 und 17 Jahren adipös waren, stieg dieser Anteil 2004 auf 9 Prozent an – eine Zunahme, die Kanada zu einem Spitzenreiter in puncto Fettsucht bei Kindern macht (Abbildung 35). Wenn man zu diesen Zahlen noch die Kinder hinzunimmt, die an Übergewicht leiden, dann wiegen heute etwas mehr als ein Viertel der jungen Menschen zu viel. Diese Situation gibt Anlass zu größter Sorge, wenn man bedenkt, dass 70 Prozent der Heranwachsenden dieses überschüssige Gewicht ins Erwachsenenalter mitnehmen.

Wie wir bereits erwähnt haben, ist Übergewicht kein Problem, das nur auf die Bewohner von Industrienationen beschränkt ist. Vielmehr hat es sich zu einer regelrechten Epidemie entwickelt, die die meisten Regionen des Globus massiv betrifft, darunter auch viele wirtschaftlich schwach

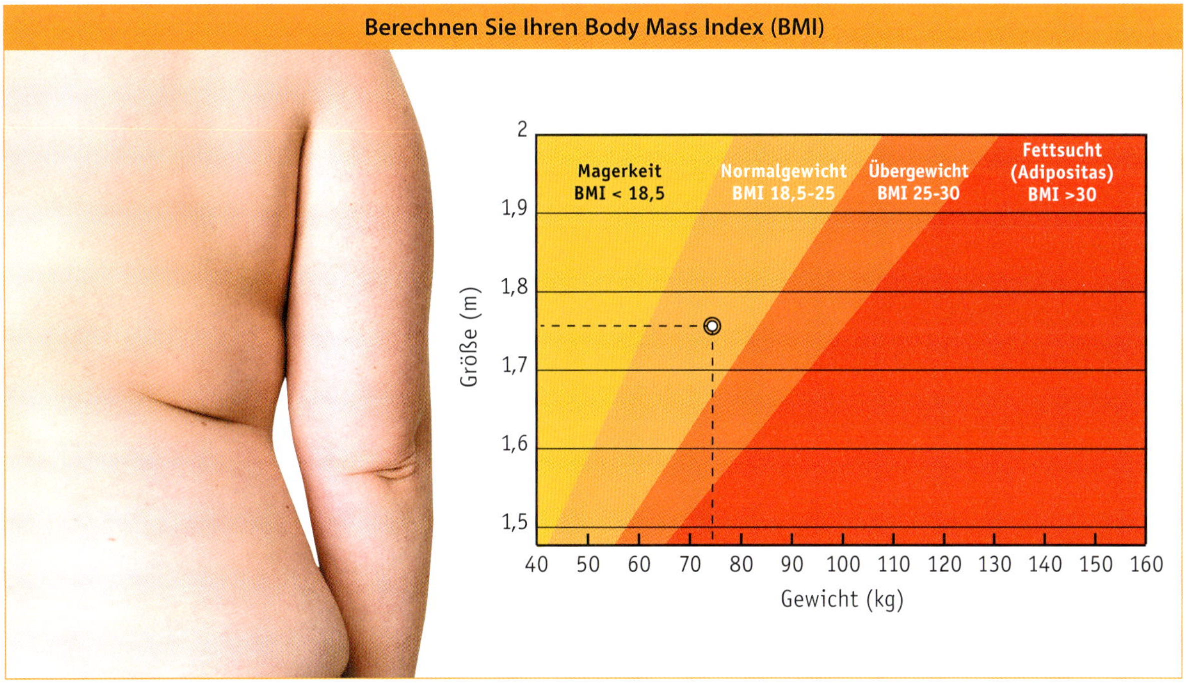

Abbildung 33

Entwicklung der Prävalenz* der Adipositas bei Erwachsenen in den Vereinigten Staaten

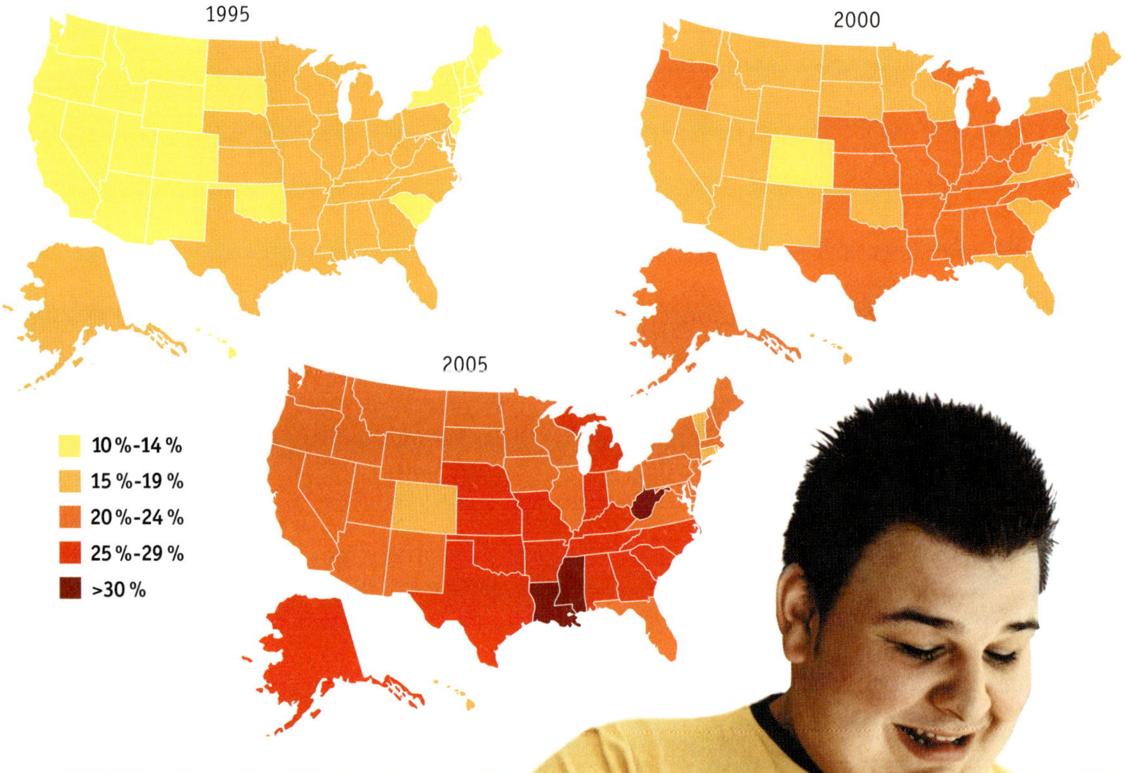

Abbildung 34 *Quelle: Centers for Disease Control and Prevention*

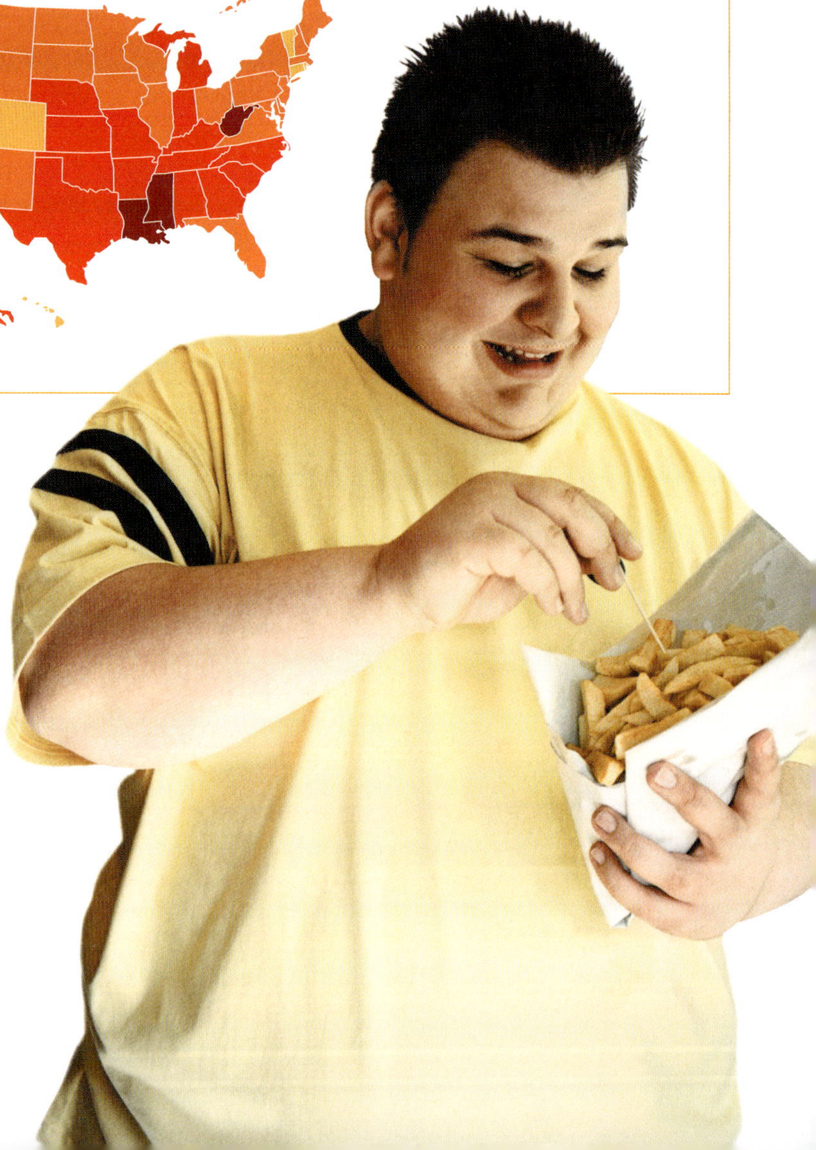

* Die Prävalenz gibt an, wie verbreitet ein Sachverhalt in einer Zielpopulation ist (Anm. d. Ü.).

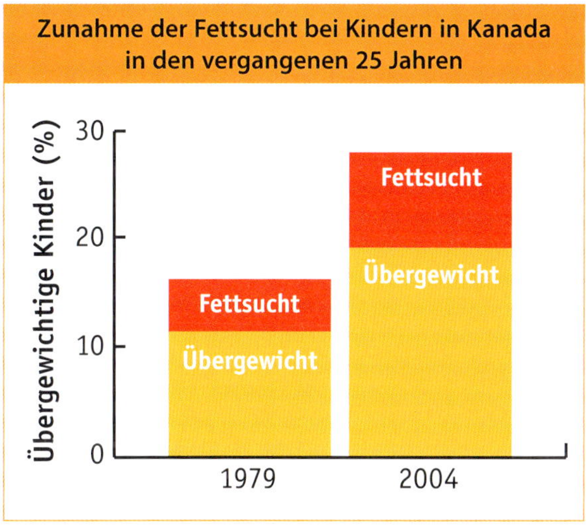

Abbildung 35 *Quelle: Statistique Canada*

entwickelte Länder (Abbildung 36). Die Fettsucht, die früher extrem selten oder gar nicht vorhanden war, ist heute in so unterschiedlichen Ländern wie Jordanien, Brasilien oder Ägypten weit verbreitet. Sie geht dort nur allzu häufig Hand in Hand mit Mangelernährung und belastet die Gesundheitssysteme dieser Länder noch zusätzlich. In Brasilien beispielsweise verursacht der starke Konsum von industrieller Fertignahrung mit hohem Kaloriengehalt, aber geringem Nährstoffwert gravierende Mangelerscheinungen und Entwicklungsverzögerungen bei Kindern. Parallel dazu führt der Verzehr dieser Lebensmittel durch die Erwachsenen zu einer exzessiven Kalorienaufnahme und fördert die Fettsucht. Das Nebeneinander dieser beiden Extreme lässt fast unerträgliche soziale Zustände entstehen, die noch vor wenigen Jahren unvorstellbar waren: Man schätzt, dass in 10 Prozent der brasilianischen Haushalte Kinder leben, die unter erheblichen Nährstoffdefiziten leiden, während ihre unter demselben Dach lebenden Mütter übergewichtig sind.

Wenn die Waage ausschlägt

Diese dramatische Zunahme von Übergewicht und Fettsucht ist ganz und gar außergewöhnlich, denn Übergewicht galt seit undenklichen Zeiten aufgrund der natürlichen Beschränkungen, die die Natur unserer Nahrungsaufnahme auferlegte, praktisch als unerreichbar. Trotz der Geschicklichkeit und Effektivität der Jäger und Sammler mussten die prähistorischen Menschen erhebliche Anstrengungen aufbringen, um die zum Überleben notwendige Nahrungsmenge zu beschaffen. Übergewicht gab es in diesen Populationen nicht. Man glaubt im Übrigen auch, dass in den Statuen korpulenter Frauen wie der Venus von Willendorf (Foto), die die Menschen dieser Epoche schufen, symbolisch ihre Faszination für eine unerreichbare Welt des Überflusses und der Fruchtbarkeit zum Ausdruck kam. (Paradoxerweise weiß man heute, dass Fettsucht eine wichtige Ursache für Unfruchtbarkeit ist.) Später ver-

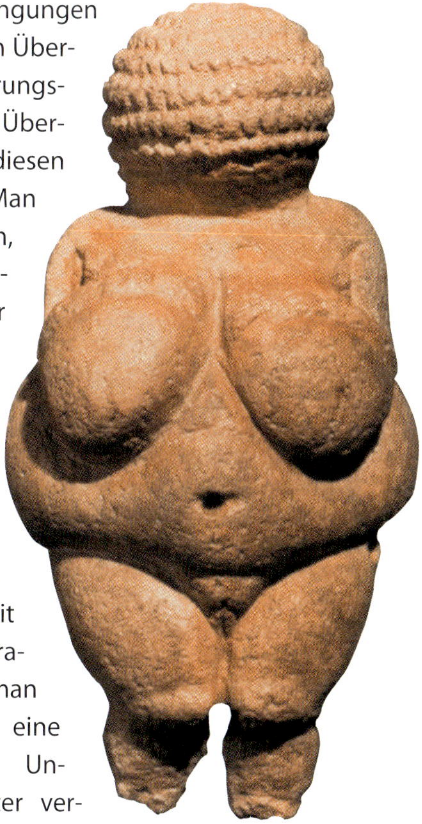

besserte sich zwar durch die Entwicklung der Städte und die komplexen politischen, sozialen und ökonomischen Strukturen die Nahrungsproduktion, doch die wachsende Zahl hungriger Mäuler übte einen enormen Druck auf die Verfügbarkeit dieser Ressourcen aus. In einem solchen Kontext stand Übergewicht ebenso wie prachtvolle Kleidung oder Schmuck symbolisch für durch Macht erlangten Wohlstand. In bestimmten Kulturen wurde die Fettleibigkeit zu einem so herausragenden Merkmal, dass sie eine zentrale, komplexe Rolle bei der Entstehung komplizierter religiöser Rituale spielte (siehe Kasten S. 75).

Wie lässt sich eine solche Verkehrung der Verhältnisse erklären? Es versteht sich von selbst, dass der Zunahme des Körpergewichts eine Störung des Gleichgewichts zwischen Nahrungszufuhr und Energieverbrauch zugrunde liegt. Denn Übergewicht und Fettsucht sind per Definition Probleme, die mit der exzessiven Akkumulation von Energie in Form von Fett einhergehen. Wenn die Energiezufuhr über die Nahrung durch eine gleichwertige Energieverausgabung ausgeglichen wird, dann bleibt das Gewicht stabil. Erhöht sich jedoch die Kalorienzufuhr durch übermäßige Nahrungsaufnahme oder durch eine Verringe-

Prävalenz von Übergewicht (BMI 25 kg/m^2) bei Frauen über 30 im Jahr 2005

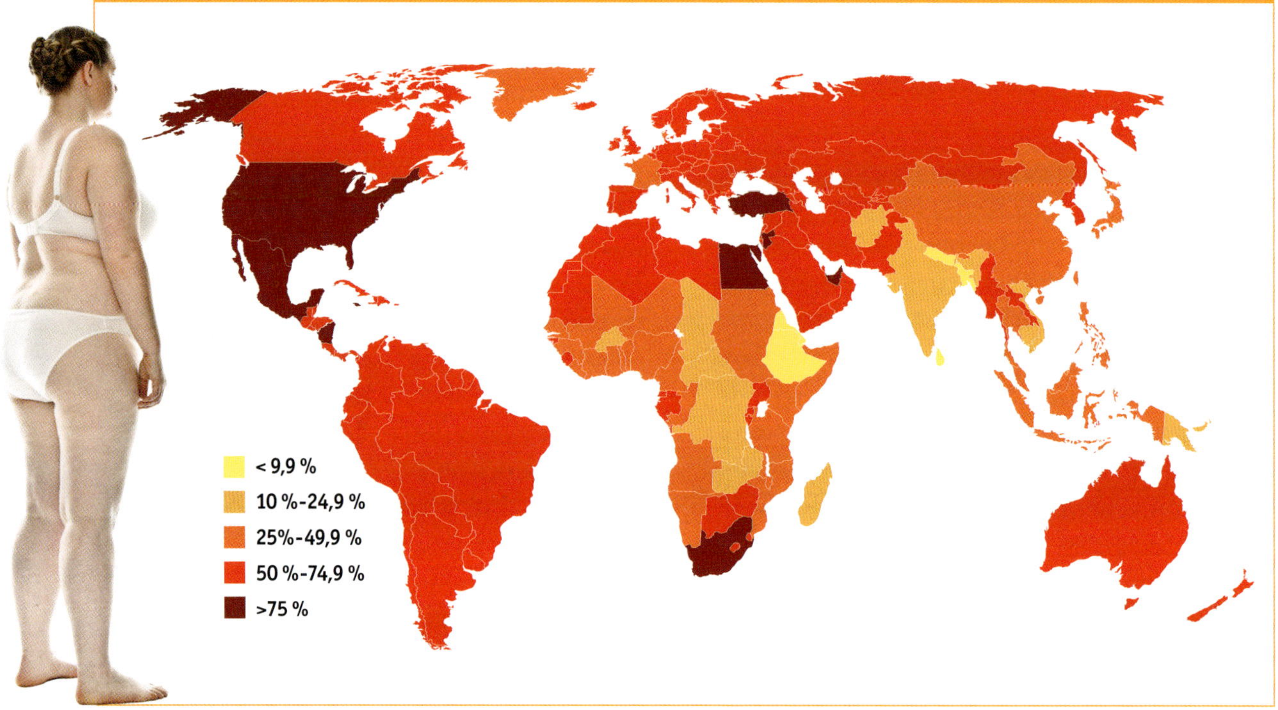

Abbildung 36

Quelle: Statistik der WHO

Ein Massensport!

Sumo, ein Wort, das aus *sumai* (Kampf) abgeleitet ist, ist ein typischer japanischer Kampfsport, der vermutlich vom *kakuteige* inspiriert wurde, das während der Han-Dynastie (206 v. Chr. – 220. n. Chr) in China praktiziert wurde. Nach der im *Kojiki* (*Aufzeichnung alter Begebenheiten*, 712) geschilderten Mythologie besiegte der *kami* (Gott) Takemikazuchi während eines Sumo-Kampfes Takeminakata und ermöglichte seinem Volk dadurch die Eroberung der japanischen Inseln. Der Ursprung des Sumo verschmilzt folglich mit der Entstehung Japans selbst.

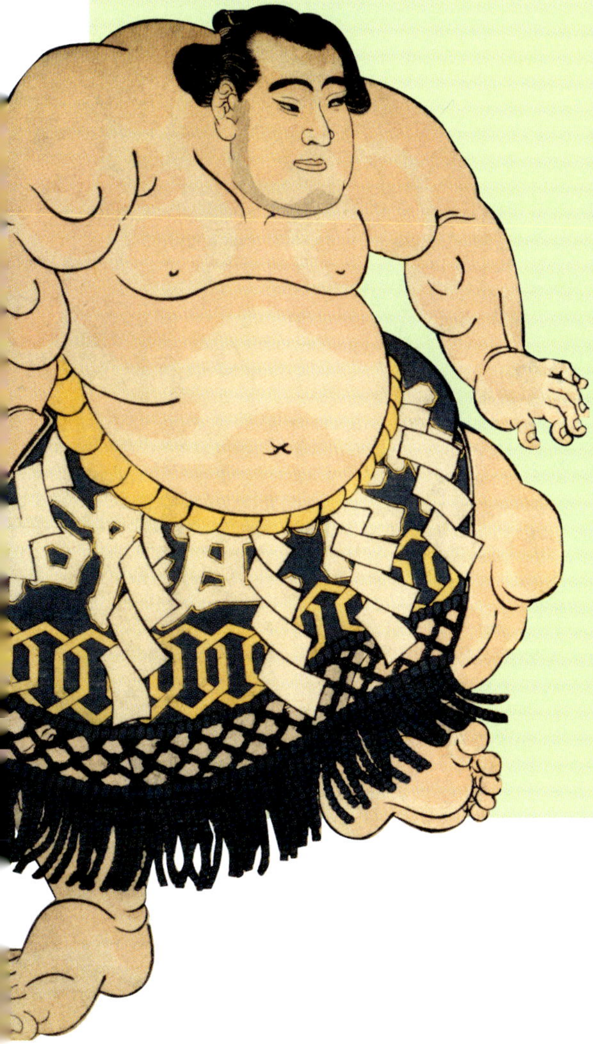

Abgesehen vom Kampf an sich ist das Spektakuläre am Sumo zweifelsohne die beeindruckende Masse der *rikishis*, die ein unglaubliches Gewicht (im Allgemeinen um die 150 kg) mit großer Geschmeidigkeit und Beweglichkeit vereinen. Zu diesem Zweck unterwerfen sich die Ringer einem intensiven Training, bei dem die Entwicklung der Kampftechniken mit einer extrem kalorienreichen Ernährung kombiniert wird, die die Gewichtszunahme fördert. Das Hauptgericht des *rikishi* ist *chanko-nabe*, ein sehr protein- und fetthaltiger Eintopf, der (u. a.!) Fisch, Huhn, Schalentiere, Eier und Gemüse enthält – das Ganze in einer sämigen Sauce vermischt. Dieses Gericht nehmen die Ringer zweimal täglich mit Reis und vielen anderen Beilagen zu sich. Jedes Mal folgt darauf eine Siesta, um die Speicherung in Form von Fett zu begünstigen. Diese »Diät« enthält zwischen 5000 und 10 000 Kalorien. Konishiki, der mit seinen 285 Kilo der schwerste je lebende Sumokämpfer war, konnte während einer einzigen Mahlzeit 10 Portionen *chanko-nabe*, 8 Schalen Reis, 25 Portionen gegrilltes Rind und 130 Sushi-Stücke essen!

Paradoxerweise werden die Sumokämpfer von einer Gesellschaft verehrt, in der man großen Wert auf eine gesunde und maßvolle Ernährung legt. Insofern verkörpern sie gut den Ausnahmecharakter und den Sonderstatus der Fettleibigkeit. Und die negativen Folgen dieses Lebensstils für die Gesundheit der Ringer zeigen diesen Sonderstatus nur allzu gut. Das Übergewicht führt zur vermehrten Entwicklung von Diabetes und Herz-Kreislauf-Erkrankungen; hinzu kommt, dass die gewichtsbedingte Belastung der Gelenke das Auftreten von Arthritis begünstigt. Die Kämpfer haben eine durchschnittliche Lebenserwartung von 65 Jahren, also zehn Jahre weniger als die männliche Bevölkerung Japans.

rung des Energieverbrauchs aufgrund einer inaktiven Lebensweise, dann wird die überschüssige Energie in Form von Fett gespeichert (Abbildung 37).

Dieses Gleichgewicht ist allerdings extrem störungsanfällig: Man schätzt beispielsweise, dass schon eine Diskrepanz von 10 Prozent zwischen Energiezufuhr und -verbrauch innerhalb eines Jahres eine Gewichtszunahme von 14 Kilogramm

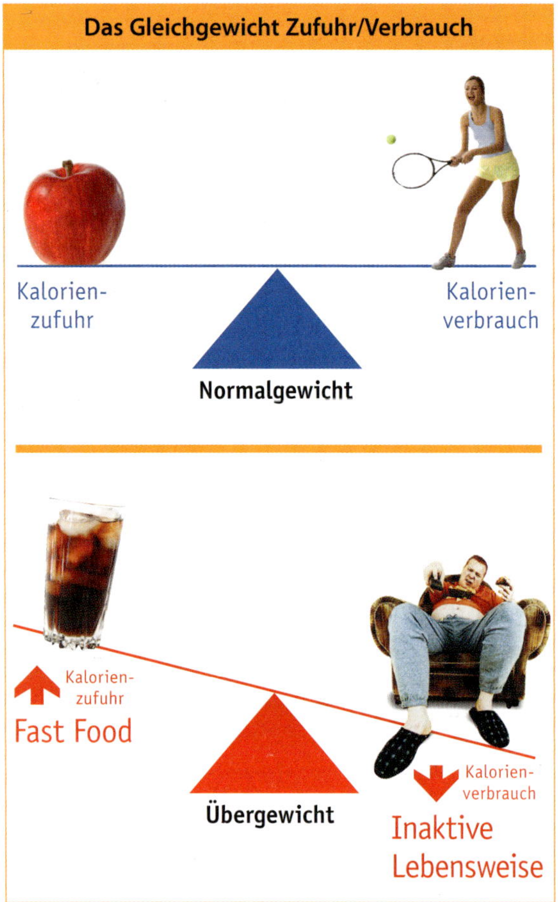

Abbildung 37

bewirken kann! Im gleichen Sinne kann sich ein einfacher Überschuss von 5 Kalorien pro Tag, was weniger als einem Esslöffel Zucker entspricht, nach vierzig Jahren bei kontinuierlicher Aufnahme zu einem zusätzlichen Gewicht von 10 Kilo summieren.

Solche Diskrepanzen können heute sehr leicht zustande kommen: Denn wir leben in einer Zeit, in der die große Mehrheit der Bevölkerung in den Industriestaaten mühelos und praktisch unbegrenzt Zugang zu einer Fülle von Nahrung hat, ohne dass dafür große Anstrengungen notwendig wären. Während die Jäger und Sammler beträchtliche Energie für die Nahrungsbeschaffung aufwenden mussten, und die ersten Ackerbauern unermüdlich zu arbeiten hatten, um ihre Ernten hereinzubringen, ist heutzutage oftmals die einzige körperliche Anstrengung, die zur Beschaffung von Essen notwendig ist, die, den Einkaufswagen durch den Supermarkt zu schieben! Infolgedessen kann die Waage sehr leicht zugunsten eines Energieüberschusses ausschlagen – mit allen Gefahren, die mit Übergewicht verbunden sind!

Hinter diesem Gleichgewicht, das auf den ersten Blick so einfach scheint, verbirgt sich indes eine weitaus kompliziertere Realität, und die meisten Menschen, die ein paar Kilos abnehmen wollen, kennen sie nur zu gut: Es ist viel einfacher, an Gewicht zuzunehmen, als es

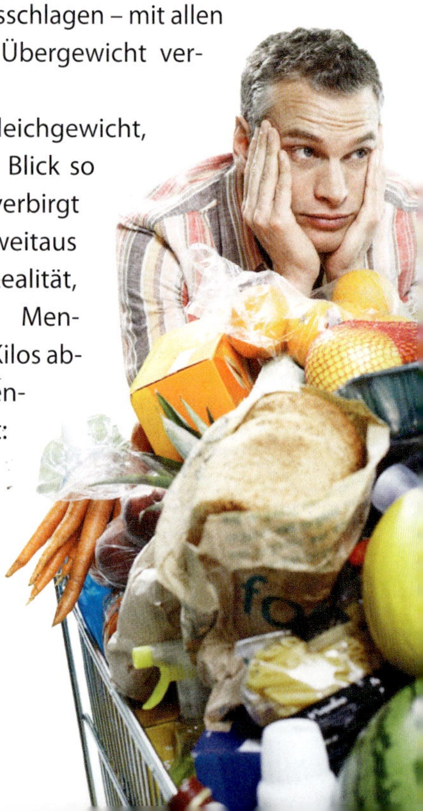

wieder loszuwerden! Der Grund dafür ist weder Faulheit noch mangelnder Wille, vielmehr spiegelt sich darin ein grundlegendes Merkmal unseres Stoffwechsels wider: Um mögliche Hungerperioden zu vermeiden, speichert er Kalorien und ist daher ständig bestrebt, die Waage zum Ausschlagen zu bringen. Diese Eigenschaft unseres Organismus ist ein Erbe der Evolution und tief in unserer Physiologie verankert. Sie stellt zweifellos einen entscheidenden Faktor für die aktuelle Fettsucht-Epidemie dar.

Eine Evolution, die zur Fettsucht prädisponiert

Wie wir bereits gesehen haben, waren Nahrungsknappheit und die unweigerlich damit verbundene Bedrohung durch Hunger während der gesamten Menschheitsgeschichte die zentrale Herausforderung für das Überleben. Abgesehen von hin und wieder auftretenden Jahren der Not, die schon immer zum Alltag der Menschheit gehörten, erlegten große Hungersnöte mit einem fast vollständigen Zusammenbruch der Nahrungsversorgung den Menschen furchtbare Prüfungen auf, deren tragische Folgen man sich kaum vorstellen kann (siehe Kasten S. 80). Diese Hungersnöte hatten verheerende Auswirkungen: Neuere Forschungsergebnisse zeigen, dass die Menschheit vor 70 000 Jahren, also kurz vor der Migration der ersten Vertreter des *Homo sapiens* von Afrika nach Europa, nach einer langen Dürreperiode nur knapp der Auslöschung entronnen ist. Man schätzt, dass nur etwa zweitausend Individuen damals dem Hungertod entgingen. Zum Glück haben wir dieses Martyrium überlebt, dennoch wurden zahlreiche Völker im Laufe der folgenden Jahrtausende von Hungersnöten heimgesucht, die ihr Überleben massiv bedrohten (Abbildung 38). Leider ist dieser ewige Kampf um die lebenswichtige Nahrung auch heute unvermindert Realität: Mehr als eine Milliarde Menschen leiden unter einem chronischen Mangel an Grundnahrungsmitteln, und 100 000 sterben täglich an Hun-

Historische Hungersnöte (in Prozent oder in Anzahl der Toten)		
Rom	(400 – 800)	**90 %** der Bevölkerung
Russland	(1601 – 1603)	**33 %** der Bevölkerung
Indien	(1630)	**2 000 000**
Frankreich	(1693 – 1694)	**2 000 000**
Preußen	(1708 – 1711)	**41 %** der Bevölkerung
Bengalen	(1770)	**10 000 000**
Kap Verde	(1830)	**50 %** der Bevölkerung
Irland	(1845 – 1849)	**1 000 000**
China	(1876 – 1879)	**13 000 000**
Indien	(1876 – 1879)	**5 250 000**
Äthiopien	(1888 – 1892)	**33 %** der Bevölkerung
Persien	(1917 – 1921)	**25 %** der Bevölkerung
Russland	(1921)	**5 000 000**
China	(1959 – 1961)	**20 000 000**
Uganda	(1980)	**21 %** der Bevölkerung
Nordkorea	(1996 – 1999)	**600 000**

Abbildung 38 *Quelle: Wikipedia*

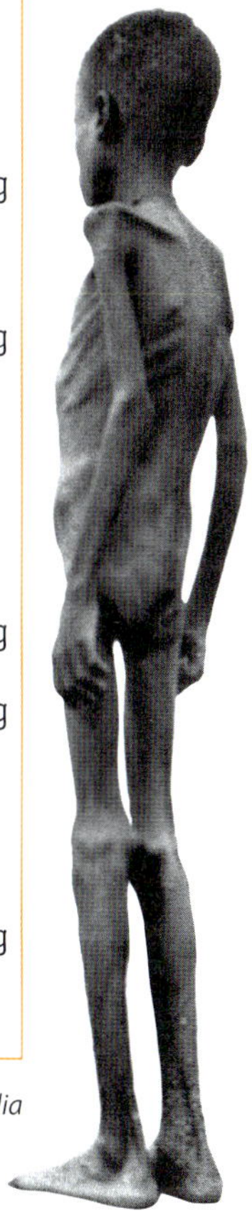

ger oder an den Folgekrankheiten von Mangelernährung. Der Gegensatz zwischen dem Leben dieser Menschen und den Exzessen im Lebensstil der Industriegesellschaften ist einfach schockierend.

Dieser ewige Kampf des Menschen gegen Nahrungsknappheit und Hunger hatte gravierenden Einfluss auf die Anziehungskraft der Nahrung auf uns sowie auf unsere Art, die in Nahrungsmitteln enthaltene Energie zu verwerten. Unter den Bedingungen einer begrenzten Verfügbarkeit von Nahrung hatten Individuen, deren Stoffwechsel sich an diese Mangelzustände anpassen konnte, eine höhere Überlebenschance und gaben dieses Merkmal daher an ihre Nachfahren weiter. Wenn beispielsweise einer unserer Vorfahren (nennen wir ihn Igor) Gene besitzt, die die Speicherung der in der Nahrung enthaltenen Energie erleichtern, dann haben er und seine Nachkommen mehr Chancen, wiederholte Hungersnöte zu überleben. Umgekehrt ist eine andere Person (Jurg), die solche Gene nicht besitzt, solchen Katastrophen weit mehr ausgeliefert, und ihre Chancen, langandauernde Mangelzeiten zu überstehen, sind deutlich geringer (Abbildung 39). Weil die große Mehrheit der Völker im Laufe ihrer Geschichte Hunger litten, haben sich »leistungsfähige« Gene, die ein Maximum von Energie speichern können, in großem Maßstab ausgebreitet und sind heute integraler Bestandteil des genetischen Erbes der menschlichen Rasse.

Gene, die nicht an Überfluss angepasst sind

Der menschliche Körper kann nur 900 Kilokalorien in Form von Zucker (Glykogen) speichern, eine Menge, die kaum für den Energiebedarf eines Tages ausreicht.

Das Fettgewebe hingegen kann mehr als 120 000 Kilokalorien ablagern, und diese Fähigkeit spielt in Hungerperioden eine entscheidende Rolle. Dieser Mechanismus erweist sich allerdings in einer Umwelt, in der Nahrung im Überfluss vorhanden ist und der Energieverbrauch sich auf ein Minimum beschränkt, paradoxerweise als zu leistungsfähig. Unter solchen Überflussbedingungen kann sich der von unseren Genen erreichte Grad an Perfektion in der Energiespeicherung gegen uns wenden: Die unwiderstehliche Anziehung, die die Allgegenwärtigkeit der Nahrung auf uns ausübt, in Verbindung mit unserer unvergleichlich effektiven Technik, ein Maximum an Energie aus Nahrungsmitteln zu extrahieren und in Form von Fett zu speichern, führt sehr häufig zu übermäßigem Essen und exzessiver Fettablagerung (Abbildung 39).

Mehr als hundert Gene wurden mit Fettsucht in Verbindung gebracht, darunter stechen zweiundzwanzig besonders hervor. Sie sind mit spezifischen biologischen Merkmalen oder Verhaltensweisen verbunden: erhöhte Kalorienspeicherung in Form von Fett, schlechte Appetitregulierung, sitzende Lebensweise, veränderter Fettstoffwechsel, verlangsamter Stoffwechsel und unzureichende Thermogenese. Welche wichtige Rolle diese genetischen Faktoren bei der Akkumulation überschüssiger Kilos spielen, veranschaulicht eine Viel-

(Fortsetzung S. 82)

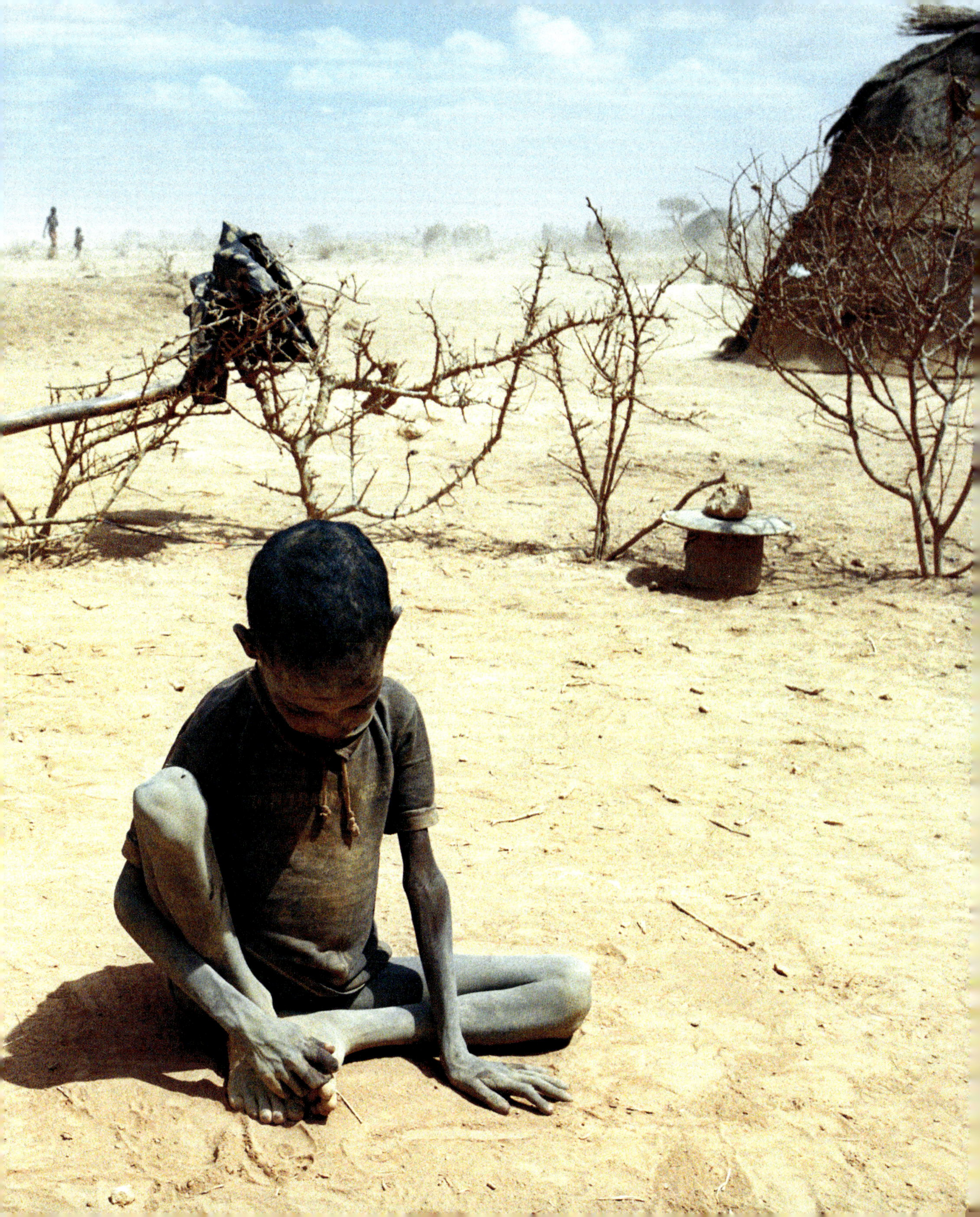

Die Schrecken des Hungers

Die Geschichte kennt unzählige Beispiele für die tragischen Folgen von Hungersnöten, denen die Menschheit im Laufe der Jahrhunderte ausgesetzt war. So litt 585 »ganz Gallien unter einer Hungersnot […]. Viele andere, die kein Mehl hatten, sammelten Gräser und starben mit aufgeblähtem Bauch; viele wurden auch vom Hunger dahingerafft«. (Gregorius von Tours, *Zehn Bücher Fränkischer Geschichte,* Buch VII) 1033, einige Jahrhunderte später, »wichen die Wetterverhältnisse so sehr vom normalen Kreislauf der Jahreszeiten ab, dass die Zeit nie für das Aussäen günstig schien und besonders wegen der Überschwemmungen nie zum Ernten geeignet war […]. Da zog sich die Schlinge der Hungersnot immer enger um die ganze Bevölkerung zu: Reiche und wohlhabende Leute litten ebenso Hunger wie arme […]. Als indes Tiere und Vögel aufgegessen waren, kam es so weit, dass die Menschen sich, getrieben von einem schrecklichen Hunger, um Kadaver und andere unsägliche Dinge stritten […]. Wahnsinnig vor Entbehrungen gingen viele sogar so weit, dass sie Menschenfleisch aßen. Entlang der Straßen überfielen die Starken die Schwachen, zerfleischten sie und brieten sie und aßen ihr Fleisch … Schon halb vermoderte Tote wurden ausgegraben und mussten den Lebenden zur Nahrung dienen. Wieder andere … luden die Vorüberziehenden, die von falscher Hoffnung getäuscht ihre Wohnorte verließen, ein, bei ihnen auszuruhen … fielen dann über jeden Eintretenden her, erschlugen ihn und mästeten sich vom Fleische der Gemordeten. … Manche lockten Kinder mit einem Ei oder einer Frucht und zogen sie beiseite, um sie zu verschlingen.« (Rodulfus Glaber, *Die fünf Bücher der Geschichte*, 1030 – 1047)

Hungersnöte dieser Art waren keinesfalls auf Europa beschränkt, sondern trafen alle Regionen der Welt, insbesondere China, wo die Einwohner während der Belagerung der Festung Song 594 v. Chr. ihre Zuflucht zu *yizi er shi* nahmen, das heißt, »ihre Kinder tauschten, um sie zu verspeisen«. (Sima Qian, *Historische Aufzeichnungen*, 91 v. Chr.)

Selbst in jüngerer Zeit (1693) wurde Frankreich »von der schlimmsten und umfassendsten Hungersnot heimgesucht, von der man je gehört hat […].

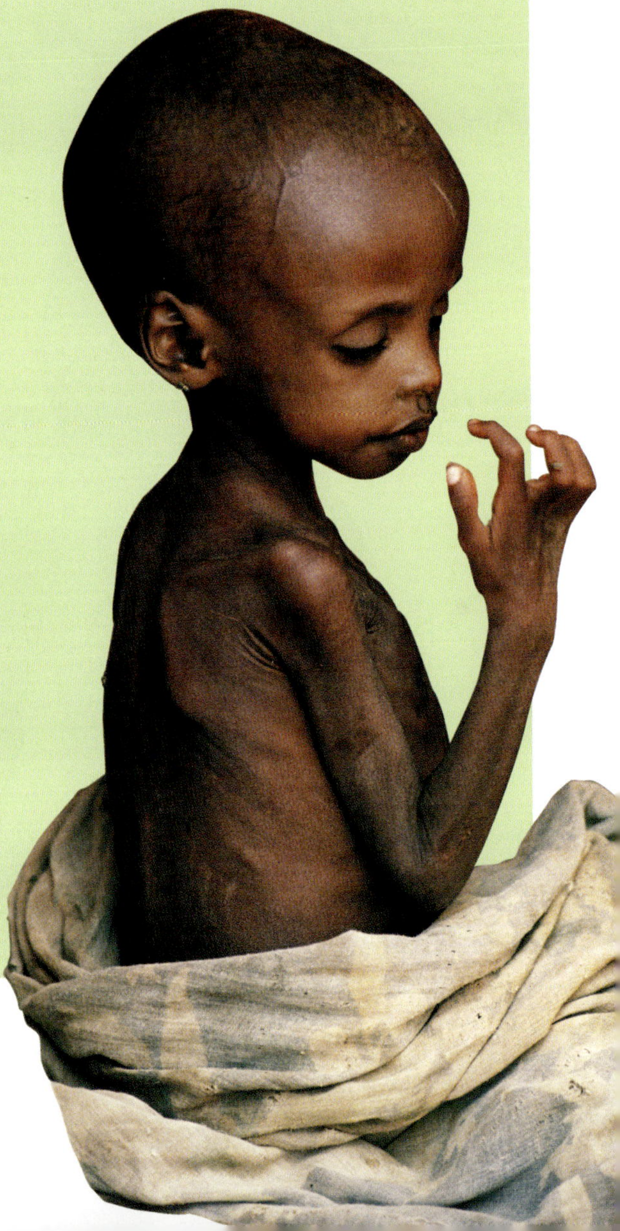

Man hörte nichts als das schaurige Wehklagen der armen Kinder, die von ihren Eltern verlassen waren, die Tag und Nacht schrien und um Brot bettelten … Die Familien waren so arm, hilflos und in so abgrundtiefem Elend, dass sie sich dazu gezwungen sahen, wie die Tiere Gräser zu kauen und sich von Dingen zu ernähren, die unreine Tiere nie angefasst hätten«. (Ludwig XIV., *Memoiren*) Und ein Jahrhundert später, im Januar 1789, schrieb Mirabeau nach seiner Rückkehr aus Aix-en-Provence: »Es ist, als sei der Würgeengel von einem bis zum anderen Ende des Königreichs auf die menschliche Rasse niedergefahren. Alle Plagen sind entfesselt; überall habe ich erfrorene und verhungerte Menschen vorgefunden.« Er schilderte eine unerträgliche Situation, in der extremer Nahrungsmangel, insbesondere an Brot, einige Monate später zum Auslöser einer der größten politischen Revolutionen der Geschichte wurde.

Diese furchtbaren Katastrophen veranschaulichen, wie tief der Überlebensinstinkt und die Notwendigkeit zu essen in unserer Biologie verankert sind.

Selektion der Überlebensgene mit der Veranlagung zur Fettsucht

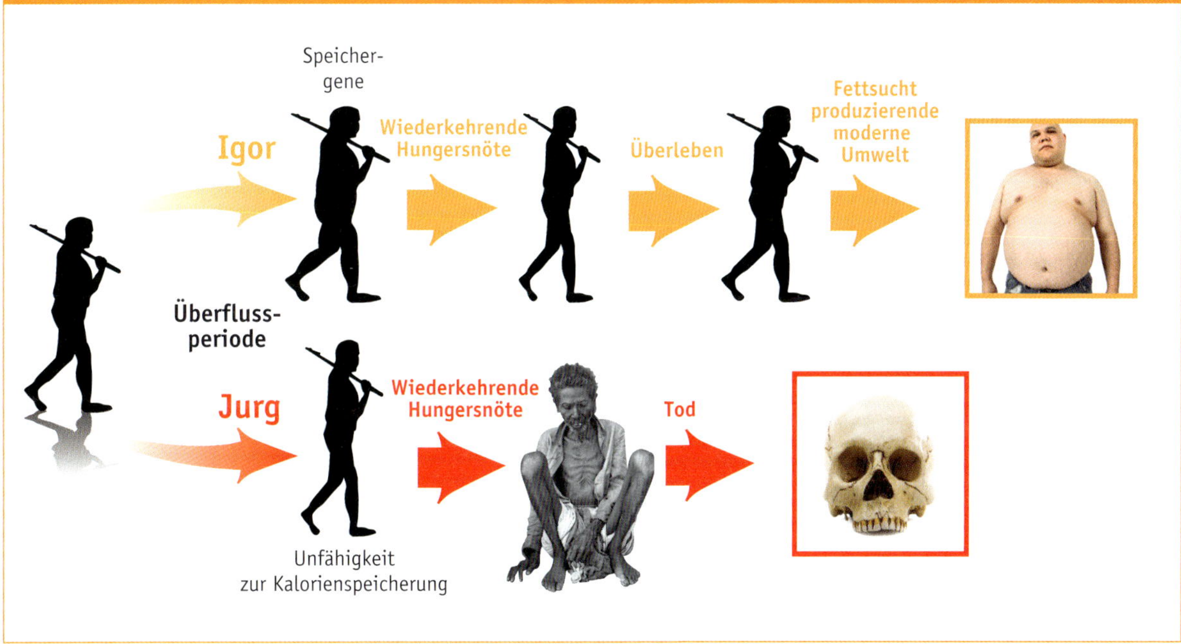

Abbildung 39

zahl von Studien, die zeigen, dass der BMI stark durch Vererbung bestimmt ist. So sind adoptierte Kinder ähnlich fettsüchtig wie ihre biologischen Eltern und nicht wie ihre Aufnahmefamilie. In die gleiche Richtung weist die Beobachtung, dass eineiige Zwillinge, Jungen wie Mädchen, weit häufiger gleichzeitig an Fettsucht leiden als zweieiige Zwillinge. Das untermauert die Annahme einer starken genetischen Komponente, die vererbt wird. Mit anderen Worten, in jedem von uns schlummert ein Fettsüchtiger! Keiner dieser Faktoren kann indes – von sehr wenigen Ausnahmen abgesehen – für sich alleine Übergewicht verursachen. Zu dieser Anfälligkeit müssen günstige Umweltbedingungen hinzukommen, die es den Genen ermöglichen, ihr Potenzial der Energieakkumulation voll zu entfalten.

Übergewicht und Adipositas sind folglich ein hochkomplexes Problem, das aus der Interaktion eines breiten Spektrums von genetischen, kulturellen und umweltbedingten Faktoren resultiert. Dabei dürfen wir vor allem den Einfluss unserer sozialen und kulturellen Umgebung nicht unterschätzen.

So weiß man beispielsweise, dass Menschen ein höheres Risiko für Übergewicht haben, wenn die Menschen ihrer Umgebung, insbesondere ihre Freunde und Familienangehörigen, übergewichtig sind. Der Einfluss des sozialen Netzes ist beeindruckend: Eine enge Freundschaft mit Fettsüchtigen erhöht das Risiko, selbst fettsüchtig zu werden, um 200 Prozent (Abbildung 40)! Anscheinend ist die Anwesenheit fettsüchtiger Menschen in unserer unmittelbaren Umgebung und die überschüssigen Pfunde »ansteckend«. Möglicherweise verändern sie unsere Wahrnehmung dessen, was unter Normalgewicht fällt, sodass es uns nicht stört, dass wir von Übergewichtigen umgeben sind.

Dennoch bleibt Fettsucht unabhängig von der wichtigen Rolle der sozialen Umgebung in erster Linie ein Ernährungsproblem. Die rasante Zunahme fettsüchtiger Menschen auf der Welt bedeutet, dass sich in der Ernährung gravierende Veränderungen vollzogen haben und dass diese Veränderungen dramatische Auswirkungen auf die Akkumulation überschüssiger Energie in Form von Fett haben. Und unter diesen Faktoren spielt nichts eine so herausragende Rolle wie der Konsum hochkalorischer Nahrungsmittel, die in großem Maßstab von der Junk- bzw. Fast-Food-Industrie produziert und auf den Markt gebracht werden. (Im Original sprechen die Autoren durchgängig von Junk Food, in dieser Ausgabe wird jedoch das im Deutschen eher gebräuchliche Wort *Fast Food* benutzt, *Anm. d. Ü.*)

Raffinieren ohne Raffinesse

Geblendet von den unaufhörlichen technologischen Neuerungen, die heute integraler Bestandteil unseres Lebens sind, vergessen wir, dass unser Komfort sowie die meisten Dinge unserer Umgebung noch vor kaum drei Generationen unvorstellbar waren. Doch Telefone, Computer und Fernsehgeräte sind nicht die einzigen Produkte dieses Fortschritts: Auch ein großer Teil unserer Nahrung wurde im Laufe der vergangenen Jahre neu »erfunden«, sodass die traditionelle Hausmannskost immer öfter durch eine beeindruckende Palette industriell verarbeiteter Nahrungsmittel ersetzt wird.

Das gemeinsame Merkmal dieser transformierten Lebensmittel ist, dass sie gewaltige Mengen von mindestens einem Hauptbestandteil des industriellen Einheitsbreis beinhalten, nämlich Zucker, Fett, raffiniertes Mehl und Salz. Die systematische und intensive Verwendung dieser Zutaten durch die Lebensmittelindustrie hat zu einer radikalen Veränderung unserer alltäglichen Nahrungsmittel geführt, indem sie die Produktion von schnell zubereiteten Fertigprodukten begünstigte, bei denen der Kaloriengehalt wichtiger ist als der Nährwert. Bonbons, Chips, Cerealien, Snacks, Nachspeisen und Tiefkühlgerichte: All diese Nahrungsmittel, die einen immer größeren Raum in den Regalen unserer Supermärkte einnehmen, sind die direkte Konsequenz dieser

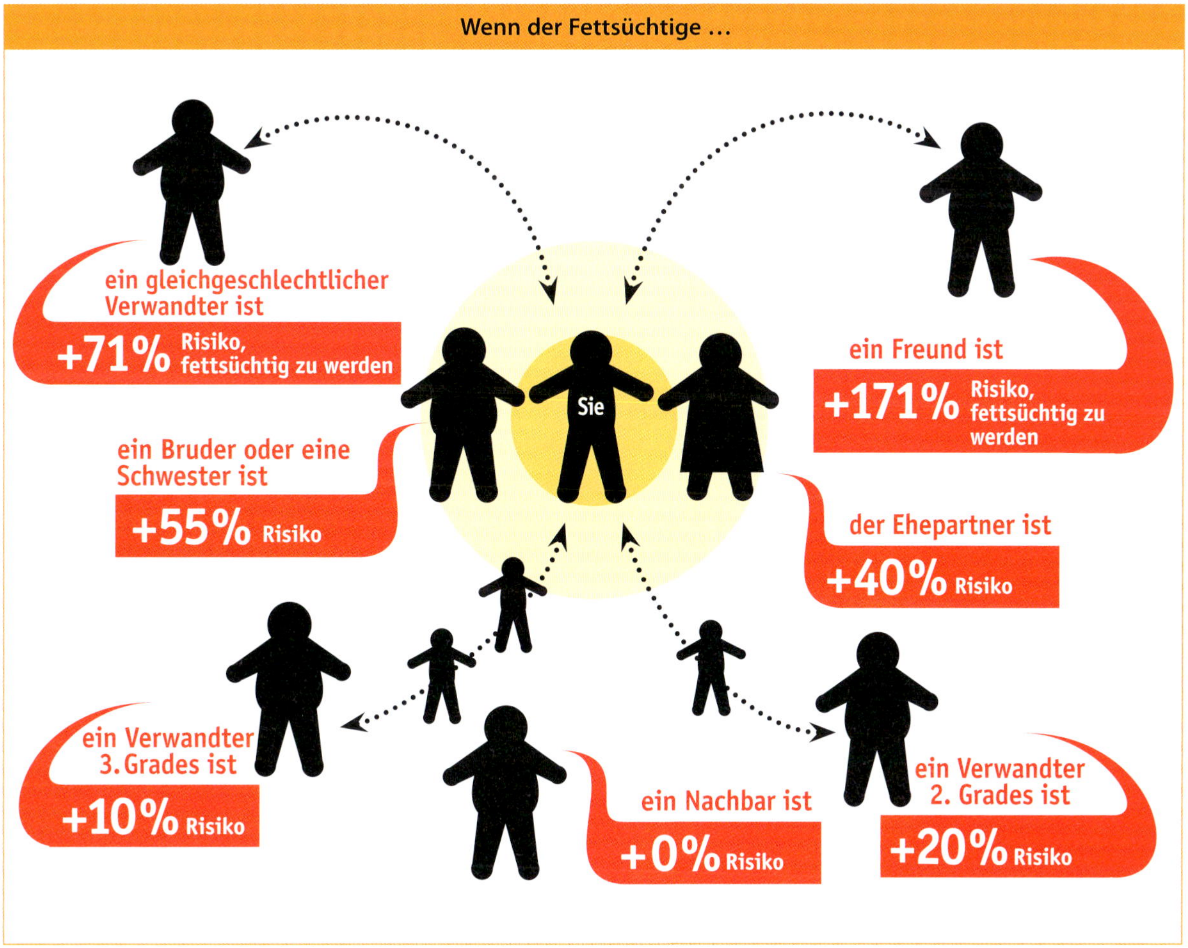

Abbildung 40

Quelle: NEJM 2007; 357;370–379

neuen »Ernährungsphilosophie«, die die Zusammensetzung des Einkaufskorbs der meisten Menschen vollkommen verändert hat.

Divergierende Ziele

Ungefähr 10 000 neue Erzeugnisse versuchen sich alljährlich einen Platz auf einem Markt zu erobern, auf dem bereits an die 300 000 Produkte vertreten sind (Abbildung 41). Dieses Überangebot verdeutlicht die Dynamik und die große Innovationsfähigkeit der modernen Lebensmittelindustrie: Wie jeder Industriesektor ist sie ständig auf der Jagd nach neuen Tendenzen und Produktionstechniken, mit deren Hilfe sie ein größeres Marktsegment besetzen und dadurch zusätzliche Gewinne machen könnte. Während manche dieser Produkte von exzellenter Qualität sind und uns eine breite Palette von Nahrungsmitteln aus aller Herren Länder zugänglich machen, sind viele von ihnen bedauerlicherweise zu stark industriell verarbeitet. Diese Lebensmittel enthalten meist eine eindrucksvolle Liste von Zutaten, deren Namen jedoch für jeden, der keinen fortgeschrittenen Abschluss in Chemie hat, unverständlich sind.

Die Hauptgründe für die exzessive Produktion dieser transformierten Nahrungsmittel sind ökonomischer Natur. Die Lebensmittelindustrie bewegt sich in einem relativ geschlossenen Finanzsektor, dessen Wachstum zum großen Teil durch die Nahrungsmenge begrenzt ist, die die Menschen konsumieren können. In einem solchen Kontext steigert man den Gewinn im Allgemeinen am besten durch die Senkung der Produktionskosten. Das impliziert die Verwendung billigerer Produkte von minderer Qualität sowie die Entwicklung von Herstellungsverfahren, die die Haltbarkeit der Nahrungsmittel verlängern, um Verluste zu minimieren. Leider geht eine solche Strategie häufig auf Kosten der Gesundheit der Verbraucher: Obwohl neuere Untersuchungen nahelegen, dass wir mehr Omega-3-Fettsäuren verzehren sollten, die in vieler Hinsicht gesund sind, gehört die Zerstörung dieser Fette mit Hilfe der Hydrierung (Fetthärtung) zu den bequemsten Methoden, um die Haltbarkeit eines Nahrungsmittels zu verlängern, denn diese Fette werden schnell ranzig. Bei der Hydrierung werden jedoch nicht nur diese »guten« Fette eliminiert, sie führt zudem noch zur Entstehung von *Transfetten* – Substanzen, deren äußerst negativer Einfluss auf die Entwicklung von Herz-Kreislauf-Erkrankungen heute unbestritten ist (siehe Kapitel 5).

Die Qual der Wahl …

- **300 000** Nahrungsmittelprodukte sind z. B. in den Vereinigten Staaten erhältlich, durchschnittlich 35 000 pro Supermarkt.
- **10 000** neue Produkte bringt die Lebensmittelindustrie jedes Jahr auf den Markt, davon sind:

3 000 Bonbons

3 000 Knabberzeug

2 000 Softdrinks und andere

1 000 Backwaren

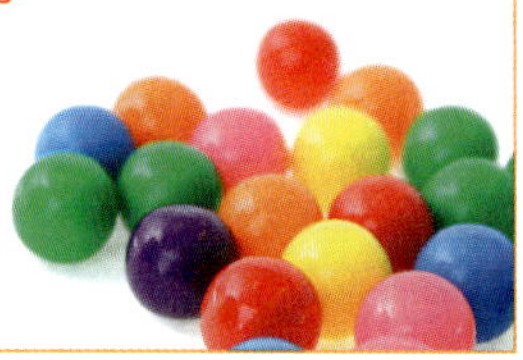

Abbildung 41

(Fortsetzung S. 87)

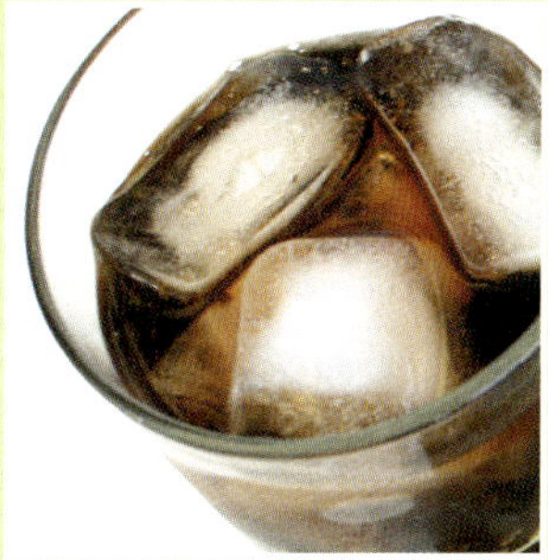

Zucker

Während raffinierte Zucker vor der Industrialisierung praktisch nicht existierten – die Menschen beschränkten sich auf Honig oder Ahornsirup als Lieferanten –, führte die Entwicklung von Extraktionsverfahren für Zucker aus Rohrzucker und Zuckerrüben zu ihrer immer häufigeren Verwendung als Süßungsmittel. So konsumierte ein Bewohner der Industrieländer 1815 im Durchschnitt 6 Kilogramm raffinierten Zucker pro Jahr, heute hingegen kann der Verbrauch in Ländern wie etwa den Vereinigten Staaten beinahe 70 Kilogramm erreichen. Ein Hauptverwendungszweck für Zuckerzusätze sind Softdrinks; eine einzige Dose davon kann 42 Gramm enthalten, das entspricht 9 Teelöffel Zucker! Ein Kanadier trinkt im Durchschnitt 120 Liter Softdrinks pro Jahr (also etwa eine Dose mit 355 ml pro Tag); das bedeutet folglich, dass er nur durch diese »flüssigen Bonbons« bereits 15 Kilo Zucker konsumiert. Das kann eine Gewichtszunahme von 7 Kilogramm in einem einzigen Jahr bewirken, wenn es nicht durch eine Steigerung der körperlichen Bewegung ausgeglichen wird!

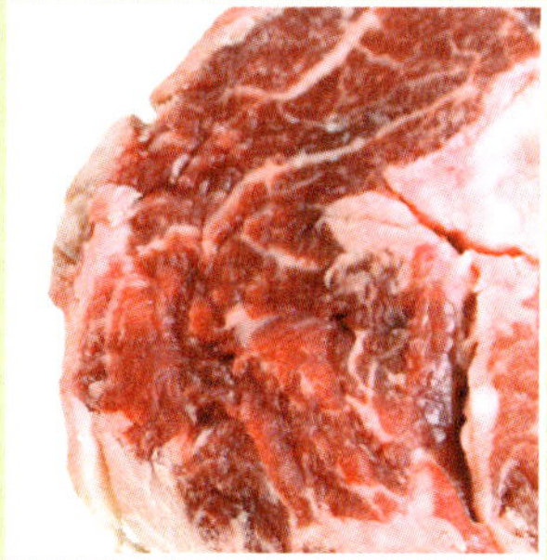

Fett

Durch die Industrialisierung der Nahrung hat sich auch die Art der Fette in der Ernährung vollkommen verändert. So hat beispielsweise das Fleisch, das wir heute kennen, nur wenig gemeinsam mit dem, das vor dem Industriezeitalter gegessen wurde. Während Rinder traditionell Gras fraßen und erst mit vier oder fünf Jahren schlachtreif wurden, stammt die überwältigende Mehrheit des heute verzehrten Fleisches von Tieren, die mit Körnerfutter (besonders Mais) vollgestopft werden und bereits nach vierzehn Monaten geschlachtet werden können. Diese Ertragssteigerung bleibt indes nicht folgenlos für die Zusammensetzung des Fleisches: »Modern« gezüchtete Tiere enthalten bis zu 30 Prozent Fett, und bei diesen Fetten handelt es sich größtenteils um gesättigte Fette, während die traditionelle Aufzucht ein mageres Fleisch produzierte, das weniger gesättigte und mehr mehrfach ungesättigte Fette enthielt (einschließlich der so gesunden Omega-3-Fettsäuren). Noch krasser ist der Unterschied zwischen dem heutigen Fleisch und dem Wildfleisch unserer Vorfahren: Wild enthielt dreimal so viele ungesättigte Fettsäuren und nur ein Fünftel der gesättigten Fettsäuren.

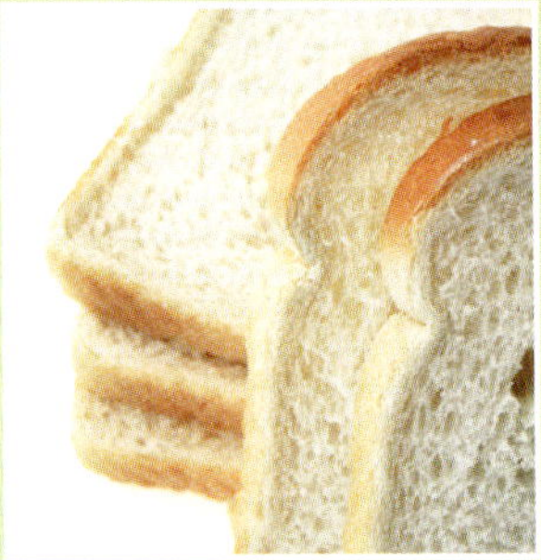

Raffiniertes Mehl

Vor der industriellen Revolution war das Mehl, das durch das Mahlen des Getreides mit steinernen Mühlsteinen gewonnen wurde, Vollkornmehl, das heißt, es enthielt neben der Stärke alle Bestandteile des Ausgangskorns (Ballaststoffe, Vitamine, Kleie). Mit der Erfindung der Metallmühlen Ende des 19. Jahrhunderts und der Mechanisierung des Verfahrens veränderte sich die Zusammensetzung der Mehle drastisch. Durch das feinere Vermahlen des Mehls wurde es viel leichter ranzig. Erst nachdem man die Randschichten des Korns entfernt hatte, konnten diese raffinierten Mehle über einen langen Zeitraum aufbewahrt werden. Unglücklicherweise entzieht dieses Verfahren dem Ausgangskorn aber alle gesunden Bestandteile! Raffinierte Mehle sind daher ein gutes Beispiel für die Probleme, die sich aus der übermäßigen Verarbeitung von Nahrungsmitteln ergeben können.

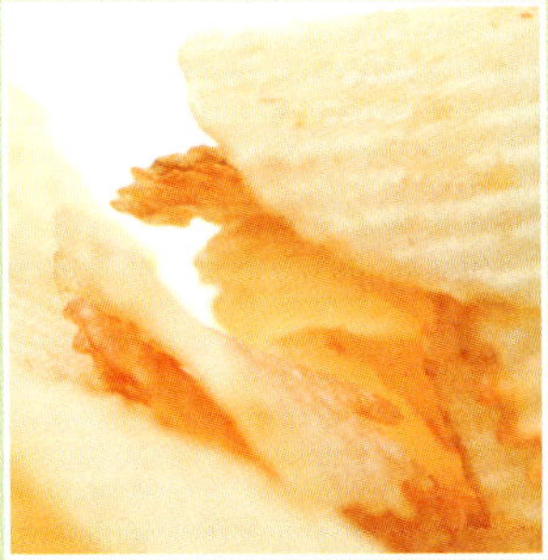

Salz

Die Lebensmittelindustrie liebt Salz, denn dieses billige Würzmittel verleiht auch Nahrungsmitteln Geschmack, die sonst keinen hätten, und verlängert dabei auch noch ihre Haltbarkeit (Abbildung 42). Man schätzt, dass 90 Prozent des konsumierten Salzes aus industriell verarbeiteten Lebensmitteln stammt. Daran kann man ersehen, wie wichtig Salz für die Industrie ist! Diese Allgegenwart führt dazu, dass wir viel zu viel Salz zu uns nehmen, nämlich 3000 Milligramm pro Tag im Durchschnitt, eine Menge, die unseren Bedarf (ca. 1500 mg) deutlich übersteigt. Wie wir früher bereits erwähnt haben, hat die systematische Verwendung von Salz durch die Nahrungsmittelindustrie gravierende Folgen für die Entstehung von Herz-Kreislauf-Erkrankungen.

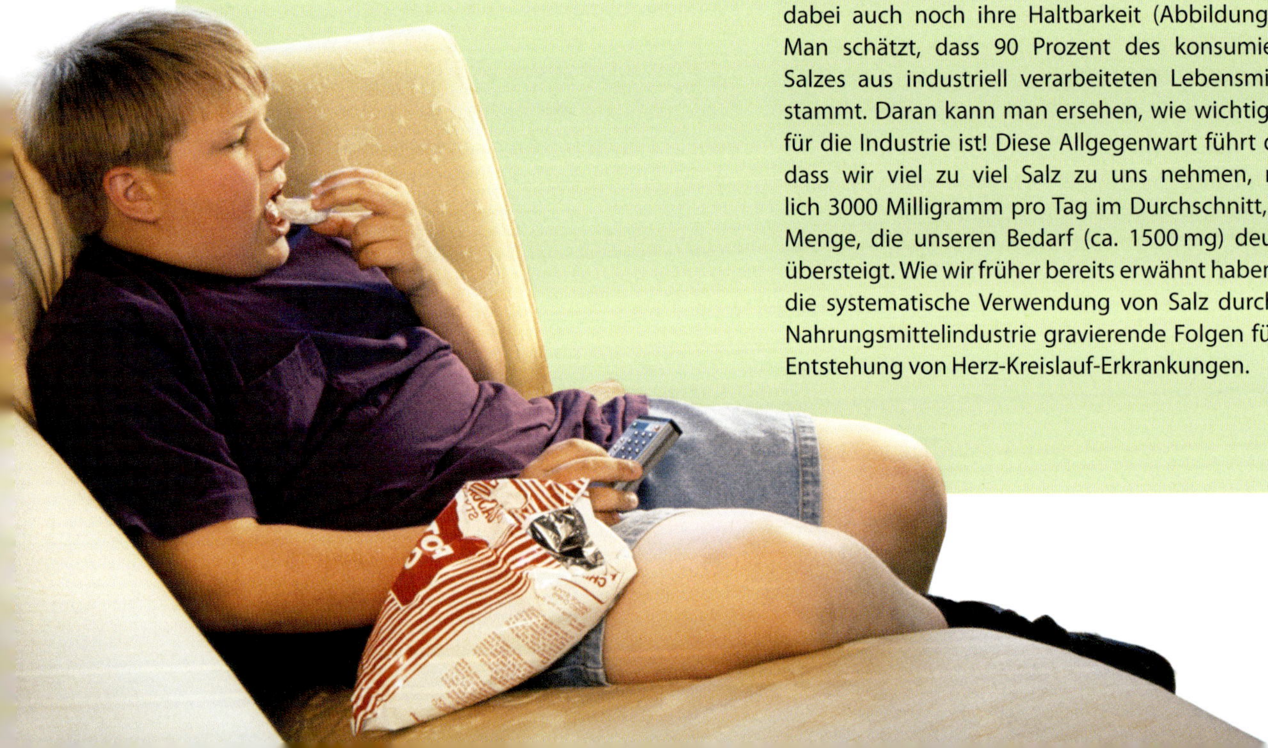

Der eingeschränkte Handlungsspielraum bei der Profitmaximierung führt des Weiteren dazu, dass bevorzugt Lebensmittel produziert werden, die dem Geschmack einer größtmöglichen Anzahl von Menschen entsprechen, damit ein möglichst großes Marktsegment besetzt wird. Dieses Ziel erreicht man zweifellos am besten dadurch, dass man den transformierten Nahrungsmitteln beträchtliche Mengen von Zucker und Fett beifügt. Zum einen stammen diese Substanzen von Pflanzen, deren Anbau massiv subventioniert wird (Zucker aus Mais und Fett aus Soja) und die folglich zu günstigen Preisen erhältlich sind; vor allem aber schmecken solche Substanzen allen, weswegen diese Nahrungsmittel immer wieder gerne gegessen werden.

Auch wenn die Fast-Food-Industrie die Menschen nicht absichtlich krank machen will, so müssen wir uns dennoch vor Augen halten, dass die transformierten Lebensmittel mit ihrem hohen Zucker- und Fettgehalt in allererster Linie einer wirtschaftlichen Logik gehorchen, die deren Einfluss auf die Gesundheit vollkommen vernachlässigt. Und wie wir noch sehen werden, ist die

Die kommerzielle Bedeutung von Salz in Nahrungsmitteln

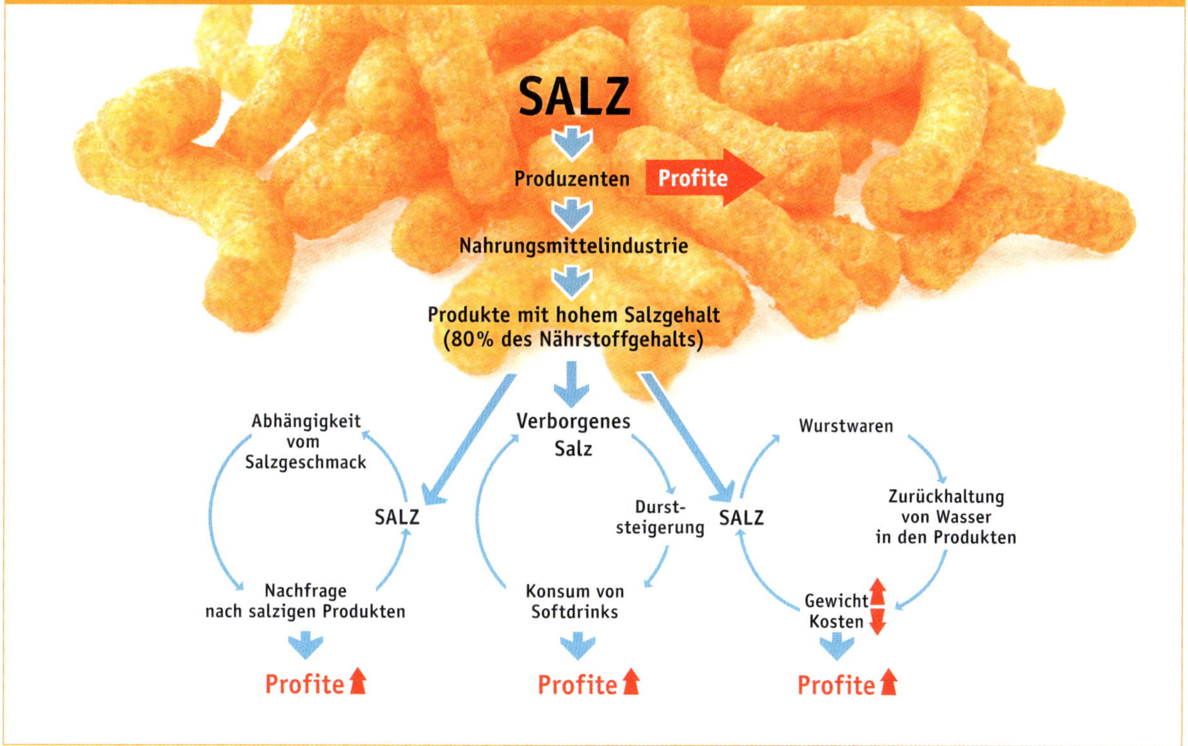

Abbildung 42

Quelle: Int. J. Epidemiol. 2002; 31: 320–327

anhaltende Profitsteigerung durch den Verkauf dieser hochgradig transformierten Produkte vielleicht einträglich für die Industrie, aber unvereinbar mit der Gesundheit der Konsumenten.

David gegen Goliath

Eine der offensichtlichsten Folgen von maßloser Industrialisierung der Nahrung ist der immer größere Raum, den diese Produkte in unserer Umwelt einnehmen. Abgesehen vom wöchentlichen Einkauf im Supermarkt stoßen wir heute so gut wie überall auf eine riesige Palette industrieller Fertigprodukte: an Tankstellen ebenso wie an Raststätten, in der Apotheke, in Großmärkten und sogar im Krankenhaus. Mancherorts ist es beinahe eine Leistung, sich unbeeindruckt zwischen den Regalen zu bewegen, die unter Chipstüten, Keksen, Softdrinks und anderen Leckereien schier zusammenbrechen! Wir sind also permanent den Verlockungen dieser Produkte ausgesetzt, die oft billig verkauft werden. Und die Versuchung, der Verlockung nachzugeben, ist groß, insbesondere wenn das Essensbudget beschränkt ist.

Diese Produkte üben eine noch größere Anziehungskraft auf uns aus, weil sie mit massiven Werbekampagnen unterstützt werden. Fast-Food-Restaurants in den Vereinigten Staaten gaben 2004 mehr als 2 Milliarden Dollar für Werbung aus, dazu kommen noch weitere 500 Millionen für die Vermarktung der wichtigsten Softdrinkmarken (Abbildung 43). Diese Werbekampagnen richten sich sehr oft an ein sehr junges Publikum, weil sie darauf abzielen, dieses so früh wie möglich an den Konsum solcher Nahrungsmittel zu gewöhnen und dadurch für viele Jahre treue Kunden zu schaffen.

Ein ungleicher Kampf: Werbeausgaben von Fast-Food-Ketten in den USA (2004)

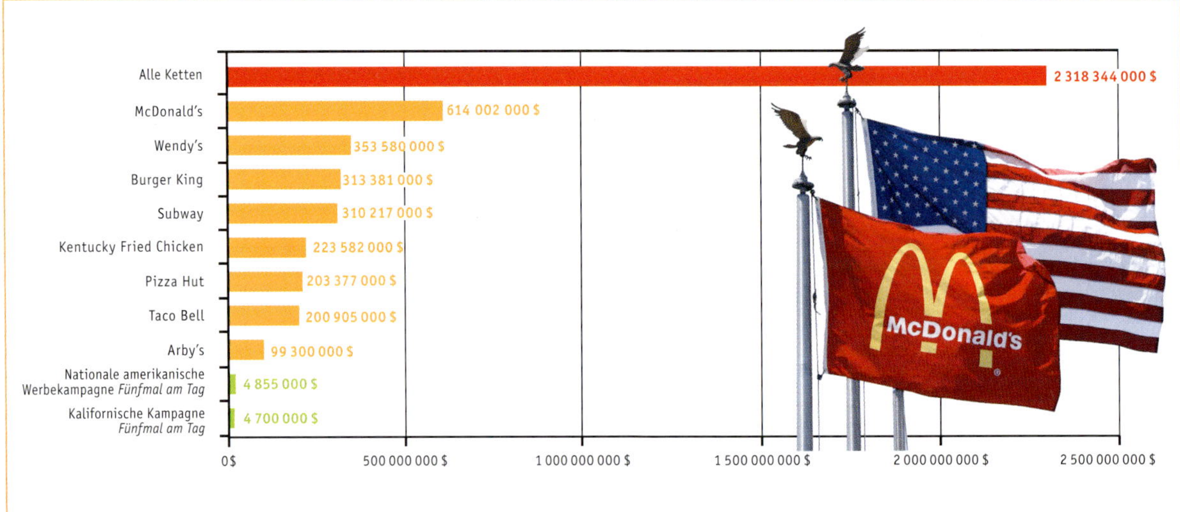

Abbildung 43 *Quelle: www.consumersunion.org*

Auf der anderen Seite standen für die Kampagne, die für die positiven Wirkungen des Verzehrs von Obst und Gemüse werben sollte, nur 5 Millionen Dollar zur Verfügung, also nur mit 1/500stel der von der Industrie investierten Summe. In der Praxis bedeutet dieses Verhältnis, dass ein Kind, das täglich der Werbung für die »Vorzüge« von Fast-Food-Produkten ausgesetzt ist, eineinhalb Jahre warten müsste, bevor es etwas über die positiven Wirkungen des regelmäßigen Verzehrs von Obst und Gemüse hört. Es handelt sich hier also wirklich um einen Kampf von David gegen Goliath. Der Unterschied wird noch dadurch verschärft, dass die in diesen Werbekampagnen vermittelte Botschaft in der Regel höchst attraktiv ist. Häufig sind darin aktive junge Leute zu sehen, die inmitten einer Gruppe sympathischer, »angesagter« Freunde »extreme« sportliche Leistungen vollbringen.

Man darf den ungeheuren Einfluss dieser Werbekampagnen auf die Ernährungsgewohnheiten, insbesondere von Kindern, die sehr empfänglich für äußere Reize sind, auf keinen Fall unterschätzen. Viele Studien haben gezeigt, dass das aggressive, auf Kinder abzielende Marketing der Fast-Food-Industrie dazu führt, dass diese schon im Alter von zwei Jahren die wichtigsten Firmenlogos erkennen können. Das hat selbstredend weit reichende Auswirkungen auf die Anziehung, die diese Produkte auf Kinder ausüben.

Der ungeheure Einfluss der Fast-Food-Industrie auf das Essverhalten von Kindern wird an den erheblichen Veränderungen in der Art der von ihnen konsumierten Nahrungsmittel deutlich (Abbildung 44). Innerhalb von nur zwanzig Jahren ist der Konsum von Süßwaren, Knabberzeug und anderen Industrieprodukten bei Kindern zwi-

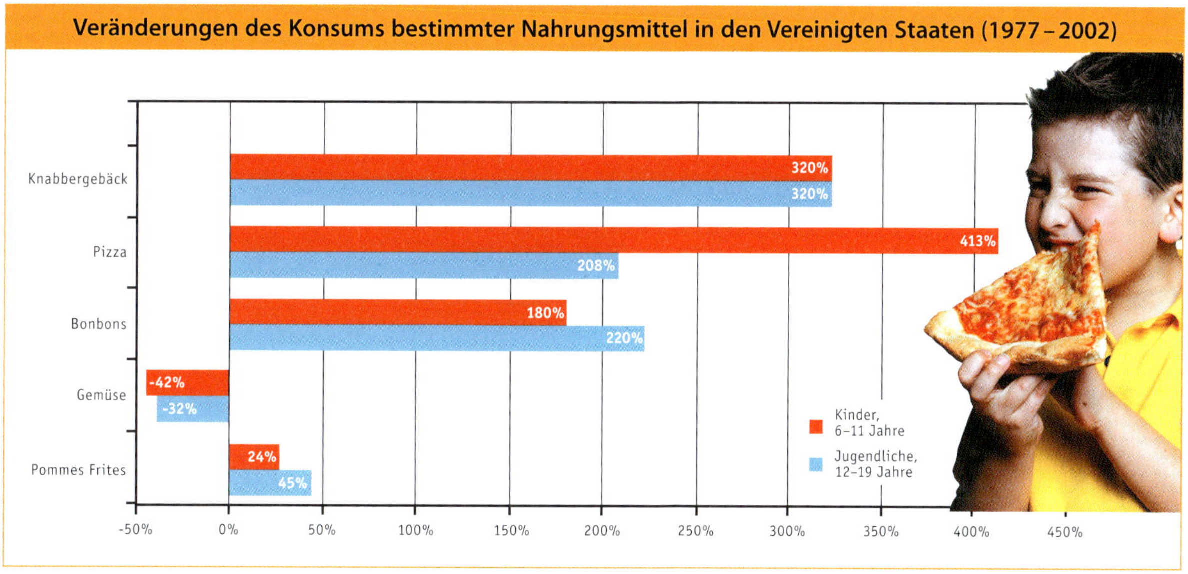

Abbildung 44 *Quelle: www.consumersunion.org*

schen sechs und elf Jahren drastisch angestiegen. Diese Veränderungen sind umso beunruhigender, als sie Hand in Hand gehen mit einem massiven Rückgang des Verzehrs von Nahrungsmitteln wie Obst und Gemüse, die unerlässlich für unser gesundheitliches Wohlergehen sind.

Ein vergleichbares Phänomen kann man in sämtlichen Regionen der Welt beobachten, selbst in Gesellschaften, die einmal in Hinblick auf die Ernährungsqualität Maßstäbe gesetzt haben. So vollzieht sich in Japan durch die massenhafte Ausbreitung der führenden Fast-Food-Ketten trotz der unglaublichen Reichhaltigkeit der japanischen Ernährung derzeit eine grundlegende Umwälzung der Ernährungsgewohnheiten. Die Lieblingsspeisen der japanischen Kinder von heute sind nicht mehr traditionelle Gerichte wie Sushi oder Produkte auf Sojabasis, sondern vielmehr Hamburger und Pommes frites.

Eine Umwelt, die Fettsucht erzeugt

Indem die Industrie Nahrungsmittel auf bloße Konsumgüter reduziert hat, hat sie ein kulturelles Umfeld geschaffen, in dem der Akt des Essens (oder Trinkens) von Nahrungsmitteln, die sehr nährstoffarm sind und deren einziges Merkmal ihre Energiedichte ist, zur Gewohnheit wird. Verhaltensweisen, die noch vor wenigen Jahrzehnten unvorstellbar waren, wie beispielsweise der Anblick eines Kleinkindes, das schon Pommes frites isst und Limonade trinkt, obwohl es noch kaum laufen kann, sind mittlerweile so »normal« geworden, dass sie niemandem mehr auffallen. Die Zubereitung des Essens und die gemeinsame Mahlzeit waren zu allen Zeiten der wesentliche Zement für den Zusammenhalt der Familien und der Gesellschaft im Allgemeinen. Doch der gestiegene Konsum von Fertiggerichten oder Produkten aus Schnellrestaurants hat diese Praxis vollkommen an den Rand gedrängt und stattdessen asoziale Verhaltensweisen wie das Essen im Auto, vor dem Fernseher oder sogar beim Gehen auf der Straße gefördert. Solche Verhaltensweisen sind alles andere als Ausnahmeerscheinungen, vielmehr breiten sie sich immer mehr aus: Man schätzt, dass beispielsweise 17 Prozent der Mahlzeiten in den USA heute in einem Auto eingenommen werden.

So profitabel diese grundlegenden Veränderungen der Lebensweise für die Industrie sein mögen: Sie ziehen enorme Kosten für die Gesellschaft nach sich, indem sie den übermäßigen Konsum dieser Nahrungsmittel und die unweigerlich damit einhergehende Fettsucht fördern.

Dominoeffekt

Übergewicht und Fettsucht werden noch zu oft als ein rein ästhetisches Problem angesehen, dessen Folgen mehr psychischer als physischer Natur sind. Diese Wahrnehmung ist absolut falsch, denn die Fettsucht stellt ganz im Gegenteil ein ernstes medizinisches Problem dar, durch welches das Risiko für eine Vielzahl schwerer chronischer Krankheiten gravierend ansteigt! Wie wir in den folgenden Kapiteln noch im Einzelnen sehen werden, sind Typ-2-Diabetes, Herz-Kreislauf-Erkrankungen, viele Arten von Krebs und sogar bestimmte neurodegenerative Erkrankungen sehr oft Folgen von Adipositas und die sichtbaren Ergebnisse eines tief

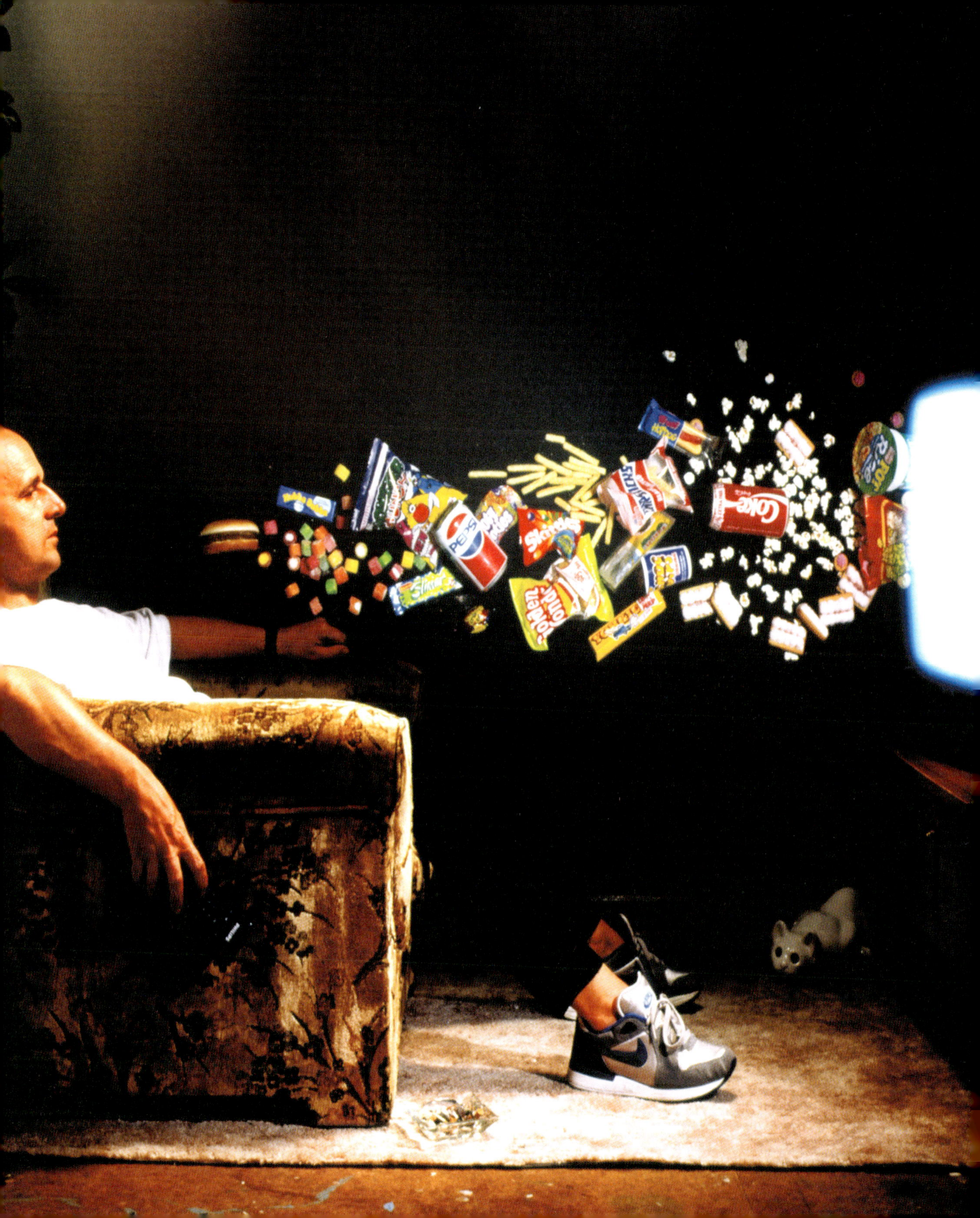
PEPSI
Coke
Skittles

greifend gestörten Gleichgewichts, das durch Übergewicht verursacht wurde. Anstatt Fettsucht nur als das Ergebnis angesammelter Kilos zu betrachten, sollte man sie lieber mit der Transplantation eines zusätzlichen Organs vergleichen: einem Reservoir hochwirksamer Moleküle, die die normalen Funktionen vieler Organe stören und chronische Entzündungsbedingungen schaffen, die die Entwicklung von Krankheiten begünstigen. Und während die Akkumulation von überschüssigem Fett ein relativ langsamer Vorgang ist, der in der Regel viele Jahre erfordert, können sich die Konsequenzen dieses Übergewichts sehr schnell einstellen und durch einen Dominoeffekt sehr schwere Pathologien auslösen.

Zusammenfassend kann man sehen, dass die Industrialisierung der Nahrungsversorgung die Beziehung zwischen Mensch und Nahrung vollkommen neu definiert hat. Sie hat ein Umfeld des übermäßigen Konsums geschaffen, das ausschließlich auf der erhöhten Aufnahme kalorienreicher Nahrungsmittel beruht – ohne Rücksicht auf ihren Gehalt an lebenswichtigen Vitalstoffen. Unsere genetische Ausstattung wurde über Millionen Jahre hinweg dahingehend optimiert, dass sie unter den Bedingungen der Nahrungsknappheit eine maximale Energieaufnahme gewährleistete; sie ist daher nicht an das heutige Umfeld angepasst. Und das kann nur die Entwicklung von Fettsucht in einem großen Teil der Bevölkerung fördern. Unsere große Verwundbarkeit muss uns deshalb dazu führen, dass wir unsere Beziehung zur heutigen Umwelt in Frage stellen, damit wir den aufgestellten Fallen entgehen, die uns – oft unbewusst – dazu anstacheln, immer noch mehr zu essen.

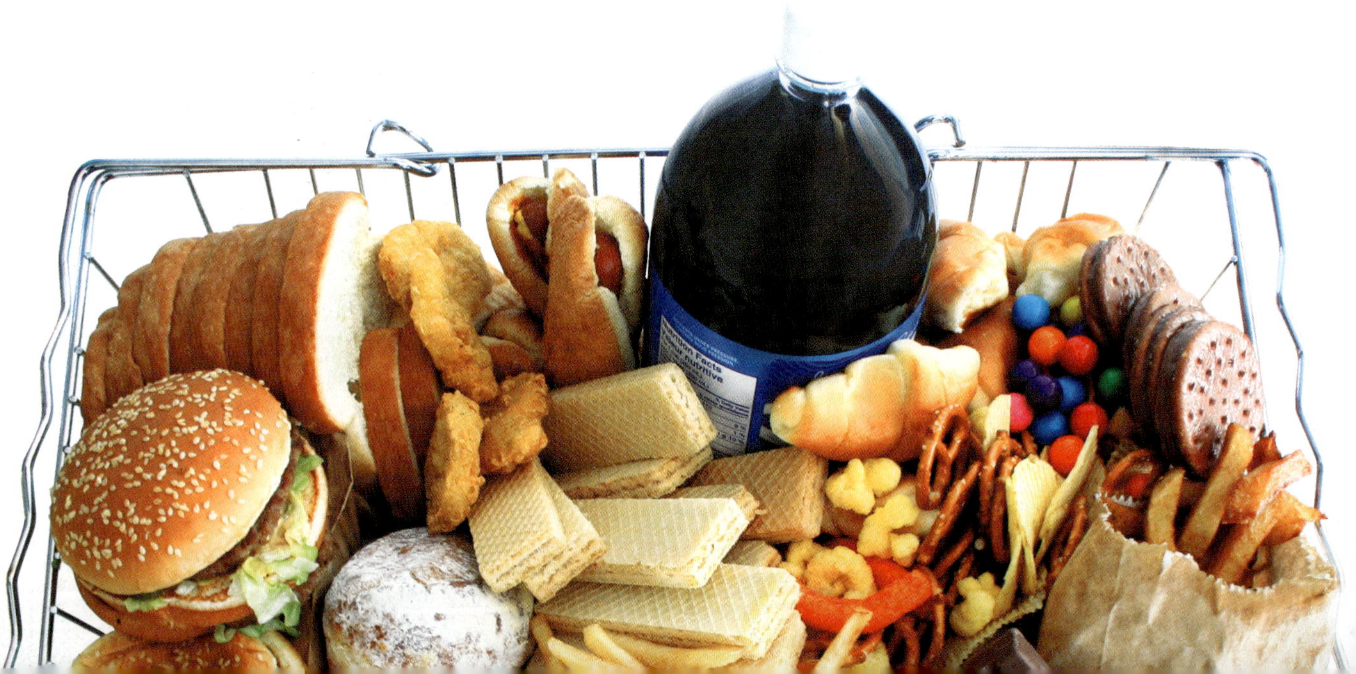

Zusammenfassung

- Die zahlreichen Hungerperioden, die die Menschheit während ihrer Entwicklung durchgemacht hat, haben unseren Stoffwechsel massiv beeinflusst, indem sie zur Selektion jener Merkmale führten, die uns befähigen, ausgehend von einem Minimum an Nahrung ein Maximum an Energie zu speichern.
- Die Entwicklung der Lebensmittelindustrie hat die Verfügbarkeit der Nahrung grundlegend verändert und die Massenproduktion billiger Nahrungsmittel ermöglicht, die mit kalorienreichen Zutaten hergestellt und durch enorm kostspielige Werbekampagnen extrem attraktiv werden.
- Alle diese Faktoren schaffen ein Umfeld, das zu übermäßigem Essen reizt, wofür wir sehr anfällig sind; sie begünstigen dadurch Fettsucht und Krankheiten, die unweigerlich mit Übergewicht einhergehen.

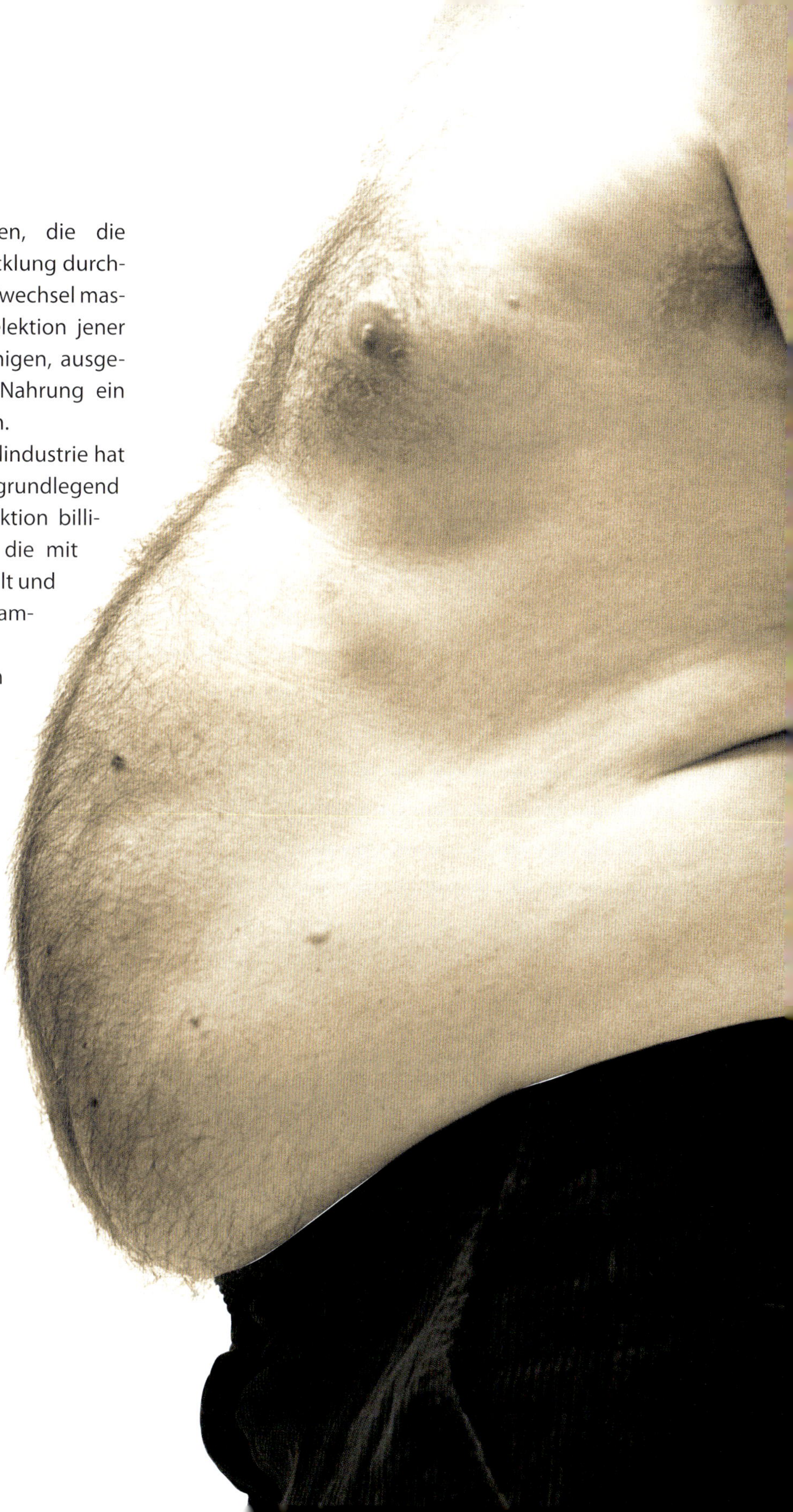

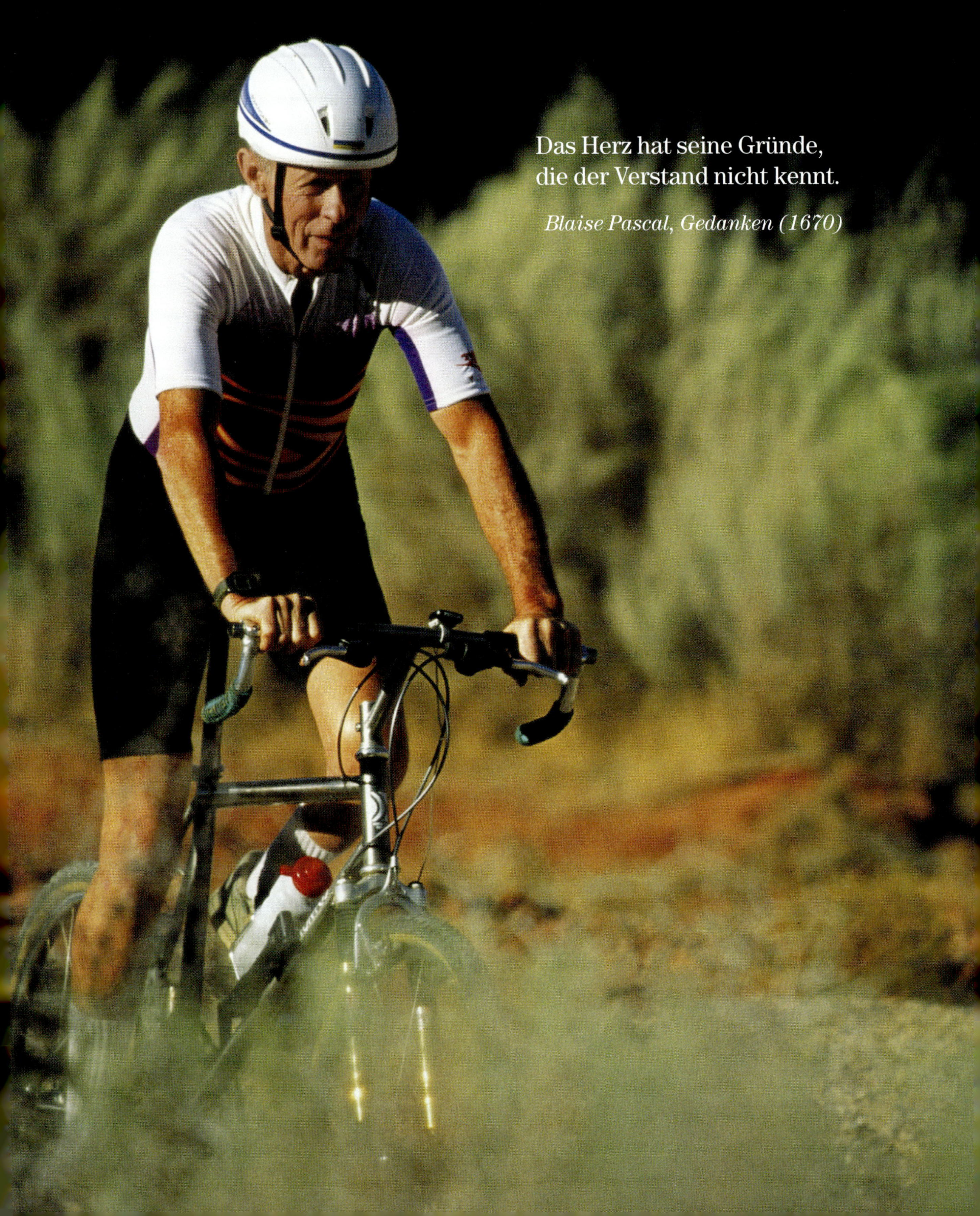

Das Herz hat seine Gründe,
die der Verstand nicht kennt.

Blaise Pascal, Gedanken (1670)

Kapitel 5
Im Zentrum des Problems: Herz-Kreislauf-Erkrankungen

Seit undenklichen Zeiten wurde das Herz als ein einzigartiges Organ mit außergewöhnlichen Eigenschaften wahrgenommen, die der menschlichen Existenz einen Sonderstatus verleihen. Vor mehr als 4000 Jahren sah man in Indien darin bereits das Zentrum der Emotionen und Gefühle, den alten Griechen und Chinesen galt es als Sitz der Intelligenz. Das Herz ist unbestritten das Symbol par excellence für das Leben, zum einen wegen seiner lebenswichtigen physiologischen Funktion, zum anderen, weil wir es so eng mit unseren Emotionen verbinden. Für die Ägypter verkörperte das Herz die Essenz des menschlichen Bewusstseins selbst, und nach dem *Ägyptischen Totenbuch* des alten Ägypten war es das einzige Organ, das die Einbalsamierer unbedingt an Ort und Stelle lassen mussten, damit dem Toten nach der Mumifizierung das ewige Leben gewiss war. Auch in unserem Alltagsleben ist diese Symbolik rund um das Herz noch allgegenwärtig. Das zeigen die vielen volkstümlichen Ausdrücke, die seine imaginäre Bedeutung in Hinblick auf die Liebe (das Herz eines Menschen gewinnen), auf Sympathie (ans Herz gewachsen sein) oder den Mut (sich ein Herz fassen) fortleben lassen.

Herzschläge

Unter pragmatischeren Gesichtspunkten besteht die Funktion des Herzens darin, regelmäßig zu schlagen, damit das Blut im gesamten Organismus zirkulieren und so die Zellen mit dem Sauerstoff und den Nährstoffen versorgen kann, die sie brauchen. Das Herz ist ein Wunder an Anpassung und Regelmäßigkeit und kann sich perfekt auf die Bedürfnisse des Organismus einstellen: Es kann bei großen Säugetieren wie dem Blauwal sehr langsam schlagen oder im Gegenteil sehr schnell bei bestimmten Vögeln wie dem Kolibri (Abbildung 45). Beim Menschen schlägt es durchschnittlich 70 Mal pro Minute, das bedeutet etwa 100 000 Schläge pro Tag, dadurch werden täglich etwa 7500 Liter Blut durch unsere Adern gepumpt. Bis zum Alter von siebzig Jahren summiert sich diese unaufhörliche Leistung zu mehr als 2,5 Milliarden Schlägen und 200 Millionen Litern gepumptem Blut, das entspricht drei randvoll gefüllten Supertankern!

Seit den Arbeiten von William Harvey 1628 weiß man, dass auch die Blutgefäße eine zentrale Rolle für die Blutzirkulation spielen. Sie bilden ein außergewöhnlich kompliziertes Geflecht, durch das Blut zu allen Zellen des Körpers hintransportiert werden kann: Würde man alle Blutgefäße unseres Körpers aneinanderreihen, dann würden sie sich über zirka 100 000 Kilometer erstrecken, also etwa zweieinhalb Mal so weit wie der Erdumfang! Es ist allerdings schwierig, sich diese Masse an Blutgefäßen vorzustellen, denn mehr als 80 Prozent davon sind Kapillaren – Blutgefäße, die so winzig sind, dass 50 Kapillaren nötig sind, nur um den Durchmesser eines einzigen Haares zu ergeben. Dennoch haben diese Kapillaren eine wesentliche Funktion: Ihre Gegenwart in sämtlichen Körperregionen (eine Fläche von der Größe eines Stecknadelkopfs enthält an die 2000 Kapillaren) ermöglicht den Bluttransport in sämtliche Zellen.

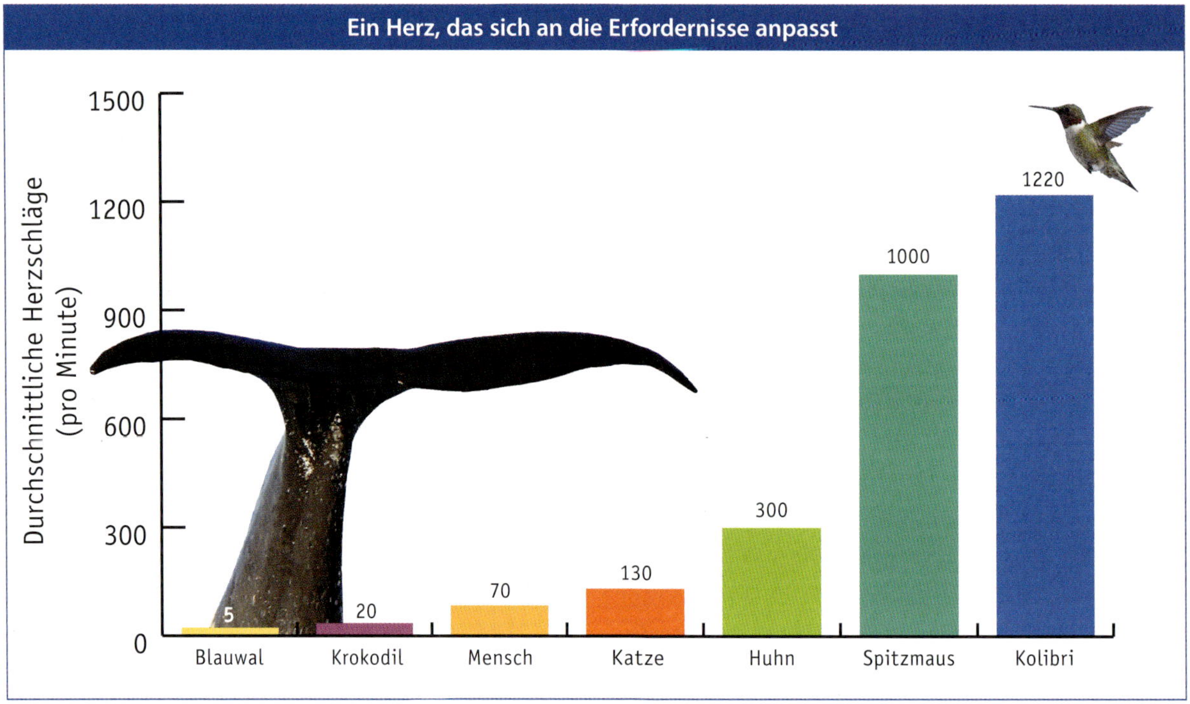

Abbildung 45

Quelle: Cardiovasc. Pathol. 2004: 13; 282–292

Herzprobleme

Angesichts der zentralen Rolle, die das Herz und die Blutgefäße für das Funktionieren des menschlichen Körpers spielen, ist es nicht verwunderlich, dass Krankheiten, die das Herz und die Blutgefäße betreffen, extrem schwerwiegend sind und katastrophale Folgen nach sich ziehen. Unglücklicherweise sind diese Krankheiten weit verbreitet und raffen eine erschreckende Zahl von Menschen dahin: Man schätzt, dass allein im Jahr 2005 fast 20 Millionen Menschen auf der Welt an den Folgen einer Herz-Kreislauf-Erkrankung gestorben sind (siehe Kasten S. 98). Seit Beginn des 20. Jahrhunderts waren Herzkrankheiten jedes Jahr die Haupttodesursache auf der Welt, mit der bemerkenswerten Ausnahme des Jahres 1918, das von einer Epidemie der Spanischen Grippe geprägt war. Und auch wenn die Behandlung kardiovaskulärer Erkrankungen im Laufe der vergangenen Jahre sowohl bei der Entwicklung immer ausgeklügelterer chirurgischer Techniken (Erweiterung der Arterien, Bypässe, Gefäßimplantate [*stents*]) als auch durch die Entdeckung zahlreicher Medikamente gewaltige Fortschritte gemacht hat, so bleiben die katastrophalen Folgen dieser Krankheiten weiterhin tief beunruhigend: Durch sie stirbt in bestimmten westlichen Ländern, wie etwa den Vereinigten Staaten, alle dreißig Sekunden ein Mensch. Zwar wird durch die Wunder der modernen Medizin manches Leben gerettet, doch viele Krankheiten, insbesondere Schlaganfälle, können folgenschwere Schädigungen und einen gravierenden Verlust an Lebensqualität nach sich ziehen (Abbildung 46).

Folgenschwere Schlaganfälle

Prozentsatz betroffener Personen	Verlust an Lebensqualität
50 %	Lähmung mindestens eines Körperteils
35 %	Depressionen
30 %	Unfähigkeit, selbständig zu gehen
26 %	Unfähigkeit, alltägliche Aufgaben zu erledigen (Haushalt, alleine essen, Körperpflege ...)
26 %	Aufnahme in ein Pflegeheim
19 %	Aphasie (Sprach- oder Verständnisprobleme)

Abbildung 46 *Quelle: National Heart, Lung and Blood Institute's Framingham Heart Study*

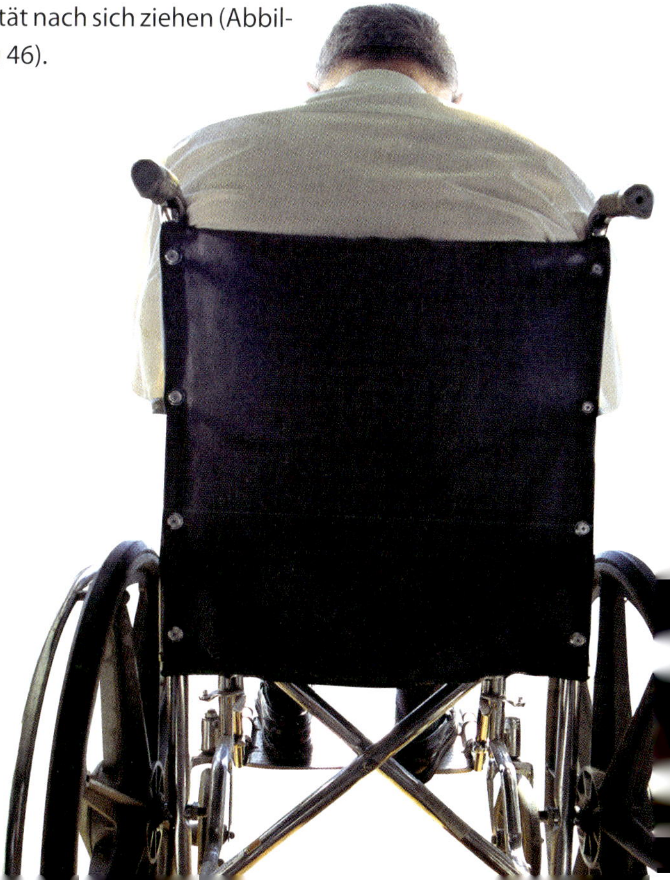

Was sind Herz-Kreislauf-Erkrankungen?

Herz-Kreislauf-Erkrankungen können als die Gesamtheit der Störungen definiert werden, die das Herz und die Blutgefäße betreffen; dazu gehören:

1. Koronare Herzkrankheiten, die die Blutgefäße betreffen, die das Herz mit Blut versorgen;
2. Gehirnschläge (Schlaganfälle), die die Blutgefäße betreffen, die das Gehirn versorgen;
3. rheumatische Herzkrankheiten, die den Herzmuskel betreffen und durch bestimmte Bakterien der Streptokokken-Familie ausgelöst werden;
4. schwere Beinvenen-Thrombosen und damit einhergehende Lungenembolien (das in den Venen entstandene Blutgerinnsel kann in die Lunge wandern);
5. Erkrankungen der peripheren Arterien, die die Durchblutung von Beinen und Armen gewährleisten;
6. angeborene Herzfehler.

Die hauptsächlichen kardiovaskulären Probleme in der westlichen Welt sind koronare Herzkrankheiten (1) und Schlaganfälle (2). Sie alleine sind für ungefähr 75 Prozent der Todesfälle aufgrund von Herz-Kreislauf-Erkrankungen verantwortlich. Das Schrecklichste an diesen Krankheiten ist ohne Zweifel ihr ungeheures Zerstörungspotenzial, selbst wenn keine sichtbaren Symptome erkennbar sind: Man schätzt, dass bei etwa einem Drittel der Patienten die erste Manifestation einer Herz-Kreislauf-Erkrankung der plötzliche Tod ist. Trotz ihres schlagartigen Auftretens steht eine Herz- und Gefäßerkrankung immer am Ende eines langen Prozesses, in dessen Verlauf die Herz- und Kreislauffunktionen sich infolge der Anhäufung von Schäden an der Struktur der Gewebe allmählich verschlechtert haben.

Zu den wichtigsten Ursachen dieser Schäden gehören atheromatöse Plaques – fetthaltige Ablagerungen in den Gefäßwänden von Arterien. Diese ursprünglich als »fetthaltige Tumoren« beschriebenen Plaques in den Blutgefäßen, die »eine Flüssigkeit ähnlich dem Brei enthalten, den man kleinen Kindern zu essen gibt« (Ambroise Paré, *Gesammelte Werke*, 1575), führen zu einer allmählichen Verhärtung und zum Verschluss der Gefäße. Dieses Phänomen wird als Atherosklerose oder Arteriosklerose bezeichnet,

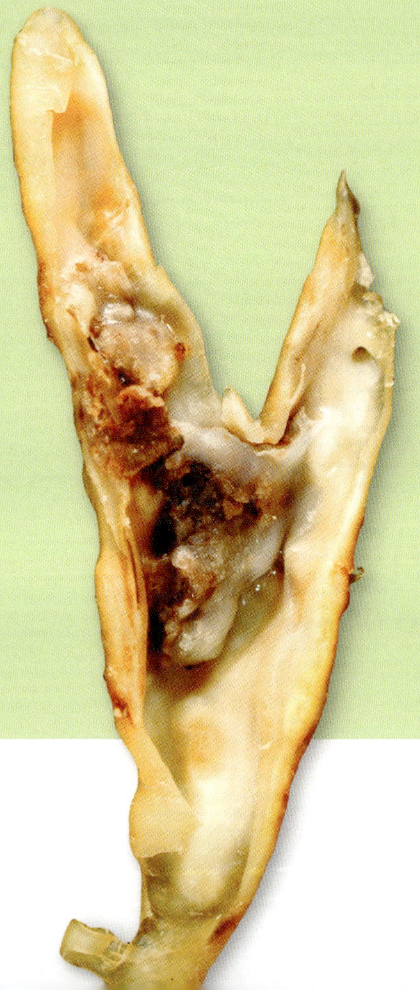

abgeleitet vom griechischen *athere*, »Brei« und *skleros*, »hart«. Im Folgenden wird die im Deutschen synonym gebrauchte Bezeichnung *Arteriosklerose* verwendet (Anm. d. Ü.). In manchen Fällen sind die sklerotischen Blutgefäße so starr, dass der Engländer Caleb Hillier Parry, der dieses Phänomen 1799 als einer der ersten Mediziner beschrieb, glaubte, die von ihm untersuchte Koronararterie enthalte einen Gipsbrocken, der von der baufälligen Decke des Autopsiesaals gefallen war!

Arteriosklerose – Dabei handelt es sich um einen hochkomplexen Prozess, in dessen Verlauf die atheromatösen Plaques, die sich an den Blutgefäßwänden bilden, allmählich Fette, Zucker, Blutplättchen (Thrombozyten) sowie bestimmte Mineralstoffe ansammeln; daraus bilden sich immer größere Ablagerungen, die eine deutliche Verengung des Gefäßdurchmessers bewirken und die Blutzirkulation einschränken (Abbildung 47). Im Allgemeinen ist die Ruptur dieser Plaques für die hauptsächlichen Schäden aufgrund von Arteriosklerose verantwortlich. Bei einer Ruptur treten die Zellen der Plaques in Kontakt mit Blutproteinen; dies löst eine Gerinnungsreaktion aus und führt zur Bildung von Blutgerinnseln, die die Blutzirkulation vollständig blockieren können. Wenn diese atheromatösen Plaques in Blutgefäßen aufbrechen, die das Herz versorgen (den Koronar- oder Herzkranzarterien), dann kommt es zur Thrombose und zur sofortigen Unterbrechung des Bluttransports in die von diesen Gefäßen versorgte Region, und das führt zum Infarkt. Analog dazu ist ein Gehirnschlag die Folge, wenn diese Thrombosen in Arterien auftreten, die das Gehirn mit Blut versorgen. Dabei kann das Gehirn durch den Mangel an Sauerstoff gravierend geschädigt werden (Abbildung 48).

Cholesterin – Seit den Arbeiten des russischen Pathologen Nikolai Nikolajewitsch Anitschkow (1885 – 1964) weiß man, dass Cholesterin eine wichtige Rolle bei der Entstehung der Arteriosklerose spielt. Cholesterin, eine für das Funktionieren der Zellen absolut unverzichtbare Substanz, wird in erster Linie in der Leber produziert und durch Lipoproteine, eine Klasse von Proteinen, die es an alle Zellen des Organismus verteilen, in die Blutbahn transportiert. Unter normalen Bedingungen ist dieser Mechanismus exakt reguliert, sodass die Menge des Cholesterins im Blut den physiologischen Bedarf nicht übersteigt. Das wird durch die konzertierte Aktion zweier Haupttypen von Lipoproteinen erreicht, dem LDL-Cholesterin (Low-Density-Lipoprotein), auch als »böses« oder »schlechtes« Cholesterin bezeichnet, und dem HDL-Cholesterin (High-Density-Lipoprotein), dem »guten« Cholesterin. Das Gleichgewicht zwischen diesen beiden Proteintypen ist sehr wichtig, denn ein Überschuss an LDL-Cholesterin wird in den Gefäßwänden eingelagert; dort durchläuft es verschiedene chemische und enzymatische Umwandlungen, die das Immunsystem aktivieren. Die erhöhte Präsenz bestimmter Bestandteile des Immunsystems, insbesondere von Makrophagen, bewirkt die Freisetzung zahlreicher Botenstoffe, die zur Entstehung eines Entzündungsklimas und zu einer Entzündungsreaktion in den Gefäßwänden führen. Das wiederum beschleunigt die Bildung atheromatöser Plaques und in letzter Konsequenz ihre Ruptur und damit den Verschluss des Gefäßes (Thrombose). Man kann Arteriosklerose folglich als eine chronische Entzündungskrankheit ansehen, wie auch das erhöhte Niveau bestimmter Entzündungsmarker, insbesondere des C-reaktiven Proteins im Blut von Menschen mit Herz-Kreislauf- und Gefäßkrankheiten, zeigt.

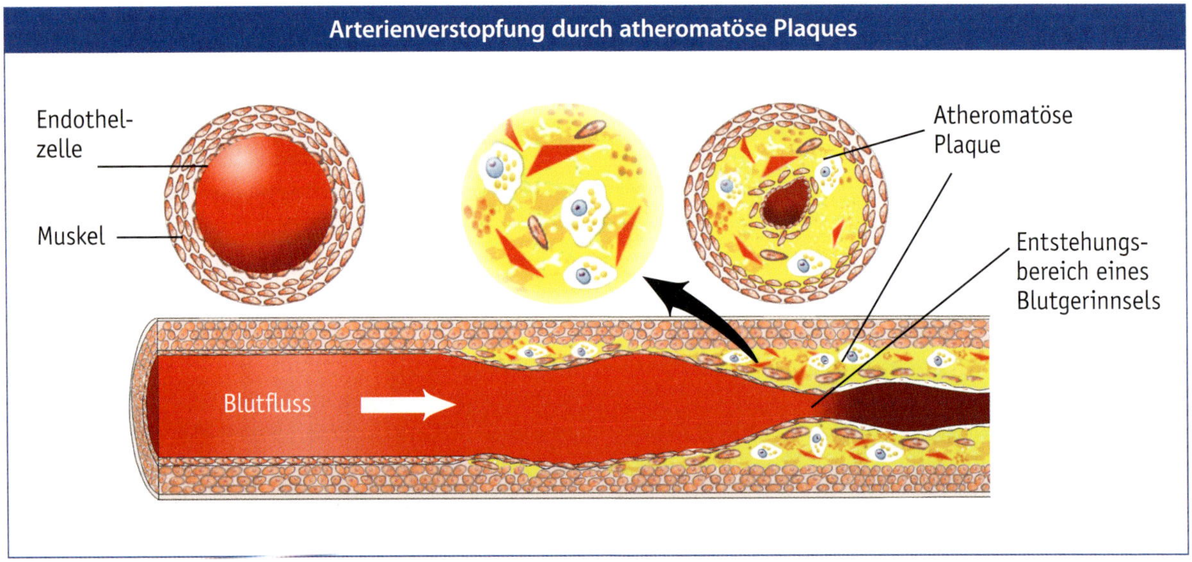

Abbildung 47

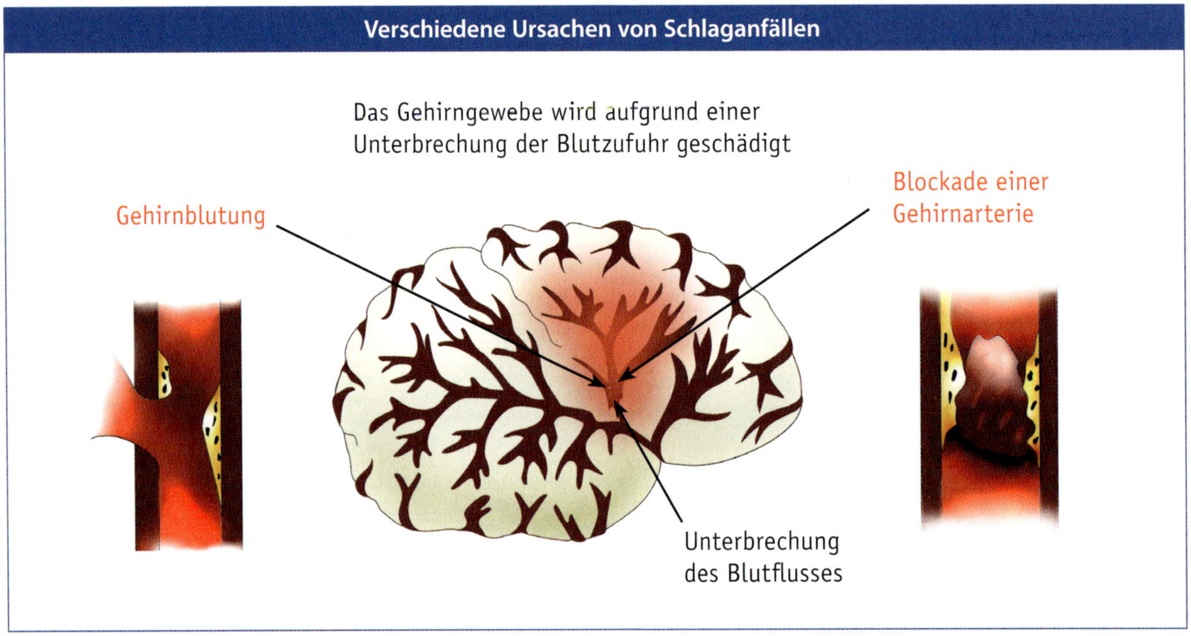

Abbildung 48 *Quelle: WHO*

Blutdruck – Zusätzlich zur Verstopfung von Blutgefäßen spielt auch der erhöhte Druck des Blutes auf die Wände dieser Gefäße eine extrem wichtige Rolle für die Entstehung von Herz- und Gefäßerkrankungen. Bluthochdruck ist gefährlich, weil er die Gefäße einer Belastung aussetzt, die über einen langen Zeitraum hinweg die Gefäßwand schwächt und das Risiko einer Ruptur der atheromatösen Plaques und infolgedessen von Thrombosen beträchtlich erhöht. Dieser Zusammenhang zwischen Bluthochdruck und Thrombose ist besonders gut belegt im Falle von Gehirnschlägen, denn ein erhöhter Blutdruck steigert das Risiko für einen Schlaganfall um das Vier- bis Sechsfache.

Viele Menschen werden mit Erstaunen hören, dass an der Regulation des Blutdrucks in erster Linie die Niere und nicht das Herz beteiligt ist. Das Nierensystem kontrolliert nämlich die Wasserausscheidung im Urin und reguliert die Blutmenge dahingehend, dass der auf die Gefäßwände ausgeübte Druck sich in normalen Grenzen hält. Aus eben diesem Grund fördert eine salzreiche Ernährung die Entwicklung einer Hypertonie: Wenn die Niere mit großen Salzmengen konfrontiert ist, dann muss sie die Ausscheidung von Wasser reduzieren, damit die Natriumkonzentration innerhalb normaler Verhältnisse bleibt; das führt gleichzeitig zu einer Zunahme des Blutvolumens und einer Erhöhung des Drucks. Allerdings ist Bluthochdruck ein komplexer Zustand, an dem viele Prozesse beteiligt sind, von denen manche noch sehr wenig verstanden sind.

Abgesehen von den in der Niere ansässigen Kontrollsystemen ist als Kuriosität im Zusammenhang mit der Hypertension die wichtige Rolle eines Gases, des Stickstoffmonoxids (NO), zu erwähnen. Dieses Molekül ist zwar äußerst instabil und nur wenige Sekunden lebensfähig. Es bewirkt jedoch eine Erweiterung der Blutgefäße und damit eine bessere Blutzirkulation und mindert gleichzeitig den Druck auf die Gefäßwände. Wie wichtig diese Wirkung des NO ist, veranschaulicht die Beobachtung, dass Völker, die in großen Höhen leben – beispielsweise die Tibeter (durchschnittliche Höhe des Landes: 4200 m) –, einen bis zu zehn Mal höheren NO-Spiegel im Blut haben. Dadurch wird die Sauerstoffzufuhr des Gewebes erhöht und der niedrigere Sauerstoffgehalt der Luft ausgeglichen. Unter therapeutischen Gesichtspunkten zeigt sich die Nützlichkeit von Stickstoffmonoxid an der Wirkung des Nitroglycerins, dessen therapeutischer Nutzen als Mittel zur Gefäßerweiterung bei Angina pectoris davon abhängt, dass es in Stickstoffmonoxid umgewandelt wird. Die durch NO bewirkte Erweiterung der Blutgefäße gewann sehr große Popularität durch die Markteinführung von Sildenafilcitrat, besser bekannt als *Viagra*. Diese Substanz verstärkt die Wirkung des Stickstoffmonoxids, das in den Hohlkörpern des Penis freigesetzt wird, und ermöglicht dadurch einen vermehrten Einfluss von Blut in das Gewebe, was wiederum eine Erektion stimuliert.

Herzschmerzen

Die große Häufigkeit von Herz-Kreislauf-Erkrankungen ist beunruhigend. Denn man weiß heute, dass die weit überwiegende Zahl dieser Krankheiten – mit Ausnahme bestimmter angeborener Herzfehler, die oft in den ersten Lebensjahren zum Tod führen – keine unvermeidliche Folge des Alterns sind, sondern im Gegenteil verhindert werden können. Eine beeindruckende Zahl von Untersuchungen, die im Laufe der letzten Jahre durchgeführt wurden, besonders die Studie von Framingham (siehe Kasten S. 104), haben nachgewiesen, dass so schwere Krankheiten wie der Myokardinfarkt (Herzmuskelinfarkt) oder auch Gehirnschläge sehr häufig die Folge eines engen Wechselspiels zwischen der genetischen Ausstattung von Individuen und bestimmten Aspekten ihrer Lebensweise sind (Abbildung 49). Bestimmte Gene können für einen hohen Cholesterinspiegel, Bluthochdruck oder auch für die Entwicklung von Diabetes anfällig machen, doch eine ungünstige Lebensweise kann den negativen Einfluss dieser erblichen Faktoren auf das Risiko von Herz-Kreislauf-Erkrankungen gravierend verschlimmern. Abgesehen vom Rauchen (das wegen seiner katastrophalen Folgen für das Herz wie auch für die Entstehung von Krebs eine wahre Massenvernichtungswaffe ist) haben diese Studien gezeigt, dass falsche Ernährung und Bewegungsmangel

Kombinierter Einfluss der Gene und der Lebensweise auf das Risiko für Herz-Kreislauf-Erkrankungen

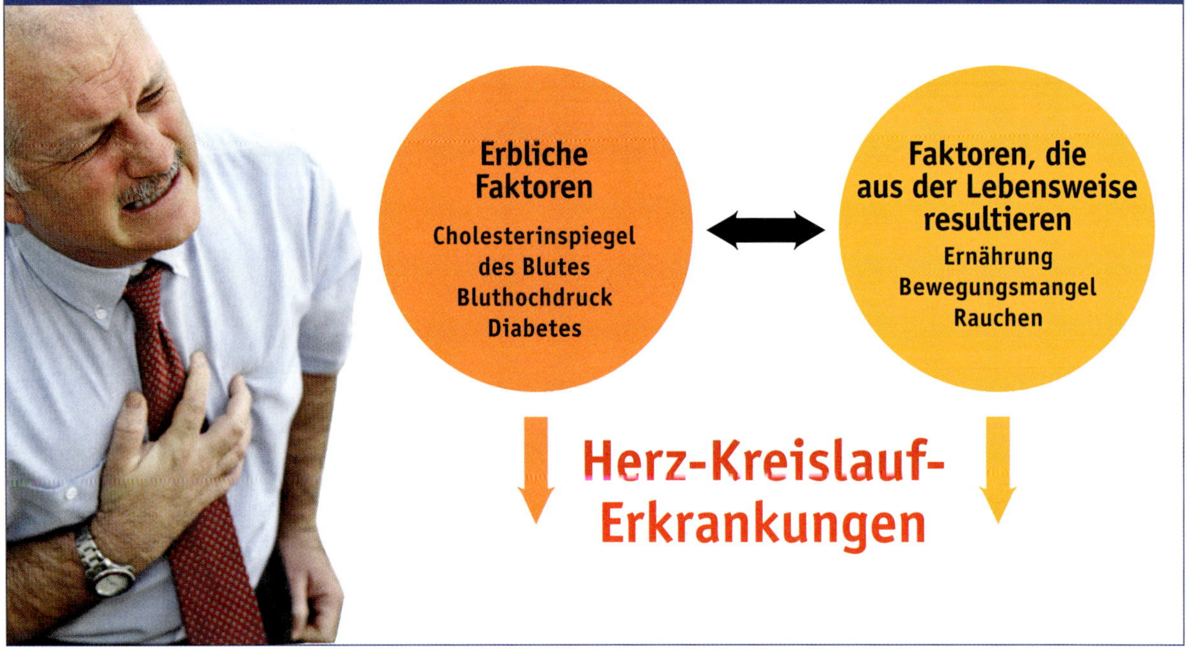

Abbildung 49

die wichtigsten Faktoren sind, die zur Entwicklung einer Herz-Kreislauf-Erkrankung führen.

Die Art der Ernährung spielt eine herausragende Rolle bei der Entstehung von Herz-Kreislauf-Erkrankungen, denn was wir essen, hat entscheidenden Einfluss auf eine ganze Bandbreite von Faktoren, die alle in unterschiedlichem Ausmaß das Erkrankungsrisiko für diese Störungen deutlich steigen lassen (Abbildung 50). Ob es sich um den Spiegel der Blutfette (Triglyzeride) oder des Cholesterins handelt, um Bluthochdruck oder auch um chronische Entzündungszustände – alle diese Faktoren werden direkt durch die Zusammensetzung unserer Nahrung beeinflusst. Und alle können zusammenwirken, so die Entwicklung von Arteriosklerose oder die Bildung von Blutgerinnseln beschleunigen und dadurch das Auftreten von Herz-Kreislauf-Erkrankungen begünstigen. Wenn wir unsere Ernährungsgewohnheiten dahingehend verändern, dass wir den Einfluss bestimmter Nahrungsmittel auf Risikofaktoren für Herz-Kreislauf-Krankheiten reduzieren und gleichzeitig mehr Nahrungsmittel zu uns nehmen, die dem schädlichen Einfluss dieser Faktoren entgegenwirken, dann kann sich dies außerordentlich positiv auf die Vorbeugung gegen diese Krankheiten auswirken.

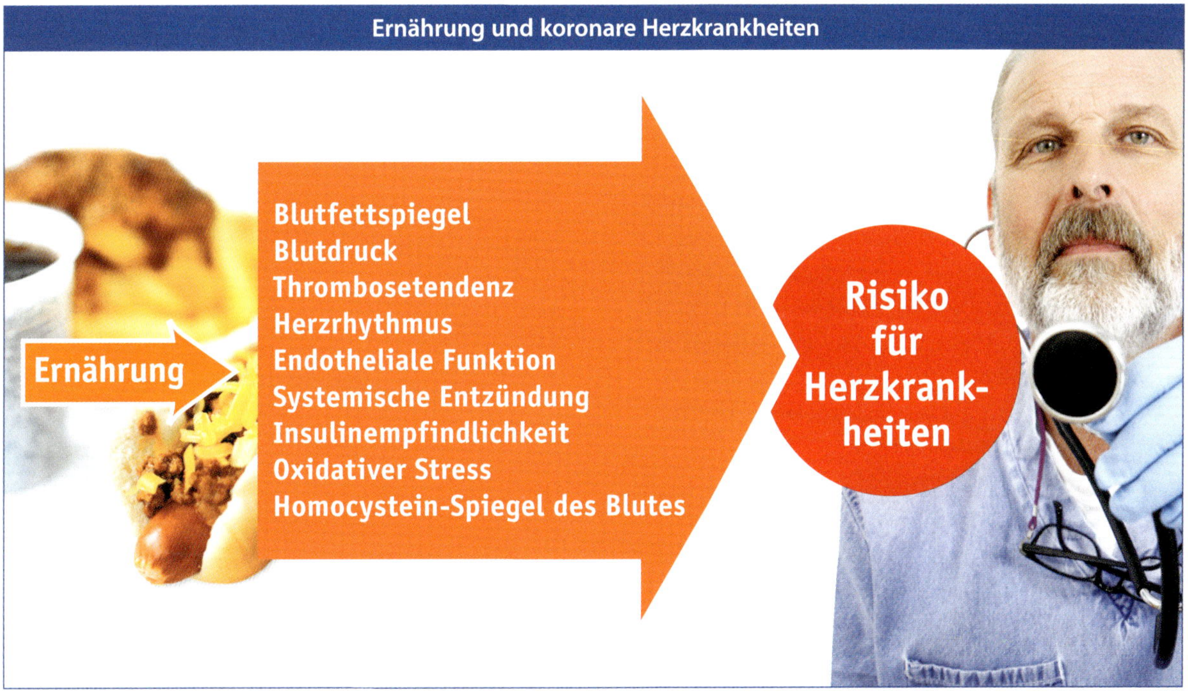
Ernährung und koronare Herzkrankheiten
Ernährung
Blutfettspiegel
Blutdruck
Thrombosetendenz
Herzrhythmus
Endotheliale Funktion
Systemische Entzündung
Insulinempfindlichkeit
Oxidativer Stress
Homocystein-Spiegel des Blutes
Risiko für Herzkrankheiten

Abbildung 50 *Quelle: JAMA 2002; 288: 2569–2578*

Eine Gemeinde, die sich ihre Gesundheit zu Herzen nimmt

Den Bewohnern der kleinen Gemeinde Framingham in der Nähe von Boston (Massachusetts) verdanken wir die Identifikation der Faktoren, die das Risiko für Herz-Kreislauf-Erkrankungen erhöhen. Nachdem die Gemeinde sich schon am Anfang des Jahrhunderts bei einer Untersuchung über Tuberkulose als höchst kooperativ erwiesen hatte, wurde sie 1948 vom *American National Institute of Health* für eine Studie ausgewählt, die den Ursachen für die hohe Häufigkeit von Herz-Kreislauf-Erkrankungen während der ersten Hälfte des 20. Jahrhunderts auf den Grund gehen sollte. Zu Beginn nahmen 5209 Freiwillige zwischen 30 und 60 Jahren teil, zu denen 1971 eine zweite Generation von Versuchspersonen hinzukam. Dank der Rekrutierung einer dritten Generation von Teilnehmern (2005) wird diese Studie noch heute fortgesetzt – ein einmaliges Beispiel in der Geschichte der Epidemiologie! Der außergewöhnlichen Teilnahmebereitschaft dieser Gemeinde verdanken wir unter anderem die Erkenntnis, dass das Risiko für Herz-Kreislauf-Erkrankungen durch Rauchen (1960), einen erhöhten Cholesterinspiegel (1961) und Bluthochdruck (1970) zunimmt und dass diese Risiken durch körperliche Aktivität (1967) ebenso wie durch einen erhöhten HDL-Cholesterinspiegel (1988) gesenkt werden können.

Erschwerende Faktoren

Fettarten in der Ernährung

Angesichts der herausragenden Rolle der Fette und insbesondere des Cholesterins bei der Bildung von atheromatösen Plaques (siehe Kasten S. 99) nimmt es nicht Wunder, dass fettreiche Nahrungsmittel als erste angeprangert wurden, um die hohe Zahl von Herz-Kreislauf-Erkrankungen in westlichen Gesellschaften zu erklären. Diese »Sippenhaftung« hatte allerdings den Effekt, dass die Gesamtheit der Nahrungsfette verteufelt wurden, darunter auch so gesunde und köstliche Lebensmittel wie Eier, Nüsse oder Avocados. Heute weiß man, dass nicht die Menge des Fetts in der Nahrung ausschlaggebend für das Risiko für Herz-Kreislauf- und Gefäßerkrankungen ist, sondern die *Art* dieser Fette (siehe Kasten S. 107). Alle Fette sind nicht gleich! Vergleiche auf internationaler Ebene zeigen, dass Menschen, die große Mengen gesättigter Fette konsumieren wie beispielsweise die Finnen, stark unter Herz-Kreislauf-Erkrankungen leiden, während die Kreter, leidenschaftliche

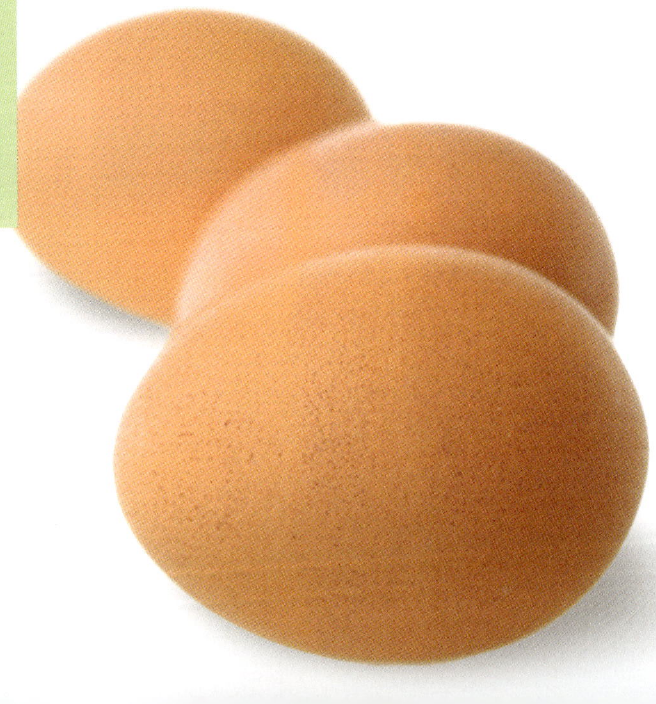

Konsumenten einfach ungesättigter Fette in Form von Olivenöl, im Gegensatz dazu praktisch von diesen Krankheiten verschont blieben (Abbildung 51).

Dieses Paradox erklärt zum Teil die höchst unterschiedlichen Auswirkungen, die die verschiedenen Fettarten auf den (schlechten) LDL-Cholesterinspiegel und den (guten) HDL-Cholesterinspiegel haben (Abbildung 52). Wie bereits erwähnt, weiß man heute, dass das LDL-Cholesterin ein wichtiger Risikofaktor für Herz-Kreislauf-Erkrankungen ist. Diese Beobachtung führte zur Entdeckung der Statine, ohne Zweifel eine Klasse von Medikamenten, die im Laufe der letzten Jahrzehnte mit die größten Auswirkungen auf die öffentliche Gesundheit hatten (siehe Kasten S. 111). Wenn LDL-Cholesterin in zu großen Mengen vorhanden ist, dann hat es die Tendenz, sich in der Wand von Blutgefäßen anzusammeln, und begünstigt auf diese Weise die Entstehung atheromatöser Plaques, die das Risiko für Herz- und Gefäßkrankheiten erhöhen. Umgekehrt reduziert ein hoher HDL-Spiegel das Risiko, weil dadurch das überschüssige Cholesterin in den Blutgefäßen aufgenommen wird. Fette, die den LDL-Spiegel erhöhen oder auch den HDL-Spiegel senken, fördern folglich eher die Entstehung von Arteriosklerose und damit von Herz-Kreislauf-Erkrankungen.

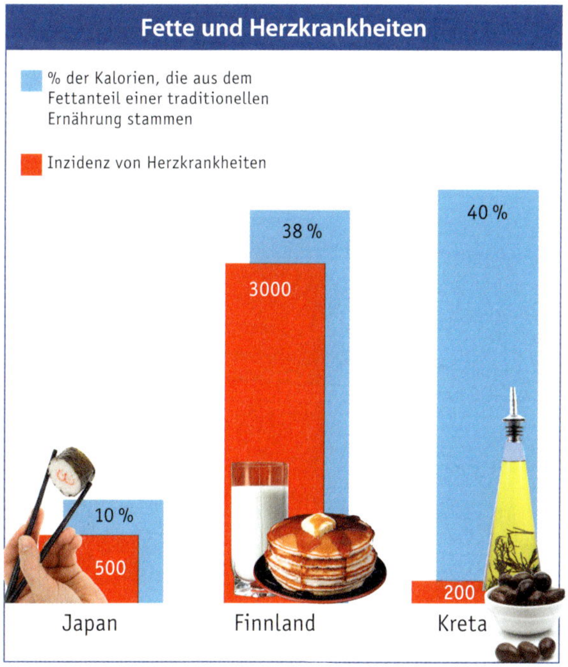
Fette und Herzkrankheiten
% der Kalorien, die aus dem Fettanteil einer traditionellen Ernährung stammen
Inzidenz von Herzkrankheiten
10 %
500
Japan
38 %
3000
Finnland
40 %
200
Kreta

Abbildung 51 *Quelle: Sc. Am. 2003; 288: 64 – 71*

Wie aus Abbildung 52 hervorgeht, sind sogenannte Transfette zweifellos die schlimmsten Nahrungsfette, und zwar nicht nur, weil sie den Spiegel des schlechten LDL-Cholesterins erhöhen, sondern auch, weil sie parallel dazu den des guten HDL-Cholesterins senken. Die Folgen dieser Veränderungen sind katastrophal: Man schätzt, dass die Transfette direkt für zirka 100 000 Todesfälle pro Jahr allein in den Vereinigten Staaten verantwortlich sind! Gesättigte Fette, die in großen Mengen in Milchprodukten sowie in Fleisch enthalten sind, wirken sich ebenfalls negativ auf den LDL-Cholesterinspiegel aus, wobei diese Erhöhung zum Teil durch eine Zunahme des HDL ausgeglichen wird.

Es ist jedoch wahrscheinlich, dass die Erhöhung des HDL die negativen Effekte, die mit der Zunahme des LDL verbunden sind, nicht vollständig kompensieren können. Viele Studien haben nämlich gezeigt, dass Menschen, die sehr viele gesättigte Fette zu sich nehmen, einen erhöhten Cholesterinspiegel und ein größeres Risiko für Herz-Kreislauf-Erkrankungen haben. Ersetzt man

(Fortsetzung S. 108)

Fette mit sehr unterschiedlichen Wirkungen!

Fettart	Hauptlieferant	Schlechtes Cholesterin	Gutes Cholesterin	Bilanz
Transfette:	Industrielle Nahrungsprodukte, ungehärtete und teilweise gehärtete Öle	LDL ↑	HDL ↓	☹ ☹
Gesättigte Fettsäuren:	Butter, Sahne, Fleisch, Kokosöl, Palmöl und Schmalz	LDL ↑	HDL ↑	☹
Mehrfach ungesättigte Fettsäuren (Omega-3-Fettsäuren):	Pflanzenöle (Raps), Leinsamen, Amaranth fette Fische	LDL ↓	HDL ↑	☺
Einfach ungesättigte Fettsäuren:	Olivenöl, Nüsse	LDL ↓	HDL ↑	☺

Abbildung 52

Gute und schlechte Fette

Cholesterin, gehärtete Fette, »Trans«fette, gesättigte, einfach ungesättigte, mehrfach ungesättigte, Omega-6-Fettsäuren, Omega-3-Fettsäuren … Es ist wahrhaftig nicht einfach, sich in der Welt der Fette zurechtzufinden! Dabei verdient das Thema unsere besondere Aufmerksamkeit, denn die verschiedenen Fette haben alle einen sehr großen, positiven oder negativen Einfluss auf das Funktionieren unseres Organismus. Wenn wir lernen, die guten von den schlechten Fetten zu unterscheiden, kann das äußerst folgenreich für unsere Gesundheit sein.

Die guten …

Einfach ungesättigte Fettsäuren – Die einfach ungesättigten Fettsäuren, die hauptsächlich in Olivenöl, Nüssen und bestimmten Früchten wie Avocados zu finden sind, sind Fette mit gesundheitsfördernden Wirkungen, denn sie senken das schlechte Cholesterin; das wiederum reduziert das Risiko für Herz-Kreislauf-Erkrankungen. Diese positiven Effekte werden auch daran sichtbar, dass die Bewohner Kretas und Sardiniens, für die Olivenöl der Fettlieferant Nummer eins ist, sehr wenig von diesen Krankheiten betroffen sind und eine höhere Lebenserwartung als der Weltdurchschnitt haben.

Mehrfach ungesättigte Fettsäuren – Die mehrfach ungesättigten Fettsäuren kann man in zwei große Klassen namens Omega-3- und Omega-6-Fettsäuren unterteilen. Diese zwei Fettarten sind sogenannte essenzielle Fettsäuren, die für das reibungslose Funktionieren unseres Körpers unerlässlich sind. Da wir jedoch nicht fähig sind, sie selbst herzustellen, müssen wir sie unbedingt aus der Nahrung beziehen. Das fällt leicht bei den Omega-6-Fettsäuren, die in vielen Nahrungsmitteln (Fleisch, Eier etc.) und vor allem in bestimmten Pflanzenölen (z. B. Mais- und Sonnenblumenöl) enthalten sind. Die Omega-3-Fettsäuren hingegen sind weit seltener, wir beziehen sie vor allem aus einigen pflanzlichen Quellen wie Leinsamen und Amaranth sowie von bestimmten fetten Fischen wie Lachs und Sardinen.

Man muss diese Unterschiede in der Verfügbarkeit berücksichtigen, denn unser Körper hat sich an eine ausgeglichene Ernährung mit mehrfach ungesättigten Fettsäuren, also mit ebenso viel Omega-3- wie Omega-6-Fettsäuren, angepasst. Aufgrund der einschneidenden Veränderungen, die mit der Industrialisierung der Nahrungsproduktion einhergingen – insbesondere die exzessive Verwendung von Pflanzenölen mit hohem Omega-6-Gehalt –, existiert dieses Gleichgewicht heute leider nicht mehr; die meisten von uns nehmen ungefähr 25 Mal so viel Omega-6- wie Omega-3-Fettsäuren zu sich. Dieses Ungleichgewicht hat dramatische Folgen für die Gesundheit, denn ein Überschuss an Omega-6-Fettsäuren begünstigt Entzündungsprozesse und verhindert die Produktion bestimmter Derivate von Omega-3-Fettsäuren, die für viele physiologische Prozesse unverzichtbar sind. Während Omega-6-Fettsäuren also zunächst als gute Fette betrachtet werden müssen, können sie zu schlechten werden, wenn ihre Menge die der Omega-3-Fettsäuren zu stark übersteigt.

Die schlechten …

Gesättigte Fettsäuren, die vor allem in rotem Fleisch und in bestimmten Milchprodukten enthalten sind, erhöhen den Cholesterinspiegel im Blut und steigern das Risiko für Herz-Kreislauf-Erkrankungen und bestimmte Krebsarten, insbesondere Prostatakrebs. Der Konsum dieser Fette muss also genau überwacht werden, um das Risiko für die Entstehung dieser schweren Krankheiten zu verringern. Aus diesem

Grund wurde Margarine über viele Jahre hinweg als gute Alternative für Butter propagiert, da sie auf der Basis von mehrfach ungesättigten Omega-6-Fettsäuren hergestellt wird. Diese Fette werden jedoch während der Herstellung gehärtet, damit sie eine festere Konsistenz erhalten; das wiederum führt zur Entstehung von Transfetten, die äußerst schädlich sind und die Entwicklung von Koronarerkrankungen fördern. Abgesehen von der Margarine sind Transfette auch in anderen Lebensmitteln zu finden (Kuchen, Kekse, Kartoffelchips, Snacks), und es versteht sich von selbst, dass diesen industriellen Fertigprodukten gegenüber höchste Zurückhaltung geboten ist. Die vollständige Eliminierung dieser schädlichen Fette – ein relativ neuer Trend – kann man folglich nur begrüßen; natürlich nur unter der Bedingung, dass sie nicht durch andere, ebenso gesundheitsschädliche Fette ersetzt werden!

Zusammenfassend lässt sich feststellen, dass ein erhöhter Verzehr von einfach ungesättigten und mehrfach ungesättigten Omega-3-Fettsäuren in Verbindung mit einer Reduzierung gesättigter Fettsäuren und Transfette eine sehr einfache Methode darstellt, um die Qualität der Nahrungsfette zu verbessern und dadurch zur Prävention von Herz-Kreislauf-Erkrankungen beizutragen.

dagegen gesättigte Fettsäuren durch Pflanzenöle, so hat dies sehr positive Folgen für den Spiegel der beiden Cholesterinarten: Es verringert das LDL und erhöht zugleich das HDL. Wie man sieht, ist die Frage, inwiefern das Risiko für Herz-Kreislauf-Erkrankungen erhöht ist, sehr kompliziert: Bestimmte Fette wie die Transfette oder die gesättigten Fette sind zwar wirklich sehr gesundheitsschädlich; andere Fettarten jedoch, insbesondere die einfach ungesättigten und die mehrfach ungesättigten Fettsäuren, können ganz im Gegenteil eine wertvolle Hilfe bei der Vorbeugung gegen diese Krankheiten sein.

Fettsucht: Eine Zentnerlast auf dem Herzen

Trotz der Beteiligung des Cholesterins an der Entstehung von Herz-Kreislauf-Erkrankungen und trotz der spektakulären Erfolge von cholesterinsenkenden Medikamenten, die die Sterblichkeitsrate dieser Krankheiten verringern, darf man nicht in den Irrtum verfallen, im Cholesterin den einzigen Verursacher von Herz-Kreislauf-Erkrankungen zu sehen. Übergewicht und vor allem Fettsucht stellen ebenfalls wichtige Risikofaktoren für diese Krankheiten dar.

Wie Abbildung 53 veranschaulicht, führt ein erhöhter Body Mass Index (BMI) parallel zur Zunahme von Bluthochdruck und Herz- und Gefäßerkrankungen. Dieser Effekt ist bei adipösen Personen (BMI über 30) besonders ausgeprägt. Der Einfluss des BMI auf einen erhöhten Blutdruck ist deshalb besorgniserregend, da dieser eine wichtige Rolle bei der Entstehung von kardiovaskulären Störungen und zerebrovaskulären Krankheiten spielt. So gingen in der Framingham-Studie fast 80 Prozent der Fälle von Bluthochdruck mit Fettsucht einher. Hervorzuheben ist weiterhin, dass ein erhöhter Body Mass Index in der Kindheit stark mit einem deutlich gesteigerten Risiko für Herz-Kreislauf-Erkrankungen im Erwachsenenalter assoziiert ist, vor allem bei Jungen. Angesichts des hohen Anteils von Kindern und Jugendlichen mit Übergewicht heute schätzt man, dass sich die Anzahl der an Herz-Kreislauf-Erkrankungen leidenden Personen bis zum Jahr 2035 um etwa 15 Prozent erhöhen könnte; dies könnte dem in den vergangenen Jahrzehnten beobachteten Rückgang dieser Krankheiten bedauerlicherweise ein Ende machen.

Körpergewicht und Risiko für Herz-Kreislauf-Erkrankungen bei Frauen

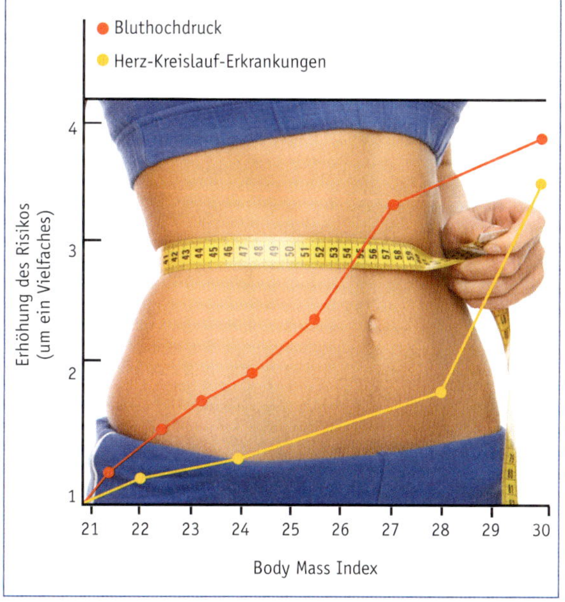

Abbildung 53 *Quelle: Nature 2000; 404: 635–643*

Auch die körperliche Verteilung des überschüssigen Fetts spielt eine wichtige Rolle bei der Risikoerhöhung (Abbildung 54). Viele Untersuchungen haben gezeigt, dass überschüssiges Bauchfett (»Apfel«-Form, android) ein höheres Risiko für Herz-Kreislauf-Erkrankungen signalisiert als eine Fettablagerung weiter unten, zum Beispiel an den Hüften (»Birnen«-Form, gynoid). So steigt das Risiko für Herz-Kreislauf-Erkrankungen bei Frauen mit einem Taillenumfang über 96 Zentimeter um 300 Prozent! Dieser Unterschied ist anscheinend darauf zurückzuführen, dass die Fettzellen in der Bauchregion ganz andere Stoffwechselfunktionen haben; sie erhöhen den Cholesterinspiegel, fördern die Insulinresistenz (ein Vorläufer von Diabetes) und die Ausschüttung chemischer Botenstoffe, die zur Entstehung von Entzündungszuständen beitragen.

Der Blutzuckerspiegel (Diabetes)

Wie wir im folgenden Kapitel noch genauer sehen werden, hat die mit Diabetes verbundene Erhöhung des Blutzuckerspiegels eine Vielzahl von negativen Folgen für den Organismus. Unter kardiovaskulären Gesichtspunkten sind die erhöhten Blutzuckerwerte extrem schädlich, denn sie erhöhen die Produktion von gefährlichen Sauerstoffderivaten (den freien Radikalen), die die Blutgefäßwände angreifen können, Entzündungen auslösen und dadurch die Entwicklung von Arteriosklerose begünstigen. Diabetiker weisen auch deutlich erhöhte Blutfettwerte auf, ebenso wie eine Zunahme des schlechten LDL-Cholesterins und eine Verringerung des guten HDL-Cholesterins. Der kombinierte Einfluss dieser Faktoren

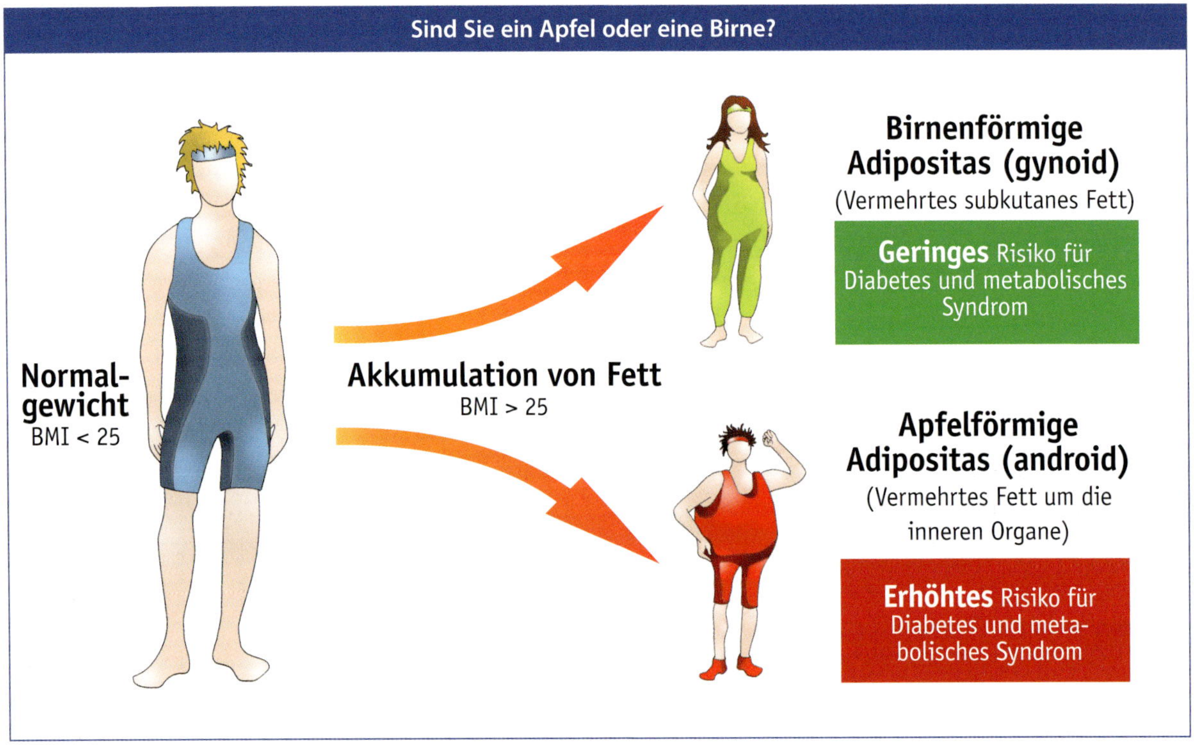

Abbildung 54 *Quelle: Cell 2007; 131: 242–256*

führt dazu, dass Diabetiker ein höheres Risiko haben, von Herz- und Gefäßerkrankungen betroffen zu werden.

Im Lichte dieser Beobachtungen versteht man besser, inwiefern die für die Industriegesellschaften typischen Ernährungsexzesse, insbesondere der übermäßige Konsum von gesättigten Fettsäuren, Transfetten und Zucker, eine zentrale Rolle bei der hohen Inzidenz von Herz-Kreislauf-Erkrankungen spielen, von denen diese Menschen betroffen sind. Die negativen Auswirkungen dieser Ernährungsweise sind umso ausgeprägter, als etwa zwei Drittel der Bevölkerung derzeit an Übergewicht leiden – ein weiterer Faktor, der das Risiko für Herz-Kreislauf-Erkrankungen erhöht.

Stress

Wir tendieren oft dazu, Krankheiten, unter denen wir leiden, als Folge äußerer Einflüsse zu interpretieren, die sich unserer Kontrolle entziehen, sei es die Umwelt, Umweltverschmutzung oder seien es psychische oder emotionale Faktoren. Diese Überzeugungen spiegeln unsere psychische Hilflosigkeit wider, deren Ursache darin liegt, dass wir nicht verstehen, weshalb wir von einer schweren Krankheit betroffen werden; sie sind ein Versuch, solche Katastrophen rational zu erklären.

Unter allen psychischen Faktoren ist Stress unbestreitbar der, der am häufigsten als direkte Ursache für Herz-Kreislauf-Erkrankungen genannt wird. Dieser Glaube basiert auf dem engen Zusammenhang zwischen Herzrhythmus und Emotionen: Intensiver Stress setzt in der Tat genauso wie körperliche Anstrengung Adrenalin und andere »Kampf«-Hormone frei, die eine Beschleunigung des Herzschlags und eine Erhöhung des Blutdrucks bewirken. Bei Gesunden sind diese Effekte im Allgemeinen nicht stark genug, um einen Infarkt oder einen Gehirnschlag hervorzurufen. Bei Menschen jedoch, deren Arterien atheromatöse Plaques enthalten, kann die durch Stress bewirkte erhöhte Herzleistung wie ein Katalysator wirken, der die Ruptur dieser Plaques und eine Thrombose der Arterien zur Folge hat; und dies führt dann unter Umständen zu einem Herzinfarkt oder zu einem Schlaganfall. Stress kann also für Herz-Kreislauf-Erkrankungen verantwortlich sein, aber nur bei Menschen, die aufgrund ihrer Lebensweise für solche Krankheiten anfällig sind.

Allerdings kann Stress unsere Lebensqualität erheblich beeinträchtigen, ganz zu schweigen davon, dass er sehr oft Verhaltensweisen fördert, die unser Erkrankungsrisiko beträchtlich erhöhen – allen voran Rauchen und schlechte Ernährung. Insofern kann man sagen, dass ein vernünftiger Umgang mit dem Stress des Alltagslebens ein wichtiger Faktor für ein Leben in guter physischer und mentaler Verfassung ist.

Auf welche Art jeder Einzelne die Spannungen am besten bewältigt, die der moderne Lebensstil

Helfer in der Not: Die Statine

Die familiäre Hypercholesterinämie ist wohl eines der tragischsten Beispiele für die schädlichen Auswirkungen des LDL-Cholesterins auf das Risiko für Herz- und Gefäßerkrankungen. Diese Erbkrankheit kommt besonders häufig vor in Gemeinschaften, die nur aus wenigen Personen bestehen, darunter auch Quebec, und ist durch astronomische Mengen von LDL-Cholesterin im Blut gekennzeichnet. Dieses führt noch vor dem vierzigsten Lebensjahr zu einer Herzerkrankung und in besonders schweren Fällen bereits in den ersten zehn Lebensjahren. Man weiß heute, dass diese hohen LDL-Cholesterinwerte durch eine genetische Mutation verursacht werden, die die Eliminierung dieser Form des Cholesterins verhindert und ihre Akkumulation im Blut bewirkt.

Das Verständnis des Cholesterin-Stoffwechsels führte zur Entwicklung der Statine, einer Gruppe von Medikamenten, die die Produktion von Cholesterin in der Leber hemmen und eine signifikante Senkung des LDL-Cholesterins zur Folge haben. Statine haben eine durchschlagende Wirkung: Eine Senkung des LDL-Cholesterinspiegels um 25 Prozent bewirkt einen Rückgang der Sterblichkeitsrate aufgrund von Herz- und Gefäßerkrankungen um 30 bis 40 Prozent. Bei den allermeisten Menschen kann jedoch der Cholesterinspiegel des Bluts durch eine Umstellung der Ernährungsweise gesenkt werden, in der die gesättigten Fette durch einfach ungesättigte und mehrfach ungesättigte Fettsäuren ersetzt werden, ohne dass die Einnahme von Medikamenten erforderlich ist.

mit sich bringt, kann je nach Geschmack, Fähigkeiten oder physischen Voraussetzungen eines Menschen erheblich variieren. Eine positive Lebenseinstellung, die Konzentration auf die eher angenehmen Seiten des Lebens als auf die unangenehmen, Respekt und Höflichkeit gegenüber den Menschen unserer Umgebung oder auch regelmäßige körperliche oder intellektuelle Aktivitäten, die uns Spaß machen – das alles sind Methoden und Einstellungen, die Ruhe in unseren Alltag bringen. Dabei ist regelmäßige körperliche Aktivität erwiesenermaßen eine der besten Methoden der Stressbewältigung, ganz zu schweigen von ihrer positiven Wirkung auf die Gesundheit im Allgemeinen.

Lösungen: Gegen Herz-Kreislauf-Erkrankungen vorbeugen

Manche Menschen, die eine gewisse Veränderungsresistenz haben, empfinden die notwendigen Umstellungen ihrer Ernährungsgewohnheiten, um gegen Herz-Kreislauf-Erkrankungen (und chronische Krankheiten insgesamt) vorzubeugen, als eine Einschränkung, als eine Art Bestrafung, die unvereinbar ist mit Lebensqualität. In ihren Augen »müsste man, um hundert Jahre alt zu werden, alles aufgeben, das einem Lust macht, hundert zu werden«. (Woody Allen) Dabei ist nichts weiter von der Wahrheit entfernt! In der Praxis bedeutet Vorbeugen gegen Herz-Kreislauf-Erkrankungen ganz im Gegenteil, dass wir aus einer Fülle von köstlichen Nahrungsmitteln schöpfen, die unsere kulinarischen Erfahrungen bereichern und uns außergewöhnliche Gaumenfreuden bescheren können.

Obst und Gemüse – Pflanzliche Produkte sind unbestreitbar die Nahrungsmittel mit dem größten präventiven Potenzial gegen Herz- und Gefäßkrankheiten. Der reichliche Genuss von Nahrungsmitteln pflanzlichen Ursprungs trägt nicht nur dazu bei, dass wir weniger Lebensmittel mit einem hohen Gehalt an Zucker, gesättigten Fetten und Transfetten verzehren, er ermöglicht uns auch, von den vielfältigen präventiven Eigenschaften zu profitieren, die zahlreiche Bestandteile dieser außergewöhnlichen Nahrungsmittel haben.

Eine beeindruckende Zahl von Untersuchungen hat gezeigt, dass der reichliche Verzehr von vegetarischen Produkten mit einer Reduzierung des Risikos für Koronarkrankheiten einhergeht. Dieser Effekt ist besonders deutlich bei grünem Gemüse, Kreuzblütengewächsen (Kohl, Brokkoli etc.) sowie bei den Gemüsesorten, die viel Vitamin C enthalten (grünes Gemüse im Allgemeinen). Konkret verringert jede Portion Obst und Gemüse täglich das Risiko für Herzerkrankungen um 4 Prozent – ein hervorragender Grund, um diese Nahrungsmittel so oft wie möglich zu verzehren!

Die Mechanismen, die dieser Schutzwirkung von Obst und Gemüse zugrunde liegen, sind zum Teil noch unbekannt, vermutlich aber sind dabei viele Moleküle wirksam, die in diesen Nahrungsmitteln enthalten sind. Pflanzliche Nahrungsmittel enthalten nämlich große Mengen von sekundären Pflanzenstoffen, insbesondere bestimmte, als Flavonoide bezeichnete Polyphenole, die eine sehr starke antioxidative Wirkung haben. Diese Eigenschaften sind deshalb wichtig, weil sie den schädlichen Folgen bestimmter Oxidationsprozesse, insbesondere des LDL, entgegenwirken

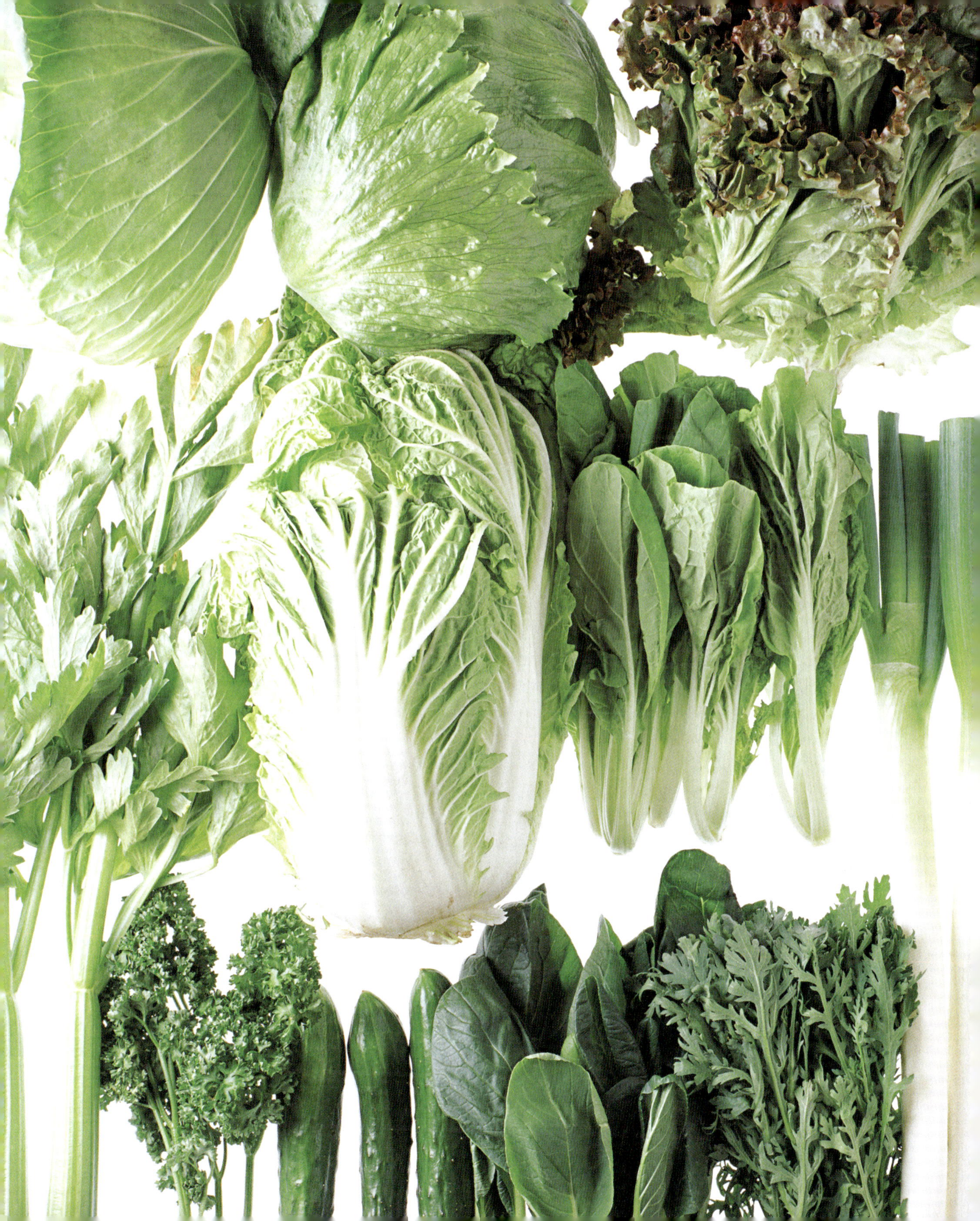

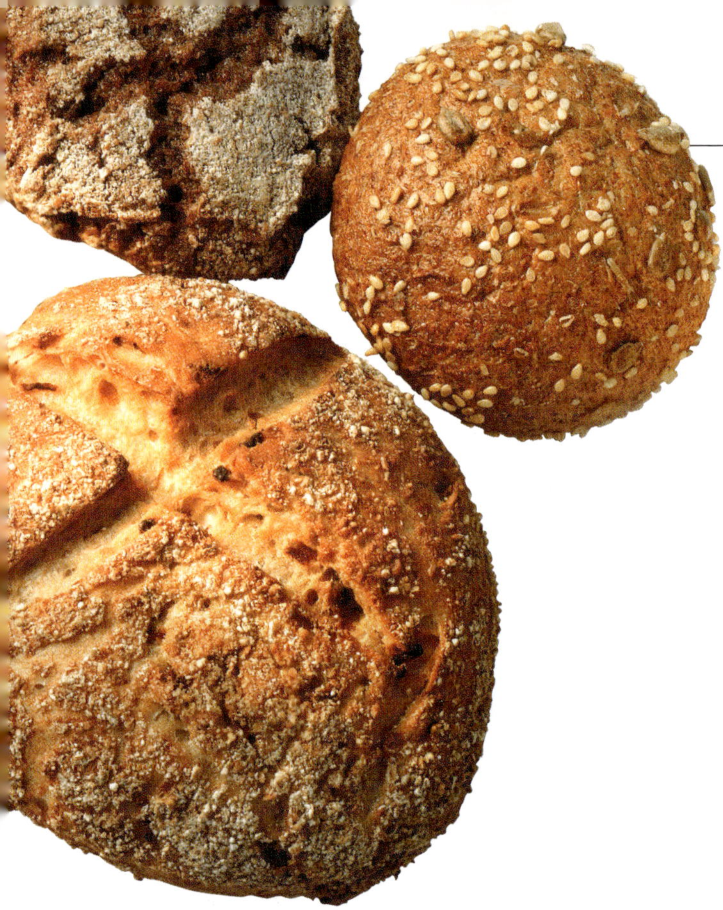

können; und das ist ein Schlüsselfaktor bei der Bildung atheromatöser Plaques. Auch wenn grundsätzlich alle Pflanzen einen positiven Einfluss auf das Risiko von Herz-Kreislauf-Erkrankungen haben, so stechen manche doch besonders hervor: Neuere Untersuchungen deuten beispielsweise darauf hin, dass der Verzehr von Brokkoli mit einer markanten Senkung des Risikos für Herz-Kreislauf-Erkrankungen einhergeht. Dieses Ergebnis stimmt mit den Beobachtungen einer Pilotstudie überein, derzufolge der Konsum von jungen Brokkolisprossen (110 g pro Tag, eine Woche lang) zu einer Senkung des LDL-Cholesterinspiegels (des schlechten Cholesterins) und zu einer Erhöhung des HDL-Cholesterinspiegels (des guten Cholesterins) führt.

Eine andere, noch neuere Studie hat gezeigt, dass diese Schutzwirkung des Brokkolis auch mit seiner Fähigkeit zusammenhängen könnte, die Herzmuskelfunktion zu verbessern und das Herz vor Schäden durch freie Radikale zu schützen. Außerdem gewährleistet eine Ernährung mit viel grünem Gemüse wie den Kreuzblütengewächsen auch eine erhöhte Versorgung mit Folsäure, einem Vitamin (B9), das für die Vorbeugung gegen Herz-Kreislauf-Erkrankungen extrem wichtig ist. Durch den regelmäßigen Verzehr von Nahrungsmitteln mit einem hohen Gehalt an Vitamin B9 wird die Konzentration von Homocystein verringert. Dabei handelt es sich um eine Aminosäure, deren erhöhter Spiegel häufig mit einem gesteigerten Risiko für koronare Herzkrankheiten verbunden ist, die durch Schäden in den Gefäßwänden verursacht werden.

Wir sind noch weit davon entfernt, die Mechanismen zu verstehen, durch die Obst und Gemüse das Risiko für Herz-Kreislauf-Erkrankungen verringern. Aber unabhängig von den beteiligten Mechanismen besteht kein Zweifel daran, dass diese Nahrungsmittel ein erstklassiges Verteidigungsinstrument gegen die Entwicklung von Herz- und Gefäßkrankheiten darstellen und unbedingt in jede Präventivstrategie gegen diese Krankheiten eingehen müssen.

Vollkornprodukte – Wer wollte glauben, dass eine so banale Veränderung der Essgewohnheiten wie der Ersatz von Weißbrot durch Vollkornbrot das Risiko für koronare Herzkrankheiten und Gehirnschläge um 40 Prozent senken kann? Und dennoch ist genau das der Fall! Vollkornprodukte gehören wirklich zu den Nahrungsmitteln, deren außerordentlicher Einfluss hinsichtlich der Prävention gegen chronische Krankheiten am meisten unterschätzt wird. Wir sind dermaßen an die Allgegenwart raffinierter Mehle in praktisch allen unseren Getreideprodukten gewöhnt, dass wir vergessen, wie radikal durch dieses Raffinieren die gesunden Bestandteile der unbehandelten Körner eliminiert werden. Das ganze Korn enthält eine Fülle von Antioxidantien, Mineralstoffen, Vitaminen, sekundären Pflanzenstoffen sowie Ballaststoffen, die sowohl in der Kleie (äußere Schale) als auch im Keimling (innere Schale) enthalten sind. Es wird immer klarer, dass all diese Bestandteile synergetisch zusammenwirken, um die Entstehung von Herz- und Gefäßkrankheiten zu verhindern. Ganz abgesehen davon können wir durch den Verzehr von Vollkornprodukten, wie wir im folgenden Kapitel noch sehen werden, zu große Blutzuckerschwankungen vermeiden und dadurch das Risiko einer Diabetes-Erkrankung verringern.

Nüsse – Wir müssen unbedingt die Nüsse wiederentdecken, die wegen ihres hohen Fettgehalts allzu sehr in Verruf gerieten. Tatsächlich sind Nüsse außerordentlich gute Lieferanten von einfach ungesättigten Fettsäuren, die der Gesundheit des Herz- und Gefäßsystems höchst zuträglich sind. Bestimmte Untersuchungen haben gezeigt, dass der tägliche Verzehr einer einzigen Portion Nüsse das Risiko einer Herz-Kreislauf-Erkrankung um 30 Prozent senkt! Dieser Effekt ist umso ausgeprägter, wenn die Nüsse »Industriesnacks« ersetzen, die einen hohen Gehalt an Zucker, gesättigten Fetten oder Transfetten aufweisen.

Omega-3-Fettsäuren – Der erste Hinweis auf die gesundheitsfördernde Wirkung der Omega-3-Fettsäuren stammt aus Untersuchungen bei den Inuit in Grönland, die trotz einer Ernährungsweise, die fast ausschließlich auf dem Verzehr von heimischen Meerestieren basiert, erstaunlich wenig von Herz-Kreislauf-Erkrankungen betroffen waren. Die meisten fetten Fische – wie auch Lachs, Sardinen oder Makrelen – enthalten große Mengen an Eicosapentaensäure (EPA) und Docosahexaensäure (DHA), zwei langkettigen Omega-3-Fettsäuren, die eine sehr wichtige Rolle bei der Vorbeugung gegen Herz-Kreislauf-Erkrankungen spielen: So ist die Sterberate aufgrund von koronaren Herzkrankheiten bei Hauptkonsumenten von Fisch wie den Japanern, die im Durchschnitt etwa ein Gramm EPA und DHA täglich zu sich nehmen, annähernd 90 Prozent niedriger als die in Ländern, deren Bewohner wenig Fisch essen.

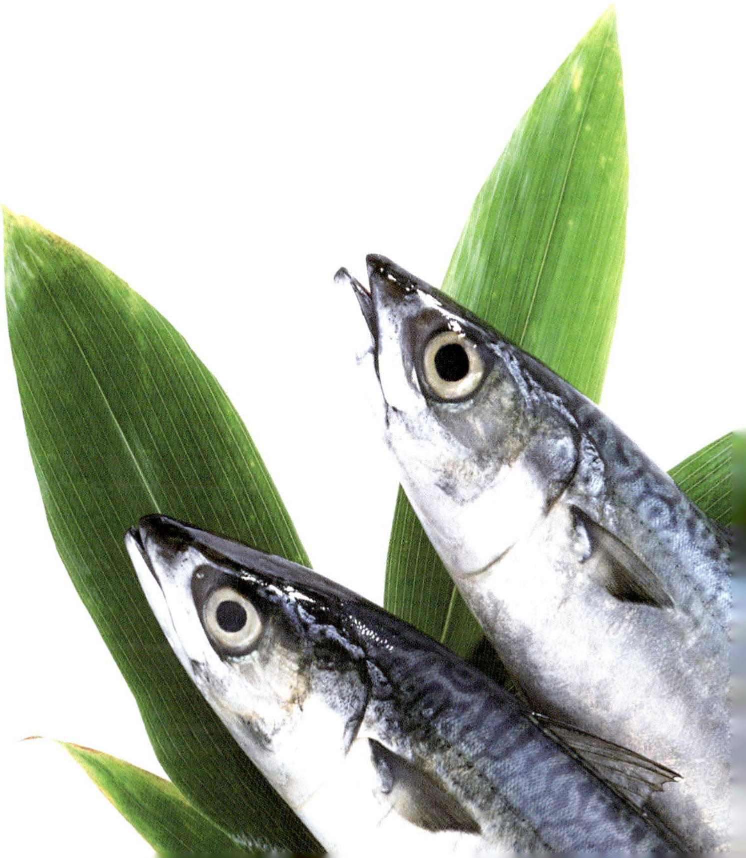

Fische ohne Gift

Trotz der unbestreitbaren gesundheitsfördernden Wirkung von Fisch wird diese Nahrungsquelle häufig unter dem Vorwand verunglimpft, dass Wasserlebewesen durch zu hohe Mengen an giftigen Stoffen belastet sind, insbesondere Quecksilber und polychlorierte Biphenyle (PCBs). Quecksilber ist ein Schwermetall, das aus natürlichen Quellen (wie Vulkanen) wie auch aus technischen Anlagen (wie z.B. Kohlekraftwerken) stammen kann. Im Wasser wird Quecksilber zu Methylquecksilber umgewandelt; in dieser Form kann es sich in Meereslebewesen anreichern. Die Konzentration von Methylquecksilber in Fischen variiert allerdings sehr stark, denn sie hängt nicht nur von der Umweltkontamination ab, sondern auch von der Lebensdauer des Fisches und von seiner Position in der Nahrungskette. Große langlebige Raubfische wie der Hai oder der Schwertfisch fressen im Laufe ihres Lebens in der Tat viele Meerestiere, die Methylquecksilber enthalten können, was mit der Zeit zu einer Anreicherung des Giftes führen kann. Fische mit einer kurzen Lebensdauer, wie der Lachs oder die Sardinen wiederum, haben nicht genug Zeit, um relevante Mengen des Gifts anzureichern, und enthalten daher nur sehr wenig davon. Quecksilber ist vor allem schädlich für den Fötus, sodass man schwangeren Frauen empfiehlt, keinen Hai oder Schwertfisch zu essen und sie durch wenig kontaminierte Fische wie Lachs zu ersetzen. Auf diese Weise können die Föten vom positiven Einfluss der Omega-3-Fettsäuren auf die Entwicklung des Gehirns, vor allem im letzten Schwangerschaftsdrittel, profitieren, ohne den potenziellen schädlichen Folgen von Quecksilber ausgesetzt zu sein.

PCBs sind zwar seit 1977 verboten, doch sie haben eine lange Lebensdauer und sind noch immer in unserer Umwelt gegenwärtig. Es ist wichtig zu wissen, dass der PCB-Gehalt von verschiedenen Fischen mit dem vergleichbar ist, den man in vielen anderen Nahrungsmitteln findet, die wir täglich zu uns nehmen: Zuchtlachs beispielsweise enthält ungefähr 30 Nanogramm PCB pro Gramm (30 ng/g), eine vergleichbare Menge wie Huhn (32 ng/g), Rind (22 ng/g), Butter (70 ng/g) oder Eier (19 ng/g). Diese Mengen liegen alle deutlich unter dem erlaubten Grenzwert, der eine maximale tägliche Aufnahme von 2000 ng/g und Tag erlaubt.

Bedenkt man die signifikante Senkung der Sterberate durch koronare Herzkrankheiten, dann überwiegen die Vorteile des regelmäßigen Verzehrs von Fisch bei weitem die möglichen negativen Effekte durch Kontaminationen. Es ist also viel gefährlicher, keinen Fisch zu essen, als ihn regelmäßig zu essen!

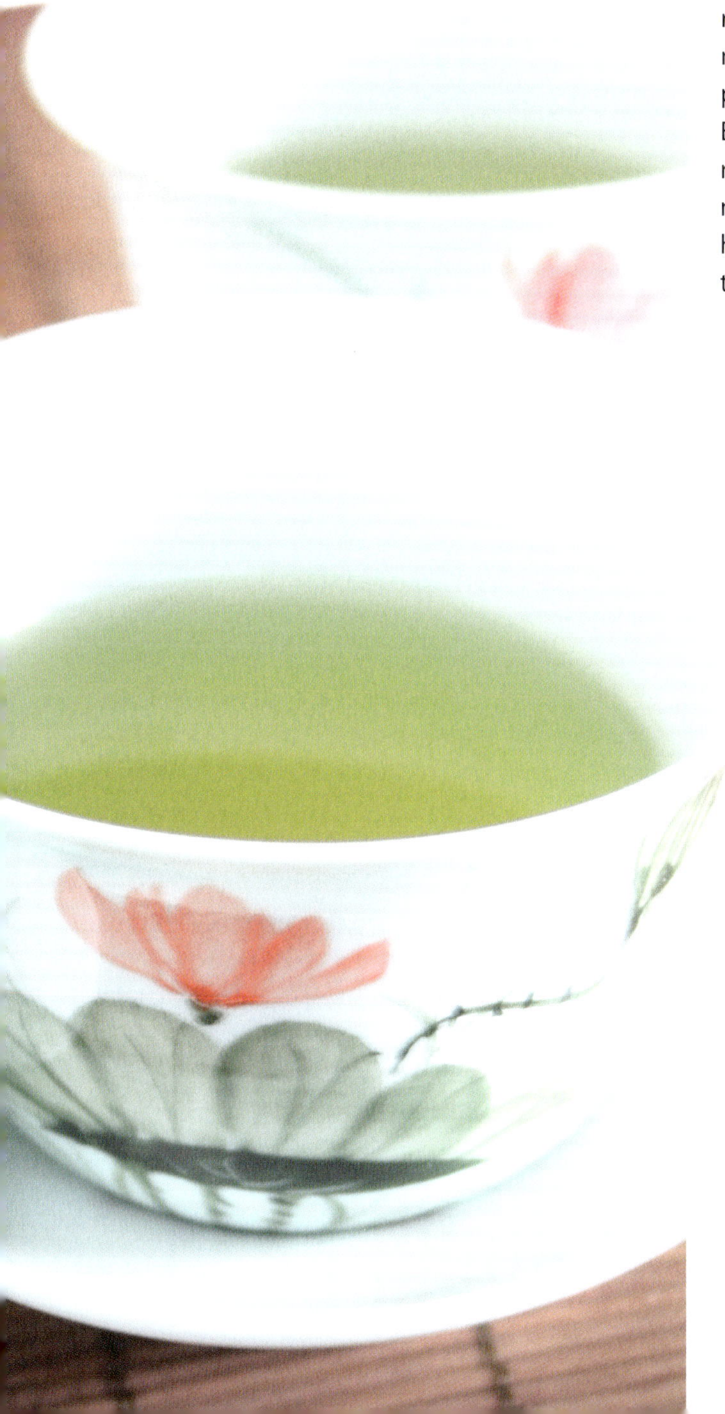

Die Schutzwirkung dieser Fette kann man sogar schon bei geringeren Mengen beobachten: Schon der bescheidene Verzehr von etwa 250 bis 500 Milligramm EPA und DHA pro Tag, was gerade einmal einer halben Portion Lachs (100 g) entspricht, reduziert das Sterberisiko aufgrund von koronaren Herzkrankheiten um 40 Prozent! Und dieser positive Effekt lässt nicht lange auf sich warten: Einige Untersuchungen haben gezeigt, dass der regelmäßige Verzehr von fettem Fisch binnen weniger Wochen eine positive Wirkung auf das Herz hat, weil dadurch Rhythmusstörungen – ein pathologisches Phänomen, das oft für plötzliche Todesfälle verantwortlich ist – verringert werden.

Grüner Tee – Neuere Untersuchungen zeigen, dass Menschen, die mindestens zwei Tassen grünen Tee pro Tag trinken (ca. 500 ml), eine um 16 Prozent niedrigere Sterblichkeitsrate aufweisen als diejenigen, die weniger trinken. Dieser Effekt ist besonders ausgeprägt bei Frauen: Während die Sterblichkeit der regelmäßigen männlichen Teetrinker um 12 Prozent verringert ist, ist die der Frauen um 23 Prozent niedriger; das heißt, die Schutzwirkung ist doppelt so hoch! Diese Schutzwirkung ist offenbar in erster Linie auf einen erheblichen Rückgang der Sterblichkeit aufgrund von koronaren Herzkrankheiten (25 %) und vor allem von Schlaganfällen (60 %) zurückzuführen.

Schokolade – Zahlreiche Studien haben bewiesen, dass Kakaomasse sehr hohe Mengen von Proanthocyanidinen enthält, eine Klasse von Polyphenolen, die mehrere gesundheitsfördernde Eigenschaften aufweisen. Die Kuna-Indianer beispielsweise, die auf Inseln vor der Küste Panamas leben, verzehren große Menge von Kakao und haben trotz einer sehr salzhaltigen Ernährung einen ganz normalen Blutdruck. Ursache dafür ist wohl die positive Wirkung der Polyphenole im Kakao auf die Erweiterung der Arterien sowie die Verringerung der Blutplättchen-Aggregation – zwei Parameter, die eine wichtige Rolle bei der Entstehung von Bluthochdruck und Herz- und Gefäßerkrankungen spielen. Im Übrigen zeigt eine neuere Untersuchung, dass Menschen, die zirka 20 Gramm schwarze Schokolade (mit 70 % Kakaoanteil) pro Tag konsumieren, eine deutlich verbesserte Blutzirkulation aufweisen; während bei denen, die nur »Industrieschokolade« mit einem geringen Gehalt von Kakaomasse zu sich nehmen, keine Besserung zu beobachten ist. Offenbar hängt die gesundheitsfördernde Wirkung von Schokolade mit der Eigenschaft der Polyphenole zusammen, einen chemischen Botenstoff, das Stickstoffmonoxid freizusetzen (siehe S. 101). Dadurch werden die Arterien erweitert, im gleichen Zug wird die Blutzirkulation verbessert und die Aggregation der Blutplättchen verringert. Wichtig ist in diesem Zusammenhang allerdings die Feststellung, dass Milch – wie jüngere Studien gezeigt haben – die Resorption der Polyphenole in der dunklen Schokolade verhindert und damit deren gesundheitsfördernde Wirkung zunichte macht. Milch enthält nämlich sehr große Mengen Kasein, Proteine, die ebenfalls mit den Polyphenolen interagieren können und verhindern, dass sie vom Darm resorbiert werden. Es ist also immer günstiger, schwarze Schokolade ohne Milch zu konsumieren.

Ein ähnliches Phänomen ist übrigens auch bei Tee zu beobachten: Während der Genuss von Tee zu einer bemerkenswerten Verbesserung der Dilatationsfähigkeit der Arterien führt – was bestätigt, dass die Polyphenole im Tee eine positive Wirkung auf das Herz-Kreislauf-System haben –, hebt die Zugabe von Milch diesen Effekt vollständig auf und macht die positiven Wirkungen dieses Getränks auf das Herz-Kreislauf-System wieder zunichte.

Rotwein – Rotwein ist ein sehr komplexes Produkt, das viele Tausende chemische Bestandteile enthält. Im Allgemeinen besteht jedoch Einigkeit darüber, dass die positiven Wirkungen eines maßvollen Weingenusses vor allem auf eine Substanz namens Resveratrol zurückzuführen sind. Dieses Molekül, das nur im Rotwein in nennenswerten Mengen vorkommt, hat eine Vielzahl positiver Wirkungen auf das Herz-Kreislauf-System. Unter anderem reduziert es die Bildung von Blutgerinnseln, die die Blutgefäße blockieren können und dadurch schwerwiegende Probleme auslösen. Diese Schutzwirkung des Rotweins gegen Herz- und Gefäßkrankheiten wird sehr schön durch das sogenannte »französische Paradox« veranschaulicht: Menschen, die regelmäßig Wein trinken, haben eine relativ niedrige Sterblichkeitsrate auf-

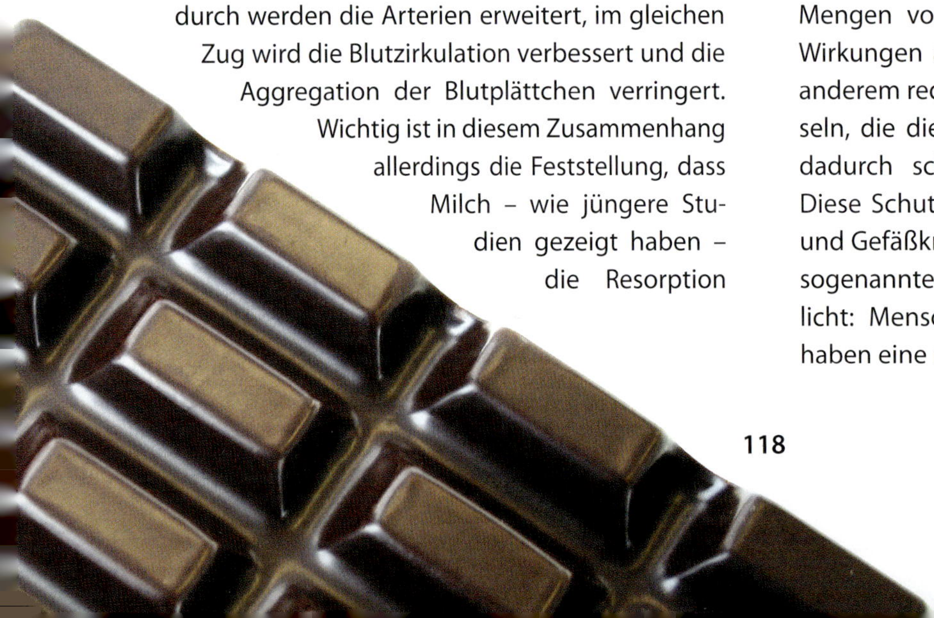

grund von Herzkrankheiten; und das selbst dann, wenn gleichzeitig Risikofaktoren für diese Krankheiten wie Rauchen, Bluthochdruck und ein erhöhter Cholesterinspiegel vorliegen.

Körperliche Aktivität – Die technischen Fortschritte des vergangenen Jahrhunderts haben den Stellenwert von körperlicher Aktivität in unserem Leben vollkommen verändert: Autos ermöglichen die Fortbewegung ohne körperliche Anstrengung, Maschinen haben die Strapazen der körperlichen Arbeit drastisch reduziert, die Nahrung ist leicht zugänglich, und Fernsehen und Computerspiele sind heute als Freizeitbeschäftigung bei Kindern beliebter als Sport. Auch wenn diese Innovationen unsere Lebensqualität beträchtlich verbessert haben, so muss man nichtsdestoweniger zugeben, dass die meisten von uns körperlich weit weniger aktiv sind, als unsere Großeltern es waren. Dieser Rückgang der körperlichen Aktivität hat viele negative Folgen für die Gesundheit.

Man kann gar nicht genug betonen, wie wichtig regelmäßige Bewegung sowohl zur Vorbeugung gegen Herz-Kreislauf-Erkrankungen als auch ganz allgemein für eine gute körperliche Verfassung ist. Eine beeindruckende Reihe von Untersuchungen hat gezeigt, dass schon bloßes zügiges Gehen zweieinhalb Stunden pro Woche (also 5 Tage pro 30 Minuten) – wahrhaftig keine übermäßige Anstrengung – das Risiko einer Herz-Kreislauf-Erkrankung um 30 bis 50 Prozent verringert! Dieser gesundheitsfördernde Effekt beruht auf den vielfältigen positiven Auswirkungen körperlicher Bewegung sowohl in Hinblick auf die Herzfunktion als auch auf den Stoffwechsel im Allgemeinen (Abbildung 55).

In der Praxis stellt regelmäßige körperliche Aktivität einen der Hauptfaktoren der Lebensweise dar, der mit einer Verbesserung der Lebensqualität und einer erhöhten Lebenserwartung einhergeht. So weiß man beispielsweise seit langem, dass Menschen mit inaktiver Lebensweise mit

Positive Auswirkungen von Bewegung	
Wirkungen von körperlicher Bewegung	**Konsequenzen**
↑ Aufnahme von Glukose durch das Gewebe	Aufrechterhaltung eines normalen Blutzuckerspiegels
↑ Aktivität der Lipoproteinlipase	Verbesserung des Cholesterinprofils im Blut (Verhältnis HDL/LDL)
↑ Kontraktionen des Herzmuskels	Verbesserung der Herzfunktionen
↓ Herzrhythmus in Ruhe	Senkung des Blutdrucks
↓ Aggregation der Blutplättchen	Verringerung der Bildung von Blutgerinnseln

Abbildung 55

größerer Wahrscheinlichkeit von einer chronischen Krankheit, besonders von Herz-Kreislauf-Erkrankungen, betroffen werden; und das umso mehr, wenn diese Inaktivität mit Übergewicht einhergeht (Abbildung 56). Menschen dagegen, in deren Leben regelmäßige körperliche Aktivitäten einen festen Platz haben, können das Auftreten dieser chronischen Krankheiten signifikant hinauszögern, und dieser Effekt ist umso ausgeprägter, je intensiver die körperliche Betätigung ist. Körperliche Bewegung ist also nicht nur eine ausgezeichnete Methode, um die Muskelfunktionen aufrechtzuerhalten, sondern – wichtiger noch: Es ist ein regelrechtes »Präventionsmedikament«, das das Auftreten kardiovaskulärer Krankheiten sowie aller anderen chronischen Krankheiten verzögern kann.

In der Einheit liegt die Kraft

Erinnern wir uns, dass erst die Kombination der oben aufgeführten Nahrungsmittel wirklich imstande ist, die Entstehung von Herz-Kreislauf-Erkrankungen einzudämmen. Aufgrund der Komplexität dieser Krankheiten sowie der Vielzahl von Faktoren, die an ihrem Auftreten beteiligt sind,

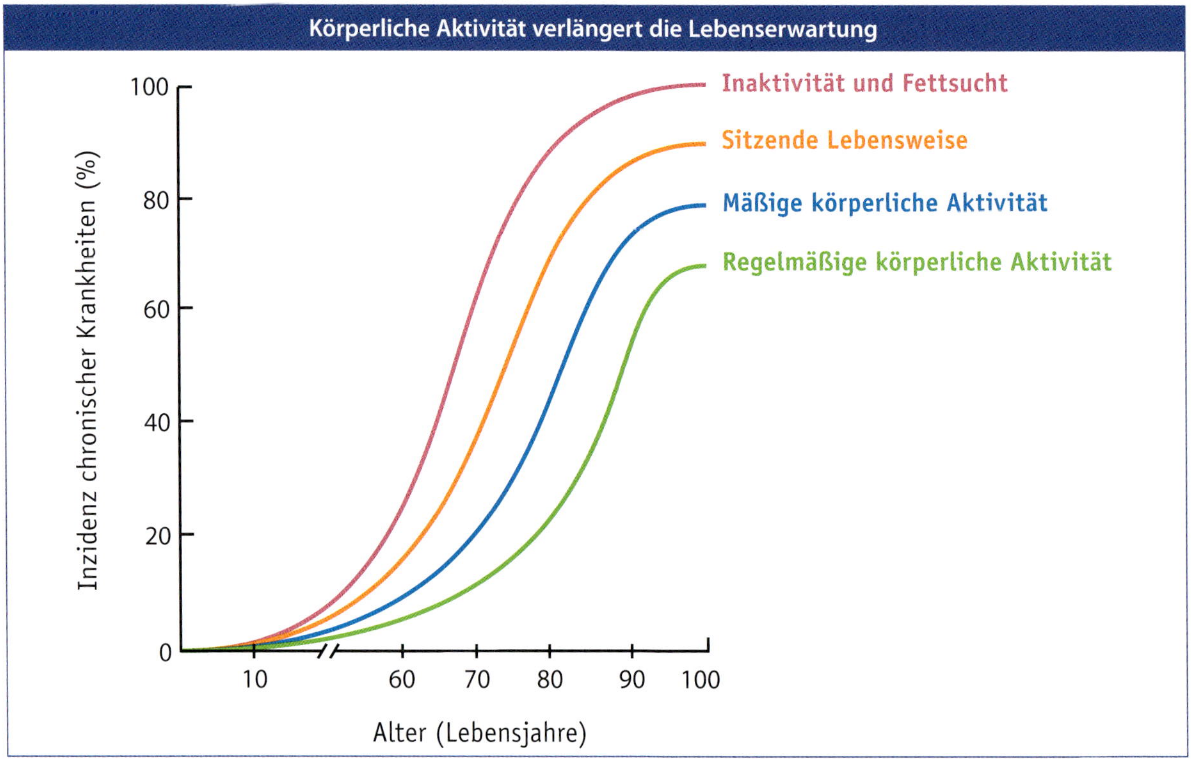

Abbildung 56 *Quelle: nach Nature 2008; 454: 463 – 469*

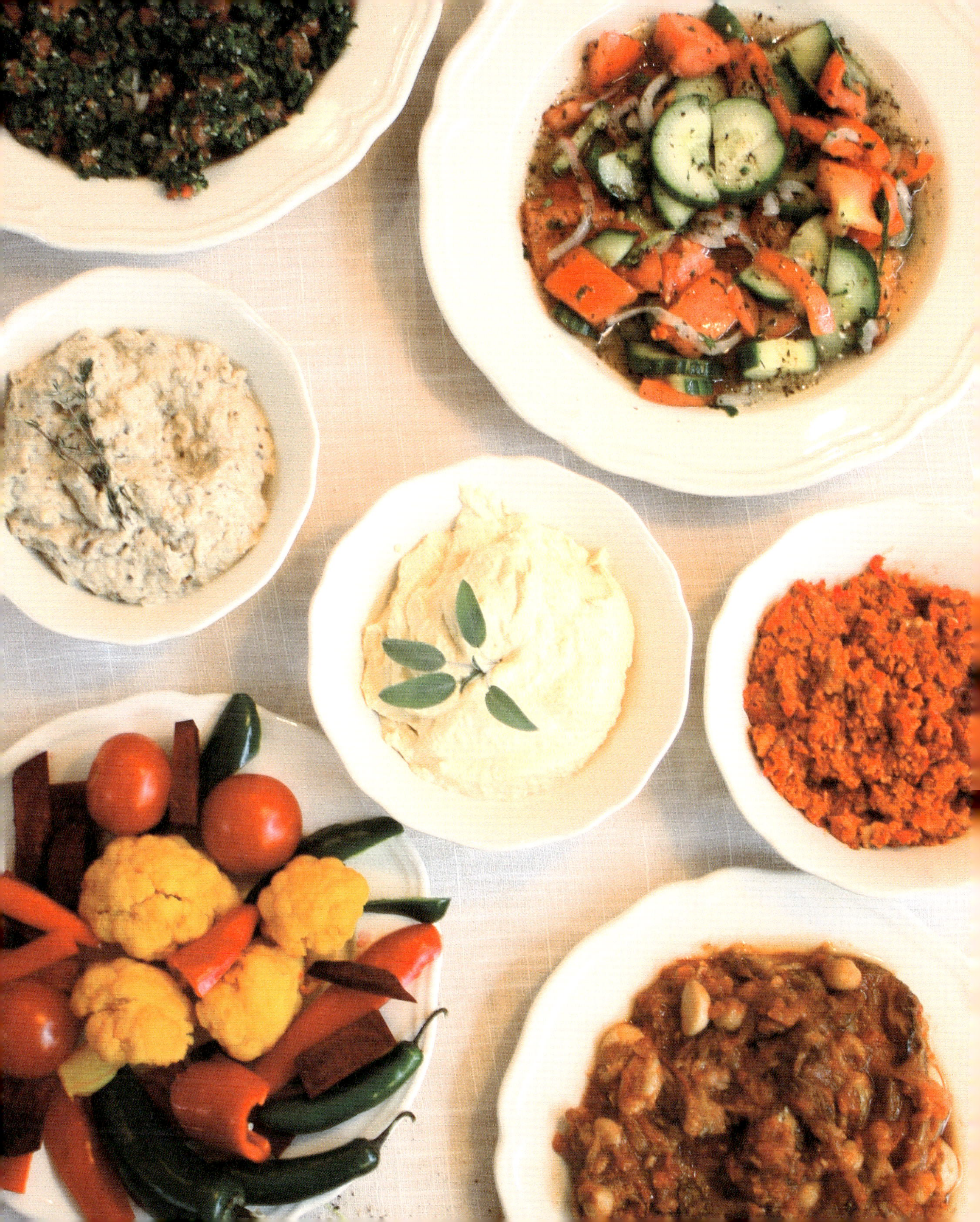

können wir nur durch eine tief greifende Veränderung unserer Ernährungsgewohnheiten wirksam gegen diese Krankheiten vorbeugen, das heißt, indem wir ein Maximum an gesunden Bestandteilen zu uns nehmen und gleichzeitig den Konsum schlechter Nahrungsmittel einschränken.

Das spektakulärste Beispiel für den enormen Einfluss, den eine kombinierte Veränderung der Ernährung haben kann, stammt aus einer französischen Untersuchung über die Vorzüge der typischen Mittelmeerkost, die Ende der 1980er-Jahre in der Region um Lyon durchgeführt wurde. Es gibt zwar ungefähr genauso viele Versionen der Mittelmeerküche wie Länder in dieser herrlichen Region unserer Erde, aber dennoch zeichnen sich die Ernährungsgewohnheiten dieser Länder durch eine gewisse Anzahl gemeinsamer Merkmale aus: Dazu zählen insbesondere die reichliche Verwendung pflanzlicher Produkte wie Obst, Gemüse und Getreideerzeugnisse und die systematische Verwendung von Olivenöl als Fettlieferant, verbunden mit einem niedrigen Verzehr von rotem Fleisch sowie Milchprodukten mit einem hohen Gehalt an gesättigten Fettsäuren wie Butter und Sahne.

All das macht eine vorbildliche Ernährung mit einem hohen Anteil an sekundären Pflanzenstoffen, Vitaminen und Mineralstoffen, einfach ungesättigten Fettsäuren und mehrfach ungesättigten Omega-3-Fettsäuren aus. Die komplexen Zucker der Ballaststoffe und Cerealien dienen als Hauptlieferanten von Kohlenhydraten, und die Proteine stammen in erster Linie von Fischen und Hülsenfrüchten anstatt von rotem Fleisch. Außerdem ist die mediterrane Küche eine der besten der Welt, was auch kein Nachteil ist!

Durch die erwähnte Untersuchung sollte geklärt werden, welchen Einfluss diese Ernährungsweise auf das Wiederholungsrisiko für einen Herzinfarkt bei Menschen hat, die bereits einen solchen erlitten hatten, und zwar im Vergleich mit der fettarmen Ernährung, die damals in solchen Fällen verordnet wurde. Die Ergebnisse der Studie waren spektakulär: Allein der vermehrte Verzehr pflanzlicher Produkte (Obst, Gemüse und Hülsenfrüchte) sowie einfach ungesättigter Fettsäuren und mehrfach ungesättigter Omega-3-Fettsäuren senkte das Wiederholungsrisiko für einen Herzinfarkt und damit die Sterberate der Versuchsteilnehmer ebenso schnell wie radikal (Abbildung 57). Die Vorzüge der Mittelmeerkost erwiesen sich in der Praxis als so sensationell, dass die Untersuchung vor dem geplanten Abschluss abgebrochen werden musste, damit die Patienten mit der fettarmen Ernährung nicht länger benachteiligt wurden!

Diese Ergebnisse sind keinesfalls ein Einzelfall, vielmehr bestätigte sich die gesundheitsfördernde Wirkung der Mittelmeerkost erst vor Kurzem wieder durch eine groß angelegte Untersuchung an 214 284 Männern und 166 012 Frauen. Bei den Menschen, die sich am engsten an die Vorgaben einer Mittelmeerernährung hielten, sank das Sterblichkeitsrisiko aufgrund von Herz-Kreislauf-Erkrankungen um 20 Prozent im Vergleich zu denjenigen, die diese Ernährungsregeln nicht befolgten.

Diese Ergebnisse veranschaulichen, wie wirkungsvoll wir gegen die ungeheure Belastung durch kardiovaskuläre Erkrankungen kämpfen können, indem wir unsere Ernährungsgewohnheiten verändern. Das bedeutet: Mehr pflanzliche Produkte wie Obst, Gemüse und Vollkornprodukte essen sowie auch bestimmte Nahrungsmittel wie Tee, Rotwein und dunkle Schokolade zu sich nehmen und gleichzeitig den Verzehr von Fast Food mit einem hohen Anteil an Transfetten, gesättigten Fetten und Zucker einschränken. Nichts verdeutlicht besser das ungeheure Potenzial eines präventiven Ansatzes, der auf der Suche nach Genuss und Freude an gutem Essen den Abwechslungsreichtum und die kulinarischen Qualitäten einer solchen Ernährungsweise mit der Prävention chronischer Krankheiten kombiniert.

Reduktion von Herz-Kreislauf-Erkrankungen durch eine Mittelmeerkost

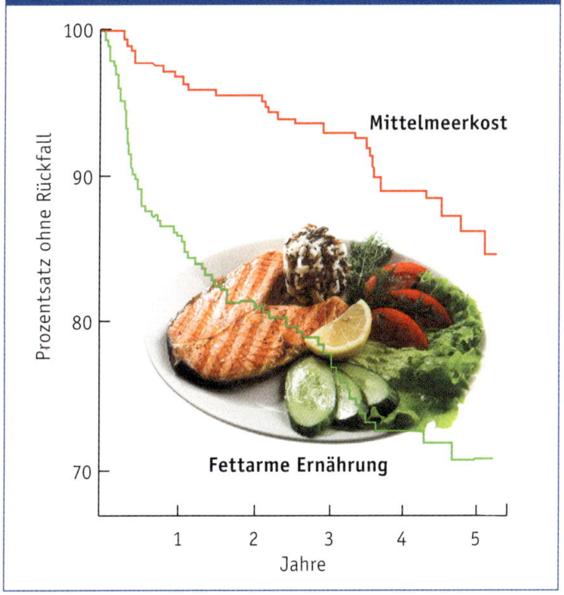

Abbildung 57 *Quelle: nach Willett (2001)*

Zusammenfassung

- Eine Ernährung, die reich an pflanzlichen Erzeugnissen wie Obst, Gemüse und Vollkornprodukten ist, in Verbindung mit einer Reduktion gesättigter Fette zugunsten einfach und mehrfach ungesättigter Fettsäuren, kann das Risiko von Herz-Kreislauf-Erkrankungen erheblich verringern.
- Diese Schutzwirkung ist umso ausgeprägter, wenn drei weitere wesentliche Verhaltensregeln für die Vorbeugung gegen diese Krankheiten befolgt werden: ein normales Körpergewicht halten, regelmäßige körperliche Aktivitäten betreiben und nicht rauchen.
- Angesichts der hohen Zahl der Todesfälle durch Herz- und Gefäßerkrankungen kann eine Umstellung auf diese Lebensweise gewaltige Auswirkungen sowohl auf die Qualität als auch auf die Lebenserwartung der Bevölkerung haben.

Zu viel Kleber klebt nicht mehr,
zu viel Zucker süßt nicht mehr.

Chinesisches Sprichwort

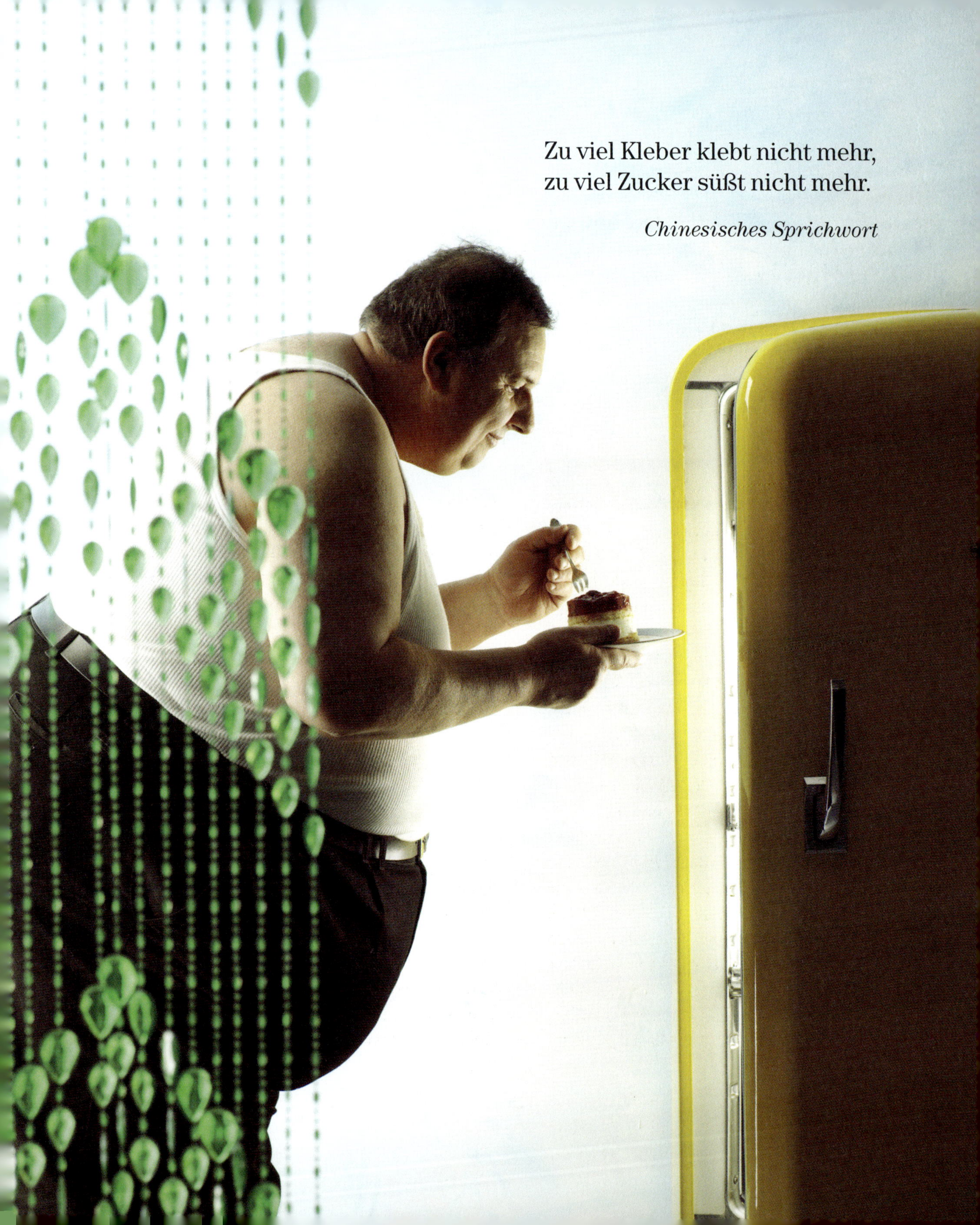

Kapitel 6
Zu viel Zucker hinterlässt einen bitteren Nachgeschmack: Typ-2-Diabetes

Unter allen in diesem Buch behandelten chronischen Krankheiten ist Typ-2-Diabetes mit Sicherheit die, deren negative gesundheitliche Folgen am meisten unterschätzt werden. Wir haben Angst, von einem Herzinfarkt oder einem Schlaganfall getroffen zu werden, an Krebs zugrunde zu gehen oder unseren Angehörigen aufgrund einer neurodegenerativen Erkrankung wie Alzheimer unerträglich zur Last zu fallen. Dagegen betrachten die meisten von uns Diabetes als eine »zweitrangige« Krankheit, die die Lebensqualität nicht übermäßig beeinträchtigt. Diese Wahrnehmung ist vollkommen falsch, denn es handelt sich im Gegenteil um eine extrem schwere Krankheit mit katastrophalen Folgen für die Gesundheit: Die Lebenserwartung von Diabetikern ist ähnlich wie die von Rauchern durchschnittlich um zwölf Jahre niedriger! Abgesehen davon verursacht diese Krankheit auch schwindelerregende Kosten für das Gesundheitssystem. (In den USA beispielsweise schätzt man, dass die jährlichen Behandlungskosten für Diabetes ca. 175 Milliarden Dollar betragen.) Die Vorbeugung gegen Diabetes muss daher eine hohe Priorität genießen, wenn man die Dauer und die Qualität des Lebens verbessern will und auch die enorme Belastung verringern will, die diese Krankheit für unsere Gesundheitssysteme darstellt.

Von der Antike zur Entdeckung des Insulins

Die Schilderung der Symptome und der dramatischen Folgen von Diabetes gehört zu den ältesten Beobachtungen der Medizingeschichte. Schon der *Codex Eber* – eine 3500 Jahre alte medizinische Abhandlung aus Ägypten – erwähnt diese Krankheit, die »sehr starken Urinfluss« auslöst. Doch dem griechischen Arzt Aretaeus aus Kappadokien verdanken wir die erste detaillierte Untersuchung dieser »sehr seltenen und wundersamen Krankheit […]. Die Kranken haben einen unauslöschlichen Durst, trinken und harnen sehr viel, indes übersteigt die Quantität des gelassenen Urins doch nie die des Getränkes. Nie hören die Kranken auf, Harn zu lassen, sondern wie aus geöffneten Schleusen fließt er unaufhörlich [...]. Einige Zeit hindurch, wenn auch nicht lange, fristen die Kranken ihr Leben«. (*Von den Ursachen und Anzeichen akuter Krankheiten*, ca. 1. Jh.) Diese Beobachtungen sowie die anderer Ärzte der Antike wie Galen und Celsus sind Hintergrund des Wortes »Diabetes«: Es wird abgeleitet vom griechischen *diabaino*, das wörtlich »hindurchfließen« oder »passieren« bedeutet.

Abgesehen von der Menge ist der erhöhte Zuckergehalt ein weiteres spezifisches Charakteristikum des Urins von Diabetikern. Einige Jahrhunderte zuvor hatte der indische Arzt Charaka bereits diese Süße erwähnt, nachdem ihm aufgefallen war, dass Ameisen vom Urin der Diabetiker angezogen wurden, so als ob er Zucker oder Honig enthielte. Zur Beschreibung dieser Krankheit schlug er den Begriff *madhumeha* (abgeleitet von *madhu*, »Zucker« und *meha*, »starker Urinfluss«) vor. Fast zwei Jahrtausende später bestätigte der Engländer Thomas Willis die Präsenz von Zucker, indem er (mutig) den Urin von Patienten probierte und dabei entdeckte, dass er »wunderbar süß war, als wäre er mit Honig oder Zucker versetzt«. (*Pharmaceutice rationalis*, 1674) Er schlug die Bezeichnung Diabetes *mellitus* (vom lateinischen *mel*, das »Honig« bedeutet) zur Beschreibung der Krankheit vor, und dieser Begriff ist noch heute in der medizinischen Literatur gebräuchlich.

Doch trotz aller Erkenntnisse, die im Laufe der Jahrhunderte über die mit Diabetes verbundenen Symptome zusammengetragen wurden, verstand man erst Anfang des 20. Jahrhunderts die Mechanismen, die der Krankheit zugrunde liegen; erst dadurch rückte eine Behandlung der betroffenen Patienten in greifbare Nähe. Der Durchbruch gelang schließlich den kanadischen Forschern Frederick Banting und Charles Best, die 1921 beobachteten, dass die Verabreichung eines Pankreas-Extrakts an Hunde mit Diabetes deren Blutzuckerspiegel drastisch senkte. Dieser Effekt war offenbar mit der Präsenz eines Hormons namens Insulin (siehe S. 127) in dem Extrakt verknüpft.

Die beiden Forscher injizierten Leonard Thompson, einem im Sterben liegenden, vierzehnjährigen Diabetiker, eine Insulinlösung, durch die sich sein Gesundheitszustand sensationell verbesserte. Wiederholte tägliche Injektionen verlängerten sein Leben um viele weitere Jahre (er starb

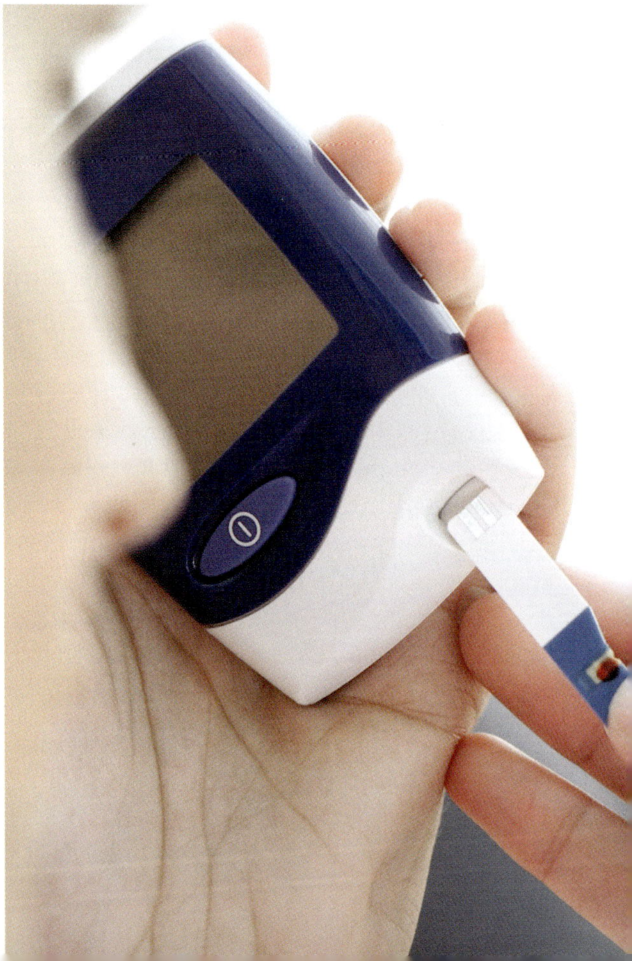

Insulin, der Dirigent des Blutzuckerspiegels

Insulin (vom lateinischen *insula*, »Insel«) ist ein Hormon, das von Zellen der Bauchspeicheldrüse (Pankreas) hergestellt wird; diese Zellen bilden inselförmige Anhäufungen und spielen eine absolut unersetzliche Rolle bei der Kontrolle des Glukosegehalts im Blut sowie der Stoffwechselregulierung im Allgemeinen. Die Funktion des Insulins ist lebenswichtig, denn die Glukose versorgt die Zellen mit der Energie, die sie für ihr Funktionieren brauchen, und ihre Konzentration muss auf einem konstanten Niveau gehalten werden, nämlich bei etwa 1 Gramm pro Liter. Während einer Mahlzeit führt die Resorption der Kohlenhydrate in der Nahrung (Zucker oder Stärke) zu einer Erhöhung des Blutzuckerspiegels, und das wiederum setzt die Ausschüttung von Insulin durch die Bauchspeicheldrüse in Gang. Diese vermehrte Insulinproduktion hat drei Haupteffekte, die alle die im Zucker enthaltene Energie maximal nutzbar machen sollen. Diese Effekte sind:

- Förderung des Glukosetransports in die Zellen, insbesondere in die Muskeln;
- Speicherung von Glukose in der Leber und in den Muskeln in Form von Glykogen für eine zukünftige Verwendung;
- Unterstützung der Umwandlung von überschüssiger Glukose in Fett.

Die mit Diabetes verbundenen Symptome und die Unbehandelbarkeit dieser Krankheit vor der Entdeckung des Insulins sind eng mit einer Störung dieser Funktionen verknüpft. Diabetiker können nämlich mangels Insulin den Zucker nicht effektiv aufnehmen, und das führt zu einem anormal erhöhten Glukosespiegel im Blut (Hyperglykämie, Überzucker). Die Nieren sind nicht in der Lage, den gesamten Zucker zurückzuhalten, und scheiden daher eine große Menge im Urin aus – ein Phänomen, das unweigerlich (durch Osmose) mit massiver Wasserausscheidung einhergeht. Aus diesem Grund ist ein süßer und starker Urinfluss Vorzeichen einer Hyperglykämie, die durch Diabetes verursacht wurde.

Diese Unfähigkeit, Glukose als Brennstoff zu nutzen, hat allerdings langfristig noch gravierendere Folgen: Da den Zellen keine Glukose zur Verfügung steht, müssen sie auf andere Energielieferanten (Fette und Proteine) zurückgreifen, um ihren Bedarf zu decken. Das führt zu einer Leerung der Reserven des Körpers und zu einer massiven Abmagerung. Außerdem erhöht der exzessive Rückgriff auf diese Energiequellen die Produktion von Ketonkörpern, Molekülen, die den pH-Wert des Bluts verändern und eine metabolische Azidose mit katastrophalen Folgen auslösen können. Die zentrale Funktion des Insulins ist also nicht nur ein schlagendes Beispiel für die Komplexität des menschlichen Stoffwechsels, sondern vor allem für die Gefahren, die jede Störung des Gleichgewichts dieses Systems zur Folge hat.

dreizehn Jahre später bei einem Autounfall). Die Entdeckung des Insulins, die bereits im Jahr darauf mit dem Nobelpreis für Medizin belohnt wurde, stellt ohne Zweifel eine der größten Errungenschaften der Medizingeschichte dar, durch die unzählige Menschenleben gerettet wurden. Man schätzt, dass etwa 15 Millionen heute lebender Menschen ohne die tägliche Verabreichung von Insulin in jungen Jahren gestorben wären.

Typ-2-Diabetes: Ein lautloser Killer

Erhöhte Blutzuckerspiegel aufgrund von Diabetes können durch zwei sehr verschiedene Formen der Krankheit verursacht werden, die man als Typ-1-Diabetes (insulinpflichtig) und Typ-2-Diabetes (nicht insulinpflichtig) bezeichnet. Diese Klassifizierung spiegelt die großen Unterschiede der Mechanismen wider, die an der Hyperglykämie beteiligt sind, sowie die unterschiedlichen Faktoren, die das Auftreten dieser beiden Krankheiten begünstigen (siehe Kasten S. 132).

Im Laufe der letzten Jahre hat sich der Typ-2-Diabetes, der allein für mehr als 80 Prozent der Fälle von Diabetes verantwortlich ist, zu einer der wichtigsten chronischen Krankheiten entwickelt, von denen die gesamte Weltbevölkerung betroffen ist. Die Anzahl von Menschen, die an dieser Krankheit leiden, ist atemberaubend hoch: Innerhalb von rund fünfundzwanzig Jahren, beginnend von 1985 bis heute, ist die Anzahl der Diabetiker in der Welt von zirka 30 Millionen Menschen auf etwas über 200 Millionen gestiegen – sie hat sich also beinahe versiebenfacht (Abbildung 58)!

Dieser Trend ist äußerst besorgniserregend, denn Diabetes erhöht beträchtlich das Risiko für Komplikationen der Blutgefäßfunktionen, die durch Hyperglykämie verursacht werden (Abbildung 59). In der Tat ist die durch Typ-2-Diabetes verursachte chronische Hyperglykämie ein Faktor, der das Risiko für Herz-Kreislauf-Erkrankungen wie Infarkt und Schlaganfälle ebenso erhöht (um das Drei- bis Vierfache) wie das für andere Krankheitsbilder wie Niereninsuffizienz (allmählicher Verlust der Nierenfunktion), Retinopathien (schwere Augenkrankheit, die zum Erblinden führt) oder für Probleme der Blutzirkulation in den Beinen (Arteritis). Im letzteren Fall können die Störungen bis zum Auftreten eines sogenannten »diabetischen Fußes« (siehe Foto S. 130) führen,

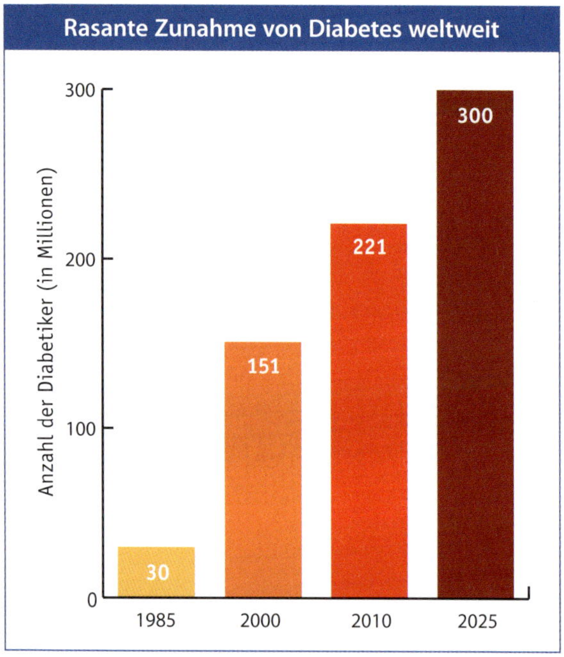

Abbildung 58 *Quelle: Ann. Rev. Nutr. 2003; 23: 345 – 377*

Mit Diabetes verbundene Krankheiten

Mit Diabetes verbundene Gefäßpathologien	Relevante Fakten
Herz- und Gefäßerkrankungen	Erhöhen das Risiko für Infarkt und Schlaganfall um das Drei- bis Vierfache
Niereninsuffizienz	Diabetische Nephropathien sind die Hauptursache für Dialyse im Westen
Retinopathien	Betreffen ein Drittel der Diabetiker und sind ein Hauptgrund für Erblinden
Angiopathien (Arteritis)	Führen zu Nekrose und Amputation der Beine
Erektionsstörung	Betrifft 35 bis 45 % der männlichen Diabetiker
Demenz (z. B. Alzheimer)	Diabetiker haben ein um 50 % höheres Risiko, geistig abzubauen

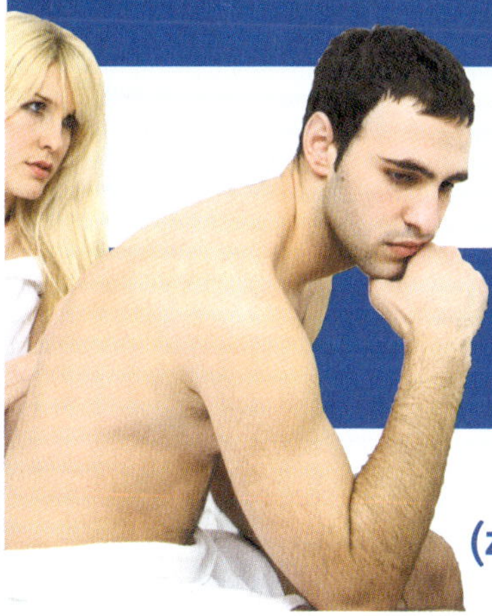

Abbildung 59

das heißt zur Entstehung einer Nekrose, die die Amputation des betroffenen Glieds erforderlich macht; es ist das einzige Mittel, um das Leben des Betroffenen zu retten. Man schätzt, dass alle dreißig Sekunden ein Mensch weltweit aufgrund von Gefäßkomplikationen, die durch Diabetes verursacht sind, an einem Bein amputiert wird.

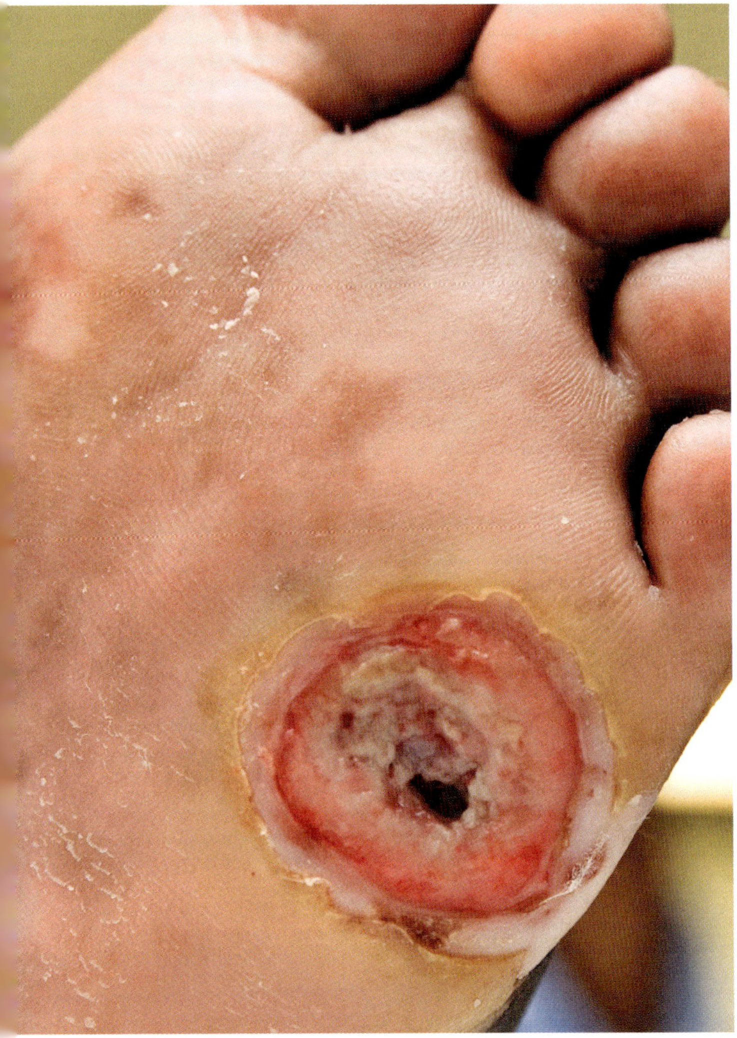

Zucker: Mit Vorsicht zu genießen!

Wie verrückt wir auch nach Süßem sein mögen: Die Schäden, die mit einem Glukoseüberschuss im Blut verbunden sind, erinnern uns daran, dass Zucker bei weitem nicht so harmlos ist, wie man glauben möchte. Diese Effekte sind allerdings nicht verwunderlich: Zucker muss wie jede Form von Energie mit Vorsicht gehandhabt werden, um das Auftreten ernster Nebenwirkungen zu vermeiden. Man kann eine Parallele zum Benzin im Auto ziehen: Benzin ist zwar für das Funktionieren eines Autos unerlässlich, es kann aber äußerst gefährlich werden, wenn die Verbrennung nicht sorgfältig vom Motor kontrolliert wird. Genauso verhält es sich mit dem Zucker: Unser Körper (und insbesondere unser Gehirn) ist zwar permanent auf Glukose angewiesen, um zu funktionieren, dennoch hat er parallel dazu ein ausgeklügeltes Kontrollsystem entwickelt, um die Konzentration dieses Moleküls auf einem Niveau zu halten, das immer gerade ausreichend ist, um den Bedarf des Organismus zu decken. Und dieses Niveau ist deutlich niedriger, als man denkt: Das Blut eines gesunden Menschen enthält im Durchschnitt maximal 4 bis 5 Gramm Zucker, das entspricht kaum einem Teelöffel! Zucker ist also ein wertvoller Energielieferant, wird aber trotzdem nur sehr zurückhaltend von unserem Organismus verwendet.

Ernährungswissenschaftlich gesehen ist das, was wir Zucker nennen, Sukrose – eine Substanz, die sich aus Glukose und Fruktose zusammensetzt. Unter Energieaspekten ist allerdings Glukose der bevorzugte Brennstoff unserer Zellen, und seine Konzentration im Blut ist etwa tausend Mal so hoch wie die der Fruktose.

Wie wichtig es für unseren Körper ist, ein optimales Niveau der Glukose aufrechtzuerhalten, wird auch an der Komplexität der Mechanismen deutlich, die für die Kontrolle des Blutzuckerspiegels – der Glykämie – verantwortlich sind. Auch wenn wir nur dreimal täglich essen, bleibt der Zuckerspiegel dank der konzertierten Aktion vieler Organe, die ständig die geringsten Schwankungen des Blutzuckerspiegels überwachen, konstant (Abbildung 60). Der wichtigste Zuckerlieferant ist natürlich die Nahrung; zwischen den Mahlzeiten jedoch sorgt die Leber, ein wahrer »Zuckerspeicher«, für einen konstanten Glukosespiegel. Dieses Organ hat die Aufgabe, als Reaktion auf die vom Gehirn diktierten Befehle die Glukosemengen freizusetzen, die für die Aufrechterhaltung eines normalen Blutzuckerspiegels notwendig sind. Während einer Mahlzeit wird der in den Lebensmitteln enthaltene Zucker schnell vom Darm aufgenommen und in die Blutbahn transportiert; dies führt unmittelbar zu einem markanten Anstieg des Blutzuckerspiegels. Als

Die wichtigsten Organe, die an der Kontrolle des Blutzuckerspiegels beteiligt sind

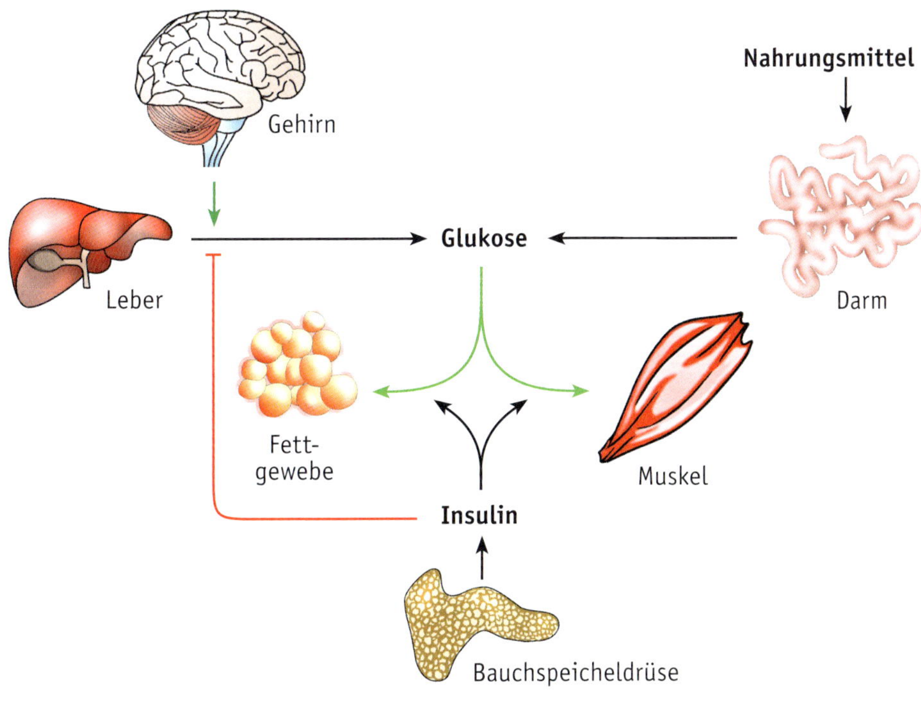

Abbildung 60 *Quelle: Nature 2006; 444: 847–853*

Was ist Diabetes?

Diabetes wird definiert als ein Zustand chronischer Hyperglykämie, hervorgerufen entweder durch das Versagen der Insulinproduktion oder durch die Unfähigkeit des Körpers, Zucker als Reaktion auf Insulin aufzunehmen und zu verarbeiten. Je nach den wirksamen Mechanismen kann man zwei Grundtypen von Diabetes unterscheiden.

Typ-1-Diabetes – Hyperglykämie aufgrund von Typ-1-Diabetes beruht auf der Zerstörung der Zellen in der Bauchspeicheldrüse, die für die Insulinproduktion verantwortlich sind. Seit langem ist bekannt, dass dieser Diabetestyp im Allgemeinen schon in der Kindheit manifest wird. Doch die äußerst komplexen Faktoren, die der Krankheit zugrunde liegen (genetische Faktoren sowie Lebensweise), sind bis heute nur unzureichend verstanden.

Typ-2-Diabetes – Typ-2-Diabetes ist für mehr als 80 Prozent der Diabetesfälle verantwortlich und in den letzten Jahren zu einer der wichtigsten chronischen Krankheiten avanciert, von denen die Weltbevölkerung betroffen ist. Dieser Diabetestyp ist durch das Phänomen der »Insulinresistenz« charakterisiert, das heißt, dass die Körperorgane (Leber, Muskeln, Fettgewebe) zunehmend die Fähigkeit verlieren, Zucker als Reaktion auf das Insulin zu resorbieren. Weil durch diese Resistenz die Zuckerresorption gestört ist, kommt es zu einer »Überhitzung« des Pankreas-Stoffwechsels, der die Insulinproduktion erhöht in der Hoffnung, die Zellen so um jeden Preis mit Zucker zu versorgen. Wenn diese Insulinresistenz über einen längeren Zeitraum anhält, kann sie zu einer Erschöpfung der Bauchspeicheldrüse führen und letztlich zur Unfähigkeit, dieses Hormon effektiv auszuschütten.

Insulinresistenz ist häufig mit einer ganzen Reihe weiterer physiologischer Störungen wie Hypertriglyzeridämie (erhöhte Blutfette), Bluthochdruck, einem Rückgang des guten HDL-Cholesterins sowie mit Fettsucht, insbesondere der Bauchregion, verbunden. Die Gesamtheit dieser Symptome wird als metabolisches Syndrom bezeichnet und stellt einen bedeutenden Risikofaktor für Herz-Kreislauf-Erkrankungen und Typ-2-Diabetes dar.

Wie wir während dieses gesamten Kapitels sehen werden, hat unser westlicher Lebensstil eindeutig erheblichen Anteil an der Entstehung von Typ-2-Diabetes. Das beste Beispiel dafür ist zweifellos die alarmierende Zunahme von Typ-2-Diabetes bei bestimmten Urvölkern, die eine genetische Veranlagung für diese Krankheit aufweisen. So nehmen zum Beispiel die Pima, ein in der Wüste von Arizona beheimateter Indianerstamm, weltweit einen Spitzenplatz in der Häufigkeit von Fettsucht und Typ-2-Diabetes ein, was in direktem Zusammenhang mit ihrer Anpassung an eine typisch westliche Ernährungsweise mit einem hohen Anteil industrieller Nahrungsmittel steht. Umgekehrt bleiben die gleichen Indianer, die in Mexiko leben und eine traditionelle Ernährungsweise bewahrt haben, weitgehend von diesen Krankheiten verschont und erfreuen sich bester Gesundheit.

Reaktion auf diesen plötzlichen Anstieg schüttet die Bauchspeicheldrüse Insulin aus, dadurch werden die Muskeln und Fettzellen in die Lage versetzt, den überschüssigen Zucker aufzunehmen und für spätere Zwecke zu speichern. Gleichzeitig signalisiert dies der Leber, dass sie aufhören soll, Glukose zu produzieren, weil genügend Zucker im Blut vorhanden ist. Das durch diesen Prozess erzeugte Gleichgewicht gewährleistet also einen konstanten Blutzuckerspiegel, der perfekt auf die Bedürfnisse der Zellen unseres Organismus abgestimmt ist.

Wie wir später noch sehen werden, stören bestimmte Faktoren unserer Lebensweise das reibungslose Funktionieren dieser Regulierungsmechanismen und verhindern, dass die Muskeln und Fettzellen adäquat auf die Botschaft des Insulins reagieren. Unter solchen Bedingungen ist der Blutzuckerspiegel viel höher als die Konzentration, an die unser Organismus angepasst ist. Und diese Hyperglykämie ist für die vielfachen Komplikationen verantwortlich, die mit Typ-2-Diabetes einhergehen.

Eine Frage der AGE

Erhöhte Zuckermengen im Blut sind schädlich, weil dieses Molekül mit vielen Komponenten sowohl innerhalb wie außerhalb der Zellen interagieren kann. Der französische Chemiker Louis-Camille Maillard (1878–1936) entdeckte, dass Zucker die Fähigkeit hat, an Proteine zu binden – eine chemische Reaktion übrigens, die der in der Küche so wichtigen Karamellisierung (Strecker-Abbau) zugrunde liegt: Bei höheren Temperaturen reagiert Glukose mit Proteinen; dabei entsteht eine Verbindung, die unter anderem für die braune Kruste von Kuchen oder auch für die goldene Bräunung von Fleisch verantwortlich ist. Bei Körpertemperatur verläuft die Maillard-Reaktion natürlich langsamer; wenn der Blutzuckerspiegel jedoch über lange Zeit erhöht ist, wie das oft bei den Vorstufen vor dem Auftreten von Typ-2-Diabetes der Fall ist, dann kann sie dennoch stattfinden und viele gesundheitliche Folgeschäden verursachen.

Im Verlauf dieser Glykation oder Glykierung (»Verzuckerung«) genannten chemischen Reaktion binden die Glukosemoleküle an bestimmte Proteinstrukturen. Dabei entstehen nach chemischen Zwischenprodukten schließlich sogenannte AGEs *(Advanced Glycation Products)* als Endprodukte dieser Reaktion. Am besten erforscht ist die Veränderung des Hämoglobins (des Proteins, das den Sauerstoff im Blut transportiert): Die »gezuckerte« Form dieses Proteins (HBA1c) dient sogar als Messwert, um den Blutzuckerspiegel und den Verlauf einer Diabeteserkrankung zu messen.

Abgesehen vom Hämoglobin sind die AGEs sehr gefährlich für das ordnungsgemäße Funktionieren der Blutgefäße, denn sie verändern die normalen Funktionen bestimmter Proteine in den Gefäßwänden (Abbildung 61). Die Interaktion des Zuckers mit den Kollagenfasern in den Arterienwänden beispielsweise führt zu einer Verdickung der Gefäße, und das wiederum erhöht das Thromboserisiko (Bildung von Blutgerinnseln). Parallel dazu verändert sich durch die Glykation die Struktur des LDL-Cholesterins und begünstigt seine Ablagerung an der Gefäßwand – ein Faktor, der das Risiko einer Arteriosklerose beträchtlich er-

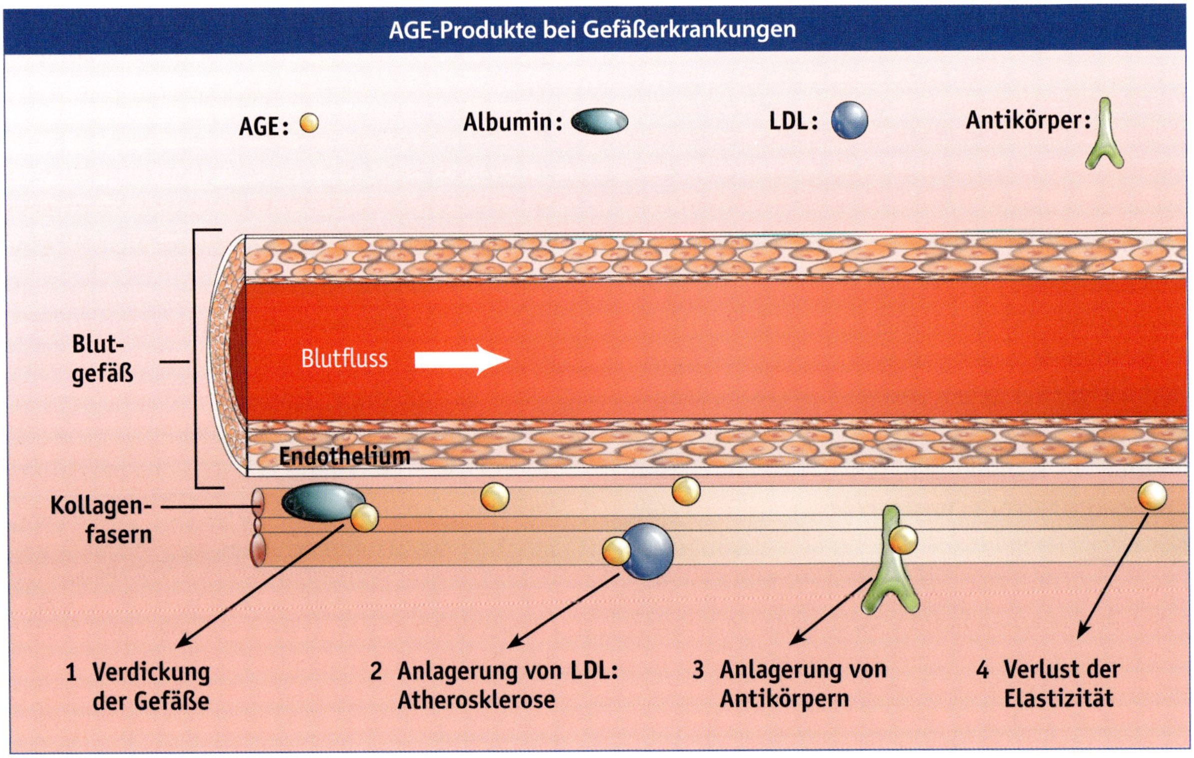

Abbildung 61

Quelle: http://209.209.34.25/webdocs/glycation

höht (siehe Kapitel 5). Dieses Risiko nimmt noch dadurch zu, dass die Modifizierung vieler Proteine durch Glukose die Entstehung von Entzündungsbedingungen sowie eine Verringerung der Elastizität der Gefäße bewirkt. Aus all diesen Gründen fördert die Hyperglykämie die Entwicklung von Herz-Kreislauf-Erkrankungen: Der fortgesetzte Glukoseüberschuss im Blut lässt die Gefäße vorzeitig altern, indem er die Komponenten der Blutgefäße chemisch verändert, und das führt zu einer pathologischen »Karamellisierung« mit verheerenden Folgen.

Adipositas: Die Hauptursache von Diabetes

Die tief greifenden Störungen des Stoffwechselgleichgewichts aufgrund von Adipositas spielen unbestreitbar eine herausragende Rolle bei der zu beobachtenden Zunahme von Typ-2-Diabetes. Fast 80 Prozent der Typ-2-Diabetiker sind fettsüchtig. Dieser Tatbestand erklärt sich daraus, dass ein erhöhter Body Mass Index mit der massiven Steigerung des Risikos für Typ-2-Diabetes einhergeht (Abbildung 62). Selbst bei einem BMI im Normalbereich, das heißt unter 25, ist das Risiko, an Diabetes zu erkranken, bereits fast dreimal so hoch wie bei schlanken Menschen (BMI unter 23), das entspricht ungefähr einer Person von 1,65 cm Größe und einem Gewicht von 60 kg. Bei Übergewichtigen (BMI 25 bis 30) steigt es auf das Achtfache. Es versteht sich von selbst, dass diese Steigerung des Risikos bei Fettsüchtigen (BMI ab 30) und morbid Fettsüchtigen (BMI ab 40) »gigantische« Ausmaße annimmt und sich zwischen dem 20- bis 40-Fachen bewegt. Man kann folglich aus dieser Beziehung schließen, dass Typ-2-Diabetes einer der hauptsächlichen Folgeschäden ist, die mit der aktuellen weltweiten Fettsucht-Epidemie einhergehen. In der Praxis sind Adipositas und Diabetes so eng miteinander verbunden, dass man im Englischen zur Veranschaulichung oft den Begriff »diabesity« benutzt. (Aus: *diabetes* und *obesity*/Fettsucht; *Anm. d. Ü.*)

Die Mechanismen, durch die Fettsucht das Auftreten von Typ-2-Diabetes begünstigt, sind sehr komplex und veranschaulichen zweifellos drastisch die negativen Folgen, die mit den enormen, durch Übergewicht verursachten Stoffwechselentgleisungen verbunden sind. Um es noch einmal zu wiederholen: Fettsucht ist nicht einfach eine schlichte Ansammlung von zu viel Fett, sie stellt vielmehr einen pathologischen Zustand dar, der durch eine Hypertrophie der Adipo-

Body Mass Index und Typ-2-Diabetes

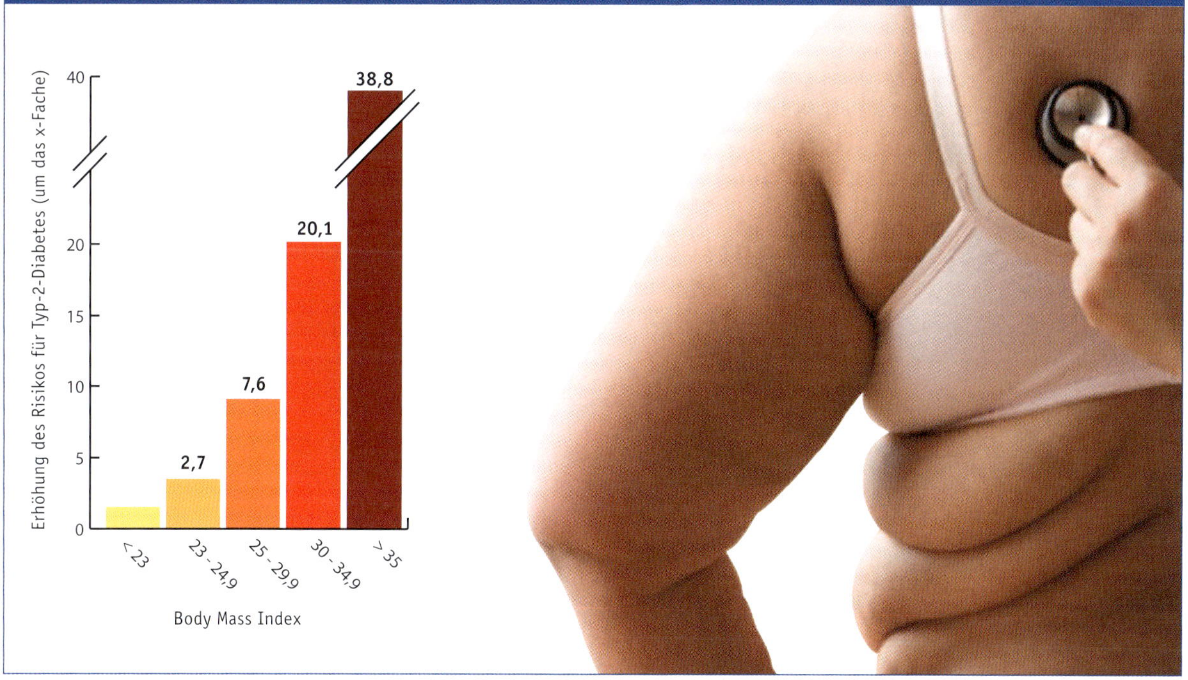

Abbildung 62

Quelle: New Engl. Med. 2001; 345: 790 – 797

zyten – der Zellen, die das Fettgewebe bilden – verursacht wird. Das verändert tief greifend die grundlegende Rolle, die diese Zellen für das Stoffwechselgleichgewicht spielen. Dieses überschüssige Fett ist für den Organismus Gift, denn es trägt aktiv zur Entwicklung der Insulinresistenz bei – eine sehr ernste Störung, die in letzter Konsequenz Diabetes auslöst.

Der Fettüberschuss in den Adipozyten führt zur Ausschüttung exzessiver Fettmengen ins Blut und verleitet die Zelle dazu, dieser Energiequelle den Vorzug vor Glukose zu geben. Das Ergebnis ist, dass keine Glukose mehr aus dem Blut aufgenommen wird und der Blutzuckerspiegel infolgedessen ansteigt.

Eine Erhöhung des Fettsäurespiegels im Blut verändert von Grund auf den Zugangscode, durch den das Insulin die Aufnahme von Glukose in das Zielgewebe wie Muskeln oder Adipozyten steuern kann. Die Gewebe werden dadurch unfähig, adäquat auf die durch das Insulin übermittelte Botschaft zu reagieren, und können den Blutzucker nicht mehr effektiv assimilieren.

Das überschüssige Fett in den Adipozyten wird als Bedrohung für die Unversehrtheit des Organismus wahrgenommen, eine Bedrohung, die das für Entzündungen zuständige Immunsystem auf den Plan ruft. Die Freisetzung von Molekülen mit einer sehr hohen Entzündungsaktivität stört wiederum die Reaktionsfähigkeit des Körpers auf das Insulin und begünstigt so das Entstehen einer Insulinresistenz.

Es ist klar, dass Übergewicht das Diabetesrisiko drastisch erhöht: Aufgrund von Adipositas werden die Körperorgane für die Botschaft des Insulins unempfänglicher; das führt zu einer Überproduktion dieses Hormons, durch die diese Resistenz kompensiert werden soll. Und auf Dauer führt dies zur Erschöpfung der Bauchspeicheldrüse und zur fortschreitenden Verringerung der Insulinausschüttung. Ist dieses Stadium erst einmal erreicht, so beschleunigt sich die Diabetesentwicklung erheblich, denn das Absinken des Insulinspiegels hat nicht nur direkte Auswirkungen auf die Fähigkeit der Organe wie der Muskeln und der Leber, den Blutzucker zu resorbieren, sondern

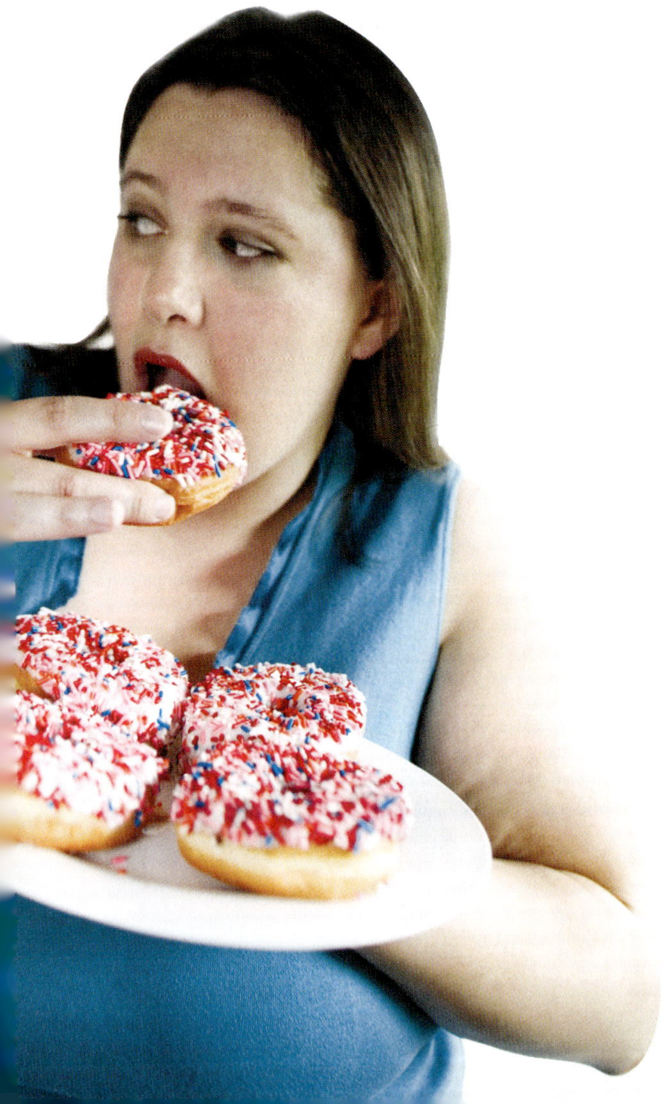

es hat auch zahlreiche Konsequenzen, die die Stoffwechselstörung verschärfen (Abbildung 63). Einerseits löst die verringerte Insulinmenge eine vermehrte Freisetzung von Fett aus dem Fettgewebe aus – das verstärkt die Resistenz gegen dieses Hormon und beschleunigt die Zerstörung der an seiner Produktion beteiligten Pankreaszellen. Andererseits führt die Verringerung des Insulins, da es eine wichtige Rolle bei der Appetitregulierung spielt, zu einer erhöhten Nahrungsaufnahme, was wiederum die Speicherung dieses Energieüberschusses in Form von Fett begünstigt. Es handelt sich also um einen Teufelskreis mit einem vorhersehbaren Ausgang: der Entstehung von Diabetes.

Lösungen: Wie man gegen Typ-2-Diabetes vorbeugen kann

Angesichts der gravierenden Folgen einer Insulinresistenz sowie des Typ-2-Diabetes ist die Vorbeugung gegen diese Krankheit mit Sicherheit unsere beste Waffe, um die durch einen erhöhten Blutzucker verursachten Schäden zu reduzieren. Zu unserem Glück ist dieses Präventionspotenzial außerordentlich groß: Man schätzt, dass sich bis zu 90 Prozent der Fälle von Typ-2-Diabetes durch eine gesunde Lebensweise vermeiden lassen! Wir wollen im Folgenden einige Aspekte unserer Lebensweise überdenken und sehen, wie wir das Diabetesrisiko verringern können.

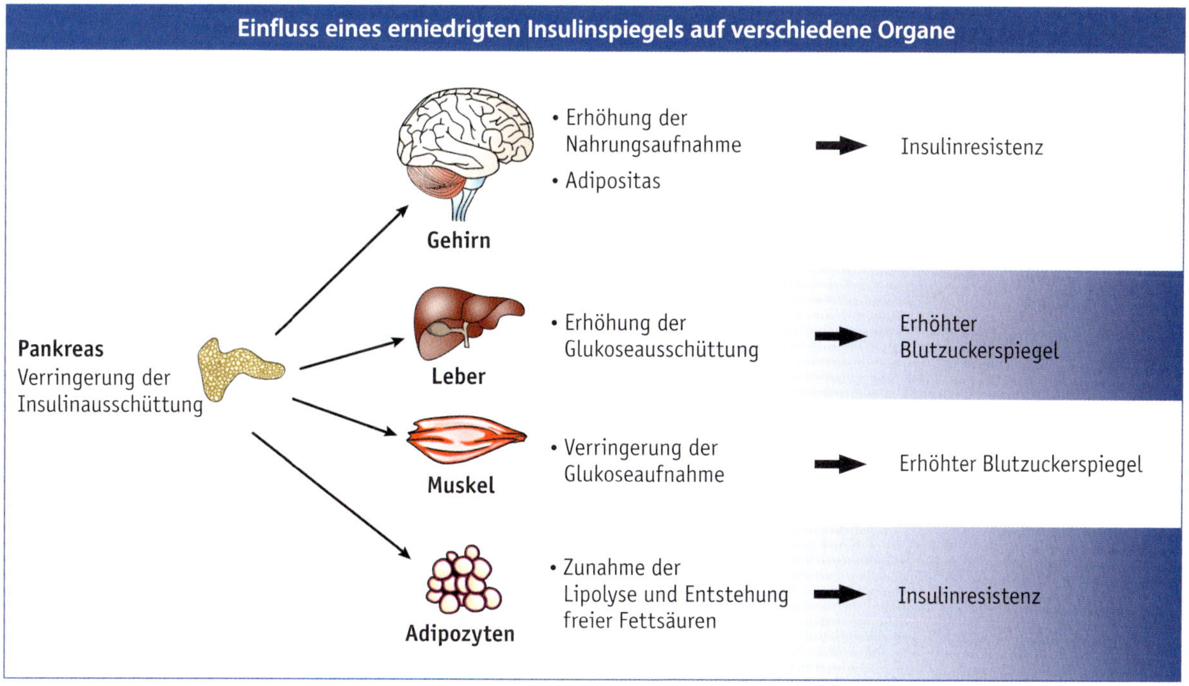

Abbildung 63

Quelle: Nature 2006; 444: 840 – 846

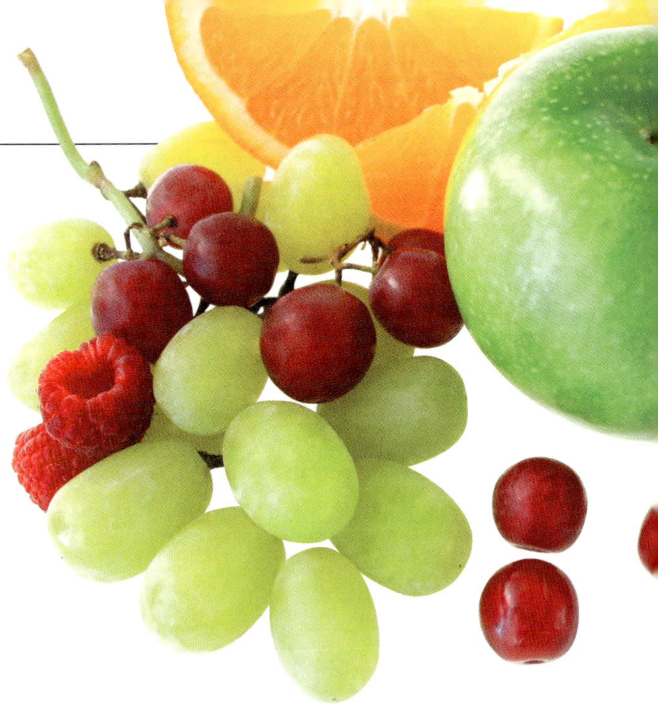

Die Kontrolle des Körpergewichts – Wenn man bedenkt, welche entscheidende zentrale Rolle Übergewicht und Fettsucht bei der Entwicklung von Typ-2-Diabetes spielen, dann ist die Aufrechterhaltung eines normalen Körpergewichts selbstverständlich ein zentraler Aspekt jeder präventiven Strategie gegen diese Krankheit. Nichts anderes veranschaulicht auf spektakulärere Weise, wie sehr eine Gewichtsabnahme das Diabetesrisiko beeinflusst, als der Effekt der bariatrischen Chirurgie (operative Reduzierung des Magenvolumens) bei krankhaft fettsüchtigen Personen: Die drastische Verkleinerung des Magens bewirkt einen schnellen Rückgang der Fettsucht, begleitet vom fast vollständigen Verschwinden des Typ-2-Diabetes!

Es ist allerdings nicht notwendig (noch wünschenswert!), einen solchen Eingriff auf sich zu nehmen, um von den Vorteilen einer Gewichtsabnahme zu profitieren: Schon ein Gewichtsverlust von nur 5 Kilogramm kann, selbst wenn er sich über mehrere Jahre verteilt, das Risiko für Typ-2-Diabetes um 50 Prozent verringern! In einer Zeit, in der Übergewicht eher die Regel als die Ausnahme ist, veranschaulicht Typ-2-Diabetes eindeutig die Gefahren überschüssiger Pfunde und die Notwendigkeit, so schlank wie möglich zu bleiben, um gegen diese Krankheit vorzubeugen. Und wie wir in den Schlussfolgerungen dieses Buches noch sehen werden, ist eine tief greifende Veränderung unserer Ernährungsgewohnheiten für die Aufrechterhaltung eines gesunden Körpergewichts unabdingbar.

Die Kontrolle des Blutzuckerspiegels – Wir können das Diabetesrisiko auch signifikant senken, indem wir besonders auf die Menge und vor allem auf die Art der Kohlenhydrate achten, das heißt auf den in der Nahrung enthaltenen Zucker. Man muss drei Arten von Kohlenhydraten unterscheiden.

Einfache Zucker – Dazu gehört der Zucker in Obst, Milchprodukten, Ahornsirup oder Honig sowie die Zucker, die verschiedenen Lebensmitteln zugesetzt sind. Diese Zuckerzusätze sind keinesfalls zu vernachlässigen: 2001 machten sie beispielsweise mehr als 10 Prozent der in Kanada konsumierten Kalorien aus, das entspricht etwa 60 Gramm (12 Teelöffel) Zucker pro Tag! Diese Zuckerzusätze sind manchmal schwer zu erkennen, denn die Industrie benutzt Zucker aus vielen Quellen für die Herstellung ihrer Lebensmittel. Aber man darf sich nicht täuschen lassen: Wenn auf einem Etikett Begriffe wie Sucrose, Dextrose, mit Sucrose angereicherter Maissirup, Glukose-Fruktose, Malzsirup und so weiter steht, dann bedeutet das nur eines: Dem Produkt wurde Zucker

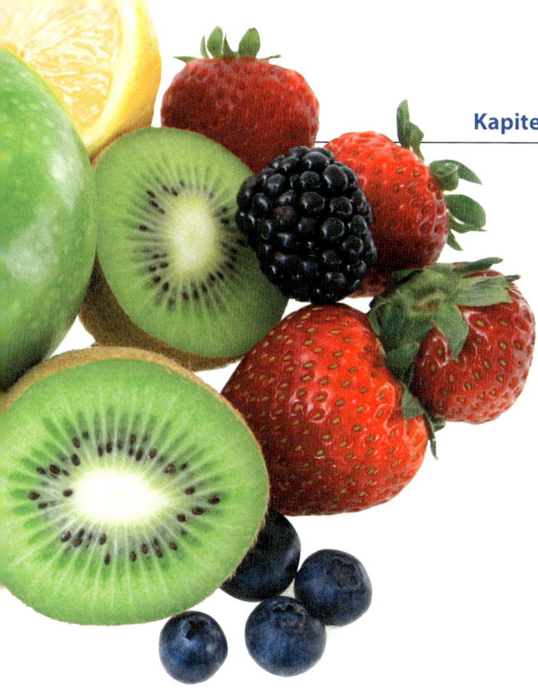

zugesetzt! Und je weiter oben auf der Liste der Bestandteile diese Begriffe stehen, umso mehr davon enthält das Erzeugnis …

Stärken – Stärken entstehen durch die Verkettung einer Reihe von Zuckermolekülen. Stärke ist in Getreide, Kartoffeln sowie in manchen Gemüsesorten und in Hülsenfrüchten enthalten. Der in Form von Stärke in einem Nahrungsmittel enthaltene Zucker wird im Allgemeinen langsamer verdaut als einfache Zucker. Hingegen werden nicht alle Stärkearten gleich schnell verdaut: Die Stärke der Kartoffeln beispielsweise besitzt eine chemische Struktur, die sehr schnell zu Zucker abgebaut wird, während die Stärke von Hülsenfrüchten beispielsweise viel resistenter ist.

Ballaststoffe – Ballaststoffe kommen ausschließlich in pflanzlichen Produkten wie Gemüse, Früchten und Vollkorn vor. Diese Fasern sind so komplex, dass unser Magen sie nicht verdauen kann, und nur die Darmbakterien können eine kleine Menge Zucker aus ihnen extrahieren.

Der größte Unterschied zwischen den verschiedenen Kohlenhydratarten liegt in der Schnelligkeit, mit der sie vom Darm resorbiert und in den Blutkreislauf transportiert werden können. Die schnelle Resorption der einfachen Zucker zwingt die Bauchspeicheldrüse, als Reaktion darauf eine große Menge Insulin auszuschütten. Hingegen schließt der Darm die Zucker von Ballaststoffen oder komplexen Stärken sehr viel langsamer auf; dadurch geht der Zucker nur schrittweise ins Blut über, und es wird weniger Insulin produziert. Um die Wirkungen verschiedener Kohlenhydrate auf den Blutzucker zu unterscheiden, benutzt man die Begriffe des Glykämischen Index (auch *Glyx* genannt; *Anm. d. Ü.*) und der Glykämischen Last (siehe Kasten S. 140 u. 141).

Wenn wir ein Nahrungsmittel mit einem hohen Glykämischen Index wie zum Beispiel Corn Flakes essen, dann führt dies zu einem schnellen Anstieg des Blutzuckerspiegels, und dieser Anstieg wird von der massiven Ausschüttung von Insulin begleitet, welches diesen ganzen Zucker resorbieren soll (Abbildung 65). Es ist jedoch möglich, dass der Pankreas als Reaktion auf einen solchen Zuckerpegel zu viel Insulin ausschüttet. Dies kann dann zu einer exzessiven Resorption von Glukose und paradoxerweise wenige Stunden nach der Mahlzeit zu einer Hypoglykämie (Unterzuckerung) führen. Das ist alles andere als wünschenswert, denn der Glukosemangel im Blut stimuliert massiv die Gehirnzentren, die an der Appetitregulierung beteiligt sind, und löst nun eine Heißhungerattacke aus, um den Glukosespiegel wieder anzuheben. Wenn sich so etwas sehr häufig wiederholt, führen

Glykämischer Index und Glykämische Last

Der *Glykämische Index (GI)* wird berechnet, indem man den durch den Verzehr eines Nahrungsmittels bewirkten Blutzuckeranstieg mit dem durch Traubenzucker verursachten vergleicht. Ein Nahrungsmittel mit einem Glykämischen Index von 50 beispielsweise führt zu einem halb so großen Anstieg des Blutzuckers wie Traubenzucker (der als Referenzwert einen Glykämischen Index von 100 hat). Im Allgemeinen gelten Werte unter 50 als niedriger GI, während Werte über 70 als hoch angesehen werden. Trotz seines theoretischen Nutzens wird dieser Index allerdings immer weniger herangezogen, denn er berücksichtigt nicht die in den Nahrungsmitteln enthaltenen Mengen an Kohlenhydraten. Und das kann zu Fehleinschätzungen hinsichtlich ihres realen Einflusses auf den Blutzucker führen.

Das Konzept der *Glykämischen Last,* bei dem der GI mit dem Kohlenhydratgehalt multipliziert wird, löst dieses Problem (Abbildung 64). So haben Karotten und Frühstückscerealien zwar beide einen hohen GI (85), doch der geringe Kohlenhydratgehalt von Karotten (6 g auf 100 g) entspricht einer Glykämischen Last von 5, während die 85 Gramm Kohlenhydrate in dieser Art Getreideflocken eine Glykämische Last von 72 bedeuten, also das Vierzehnfache! Karotten stellen demnach keinesfalls eine »Gefahr« für die Kontrolle des Blutzuckers dar … Ähnlich verhält es sich mit den GI einer Wassermelone (GI = 72) und dem von Schokokuchen (GI = 38): Man könnte glauben, die Wassermelone bewirke einen höheren Blutzucker. In Wirklichkeit aber haben die 58 Gramm Zucker im Schokokuchen einen viel höheren Blutzuckeranstieg zur Folge als der Zucker in der Melone (nämlich eine Glykämische Last von 22 bzw. 4). Ja, wirklich: Melone ist viel »gesünder« als ein Schokokuchen …

diese Schwankungen nicht nur zur Erschöpfung der Bauchspeicheldrüse, sondern fördern auch die Fettsucht. Tatsächlich begünstigt Insulin die Umwandlung von Zucker in Fett ebenso wie seine Speicherung im Fettgewebe.

Umgekehrt bewirkt der Verzehr von komplexen Kohlenhydraten mit einer geringen Glykämischen Last (wie Vollkornprodukte und Hülsenfrüchte) ein viel niedrigeres Niveau von Glukose und Insulin im Blut. Der Blutzucker bleibt über einen längeren Zeitraum konstant, ohne dass Unterzuckerungen auftreten. Durch die Vermeidung von Schwankungen des Blutzuckerspiegels reduziert diese Art von Kohlenhydraten folglich die Insulinproduktion und verhindert eine Überlastung der Bauchspeicheldrüse. Abgesehen von ihrer Bedeutung für Diabetiker oder Prädiabetiker, für die die Aufrechterhaltung eines konstanten Blutzuckerspiegels essenziell ist: Der Verzehr von komplexen Kohlenhydraten mit einer niedrigen Glykämischen Last ist mit Sicherheit eine bedeutende Veränderung unserer Ernährungsgewohnheiten, die größten Einfluss auf die Prävention gegen Diabetes im Allgemeinen haben kann (siehe Kasten S. 144).

Die Wahl der Nahrungsfette – Auch die Art der Nahrungsfette kann die Entwicklung von Typ-2-Diabetes stark beeinflussen. Bestimmte gesättigte Fettsäuren zum Beispiel begünstigen Entzündungszustände und können indirekt eine Insulinresistenz herbeiführen. Dagegen wirkt Oleinsäure,

Glykämische Last einiger Nahrungsmittel

	Nahrungsmittel	Kohlenhydratgehalt (g/Portion)	Glykämischer Index (GI)	Glykämische Last
Hohe Last	Cornflakes	85	85	72
	Weißbrot	58	85	58
	Gezuckerte Cerealien	80	70	56
	Chips	49	80	39
	Schokoriegel	60	70	42
Mittlere Last	Vollkornbrot	47	50	24
	Banane	20	65	13
	Basmatireis	23	50	12
	Apfel	20	38	6
	Gekochte Kartoffel	14	65	9
Geringe Last	Linsen	17	22	4
	Karotten	6	85	5
	Nüsse	5	15	1
	Grüne Bohnen	3	30	1
	Grünes Gemüse, Pilze, Tomaten etc.	5	10	1

Abbildung 64

Quelle: Am. J. Clin. Nutr. 2002; 76: 5 – 56

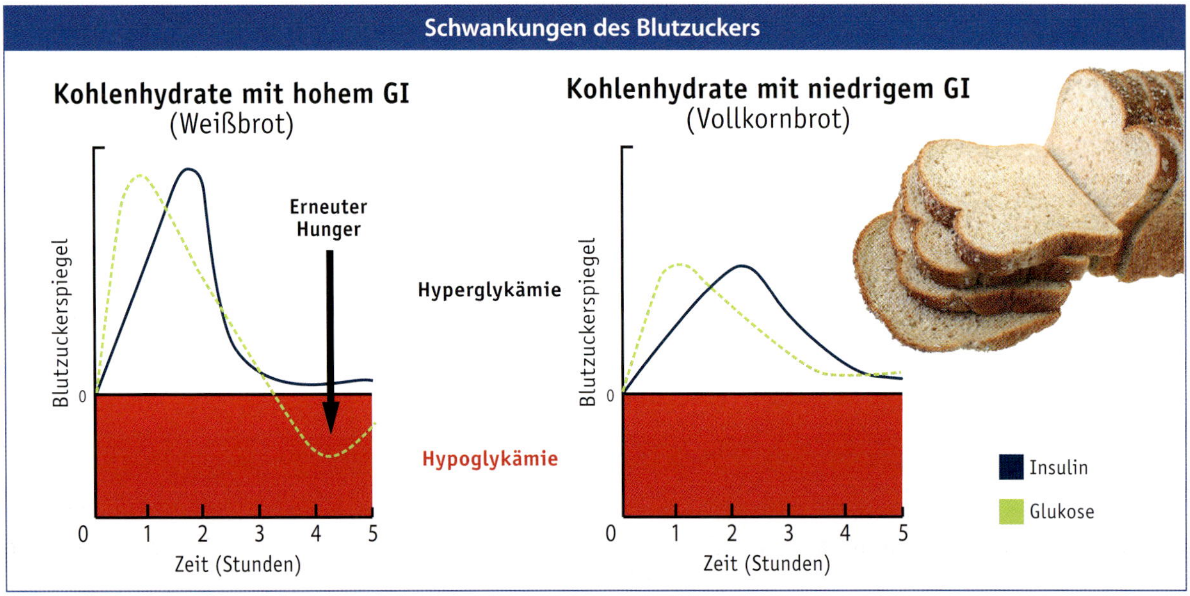

Abbildung 65 *Quelle: nach Willett (2001)*

das Hauptfett in Olivenöl, entzündungshemmend und reduziert infolgedessen das Risiko einer solchen Resistenz. Außerdem ist es interessant festzustellen, dass Omega-3-Fettsäuren die Insulinreaktion der Organe verbessern können. Wie schon bei den Herz-Kreislauf-Erkrankungen ist die Verwendung von Olivenöl als Hauptfettlieferant, verbunden mit einer kontinuierlichen Versorgung mit Omega-3-Fettsäuren, ein Schlüsselelement bei der Vorbeugung gegen Diabetes.

Körperliche Bewegung – Regelmäßige körperliche Bewegung spielt nicht nur eine entscheidende Rolle für die Prävention von Herz-Kreislauf-Erkrankungen, sie ist auch für die Vorbeugung gegen Typ-2-Diabetes unverzichtbar. Muskeln sind die wichtigsten Organe, die an der Aufnahme von Glukose als Reaktion auf das Insulin beteiligt sind. Regelmäßige körperliche Aktivität erhält daher eine optimale Muskelfunktion aufrecht und verbessert zugleich die Insulinsensibilität; dadurch wird ein konstantes Niveau des Blutzuckerspiegels gewährleistet. Eine Untersuchung an Prädiabetikern, die unter anderem einen erhöhten Nüchternblutzucker (höher als 1,1 g Glukose pro Liter) sowie einen zu hohen Blutdruck aufwiesen, hat gezeigt, dass regelmäßige körperliche Aktivität (150 Minuten pro Woche) über einen Zeitraum von drei Jahren den Blutzucker erheblich senkte. Dieser Effekt war ausgeprägter, als wenn sie ein sehr häufig zur Blutzuckersenkung verordnetes Medikament (Metformin) eingenommen hätten (Abbildung 66). Regelmäßige Bewegung senkt aber nicht nur den Blutzucker, sie führt auch zu einer deutlichen Verbesserung des Blutdrucks, ein für die Vorbeugung gegen Herz-Kreislauf-Erkrankungen extrem positiver Effekt, der bei einer Behandlung mit blutzuckersenkenden Medikamenten nicht zu beobachten ist. Mit anderen Worten: Wirkstoffe wie Metformin sind zwar wertvolle Verbündete im Kampf gegen Störungen, die für Typ-2-Diabetes verantwortlich sind, man sollte jedoch nicht unterschätzen, welche tief greifenden Auswirkungen eine veränderte Lebensweise, wie etwa körperliche Aktivität, auf eine Vielzahl von Prozessen haben, die von diesen Krankheiten in Gang gesetzt wurden.

Ein bisschen Pfeffer ins Essen bringen! So unglaublich es scheinen mag: Bestimmte Gewürze können eine wichtige Rolle als Vorbeugung gegen Typ-2-Diabetes spielen. Am besten erforscht ist wohl Zimt, eine aromatische Substanz, die die Glukosetoleranz verbessert und zudem die Fähigkeit hat, die Entstehung von Glykierungsprodukten zu stören, die die Blutgefäßwände schädigen. Diese Eigenschaft ist offenbar im Pflanzenreich weit verbreitet, denn auch Gewürze und Aromastoffe wie Jamaikapfeffer (Piment), schwarzer Pfeffer, Thymian sowie andere Kräuter können die Glykierungsreaktion blockieren. Auch Kurkuma scheint den Blutzucker zu senken – und diese Eigenschaft wird im Übrigen in der traditionellen indischen Medizin (Ayurveda) genutzt; ganz abgesehen davon, dass die starke entzündungshemmende Wirkung von Kurkuma ihn zu einer sehr interessanten Präventionswaffe macht, mit deren Hilfe die Schäden gemildert werden können, die der Zuckerüberschuss im kardiovaskulären System hervorruft. Gewürze sind immer für eine Überraschung gut!

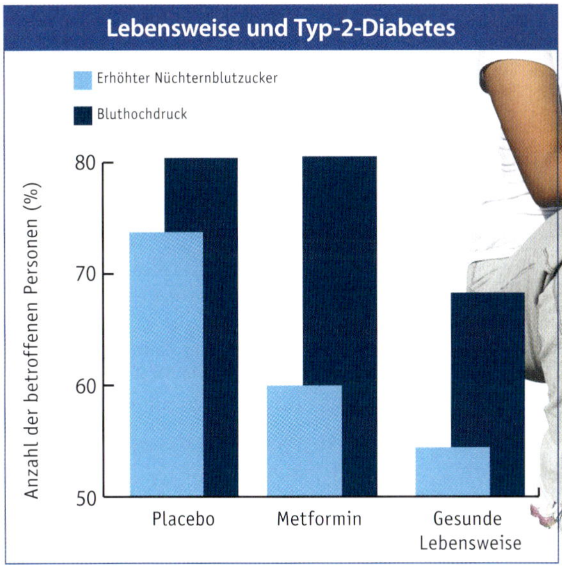

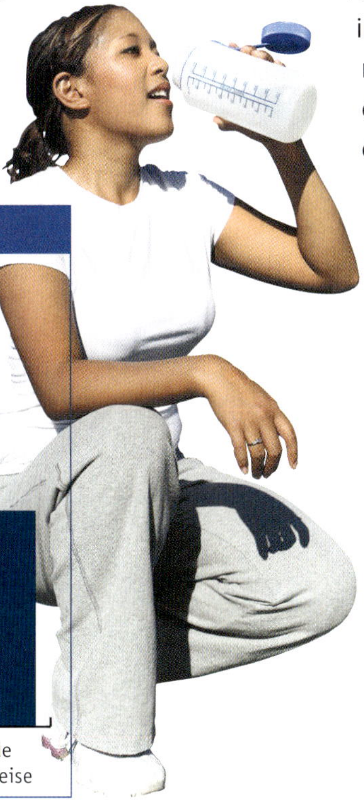

Abbildung 66 *Quelle: Ann. Int. Med. 2005; 142: 611 – 619*

Kohlenhydrate: Eine Gebrauchsanweisung

Blutzuckerspitzen lassen sich leicht vermeiden, indem man einfach einige (schlechte) Ernährungsgewohnheiten verändert.

Wasser trinken anstatt gezuckerter Getränke und vor allem so weit wie möglich auf Softdrinks verzichten, die erhebliche Mengen von Zucker enthalten. Viele neuere Studien zeigen, dass der Konsum dieser Getränke maßgeblich an der Fettsucht-Epidemie schuld ist, von der die Bevölkerung heutzutage betroffen ist. Größtes Misstrauen ist auch gegenüber den zahlreichen »Energie«-Drinks geboten, die den Markt überschwemmen. Die Industrie hat dabei die Heranwachsenden und die jungen Erwachsenen im Visier, die die schädlichen Folgen dieser Produkte nicht kennen. Sie sind nichts weiter als gesüßte Getränke, die eine astronomische Menge an Koffein enthalten (beinahe 100 mg pro Dose) – das Äquivalent eines sehr starken Espresso! Diese Getränke, die nichts von einem Energiespender haben, sind in Wirklichkeit eher Aufputschmittel!

Das morgendliche Müsli sorgfältig auswählen. Die meisten Cerealienmischungen enthalten viel zu viel einfache Zucker und nicht genügend komplexe Zucker in Form von Ballaststoffen. Ein gutes Müsli enthält im Idealfall mindestens 2 Gramm Ballaststoffe pro Portion.

Den häufigen Verzehr von Produkten aus raffiniertem Getreide vermeiden, wie sie beispielsweise bei der Herstellung von Weißbrot oder anderen Fast-Food-Produkten verwendet werden. Diese Stärken lassen den Blutzucker schnell ansteigen und lösen eine markante Insulinausschüttung aus. In Supermärkten ist heute eine wachsende Anzahl qualitativ hochwertiger Vollkornerzeugnisse erhältlich. Hülsenfrüchte sind, wenngleich das noch immer kaum bekannt ist, ein idealer Ersatz, sowohl wegen ihres Gehalts an Kohlenhydraten als auch wegen ihres Reichtums an lebenswichtigen Nährstoffen!

Finger weg von »Diät«-Produkten! Der regelmäßige Verzehr von »diätetischen« Nahrungsmitteln oder sogenannten »light«-Produkten, die mit künstlichen Süßstoffen wie Aspartam oder Sucralose gesüßt werden, ändert nichts an unseren Ernährungsgewohnheiten. Ganz im Gegenteil: Manche Untersuchungen zeigen, dass der regelmäßige Konsum solcher Produkte den Appetit stimuliert und sogar zu einer Gewichtszunahme führen kann! Im Übrigen deuten neuere Studien darauf hin, dass das Risiko eines metabolischen Syndroms durch den Konsum von Diät-Softdrinks ebenso ansteigt wie durch die zuckerhaltigen Versionen dieser Erzeugnisse; ganz abgesehen davon, dass unser »Hang zum Süßen« uns bestimmte bittere Nahrungsmittel verleidet (z. B. grünes Gemüse und grüner Tee), die wichtige gesundheitsfördernde Eigenschaften aufweisen.

Zusammenfassung

- Ursache eines erhöhten Blutzuckers, der zur Entstehung von Typ-2-Diabetes führt, ist die Unfähigkeit der Zellen, adäquat auf Insulin zu reagieren, zugleich wird dadurch die Verwertung des Zuckers im Blut eingeschränkt.
- Übergewicht und Adipositas sind die Hauptrisikofaktoren für Typ-2-Diabetes. Dies hängt mit der schädlichen Wirkung von überschüssigem Fett sowie mit der Produktion von Entzündungsmolekülen zusammen, die das reibungslose Funktionieren der Bauchspeicheldrüse stören.
- Gewichtskontrolle in Verbindung mit regelmäßiger körperlicher Aktivität und eine Ernährung, die reich an pflanzlichen Bestandteilen wie Vollkornprodukten ist, könnten fast 90 Prozent der Fälle von Typ-2-Diabetes verhindern!

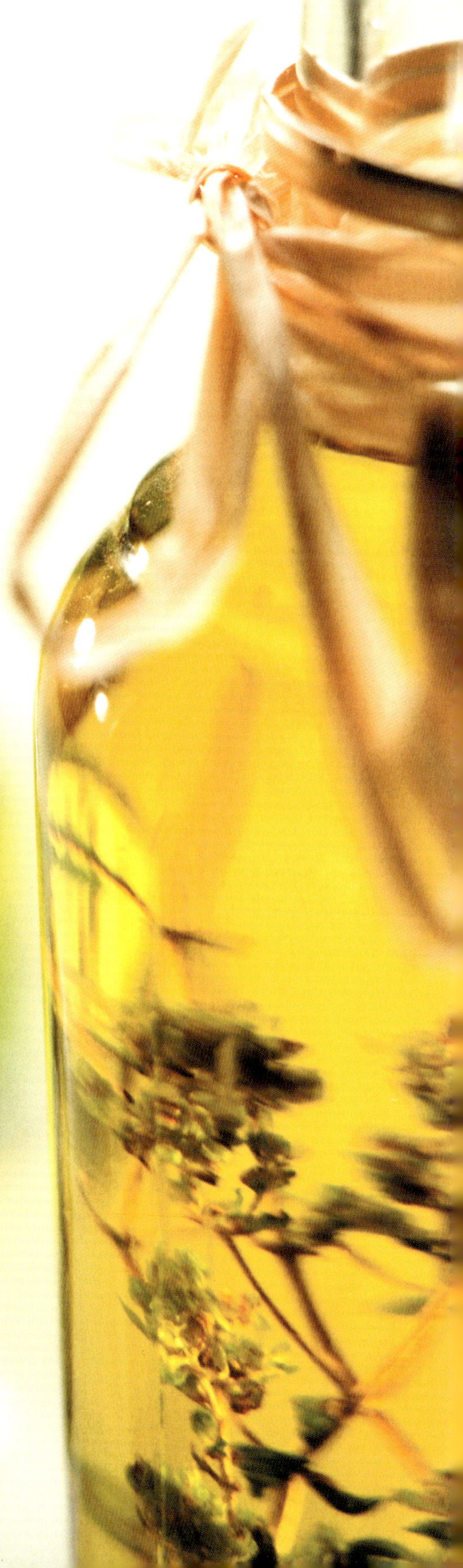

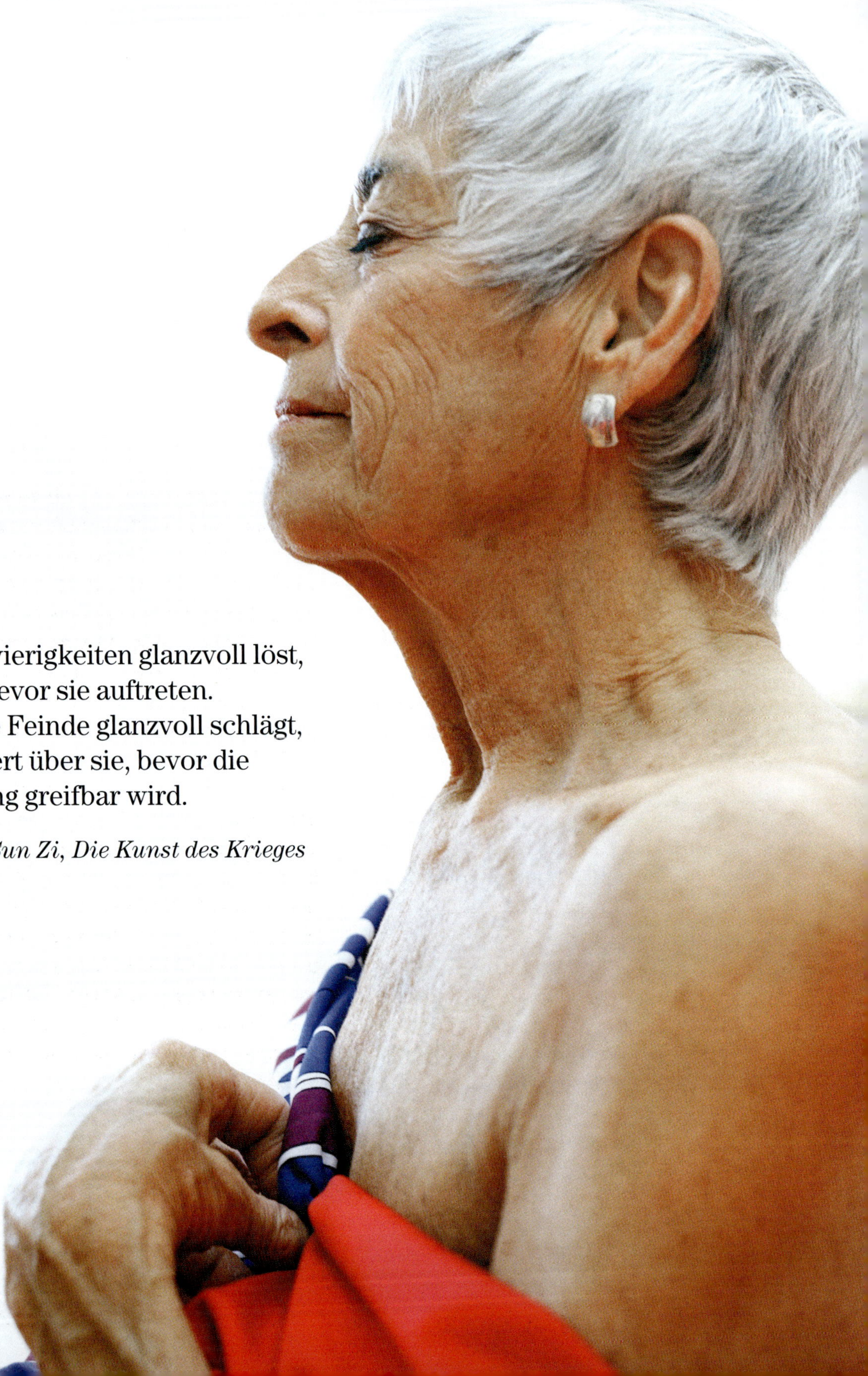

Wer Schwierigkeiten glanzvoll löst,
löst sie, bevor sie auftreten.
Wer seine Feinde glanzvoll schlägt,
triumphiert über sie, bevor die
Bedrohung greifbar wird.

Sun Zi, Die Kunst des Krieges

Kapitel 7
Krebs: Den Feind zähmen, der in uns schläft

Der WHO zufolge leiden derzeit 25 Millionen Menschen auf der Welt an Krebs, und jedes Jahr werden 11 Millionen Fälle an Neuerkrankungen zusätzlich diagnostiziert. Diese Situation ist umso alarmierender, weil Krebs mit 7 Millionen Todesfällen pro Jahr für 12,5 Prozent aller auf der Welt registrierten Todesfälle verantwortlich ist. Die Sterblichkeitsrate von Krebs ist somit höher als die von AIDS, Tuberkulose und Malaria zusammengenommen. Krebs, diese wahre Geißel der Moderne, ist zu einer Krankheit geworden, die die Menschen zutiefst beunruhigt; zum einen wegen ihrer dramatischen Folgen für die Lebenserwartung, zum anderen wegen der schrittweisen und unerbittlichen Verschlechterung der Lebensqualität, die von Schmerzen psychischer wie körperlicher Art begleitet wird.

Doch abgesehen vom unglaublichen Zerstörungspotenzial dieser Krankheit beruht ein großer Teil unserer Angst vor Krebs auch auf unserer Unkenntnis der Faktoren, die für seine Entstehung verantwortlich sind. Während die meisten Menschen darin übereinstimmen, dass Typ-2-Diabetes oder auch Herz- und Gefäßerkrankungen die direkten Folgen schlechter Lebensgewohnheiten sind, wird Krebs noch sehr oft wie eine Fatalität wahrgenommen, ein Unheil, das wahllos zuschlägt und gegen das wir nichts ausrichten können außer zu hoffen, dass wir davon verschont bleiben. Dieses Gefühl der Ohnmacht ist demoralisierend, denn es schürt nur Angst und Verzweiflung, ohne irgendetwas Positives zu unserem Kampf gegen diese Krankheit beizutragen.

Diese falsche Wahrnehmung muss unbedingt zurechtgerückt werden: So schrecklich Krebs ist, er bleibt trotzdem eine chronische Krankheit wie alle anderen – ein Feind also, der ganz bestimmte Bedingungen braucht, um sein Zerstörungspotenzial zu entfalten. Sehr oft ist es möglich, ihn durch eine gesunde Lebensweise in einem latenten und ungefährlichen Zustand zu halten. Und wie bei anderen Krankheiten ist auch hier der beste Ansatz zur Vorbeugung, dass man die Mechanismen begreift, die an seiner Entwicklung beteiligt sind.

Fehler, die uns teuer zu stehen kommen können

Alle Krebsarten werden durch Fehler in unseren Genen verursacht, in diesen kleinen Arealen des genetischen Materials (DNA), in denen die Proteine produziert werden, die für das reibungslose Funktionieren der Zellen unabdingbar sind (Abbildung 67). Wenn bestimmte Gene solche als Mutationen bezeichnete Fehler enthalten, dann kommt es zu einer Veränderung der normalen Zellfunktionen, und eine Kaskade hochkomplexer Ereignisse wird in Gang gesetzt. Diese können zum unkontrollierten Wachstum der anormalen Zellen führen und am Ende zur Entstehung einer Krebsmasse (siehe Kasten S. 149).

Die Hauptquelle dieser genetischen Mutationen ist die Erneuerung unserer Zellen, ein Phänomen, das man als Zellteilung bezeichnet. Im Verlauf dieses Prozesses müssen die zirka drei Milliarden Komponenten unserer DNA vollständig kopiert werden. Jede dieser Kopien wird an die neue Generation von Tochterzellen weitergegeben, damit diese exakt die gleichen Funktionen erfüllen können wie die Elternzelle, aus der sie hervorgegangen sind.

Beim Menschen vollziehen sich diese Teilungen mit rasender Geschwindigkeit und erreichen absolut gigantische Ausmaße (Abbildung 68): Man schätzt, dass unsere Zellen sich etwa eine Trilliarde Mal (d. h. 1000 Milliarden Milliarden) im Laufe unseres Lebens teilen – eine Zahl, die in etwa der Menge von Sandkörnern an sämtlichen Stränden der Welt entspricht! Auch wenn dieser Prozess extrem zuverlässig abläuft und einer unvergleichlichen Qualitätskontrolle unterliegt, so ist die Aufgabe doch so gewaltig, dass es unmöglich ist, Fehler vollkommen zu vermeiden.

Selbst wenn diese selten sind, bringen die Hunderte von Milliarden Zellen, die täglich durch den Prozess der Zellteilung neu produziert werden, immer noch zirka eine Million anormale Zellen pro Tag hervor, das heißt im Laufe eines siebzigjährigen Lebens an die 25 Milliarden! Es ist klar, dass das Risiko einer Krebserkrankung durch die Anhäufung dieser veränderten Zellen mit dem Lebensalter schrittweise steigt. Die Wahrscheinlichkeit, dass bei einem Siebzigjährigen ein Krebsleiden diagnostiziert wird, ist daher ungefähr hundert Mal so groß wie bei einem Zwanzigjährigen.

Von der DNA zu den Proteinen

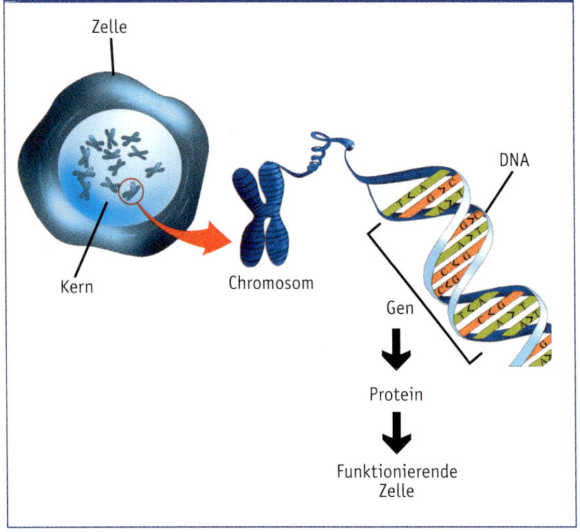

Abbildung 67 *Quelle: www.bbc.co.uk*

Was ist Krebs?

Krebs ist eine unglaublich komplizierte Krankheit, in deren Verlauf sich die anormalen Zellen, in denen eine Mutation des genetischen Materials stattgefunden hat, allmählich die Fähigkeit aneignen, unbegrenzt zu wachsen und die Gewebe des Organismus zu infiltrieren. Abgesehen von sehr seltenen Ausnahmen reicht die ursprüngliche Mutation – ob sie erblich bedingt, der Lebensweise geschuldet (Rauchen) oder zufällig geschehen ist (Zellteilung) – nicht aus, um für sich allein reife Krebszellen hervorzubringen. Zu diesem Zweck sind die präkanzerösen mutierenden Zellen zwingend auf zahlreiche weitere Mutationen angewiesen, deren kollektives Zusammenwirken ihnen erst ermöglicht, eine Reihe von Merkmalen zu erwerben, die für die Umgehung der natürlichen Abwehrmechanismen des menschlichen Körpers von zentraler Bedeutung sind. Der Erwerb all dieser Eigenschaften stellt die Krebsvorläuferzellen allerdings vor eine große Herausforderung. Daher benötigen die meisten Krebsarten viele Jahre, ja Jahrzehnte, bevor sie ein fortgeschrittenes Stadium erreichen, das klinisch diagnostizierbar ist (Abbildung 69).

So kann beispielsweise ein Zeitraum von zwanzig Jahren bis zum Auftreten präkanzeröser Läsionen des Dickdarms (Adenom) oder der Prostata (intraepitheliale Neoplasie) erforderlich sein, und man muss zehn bis fünfzehn weitere Jahre rechnen, bis diese Läsionen zu einem reifen Krebs fortgeschritten sind. Diese lange Latenzperiode beruht auf dem Widerstand der Umgebung, in der die präkanzerösen Zellen sich befinden. Sie wehrt sich unter normalen Umständen erbittert gegen deren Progression und erstickt schon im Ansatz alle Versuche, die für die Weiterentwicklung notwendigen, zusätzlichen Mutationen zu erwerben. Wird jedoch das Gleichgewicht der zellulären Umgebung gestört, dann fallen diese Einschränkungen weg, und die Krebszellen haben freie Fahrt, um ihr Potenzial voll zu entfalten. Mit anderen Worten: Die Entwicklung von Krebs ist nicht nur die Folge genetischer Mutationen, die im Innern der präkanzerösen Zellen stattfinden, sondern auch das Ergebnis von Faktoren der zellulären Umgebung, die diese Veränderungen möglich machen.

Unter den beteiligten Faktoren spielen Entzündungsvorgänge zweifellos eine entscheidende Rolle für die Entstehung eines Klimas, das das Auftreten von Mutationen und die Progression der Krebszellen begünstigt. Man schätzt, dass weltweit eine Krebserkrankung von sechs direkt durch chronische Entzündungszustände verursacht wird; es handelt sich somit keinesfalls um Einzelfälle. Neuere Studien deuten darauf hin, dass dieser negative Einfluss von entzündlichen Prozessen darauf beruht, dass die freien Radikalen eine katastrophale Wirkung auf das genetische Material der präkanzerösen Zellen haben. Sie beschleunigen nämlich erheblich das Auftreten von Mutationen, die diesen Zellen einen Wachstumsvorteil verschaffen und ihre Weiterentwicklung zum reifen Krebs in Gang setzen.

Hohe Fehlerquote im Leben eines Menschen

Anzahl der Zellteilungen im Leben eines Menschen:
1 000 000 000 000 000 000 000
(= 1 Trilliarde)

Neue Zellen pro Tag:
100 000 000 000

Auch wenn die Mutationsrate sehr niedrig ist, produziert der menschliche Körper **1 000 000** mutierte Zellen pro Tag.

Abbildung 68

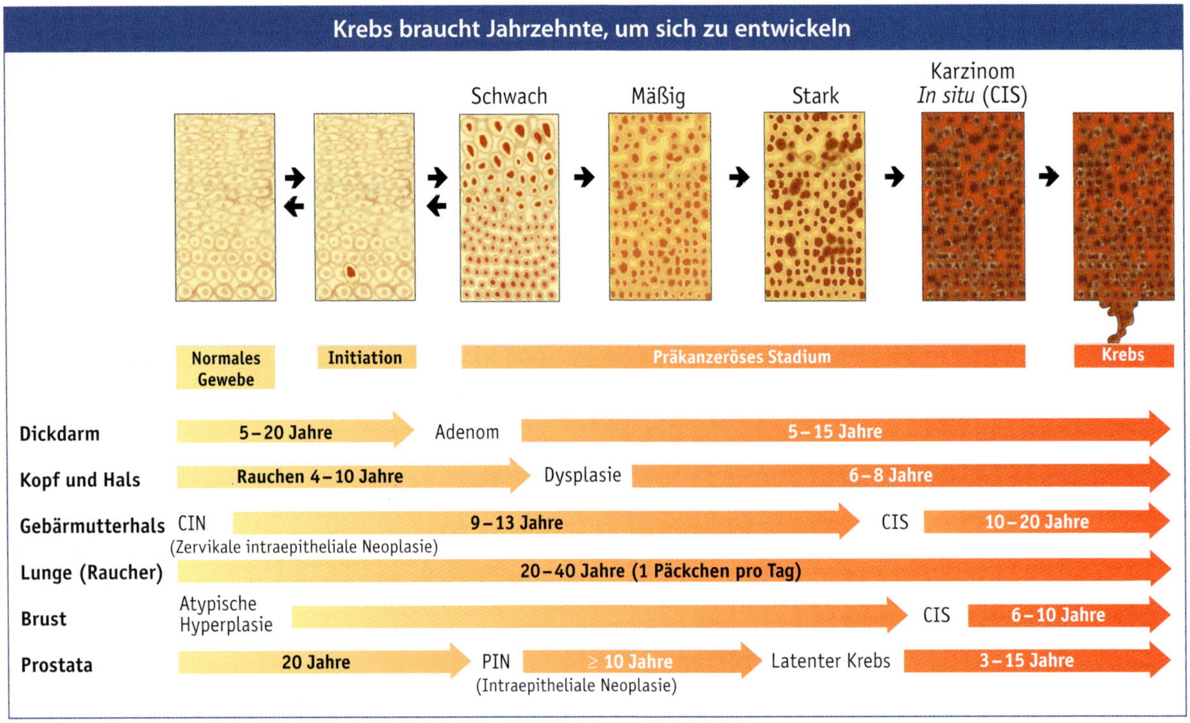

Abbildung 69

Eine Krankheit, die mit der Lebensweise zusammenhängt

Es ist wichtig zu verstehen, dass die mutierenden Zellen, die sich mit dem Alter ansammeln, zwar eine reale Krebsgefahr bedeuten, aber noch keine Krebszellen sind. Sie haben nur das Potenzial, dazu zu werden, wenn sie für ihre Entwicklung günstige Bedingungen vorfinden.

Unter allen Faktoren, die zur Progression präkanzeröser Zellen zu einem reifen, klinisch diagnostizierbaren Krebs beitragen, spielt nichts eine so große Rolle wie die Lebensgewohnheiten. Der erste Hinweis auf den ungeheuren Einfluss der Lebensweise auf das Krebsrisiko stammt von dem Briten Percivall Pott. Er wies 1775 nach, dass die Epidemie von Hodenkrebs, die die jungen Schornsteinfeger in Großbritannien dahinraffte, auf die schrecklichen Arbeitsbedingungen dieser Kinder zurückzuführen war (Abbildung 71). Tatsächlich begannen die Schornsteinfeger schon mit fünf Jahren zu arbeiten; sie mussten sich durch enge Kaminzüge winden, die noch heiß waren, und dabei kam ihre Haut permanent mit den Verbrennungsrückständen der Steinkohle in Berührung. Besonders das Reiben des verrußten Seils, an dem sie in die Kaminzüge hinabglitten, bewirkte an den Hoden die Ansammlung toxischer Partikel in der faltigen Haut dieses Organs. Die tägliche Belastung mit diesen Partikeln in Verbindung mit den verheerenden hygienischen Bedingungen führte dazu, dass diese Menschen im Allgemeinen am Ende ihrer beruflichen Tätigkeit mit 30 Jahren an Krebs erkrankten. Die Kaminkehrergilde empfahl daraufhin, sie sollten lieber täglich als einmal jährlich ein Bad nehmen, was damals die Regel war. Durch diese einfache Maßnahme konnte diese Krebsart eingedämmt werden.

Krebs, eine altersabhängige Krankheit

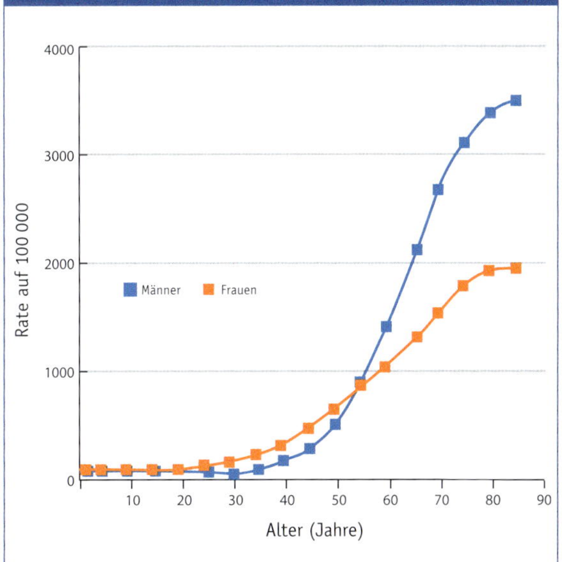

Abbildung 70 *Quelle: Agence de la santé publique du Canada (Kanadisches Gesundheitsamt) (2004)*

Solche Verhältnisse sind heute zwar zum Glück unvorstellbar, dafür haben jedoch andere Aspekte unserer Lebensweise entscheidenden Einfluss auf das Risiko, an Krebs zu erkranken. Das beste Beispiel dafür ist zweifellos das Rauchen, das nicht nur die Hauptursache von Lungenkrebs ist (80 % der Fälle), sondern auch bei mindestens dreizehn anderen Krebsarten entscheidend zur Sterberate beiträgt, insbesondere bei Karzinomen der Kehle und des Halses (Kehlkopf, Mundrachen, Ösopharynx), der Blase, der Niere und der Bauchspeicheldrüse (Abbildung 72). Im globalen Maßstab sind Rauchen (30 %) sowie Faktoren der Lebenshygiene – Ernährung, Adipositas, Bewegungsmangel

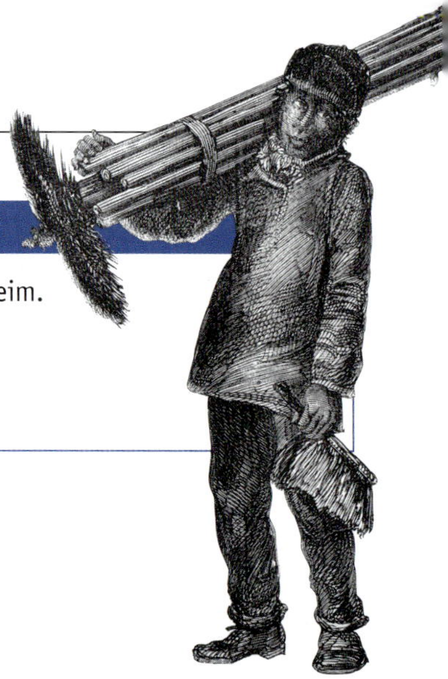

Die erste Untersuchung zur Vorbeugung gegen Krebs

1775 sucht eine Epidemie von Hodenkrebs die jungen Schornsteinfeger in Europa heim.

Ursache: Polyzyklische aromatische Kohlenwasserstoffe im Ruß der Kamine.

Präventionsmaßnahme: Tägliches Bad.

Abbildung 71

(35%) – direkt für zwei Drittel der Krebserkrankungen verantwortlich. Sie liegen damit weit vor Determinanten wie Erblichkeit (15%), Infektionen (10%) und vielen anderen Faktoren wie exzessiven UV-Strahlen (2%) oder Umweltverschmutzung (2%). Krebs ist also nicht in erster Linie eine erblich bedingte Krankheit, wie man allzu häufig glaubt (siehe Kasten S. 156), sondern vielmehr eine Pathologie, die eng mit unseren Lebensgewohnheiten verknüpft ist.

Die gewaltigen Unterschiede der Inzidenz vieler Krebsarten in unterschiedlichen Regionen der Welt veranschaulichen sehr gut, welchen großen Einfluss die Lebensweise auf die Ent-

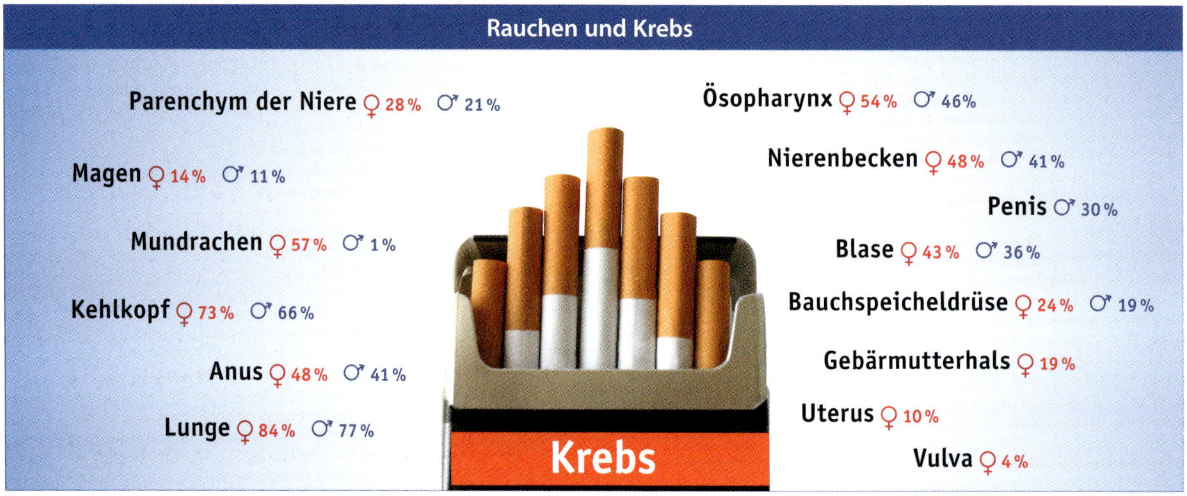

Abbildung 72

Quelle: Pharm. Res. 2008; 25: 2097–2116

wicklung von Krebs hat (Abbildung 74). Während Magenkrebs beispielsweise in Nordamerika sehr selten vorkommt, ist diese Krankheit in Asien sehr häufig und bildet dort eine der am meisten verbreiteten Krebsarten. Umgekehrt sind manche in westlichen Ländern sehr häufige Krebsarten wie Brustkrebs und Prostatakrebs in Asien oder in Afrika weitaus seltener. Das Ausmaß dieser Differenzen ist beeindruckend: So sind nordamerikanische Frauen fünfmal so häufig von Brustkrebs betroffen wie ihre chinesischen Schwestern (Abbildung 75), und bei Männern kann diese Differenz bei Prostatakrebs sogar das Fünfzigfache erreichen (Abbildung 76). Wie wir einleitend bereits bemerkt haben, beruhen diese Schwankungen nicht auf unterschiedlichen genetischen Veranlagungen, denn bei Asiaten, die

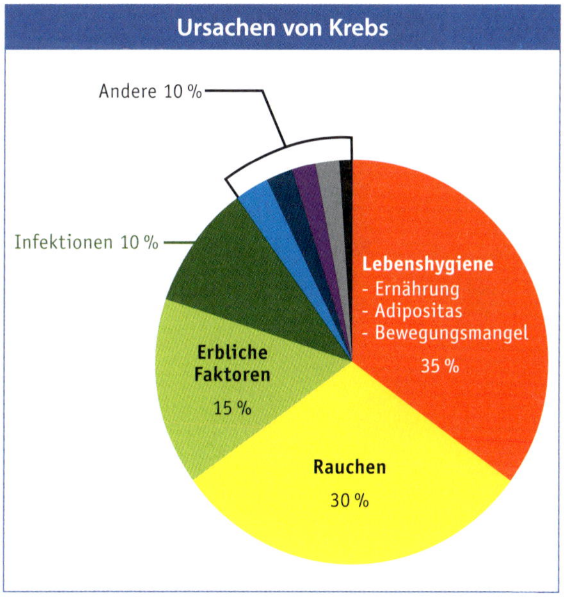

Abbildung 73

in den Westen auswandern, gleicht sich die Häufigkeit dieser Krebsarten der des Aufnahmelands an. Es besteht folglich kein Zweifel darüber, dass die Lebensgewohnheiten eine herausragende Rolle hinsichtlich des Erkrankungsrisikos für Krebs spielen.

Ursachen von Krebs: Die Rolle der Lebenshygiene

Der zweite Bericht, der aus der Zusammenarbeit des *Fonds national de recherche contre le cancer* und dem *American Institute for Cancer Research* hervorging und im Herbst 2007 veröffentlicht wurde, fasst heute ohne Zweifel am besten zusammen, welchen Einfluss Lebensgewohnheiten auf das Risiko einer Krebserkrankung haben. Mehrere hundert Wissenschaftler überprüften über einen Zeitraum von fünf Jahren hinweg bis ins Einzelne die Ergebnisse von mehr als 500 000 Studien über den Zusammenhang zwischen bestimmten Lebensgewohnheiten, insbesondere Ernährung und körperliche Aktivität, und dem Risiko, an verschiedenen Krebsarten zu erkranken (Abbildung 78). Anschließend unterzog ein Komitee von einundzwanzig international renommierten Experten diese Ergebnisse einer strengen Bewertung und identifizierte schließlich die wichtigsten Risikofaktoren für Krebs sowie die Veränderungen der Lebensgewohnheiten, die am wahrscheinlichsten einen signifikanten Rückgang der Krankheit bewirken können. Dieser Bericht muss folglich als ein echtes Referenzwerk gelten, und seine zehn Empfehlungen sind eine ausgezeichnete Quelle der Information für die Verbesserung der allgemeinen

Gesundheit in der Bevölkerung* (Abbildung 78). Er ist besonders interessant für Menschen, die eine Krebserkrankung überlebt haben, denn er führt zum ersten Mal auf, welche konkreten Maßnahmen ergriffen werden müssen, um das Risiko eines Rückfalls zu minimieren.

Unter diesen Empfehlungen sind zwei Aspekte der Ernährungsgewohnheiten besonders wichtig für die Krebsprävention: die Aufrechterhaltung eines normalen Körpergewichts und der Verzehr pflanzlicher Produkte anstelle von industriell produzierten Lebensmitteln, insbesondere

* Der Bericht des FMRC mit dem Titel *Food, Nutrition, Physical Activity and the Prevention of Cancer: a Global Perspective* kann konsultiert werden unter: http://www.dietandcancerreport.org. (Eine deutsche Zusammenfassung ist unter www.dge.de/pdf/ws/WCRF-Report-summary-de.pdf abrufbar; Anm. d. Ü.)

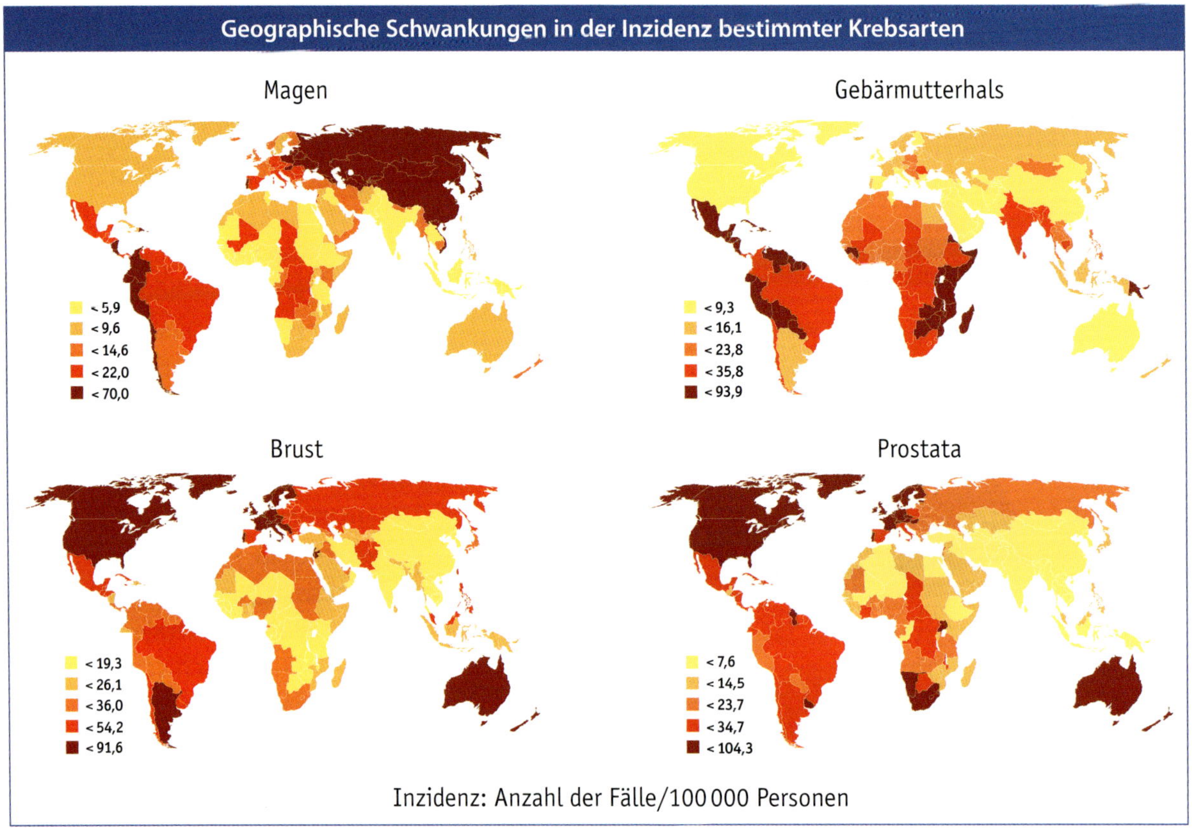

Abbildung 74 *Quelle: Nature Reviews Cancer 2004; 4: 909 – 917*

Fast Food. Wie wir in den vorhergehenden Kapiteln gesehen haben, führen Übergewicht und Fettsucht infolge überschüssiger Kalorien zur Entstehung eines Entzündungsmilieus im Körper. Wenn dieses mit einem Defizit an pflanzlicher Nahrung einhergeht, dann fördert dies ein Klima, das die Progression des Krebses begünstigt (Abbildung 79).

Diese Entzündung ist sehr gefährlich, denn sie setzt die Zellen einem intensiven oxidativen Stress aus – sie werden regelrecht bombardiert mit freien Radikalen, die pausenlos eine Vielzahl von Zellbestandteilen attackieren, welche für das normale Funktionieren der Zellen unverzichtbar sind. Ein solches Entzündungsklima ist besonders verheerend, wenn es genetische Mutationen an den Tumor- oder Krebsstammzellen auslöst; dabei handelt es sich um eine Gruppe von Krebszellen, die eine extrem wichtige Rolle als Verursacher vieler Krebsarten spielt und entscheidenden Einfluss auf einen Rückfall hat (siehe Kasten S. 161).

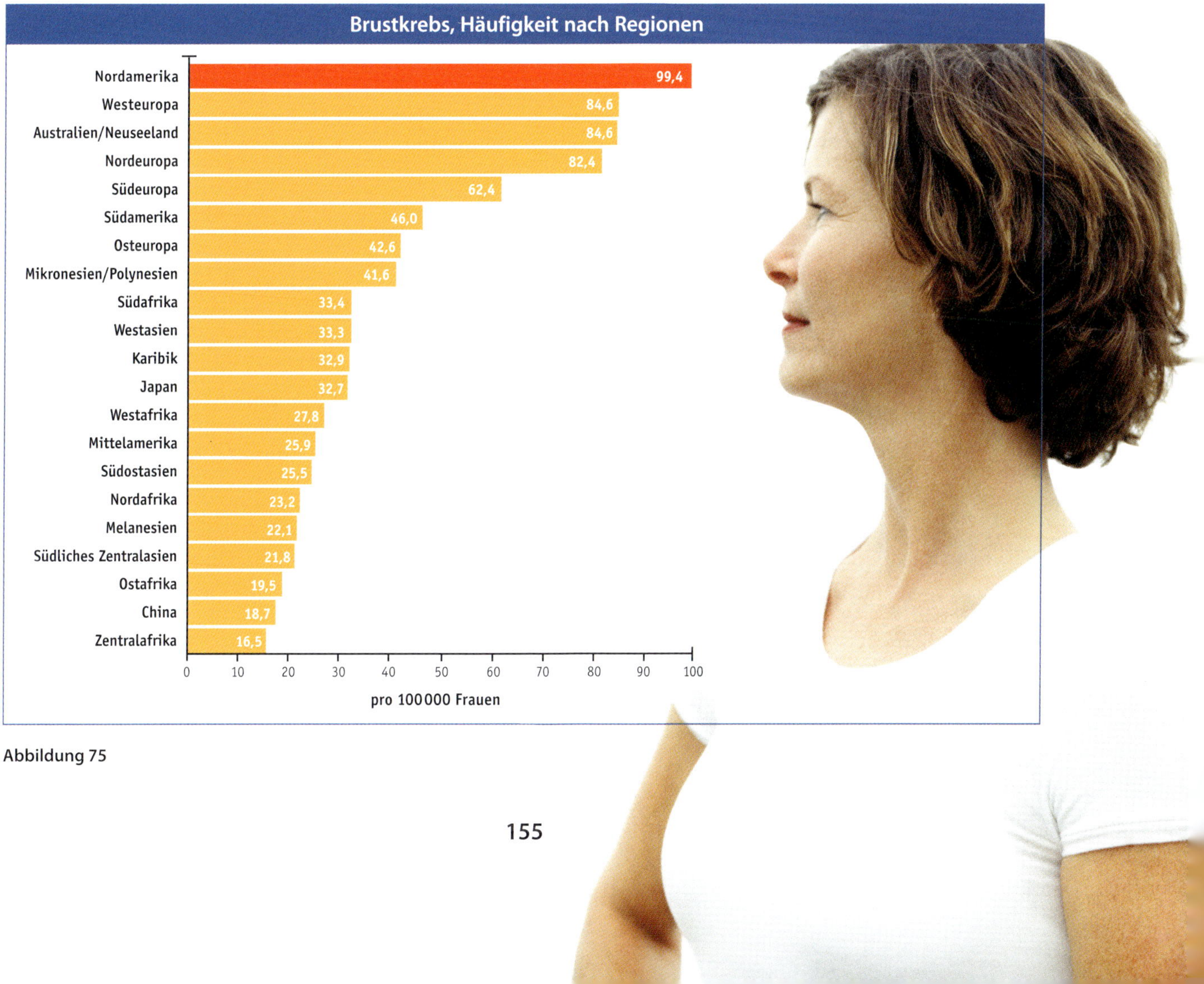

Abbildung 75

Vererbung ist nicht der Hauptschuldige

Wie wenig die Vererbung für die Entwicklung von Krebs verantwortlich ist, wird sehr deutlich an einer Untersuchung an 45 000 Paaren eineiiger und zweieiiger Zwillinge. Wenn das Krebsrisiko auf erblich übertragenen Genen beruhen würde, dann müssten eineiige Zwillinge, die die gleichen Gene besitzen, sehr viel häufiger von der Krankheit betroffen sein als zweieiige. Das war aber nicht der Fall: Wenn ein Zwilling im Verlauf der Untersuchung an Krebs erkrankte, dann erkrankten weniger als 15 Prozent der eineiigen Zwillinge ebenfalls an dieser Krebsart. Auch die gleichzeitige Entwicklung von Leukämie bei eineiigen Zwillingen ist ein relativ seltenes Phänomen: Obwohl bei beiden Kindern die gleichen genetischen Anomalien vorliegen, sind nur 5 Prozent der Zwillingspaare gleichzeitig von der Krankheit betroffen. Anders gesagt: Selbst wenn ein gewisser Anteil von Krebserkrankungen erblich bedingt ist – es sind vor allem die nichterblichen Faktoren, die einen entscheidenden Einfluss auf das Auftreten der Krankheit haben.

Man hat außerdem festgestellt, dass Adoptivkinder, deren Adoptiveltern früh an Krebs verstorben waren, eine um das Fünffache erhöhte Wahrscheinlichkeit haben, ebenfalls an den Folgen einer Krebserkrankung zu sterben. Dagegen haben Kinder, deren biologische Eltern früh an dieser Krankheit gestorben waren, kein erhöhtes Krebsrisiko! Mit anderen Worten, die Gewohnheiten, die durch das gemeinsame Leben mit den Adoptiveltern erworben wurden, haben einen weitaus größeren Einfluss auf das Risiko einer Krebserkrankung als die Gene, die diese Kinder von ihren biologischen Eltern geerbt haben.

Selbst in den Fällen, in denen bestimmte defekte Gene weitervererbt werden, kann das Krebsrisiko offenbar enorm durch die Lebensweise beeinflusst werden. Bei Frauen beispielsweise, die Trägerinnen seltener defekter Versionen der Gene BRCA1 und BRCA2 sind, ist das Brustkrebsrisiko um das Acht- bis Zehnfache und das Risiko für Eierstockkrebs um das Vierzigfache im Vergleich zur Allgemeinbevölkerung erhöht. Das Risiko, früh an Brustkrebs zu erkranken (vor dem Alter von 50 Jahren), hat sich allerdings bei den Trägerinnen dieser defekten Gene verdreifacht, wenn man die vor 1940 Geborenen mit den nach 1940 Geborenen vergleicht – es ist von 24 Prozent auf 67 Prozent gestiegen. Es ist wahrscheinlich, dass die gravierenden Veränderungen der Lebensgewohnheiten, die sich seit dem Zweiten Weltkrieg vollzogen haben (Verringerung körperlicher Aktivität, Industrialisierung der Nahrung, Zunahme von Adipositas) bei dieser Risikosteigerung eine Rolle spielen.

Insgesamt zeigen diese Beobachtungen, dass Lebensgewohnheiten eine herausragende Rolle für das Risiko einer Krebserkrankung spielen und viel wichtiger sind als erblich bedingte Faktoren. Gleichzeitig kann das Krebsrisiko durch günstige Lebensgewohnheiten, insbesondere im Sinne einer guten Ernährung und regelmäßiger körperlicher Bewegung enorm verringert werden.

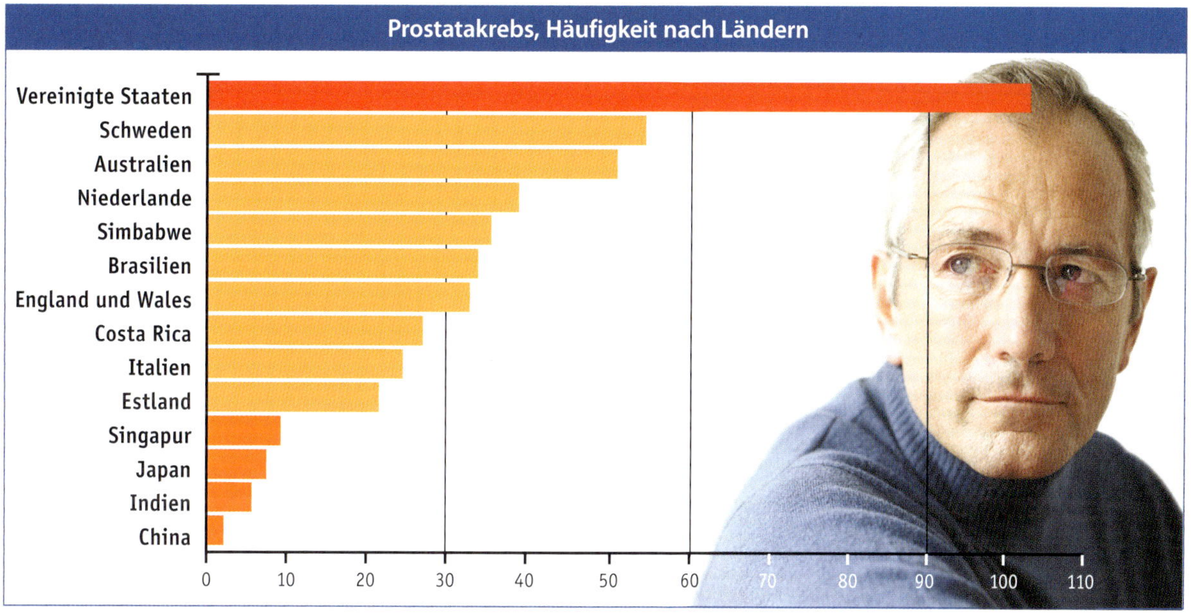

Abbildung 76

Adipositas – Übergewicht und Adipositas sind extrem wichtige Risikofaktoren für Krebs. Deshalb muss die Beibehaltung eines normalen Körpergewichts vorrangiges Ziel jeder Präventionsstrategie sein. Nachdem das Rauchen in der Bevölkerung konstant zurückgeht und umgekehrt die Anzahl übergewichtiger oder fettsüchtiger Menschen immer mehr zunimmt, nähert sich das Risiko einer Krebserkrankung aufgrund von Adipositas in der Praxis immer mehr dem Risiko aufgrund von Rauchen an und wird es vermutlich bald übersteigen.

Übergewicht ist mit einer erheblichen Steigerung des Risikos für mindestens sieben Krebsarten verbunden: Speiseröhre, Bauchspeicheldrüse, (Dick-)Darm, Brust (Frauen nach der Menopause), Endometrium (Gebärmutterschleimhaut), Niere

Bericht des *Fonds national de recherche contre le cancer 2007*

Die größte jemals durchgeführte Untersuchung über den Zusammenhang zwischen Lebensgewohnheiten und Krebs: *Foods, Nutrition, Physical Exercise and the Prevention of Cancer: a Global Perspective*

- **500000** ausgewertete Studien
- **5 Jahre** Arbeit
- Evaluation der Risikofaktoren für **17 Arten von Krebs**

10 Empfehlungen von **21 renommierten Experten** in Zusammenarbeit mit **234 Onkologen und Wissenschaftlern**

Abbildung 77 *Quelle: www.dietandcancerreport.org*

Empfehlungen des FMRC

1 So schlank wie möglich bleiben, der Body Mass Index (BMI) sollte zwischen 21 und 23 liegen (siehe auch S. 70).

2 Mindestens 30 Minuten pro Tag körperliche Aktivität.

3 Zuckerhaltige Getränke vermeiden. Den Verzehr energiedichter Lebensmittel auf ein Minimum begrenzen.

4 Überwiegend pflanzliche Nahrungsmittel wie Obst und Gemüse, Hülsenfrüchte sowie Vollkornprodukte verzehren.

5 Den Verzehr von rotem Fleisch (Rind, Lamm, Schwein) auf 500 Gramm pro Woche begrenzen, davon sehr wenig – wenn überhaupt – verarbeitetes Fleisch.

6 Den täglichen Alkoholkonsum auf zwei Gläser für Männer und ein Glas für Frauen begrenzen.

7 Den Verzehr mit Salz konservierter Nahrungsmittel begrenzen.

8 Keine Nahrungsergänzungsmittel zur Krebsprävention verwenden.

9 Mütter sollten ihre Säuglinge sechs Monate lang ausschließlich stillen.

10 Menschen, die eine Krebserkrankung überwunden haben, sollten die hier aufgeführten Empfehlungen einhalten.

Abbildung 78

und Gallenblase. Diese Zunahme ist zwar besonders ausgeprägt bei adipösen Personen (BMI über 30), aber auch bei Übergewichtigen (BMI zwischen 25 und 30) zu beobachten. Es ist also wichtig, so schlank wie möglich zu bleiben, mit einem BMI um 23, und so weit wie möglich zu vermeiden, dass man mit dem Alter zunimmt. Eine neue Analyse verschiedener Untersuchungen an insgesamt 282 137 Patienten hat enthüllt, dass eine Erhöhung des BMI von 23 auf 28 – das entspricht einer Gewichtszunahme von 15 Kilo bei einem Mann und 13 Kilo bei einer Frau – das Risiko für mehrere Krebsarten deutlich erhöht (Abbildung 80). Diese Beobachtungen stehen im Einklang mit der rasanten Zunahme der Fallzahlen für bestimmte Krebsarten, die parallel zur Erhöhung des Anteils Fettsüchtiger in der Bevölkerung verläuft. So hat die Anzahl der Neuerkrankungen an Adenokarzinomen der Speiseröhre (die häufigste Form von Speiseröhrenkrebs), die durch den Reflux von Magensäure verursacht werden (der wiederum sehr häufig mit Adipositas einhergeht), in den letzten dreißig Jahren um 450 Prozent zugenommen. In Amerika macht ihn das zur Krebsart, die sich am schnellsten ausbreitet.

Wie bei Herz-Kreislauf-Erkrankungen und Typ-2-Diabetes beruht die negative Wirkung von Adipositas auch hier wieder auf den gravierenden Störungen des Stoffwechselgleichgewichts, die durch die exzessive Fettmasse ausgelöst werden (Abbildung 81). Die Hypertrophie der Fettzellen führt zur Freisetzung großer Mengen von Fett und Entzündungsmolekülen in den Blutkreislauf, dadurch setzt eine Insulinresistenz ein (siehe Kapitel 6), und die Produktion freier Radikaler wird

Die schädlichen Folgen der industriellen Ernährung

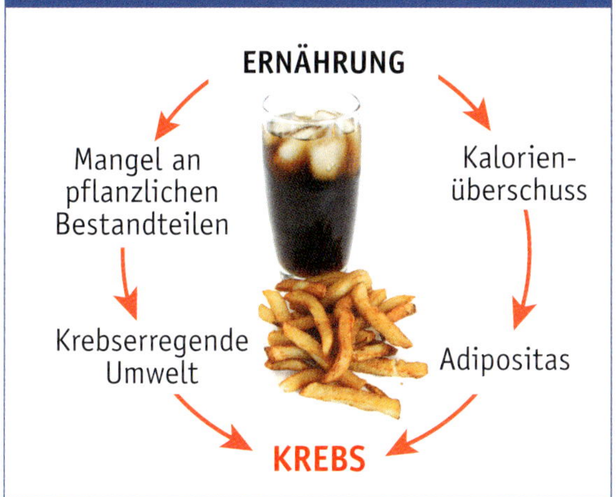
ERNÄHRUNG
Mangel an pflanzlichen Bestandteilen
Kalorienüberschuss
Krebserregende Umwelt
Adipositas
KREBS

Abbildung 79

Ein großes Risiko eingehen …

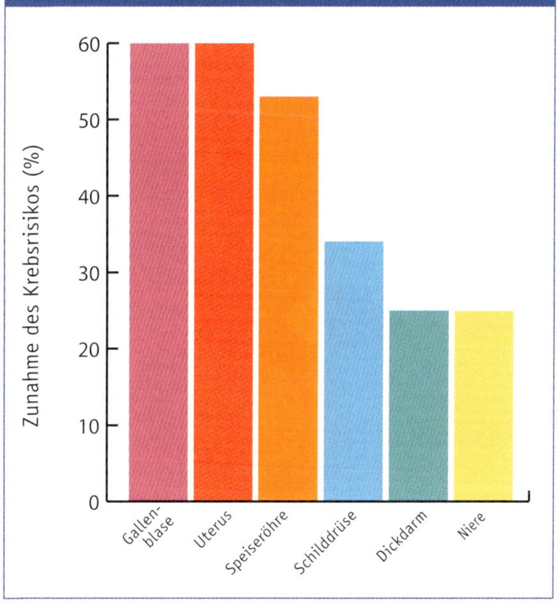

Abbildung 80 *Quelle: Lancet 2008; 371: 569–578*

angekurbelt. Diese Entgleisungen wirken zusammen und verändern tief greifend die Umgebung der präkanzerösen Zellen; sie schaffen dadurch Bedingungen, die das Auftreten jener genetischen Mutationen begünstigen, die für die Progression zum reifen Krebsstadium unverzichtbar sind.

Insbesondere ein erhöhter Insulinspiegel kann das Zellwachstum stimulieren: entweder durch direkte Interaktion mit Proteinen an der Oberfläche dieser Zellen oder indirekt, indem er den Spiegel anderer Proteine (wie IGF, insulinähnlicher Wachstumsfaktor; *Anm. d. Ü.*) erhöht, die das Zellwachstum drastisch in die Höhe treiben. Wenn zu diesem Überschuss an Insulin und IGF noch ein hoher Spiegel an freien Radikalen hinzukommt, die durch die Entzündungsverhältnisse in der zellulären Umgebung produziert wurden, dann schafft das explosive Bedingungen, die die Entstehung von Krebs nur begünstigen können.

Der Mangel an Obst und Gemüse – In zahlreichen prospektiven Untersuchungen über die Ernährungsgewohnheiten von Tausenden von Individuen über einen Zeitraum von fünf bis zehn Jahren hat sich gezeigt, dass Personen, die große Mengen bestimmter Pflanzen verzehren, ein weitaus geringeres Risiko haben, an einer ganzen Reihe von Krebsarten zu erkranken (Abbildung 83).

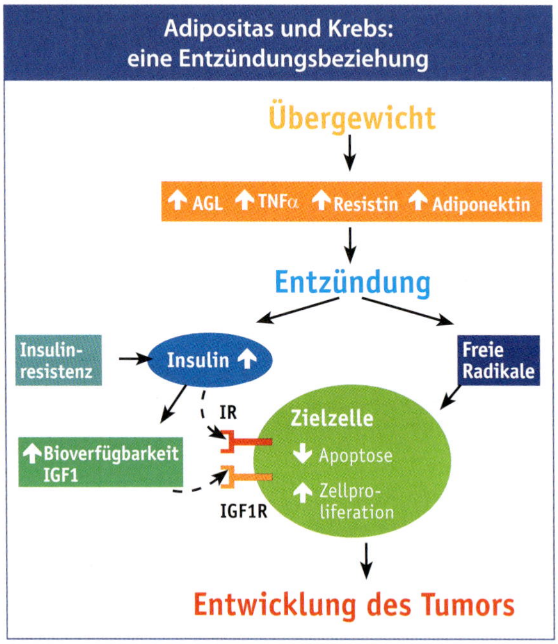

Abbildung 81 *Quelle: Nature Reviews Cancer 2004; 4: 579–591*

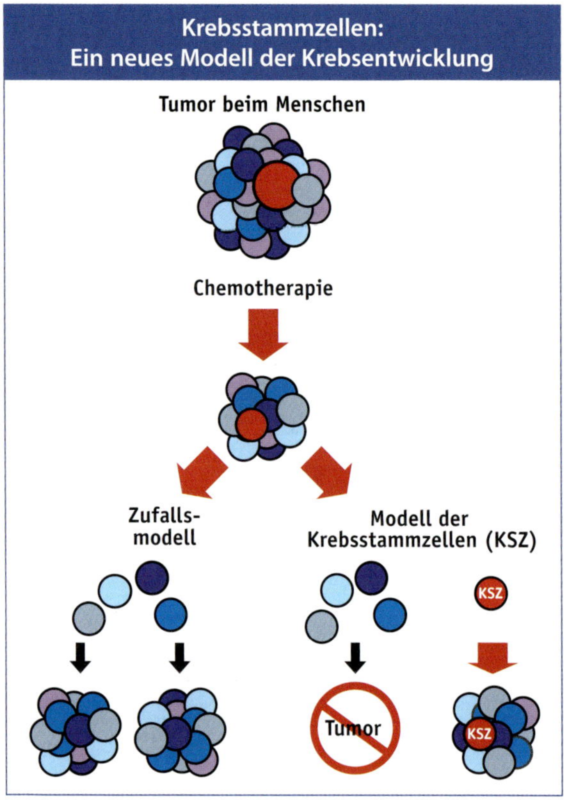

Abbildung 82

Jede Zeile in dieser Abbildung entspricht einer eigenen Untersuchung an unterschiedlichen Populationen. Die dabei verzehrte Menge bewegt sich in einem normalen Rahmen, das heißt bei durchschnittlich drei bis sieben Mahlzeiten pro Woche für jedes Produkt. Die Ergebnisse dieser Studien sind schlicht und einfach spektakulär: Es genügt schon, mindestens dreimal in der Woche Gemüse der Kreuzblütengewächse zu verzehren, damit das Risiko für Blasen- oder Prostatakrebs um die Hälfte reduziert wird! Da prospektive Untersuchungen die beste Methode darstellen, um den Einfluss der Ernährung auf das Krebsrisiko zu messen, zeigen diese Beobachtungen, dass der Mangel an Gemüse eine entscheidende Rolle bei der Entstehung dieser Krankheit spielt.

Dieser Schutzeffekt von Pflanzen beruht auf ihrem außerordentlich hohen Gehalt an phytochemischen Wirkstoffen (sekundären Pflanzenstoffen), einer Klasse von Molekülen, die von den Pflanzen zum Schutz vor Aggressoren und anderen feindlichen Bedingungen in ihrer Umgebung

Die Wurzel des Übels: Krebsstammzellen

»Ihr Krebs ist wieder da.« Diese schrecklichen Worte müssen Patienten allzu oft hören, nachdem sie ein Krebsleiden vermeintlich überstanden haben. Im Allgemeinen ist das eine sehr schlechte Nachricht, nicht nur weil sie bedeutet, dass die Betroffenen sich erneut der Krankheit stellen müssen, sondern vor allem, weil ein Rückfall – der Monate oder Jahre nach einer Behandlung wieder auftritt – noch gefährlicher ist als der ursprüngliche Krebs. Tatsächlich ist er so gefährlich, dass Rezidive für die Mehrheit der durch Krebs verursachten Todesfälle verantwortlich sind.

Noch bis in die jüngste Zeit hinein glaubte man, dass diese Rückfälle darauf zurückzuführen sind, dass manche Krebszellen die Chemotherapie oder Bestrahlung überlebt haben, und dass jede dieser Zellen fähig ist, eine neue Tumormasse zu bilden (Zufallsmodell, Abb. 82). Heute glaubt man hingegen, dass das erneute Auftreten von Krebs eher auf der Existenz von Krebsstammzellen beruht. Dabei handelt es sich um eine Untergruppe von Zellen, die zwar nur einen geringen Teil der Tumormasse ausmachen, aber äußerst resistent gegen Medikamente sind und die Tumormasse regenerieren können, indem sie eine Palette hochaggressiver Krebszellen produzieren. Infolgedessen muss nur eine einzige Zelle gegen die Wirkung von Anti-Krebs-Medikamenten immun bleiben, auch wenn diese fast die Gesamtheit aller in der Tumormasse vorhandenen Krebszellen eliminiert haben, damit es zu einem Rückfall kommt.

Man kann also die Krebsstammzellen mit Unkraut vergleichen, das permanent in unsere Gärten und Rasen einzudringen droht. Wir können den Rasen so kurz mähen, wie es nur geht, um jede Spur von Löwenzahn oder anderen unerwünschten Pflanzen auszumerzen – schon wenige Tage später geht alles wieder von vorne los! Das einzig wirklich effektive Mittel, um ein Unkraut loszuwerden, ist, es mit der Wurzel auszureißen, genauer gesagt, das auszureißen, was für sein Wachstum absolut unverzichtbar ist. Neueste Untersuchungen deuten darauf hin, dass Krebsstammzellen möglicherweise effektiv dadurch zerstört werden können, dass man ihre Umgebung ins Visier nimmt, vor allem indem man die Entstehung eines Klimas verhindert, das diesen Zellen gute Wachstumsbedingungen verschafft.

synthetisiert werden (Abbildung 84). Deshalb sind diese Substanzen oft in großen Mengen in den Pflanzenteilen enthalten, die am ehesten von Aggressoren attackiert werden, insbesondere in Früchten und Wurzeln (siehe Kasten S. 164). Der hohe Gehalt an phytochemischen Wirkstoffen in diesen Pflanzen ist keinesfalls nur von abstraktem oder theoretischem Interesse: Mehr als die Hälfte der heute in der Chemotherapie gebräuchlichen Medikamente, durch die zahllose Menschenleben gerettet werden können, stammen direkt von Pflanzen ab (Abbildung 86)!

Diese sekundären Pflanzenstoffe sind somit ein grundlegendes Merkmal der Pflanzen, eine Anpassungsleistung, die eine herausragende Rolle in der Evolution vieler Pflanzenarten gespielt hat. Selbst eine auf den ersten Blick so banale Frucht wie die Avocado, die häufig ausschließlich als guter Lieferant von einfach ungesättigten Fettsäuren betrachtet wird, enthält eine absolut unglaubliche Menge von sekundären Pflanzenstoffen (Abbildung 87). Wie man feststellen kann, sind Pflanzen unbestreitbar die komplexesten Nahrungsmittel in unserer Ernährung, ein schier unerschöpfliches Reservoir von Substanzen mit einer Vielzahl gesundheitsfördernder Eigenschaften.

Indem wir unserem Organismus eine wertvolle Quelle von Substanzen mit zahlreichen krebshemmenden Wirkungen vorenthalten, begünstigen wir folglich die Entstehung von Bedingungen, die die Krebsentwicklung fördern.

Die positiven Eigenschaften der Pflanzen überwiegen bei weitem das geringe Risiko von eventuellen Pestizidrückständen aus dem Anbau von Obst und Gemüse; diese Rückstände sind im

Pflanzlicher Dialog

Die Akazie ist ein hervorragendes Beispiel für die unglaubliche Fähigkeit der Pflanzen, sich gegen Aggressoren zu wehren. Wenn die Giraffe – die besonders erpicht ist auf die Blätter dieses Baums – eine Akazie angreift, indem sie ihre Blätter frisst, reagiert der Baum sehr schnell mit der Produktion von Ethylen, einem Gas, das sich in der Umgebung ausbreitet und die Akazien im Umkreis von 50 Metern erreicht. Beim Kontakt mit diesem Gas verändern die Akazien ihren Stoffwechsel und produzieren Tannine, eine besonders adstringierende Molekülklasse, die den Mund des Tieres unangenehm austrocknen lassen und es so davon abhalten, seine Mahlzeit noch länger fortzusetzen. Diese »chemische Sprache« fungiert als Warnsignal und verhindert, dass das Tier den Baum vollständig kahl frisst, dadurch wird das Überleben der Art gewährleistet (Abbildung 85).

Eine ähnliche Taktik benutzen manche Pflanzen als Reaktion auf Verletzungen durch pflanzenfressende Insekten, wie beispielsweise die amerikanische Heuschrecke *(Schistocerca americana)*. Im Laufe ihrer »Mahlzeit« sekretieren diese Insekten eine Gruppe von Molekülen, die von der Pflanze schnell als Signal für die Anwesenheit eines Feindes erkannt werden. Daraufhin sondern die Pflanzen eine hochkomplexe Duftmischung ab, die die natürlichen Feinde der Heuschrecken anzieht, und entledigen sich auf diese Weise ihrer Feinde.

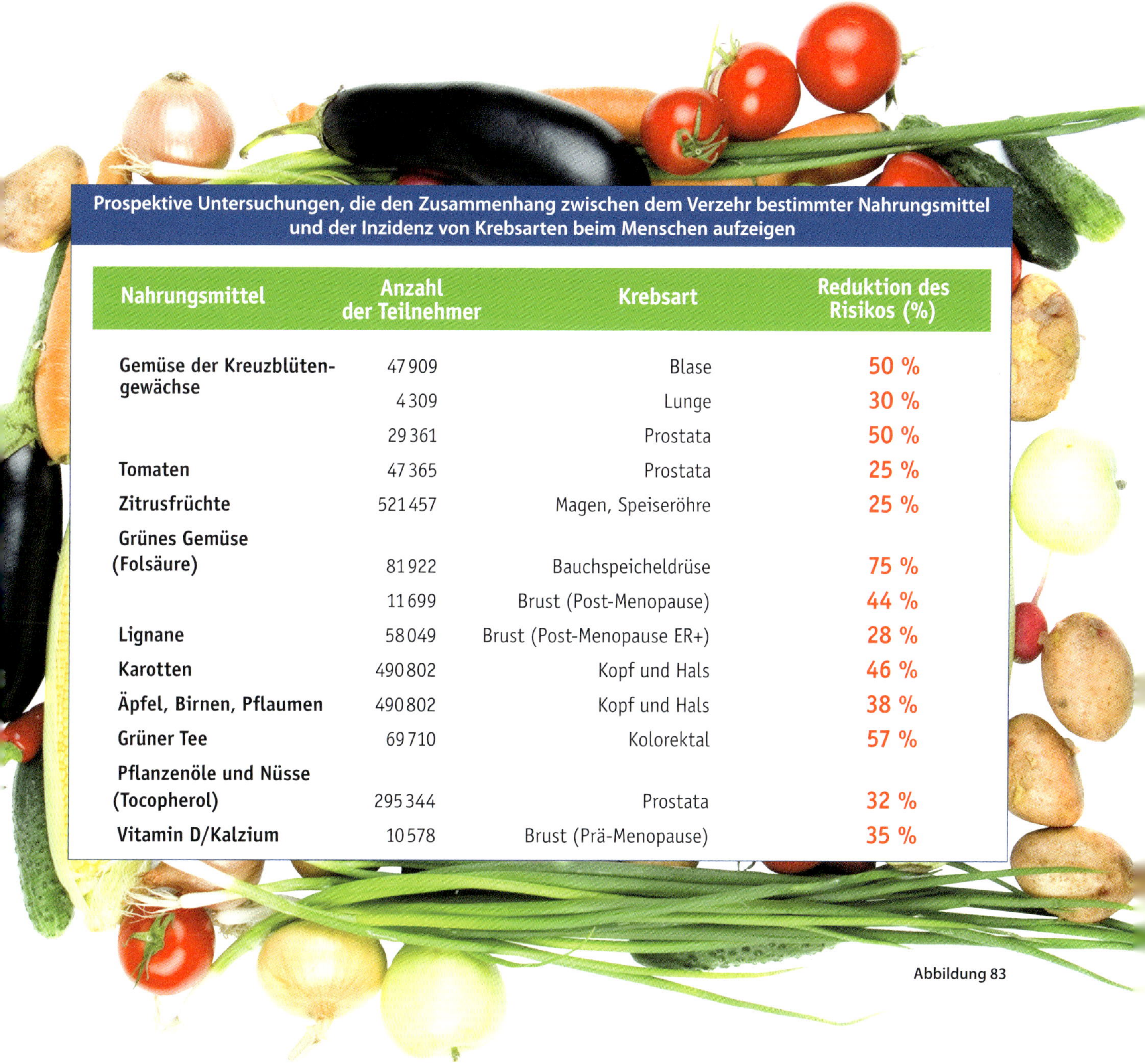

Prospektive Untersuchungen, die den Zusammenhang zwischen dem Verzehr bestimmter Nahrungsmittel und der Inzidenz von Krebsarten beim Menschen aufzeigen

Nahrungsmittel	Anzahl der Teilnehmer	Krebsart	Reduktion des Risikos (%)
Gemüse der Kreuzblüten-gewächse	47 909	Blase	50 %
	4 309	Lunge	30 %
	29 361	Prostata	50 %
Tomaten	47 365	Prostata	25 %
Zitrusfrüchte	521 457	Magen, Speiseröhre	25 %
Grünes Gemüse (Folsäure)	81 922	Bauchspeicheldrüse	75 %
	11 699	Brust (Post-Menopause)	44 %
Lignane	58 049	Brust (Post-Menopause ER+)	28 %
Karotten	490 802	Kopf und Hals	46 %
Äpfel, Birnen, Pflaumen	490 802	Kopf und Hals	38 %
Grüner Tee	69 710	Kolorektal	57 %
Pflanzenöle und Nüsse (Tocopherol)	295 344	Prostata	32 %
Vitamin D/Kalzium	10 578	Brust (Prä-Menopause)	35 %

Abbildung 83

Krebsprävention in der Schale!

Viele Pflanzenarten speichern ihr genetisches Material in Form von Früchten, die ihre Fortpflanzung gewährleisten. Der hohe Zuckergehalt dieser Früchte macht sie nicht nur für uns, sondern auch für diverse Aggressoren anziehend! Die Pflanzen mussten also raffinierte Verteidigungsmechanismen entwickeln, um sich gegen die Angriffe der verschiedenen Insekten, Bakterien und Pilze in ihrer unmittelbaren Umgebung zur Wehr setzen zu können.

Zu diesem Zweck produzieren die Pflanzen hochwirksame Insektizide und pilztötende Substanzen, die diese Parasiten angreifen und der Pflanze ein Überleben unter feindlichen Bedingungen ermöglichen. Diese Substanzen können aber auch – und das ist von noch größerem Interesse für uns – eine äußerst wichtige Rolle bei der Vorbeugung gegen viele schwere Krankheiten, insbesondere Krebs, spielen.

Das beste Beispiel dafür bietet zweifellos die Traubenschale. Reben reagieren auf einen Angriff (im Allgemeinen durch mikroskopisch kleine Pilze), indem sie ein Molekül namens Resveratrol produzieren. Dieses lagert sich in der Traubenschale ein und wirkt dort als Fungizid, um die durch diese Pilze verursachten Schäden zu begrenzen. Die Menge dieser natürlichen Fungizide in der Traubenschale hängt folglich direkt vom »Stress« ab, dem die Rebe ausgesetzt ist. So werden beispielsweise Reben, die in feuchteren Regionen angebaut werden (wie etwa im Niagara-Tal) und deren Trauben eine dünnere Schale aufweisen (das gilt beispielsweise für die Pinot-Traube), häufiger von Pilzen angegriffen und verfügen daher über einen weitaus höheren Gehalt an Resveratrol.

Dieser Resveratrol-Spiegel der Trauben ist nicht nur für die Rebe lebenswichtig. Er spielt auch eine wichtige Rolle für die gesundheitsfördernde Wirkung von Rotwein. Durch die lange Fermentation der Traubenschalen, die zur Herstellung von Rotwein notwendig ist, werden große Mengen von Resveratrol extrahiert – sie können bis zu 10 Milligramm pro Liter erreichen. Diese Konzentration ist ausreichend, um im Laborversuch die Vermehrung einer beeindruckenden Menge von Krebszellen zu blockieren und um die Entwicklung vieler Krebsarten bei Tieren zu verhindern.

Doch die Vorzüge von Fruchtschalen sind nicht allein auf Weintrauben beschränkt. Zahlreiche Untersuchungen haben gezeigt, dass die weit überwiegende Menge krebshemmender Substanzen in so gängigen Früchten wie Äpfeln, Birnen, Pfirsichen, Pflaumen usw. ebenfalls in ihrer Schale enthalten ist. Das Gleiche gilt für bestimmte Gemüsearten: Die krebshemmenden Bestandteile von Kartoffeln sind zum Beispiel ausschließlich in der Schale nachweisbar.

Pflanzen sind durch ihre Umgebung Stress ausgesetzt

- Trockenheit
- Nährstoffarme Böden
- Große Hitze
- Ungünstige Klimabedingungen
- Angriffe durch Viren, Bakterien, Pilze
- Angriffe von Insekten

Und sie verteidigen sich:

- um ihr Überleben zu sichern
- durch die Plastizität ihres Genoms
- indem sie Abwehrsubstanzen produzieren: die phytochemischen Wirkstoffe

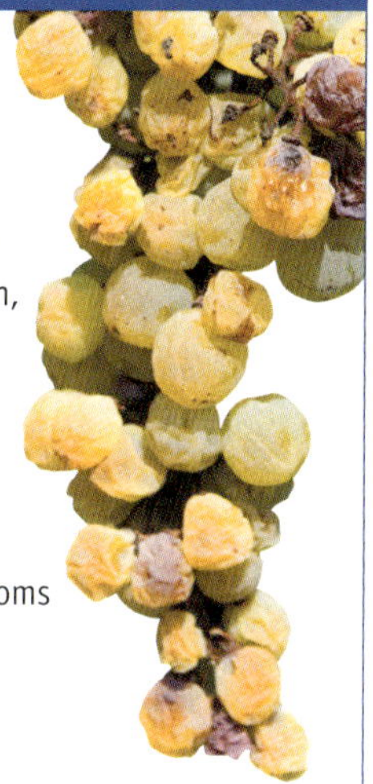

Abbildung 84

Allgemeinen in zu geringen Mengen vorhanden, um schädlich zu sein. Häufig ist vom »krebserregenden Potenzial« dieser chemischen Produkte die Rede, das auf der Basis experimenteller Modelle berechnet wird, in denen hohe Dosen der Produkte getestet werden. Schon lange vor der Entstehung der chemischen Industrie entwickelte sich unser Stoffwechsel in Gegenwart toxischer Substanzen, die aus dem Verzehr von Nahrungsmitteln unterschiedlicher Qualität stammten; und wir haben Mechanismen entwickelt, um diese Nahrungsmittel auszuscheiden und unsere gesundheitliche Unversehrtheit zu schützen. So verstoffwechseln die Cytochrom-P450-Enzyme der Leber diese toxischen Produkte, indem sie sie abbauen und uns auf diese Weise vor ihrer schädlichen Wirkung schützen. Andere Enzymsysteme wie Reflux-Enzyme (MDR, ABCB5, MRP) im Darm, in der Niere oder im Gehirn verhindern, dass giftige Substanzen in den Körper oder in ein bestimmtes Gewebe eindringen. Sie tragen zur Neutralisierung dieser potenziell gefährlichen Substanzen bei, indem sie sie daran hindern, einen für die Zelle kritischen Schwellenwert zu erreichen. Diese Verteidigungsmechanismen sind schon sehr früh in der Evolution entstanden, vor mehr als 500 Millionen Jahren. Man findet sie sogar in den primitivsten Bakterien, wo sie die Zellen vor Substanzen schützen, die ihr Überleben gefährden könnten.

Diese Enzyme sind so wirkungsvoll, dass Tumorzellen sie vergrößern, um sich vor den chemischen Substanzen zu schützen, die in hohen Dosen in der Chemotherapie verabreicht werden. Dieser Phänotyp oder diese Resistenz-Signatur wird sogar als diagnostisches Kriterium für die klinische Resistenz gegen eine Chemotherapie benutzt. Die als *Multiple Drug Resistance* (MDR) bezeichnete Resistenz gegenüber Arzneistoffen ist in der Tat eine der Hauptursachen für das Versagen chemotherapeutischer Behandlungen und den Tod der Patienten. Wenn diese Enzyme die Krebszellen vor hohen Dosen chemotherapeutischer Wirkstoffe schützen können, dann ist klar, dass sie auch unser normales Gewebe vor den schwachen Dosen toxischer Chemikalien aus unserer Umwelt schützen können. Den Vorstellungen vieler Menschen zum Trotz ist der menschliche Körper keinesfalls ein schwacher und verletzlicher Organismus; seine biologische Evolution in einer feindlichen Umwelt hat ihn dazu geführt, machtvolle Abwehrmechanismen gegen die biochemischen Aggressoren seiner Umgebung zu entwickeln.

99,99 Prozent aller von Menschen konsumierten Pestizide sind natürlichen Ursprungs: phytochemische Moleküle, die von den Pflanzen produziert werden, um ihre Aggressoren abzuwehren. Ein Mensch nimmt im Durchschnitt täglich 1500 Milligramm dieser phytochemischen Substanzen zu sich, das heißt ungefähr zehntausend Mal so viel wie die schwachen Spuren synthetischer Pestizide, die mit durch den Verzehr von Pflanzen aufgenommen werden (0,09 mg). Eine einzige Tasse Kaffee enthält mehr Wirkstoffe mit einem krebserregenden Potenzial – in hohen Dosen wohlgemerkt – als das Obst und Gemüse, das eine Person in einem ganzen Jahr verzehrt (Abbildung 88)! Und dennoch ist regelmäßiger Kaffeekonsum nicht mit einer Zunahme der Krebserkrankungen verbunden, wie zahlreiche Studien beweisen haben. Das zeigt, dass diese Messwerte des »karzinogenen Potenzials« eines bestimmten Moleküls aufgrund der Schutzmechanismen, die unser Stoffwechsel während unserer Evolution entwickelt hat, nur ge-

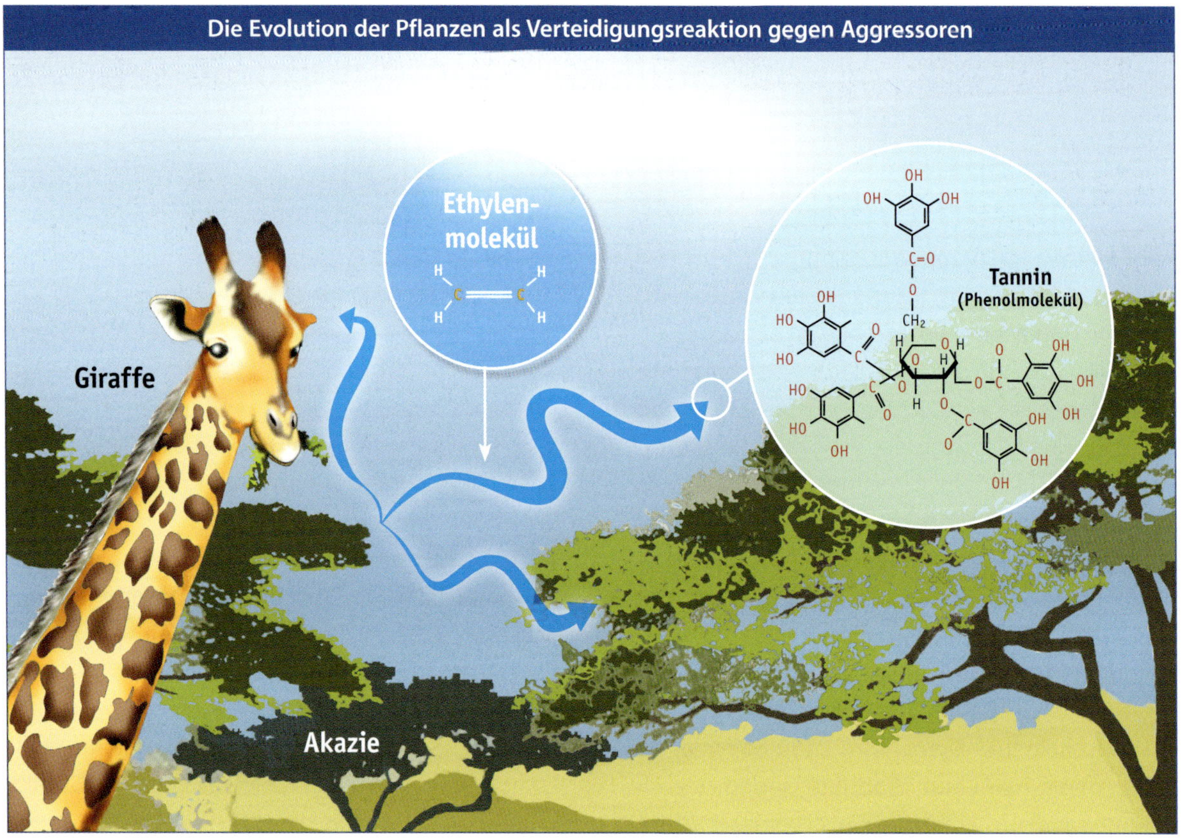
Die Evolution der Pflanzen als Verteidigungsreaktion gegen Aggressoren
Ethylen-
molekül
Tannin
(Phenolmolekül)
Giraffe
Akazie

Abbildung 85

ringe Aussagekraft über die realen Auswirkungen chemischer Produkte auf die Entstehung von Tumoren besitzen.

Das Gleiche gilt für die Rückstände synthetischer Pestizide in der Landwirtschaft: Es gibt keinen schlüssigen Beweis dafür, dass sie Einfluss auf die Entstehung von Tumoren haben. Man muss unterscheiden zwischen der erhöhten Exposition derjenigen, die diese Pestizide ausbringen – und sich adäquat gegen die Gefahren dieser beruflichen Belastung durch erhöhte Mengen schützen müssen – und der deutlich geringeren Belastung des Verbrauchers am anderen Ende der landwirtschaftlichen Produktionskette. Das bedeutet nicht, dass wir unseren Kampf gegen den massiven Einsatz von Insektiziden für eine gesunde Umwelt einstellen sollen, ganz im Gegenteil: Es ist vielmehr ein Hinweis darauf, dass das potenzielle Risiko für die menschliche Gesundheit weitaus geringer ist als die ungeheuren Vorteile, die mit dem regelmäßigen Verzehr von Obst und Gemüse verbunden sind.

50 % der krebshemmenden Medikamente sind pflanzlichen Ursprungs

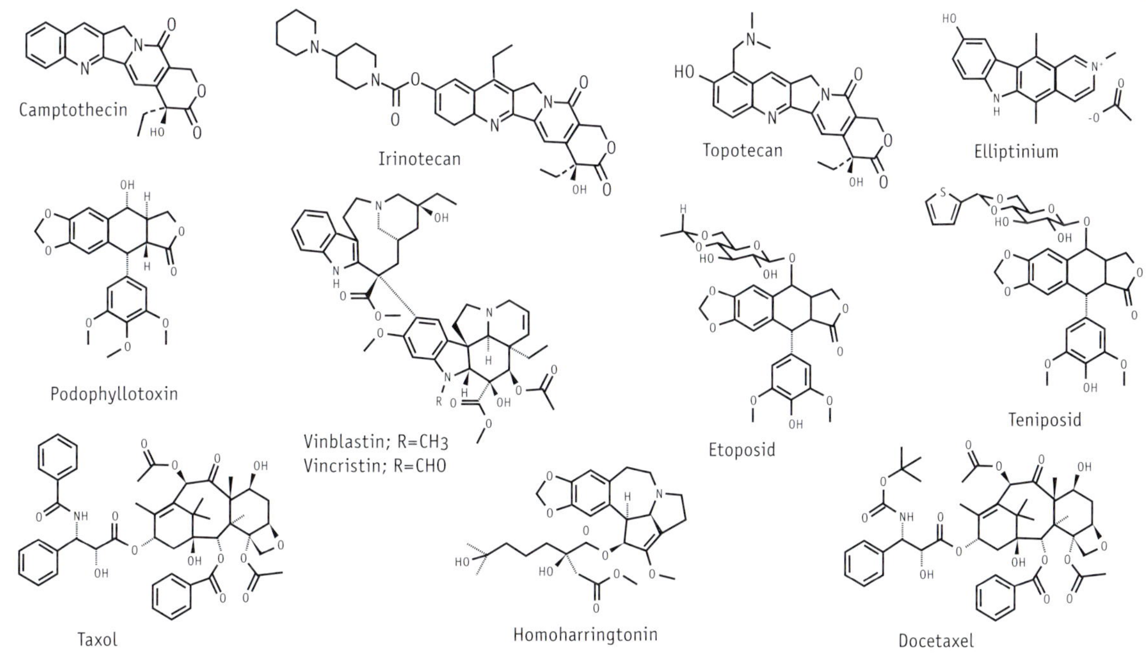

Abbildung 86

Isolierte krebshemmende Moleküle der Avocado

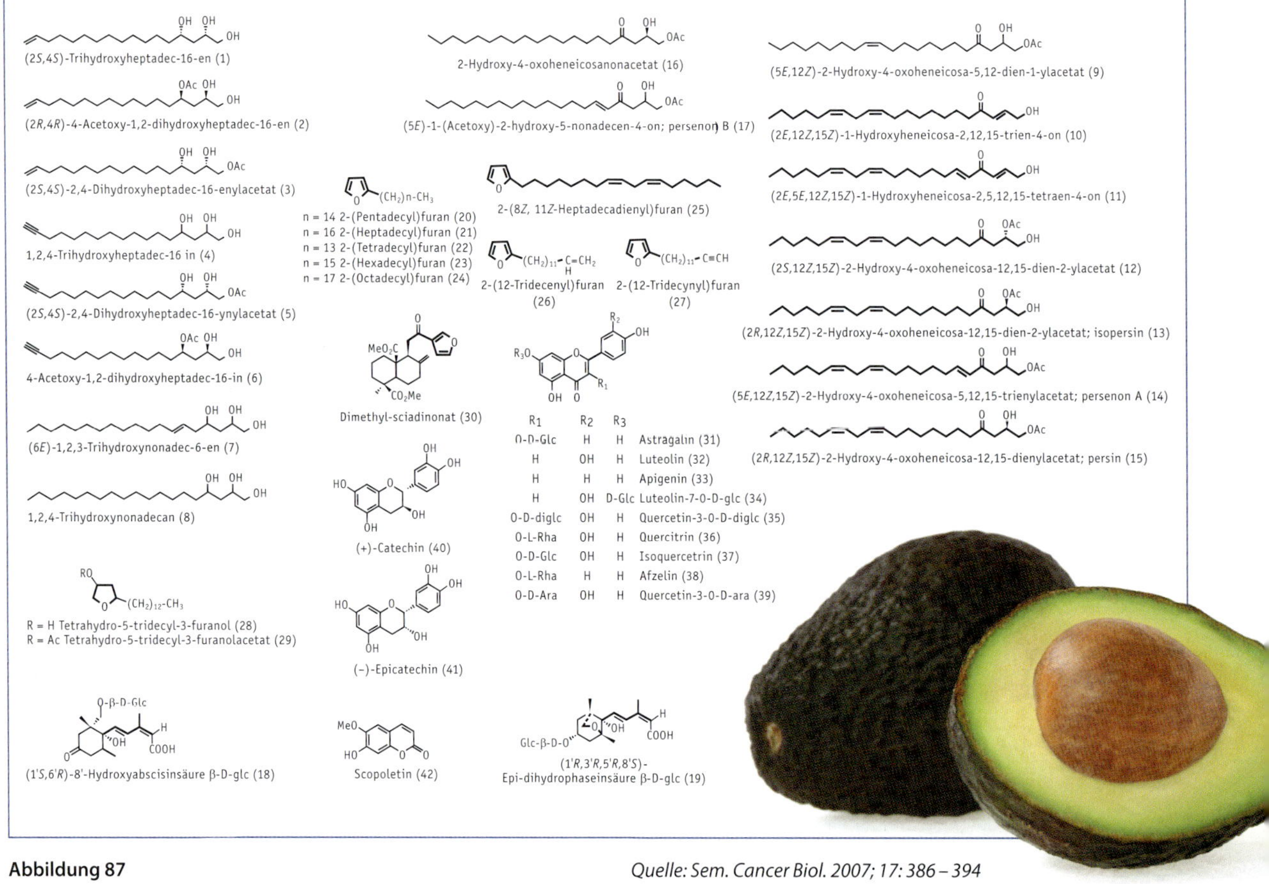

Abbildung 87 *Quelle: Sem. Cancer Biol. 2007; 17: 386 – 394*

Krebsprävention

Da während unseres gesamten Lebens Zellen in unserem Körper mutieren, sind wir permanent in Gefahr, an Krebs zu erkranken. Diese erzwungene Kohabitation ist zwar gefährlich, doch wir können die Risiken, die von diesen Krebsvorläuferzellen ausgehen, durch eine Lebensweise minimieren, die verhindert, dass sie günstige Bedingungen für die Progression in ein reifes Krebsstadium und die Entfaltung ihres gesamten zerstörerischen Potenzials vorfinden. So wie ein Dompteur sich in der Nähe seiner Raubkatzen aufhalten kann, indem er eine Mischung aus Geschick und Gewalt einsetzt, so können wir den Krebs in Schach halten, indem wir alle zur Verfügung stehenden Waffen benutzen, allen voran die Ernährung.

Reichlich Obst und Gemüse verzehren

Die große Vielfalt der phytochemischen Verbindungen in Pflanzen hat entscheidenden Anteil an der gesundheitsfördernden Wirkung dieser Nahrungsmittel, denn diese Verbindungen greifen gezielt in viele Prozesse ein, die bei der Entstehung von Krebs eine Rolle spielen (Abbildung 89). Sie können Krebszellen direkt angreifen oder die Umgebung dieser Zellen positiv beeinflussen, und sie dadurch in einem latenten und ungefährlichen Zustand halten, oder auch die Bioverfügbarkeit krebshemmender Moleküle erhöhen. Wie auch immer: Diese Zehntausende von phytochemischen Molekülen pflanzlichen Ursprungs können ein anti-karzinogenes Klima schaffen, das die Progression des Krebses hemmt. Während alle essbaren Pflanzen grundsätzlich gesund sind, zeichnen sich manche von ihnen durch eine herausragende krebshemmende Aktivität aus.

Kreuzblütengewächse – Die Gemüsesorten der Kreuzblütlerfamilie (Brokkoli, Blumenkohl, Kohl etc.) gehören zu den wichtigsten Nahrungsmitteln für die Vorbeugung gegen Krebs. Die vorbeugende Wirkung, die mit dem regelmäßigen Verzehr dieser Gemüse verbunden ist, beruht auf ihrem hohen Gehalt an *Glucosinolaten*. Beim Kauen treten diese Glucosinolate in Kontakt mit der Myrosinase, einem in der Pflanze vorhandenen Enzym, das die Glucosinolate in *Isothiocyanate* umwandelt – hochreaktive Moleküle, die zwei Schlüsselmechanismen der Krebsentwicklung beeinflussen.

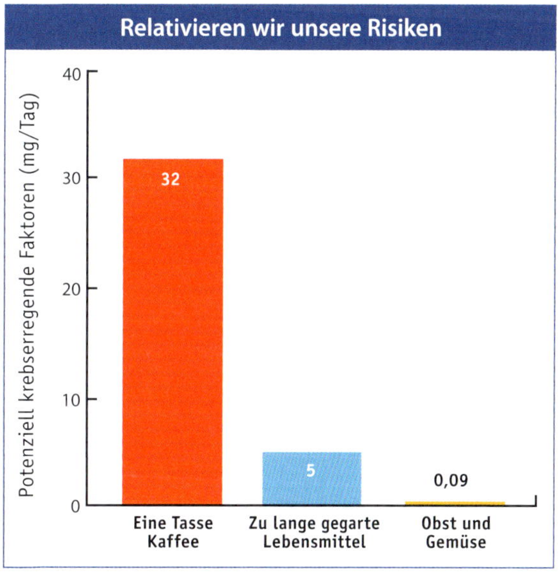

Abbildung 88 *Quelle: Mutat. Res. 2000; 447 : 3 – 13*

Zunächst einmal aktivieren diese Moleküle vermehrt unsere Abwehrsysteme gegen die krebserregenden Substanzen. Das beschleunigt ihre Ausscheidung aus dem Organismus und hindert sie daran, das genetische Material der Zelle (DNA) zu schädigen. Dieser Effekt ist extrem wichtig, denn viele Krebsarten werden direkt durch das fehlerhafte Funktionieren dieser Entgiftungssysteme verursacht.

Manche dieser Wirkstoffe, zum Beispiel die in Brokkoli oder Brunnenkresse enthaltenen, zeichnen sich außerdem dadurch aus, dass sie das Wachstum von Krebszellen verhindern, indem sie die Produktion von freien Radikalen ankurbeln, die diese Zellen töten.

Um eine maximale Ausbeute der krebshemmenden Moleküle in Gemüse der Kreuzblütengewächse zu erreichen, muss man allerdings besonderes Augenmerk auf die Art der Zubereitung richten. Neuere Untersuchungen haben nämlich gezeigt, dass Brokkoli, Rosenkohl, Blumenkohl oder auch Weißkohl durch langes Garen in kochendem Wasser einen erheblichen Anteil (mehr als 75 %) ihres Gehalts an Glucosinolaten verlieren, denn die Wirkstoffe gehen vom Gemüse in das Kochwasser über. Wird das gleiche Gemüse hingegen im Dampf oder in der Mikrowelle gegart oder beispielsweise im Wok gebraten, dann bleibt der Gehalt an Glucosinolaten identisch mit dem des rohen Gemüses. Ein weiterer wichtiger Faktor, den man im Kopf behalten sollte: Es ist wichtig, das Gemüse so kurz wie möglich zu kochen, damit die Myrosinase ihre volle Wirkung entfalten kann. Durch schnelles Garen im Dampf oder durch Pfannenrühren im Wok, damit das Gemüse knackig bleibt, wird also die Mehrzahl der krebshemmenden Wirkstoffe erhalten. Diese Zubereitungsart kann man sich leicht angewöhnen, zumal Gemüse der Kreuzblütlerfamilie viel besser schmeckt, wenn es nicht zu weich gekocht ist!

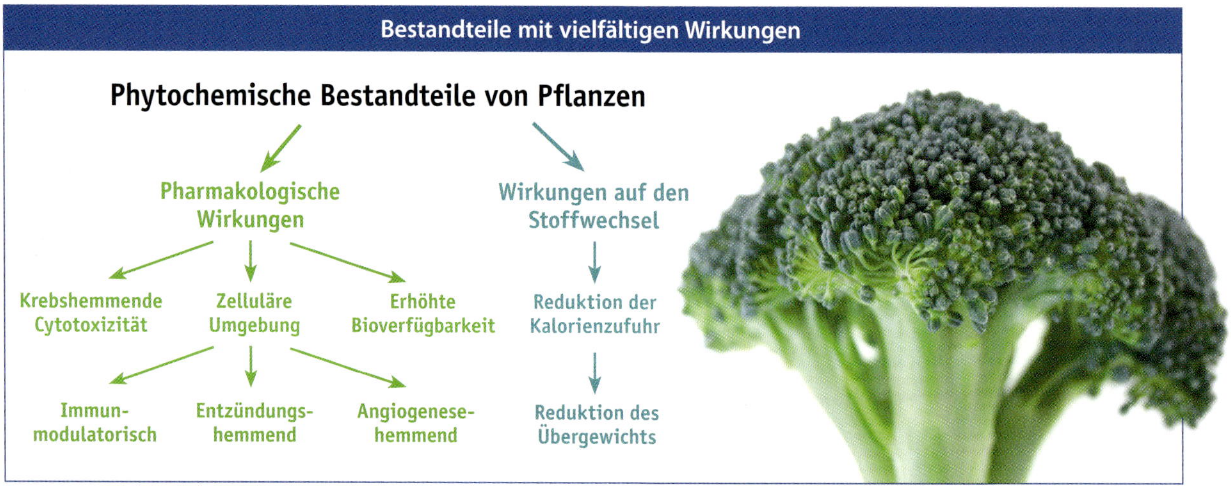
Bestandteile mit vielfältigen Wirkungen
Phytochemische Bestandteile von Pflanzen
Pharmakologische Wirkungen
Wirkungen auf den Stoffwechsel
Krebshemmende Cytotoxizität
Zelluläre Umgebung
Erhöhte Bioverfügbarkeit
Reduktion der Kalorienzufuhr
Immun-modulatorisch
Entzündungs-hemmend
Angiogenese-hemmend
Reduktion des Übergewichts

Abbildung 89

Lauchgewächse – Untersuchungen haben gezeigt, dass Menschen, die regelmäßig Gemüse aus der Knoblauchfamilie (Knoblauch, Zwiebeln, Schnittlauch, Lauch) verzehren, ein niedrigeres Erkrankungsrisiko für manche Krebsarten, insbesondere Magen- und Dickdarmkrebs, haben. Dieser Schutzeffekt beruht auf ihrem Gehalt an *Schwefelverbindungen*, die die Ausscheidung toxischer, krebserregender Substanzen aus unserem Organismus beschleunigen. Das verringert die Gefahr, dass diese Substanzen unser genetisches Material angreifen und Mutationen auslösen, die eine Krebsentwicklung in Gang setzen. Auch Knoblauch besitzt hochwirksame anti-kanzerogene Verbindungen, die die Mikrotumoren bekämpfen, die in uns schlummern, indem sie das Wachstum der Krebszellen stoppen. Knoblauch und seine Verwandten müssen daher ebenso wie die Kreuzblütengewächse als Vorreiter im Kampf gegen den Krebs betrachtet werden, als wahre Hüter unserer Gesundheit. Sie suchen die Schäden zu begrenzen, welche von den verschiedenen toxischen Aggressoren verursacht werden, mit denen wir uns tagtäglich konfrontiert sehen.

Grüner Tee – Die Teeblätter des grünen Tees sind extrem wichtige Lieferanten für eine Klasse krebshemmender Moleküle namens *Katechine*, die bis zu einem Drittel des Trockengewichts der Blätter ausmachen können. Dieser Gehalt ist wichtig, weil diese Moleküle die Eigenschaft haben, Mikrotumoren – die wir spontan im Laufe unseres Lebens entwickeln – an der Bildung neuer Blutgefäße zu hindern, die für ihr Wachstum unerlässlich sind. Ohne diese neuen Blutgefäße, die durch den Prozess der Angiogenese entstehen, stehen den Krebszellen nicht ausreichend Sauerstoff und Nährstoffe zur Verfügung, um zu wachsen; sie sind daher dazu verdammt, in einem latenten und ungefährlichen Zustand zu bleiben. Unser Labor hat bewiesen, dass eine einzige Tasse grünen Tees genügend Katechine enthält, um die Angiogenese zu blockieren – sie behindern die Aktivität bestimmter Proteine, die eine zentrale Rolle bei der Bildung neuer Blutgefäße spielen. Wenn wir grünen Tee trinken, wird unser Körper also mit einer Dosis von krebshemmenden Molekülen versorgt, die ausreicht, um die Angiogenese zu blockieren; dies trägt zur Vorbeugung gegen die Progression von Mikrotumoren zu aggressiven Karzinomen bei.

Zahlreiche wissenschaftliche Untersuchungen weisen im Übrigen darauf hin, dass der regelmäßige Konsum von grünem Tee das Erkrankungsrisiko für bestimmte Krebsarten wesentlich senkt: Eine neue Studie an 69 710 Chinesinnen im Alter von 40 bis 70 Jahren ergab bei den leidenschaftlichen Grüntee-Trinkerinnen eine sehr bedeutsame Reduzierung des Risikos (57 %), an einem Kolorektalkarzinom zu erkranken. Ganz ähnlich zeigte die Analyse der Konsumgewohnheiten von 49 920 Japanern zwischen 40 und 69 Jahren, dass diejenigen, die fünf Tassen grünen Tee pro Tag trinken, ein um 50 Prozent niedrigeres Erkrankungsrisiko für Prostatakrebs hatten als diejenigen, die weniger als eine Tasse tranken. Das tägliche Trinken von grünem Tee stellt folglich eine einfache, wirkungsvolle und köstliche Methode dar, um krebshemmende Wirkstoffe natürlichen Ursprungs zur Vorbeugung gegen Krebs zu nutzen.

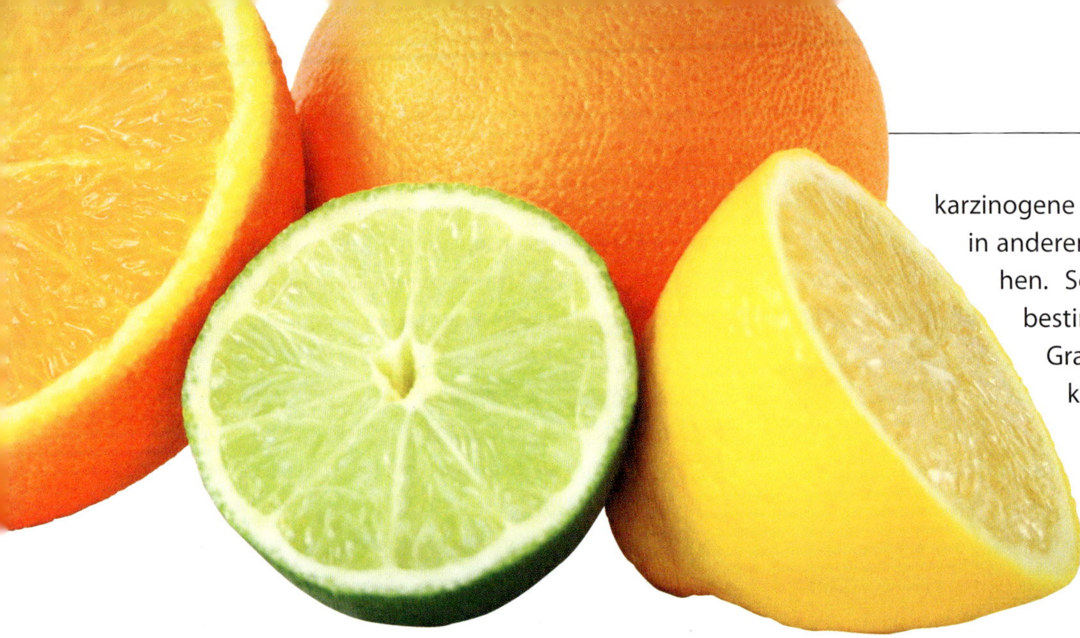

Zitrusfrüchte – Zahlreiche Untersuchungen haben gezeigt, dass der Verzehr von Zitrusfrüchten das Risiko für die Entstehung vieler Krebsarten, insbesondere des Verdauungsapparats (z. B. Speiseröhre, Mund und Magen) um die Hälfte verringert. Diese anti-karzinogene Wirkung hängt vermutlich mit dem hohen Gehalt an *Monoterpenen* sowie an *Flavanonen* dieser Früchte zusammen. Dabei handelt es sich um zwei Gruppen von krebshemmenden Verbindungen, die mehrere für die Tumorentwicklung wesentliche Prozesse stören. So blockieren die Monoterpene die Aktivität von Proteinen, die an der Vermehrung der Krebszellen beteiligt sind, und schränken gleichzeitig ihre Fähigkeit ein, die Gewebe zu infiltrieren, in denen sie sich befinden. Flavanone wiederum sind in der Lage, die Struktur der Blutgefäße zu erhalten. Dadurch können sie gegen Entzündungszustände vorbeugen und den Tumoren eine wichtige Quelle von Wachstumsstimulatoren entziehen.

Zitrusfrüchte beugen weiterhin indirekt gegen die Entwicklung von Krebs vor, indem sie die anti-karzinogene Wirkung von Molekülen in anderen Nahrungsmitteln erhöhen. So haben beispielsweise bestimmte Bestandteile der Grapefruit zwar selbst keine krebshemmenden Eigenschaften, sie blockieren aber dennoch die Systeme (Cytochrom P450), die an der Eliminierung krebshemmender Moleküle aus dem Körper beteiligt sind. Dadurch erhöhen sie deren Verweildauer im Blutkreislauf und stärken auf diesem Weg ihr anti-karzinogenes Potenzial.

Die »Superfrüchte« – Bestimmte Früchte besitzen einen hohen Gehalt an *Polyphenolen*, die sie zu außergewöhnlich wirksamen Antioxidantien machen. Die bekanntesten darunter sind die Beeren, die sowohl wegen ihres köstlichen Geschmacks als auch wegen ihrer gesundheitsfördernden Wirkung unvergleichlich sind. Erdbeeren, Himbeeren, Blaubeeren und Brombeeren sind in der Tat die wichtigsten Lieferanten von *Ellagsäure* und *Delphinidin* in der Nahrung – zwei Molekülen, die die Angiogenese blockieren. Die Ellagsäure ist in großen Mengen in Erdbeeren, Himbeeren und Brombeeren enthalten, während Delphinidin vor allem in Blaubeeren und Brombeeren zu finden ist. Dass Brombeeren gleichzeitig Ellagsäure und Delphinidin enthalten, ist besonders positiv und macht diese Beeren zu wertvollen Verbündeten im Kampf gegen Krebs. Die Forschungsarbeiten in unserem Labor in den vergangenen Jahren haben gezeigt, dass diese beiden Moleküle die Krebsentwicklung stören, indem sie die Aktivität wichtiger Proteine blockieren. Sie verhindern die Bildung neuer Blutgefäße in der Umgebung der Tumoren und schneiden sie dadurch von der Versorgung mit Sauerstoff und Nährstoffen ab. Da alle Karzinome absolut von dieser Blutversorgung abhängig sind, können Ellagsäure und Delphinidin mit Fug und Recht als extrem wichtige präventive Substanzen gelten, die fähig sind, die Entwicklung einer großen Bandbreite von Krebsarten zu hemmen. Diese Beeren sind zwar jahreszeitenabhängig, man kann sie jedoch zur späteren Verwendung einfrieren, denn die krebshemmenden Verbindungen in ihnen bleiben durch das Einfrieren unbeschädigt.

Auch bestimmte exotische Früchte weisen einen hohen Gehalt an antioxidativen Polyphenolen auf, die gegen Krebs vorbeugen können. Das beste Beispiel dafür bietet zweifellos der Granatapfel, eine Frucht, die bereits vor 6000 Jahren im Mittleren Osten (Iran und Irak) angebaut wurde und seit langer Zeit bei den Bewohnern dieser Region sowohl wegen ihres einzigartigen Geschmacks als auch wegen ihrer vielseitigen Qualitäten als Heilpflanze als außergewöhnliches Nahrungsmittel gilt.

Der Granatapfel besteht aus mehreren hundert Samen, die von einem glasigen, saftig-prallen Samenmantel mit süß-saurem Geschmack umgeben sind. Sie enthalten große Mengen von Anthocyanidinen, die dem Granatapfel seine charakteristische rote Farbe verleihen, sowie komplexe wasserlösliche Tannine, die für die starke antioxidative Wirkung dieser Frucht hauptverantwortlich sind. Der hohe Gehalt dieser Früchte an Punicalin, Punicalagin sowie an Derivaten der Ellagsäure bewirkt eine regelrechte »Explosion« der antioxidativen Wirkung des Granatapfels, die dreimal höher ist als die von Rotwein oder grünem Tee. Verabreicht man Tieren mit Prostatakrebs Granatapfelsaft, führt das zu einer substanziellen Reduzierung des Tumorwachstums sowie zu einer erheblichen Senkung des PSA-Spiegels, einem Marker für die Progression des Prostatakrebses. Dieser Schutzeffekt ist auch beim Menschen zu beobachten: In einer Untersuchung an Patienten mit Prostatakrebs, die zuvor einem chirurgischen Eingriff oder einer Chemotherapie unterzogen worden waren, verzögerte der tägliche Verzehr von 250 Milliliter Granatapfelsaft ein erneutes Auftreten des Karzinoms erheblich.

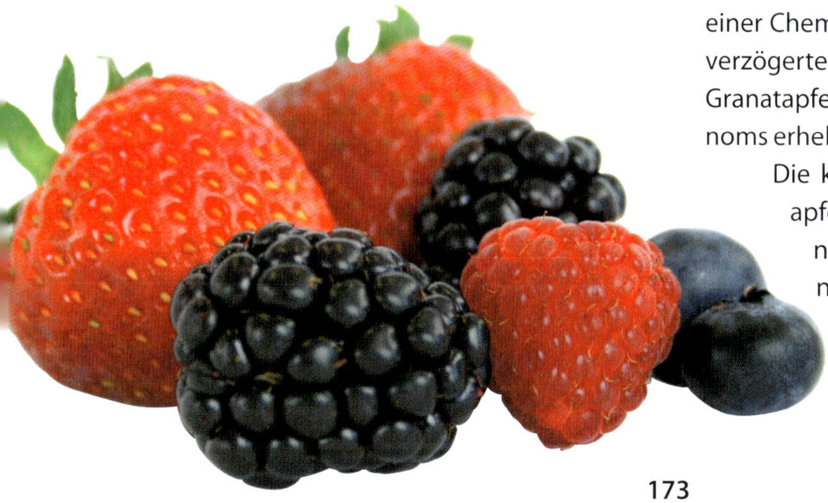

Die krebshemmende Wirkung des Granatapfelsafts beschränkt sich aber offenbar nicht allein auf den Prostatakrebs: Eine neuere Untersuchung hat gezeigt, dass Granatapfelsaft die Entwicklung von Lungenkrebs, der durch Benzopyren – eine hoch krebserregende

Substanz – induziert wurde, um 60 Prozent reduziert.

Um den köstlichen Geschmack von Granatäpfeln zu genießen, muss man schwere Früchte mit einer glatten und glänzenden Schale wählen. Am besten kann man einen Granatapfel aufbrechen, indem man die Schale in einer Schüssel mit Wasser an mehreren Stellen einschneidet und die Kerne herauslöst, indem man die weiße Haut abzieht. Man kann auch den Saft extrahieren, indem man die Früchte halbiert und sie mit einer Saftpresse ausdrückt. In Supermärkten sind auch kommerzielle Granatapfelsäfte sowie Konzentrate erhältlich.

Soja – Östrogene (weibliche Sexualhormone) spielen eine wichtige Rolle als Auslöser von Brustkrebs. Wenn ihr Hormonspiegel zu hoch ist, wird das Wachstum der Brustdrüsen übermäßig stimuliert, und dadurch steigt das Krebsrisiko (man spricht dann von einem hormonabhängigen Brustkrebs). Zahlreiche Untersuchungen deuten darauf hin, dass die schädliche Wirkung der Östrogene durch den regelmäßigen Verzehr von Nahrungsmitteln mit einem hohen Gehalt an *Phytoöstrogenen* gemindert werden kann. Diese Phytoöstrogene sind Moleküle pflanzlichen Ursprungs, die große Ähnlichkeit mit den Östrogenen haben und diese Hormone daran hindern, mit Brustzellen zu interagieren. Auf diese Weise wird die negative Wirkung der Östrogene reduziert, und das Krebsrisiko wird gesenkt.

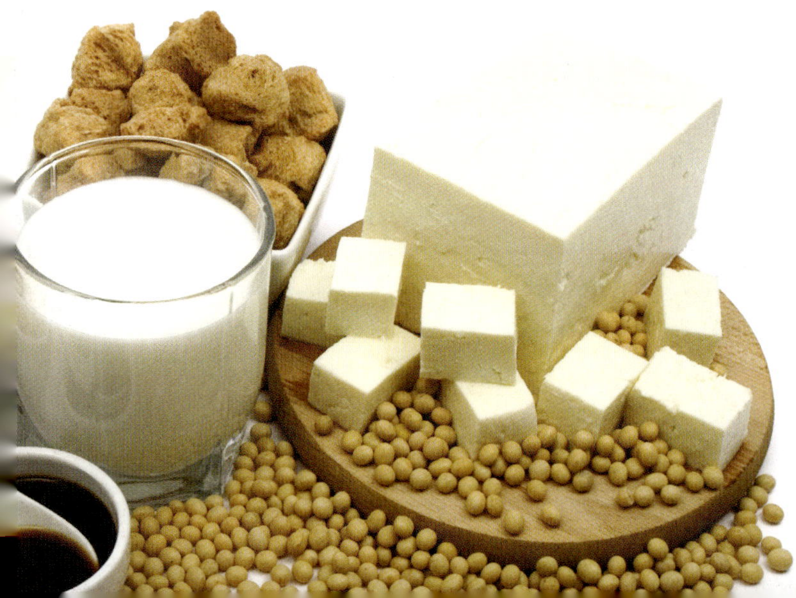

Die in Soja enthaltenen *Isoflavone* sind heute die am besten bekannten Phytoöstrogene. Untersuchungen haben gezeigt, dass der regelmäßige Konsum von Nahrungsmitteln auf Sojabasis in jungen Jahren – das heißt vor dem markanten Anstieg des Östrogenspiegels, der die Pubertät begleitet – erheblich das Risiko verringert, später an Brustkrebs zu erkranken. Dagegen haben Isoflavone aus Soja bei Frauen, die bereits an Brustkrebs erkrankt waren, offenbar nicht die gleiche positive Wirkung – sie könnten sogar schädlich sein. Diese Frauen dürfen Soja also nur in sehr geringen Mengen zu sich nehmen. Ebenfalls dringend abzuraten ist vom Verzehr von Isoflavonen in Form von Nahrungsergänzungsmitteln. Denn nach dem aktuellen Stand der Forschung können diese Produkte das Krebsrisiko sogar erhöhen, anstatt es zu senken!

Tomaten – Verschiedene Beobachtungen haben gezeigt, dass die Inzidenz von Prostatakrebs in Ländern wie Italien, Spanien und Mexiko, in denen viele Gerichte auf Tomatenbasis konsumiert werden, schwächer ist. Dieser Schutz hängt offenbar mit ihrem Gehalt an Lycopin zusammen, einem Pigment, das das Wachstum präkanzeröser Prostatazellen stören kann. Damit Lycopin eine maximale Wirkung entfaltet, ist es jedoch wichtig, die Tomaten gekocht zu essen – am besten in

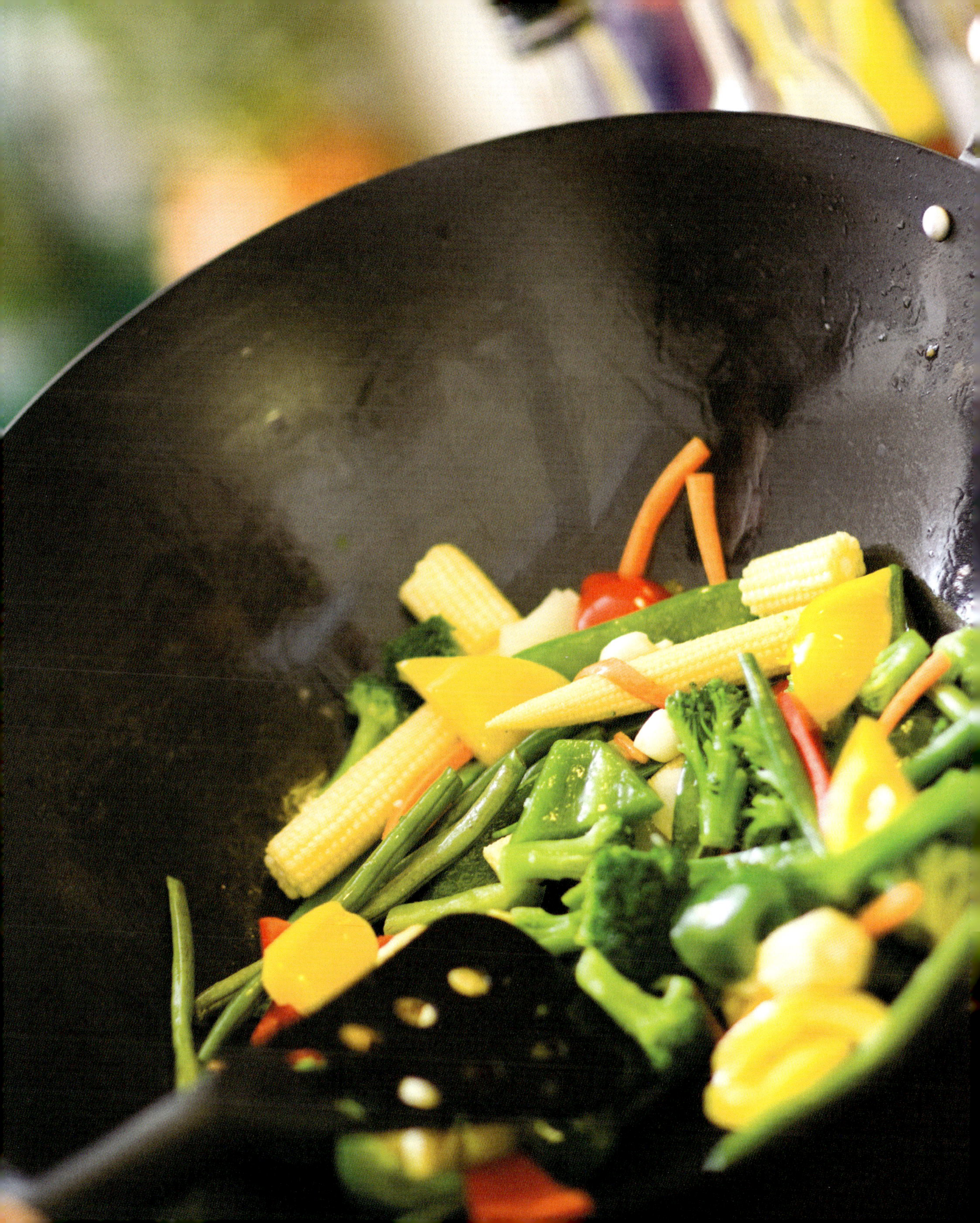

einem Fett wie Olivenöl, zum Beispiel als Sauce. Durch das Kochen der Tomaten in Öl erhöht sich die Lycopin-Menge, und es kann viel leichter von den Zellen unseres Organismus aufgenommen werden.

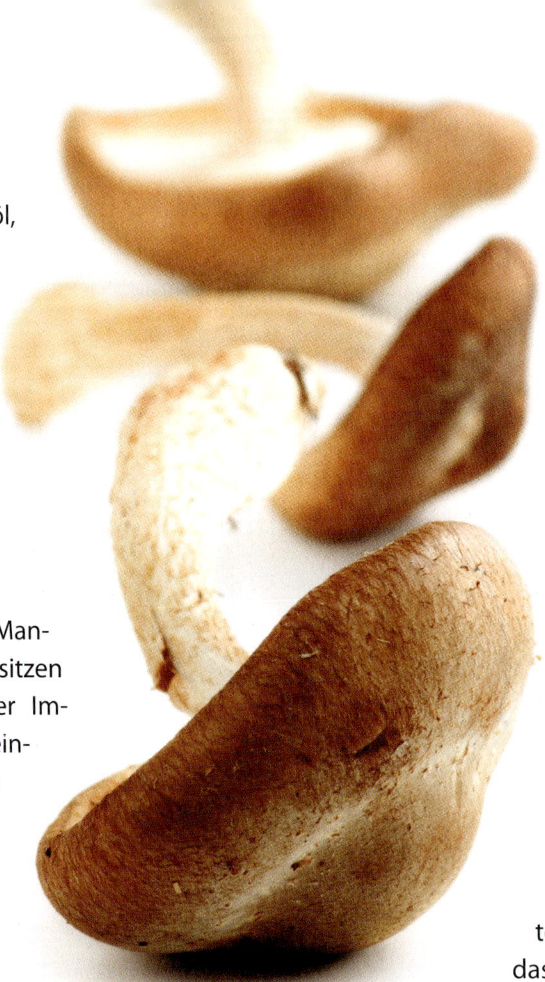

Immunmodulatoren – Manche Nahrungsmittel besitzen auch die Fähigkeit, unser Immunsystem positiv zu beeinflussen. Diese Eigenschaft fördert die Erhaltung eines Milieus, das sich der Progression der Krebszellen widersetzt.

Probiotika – Mit Probiotika (Bifidobakterien und Laktobazillen) angereicherte Joghurts enthalten mehrere tausend gesundheitsfördernde Bakterien, die die Magenpassage überleben und den Dickdarm besiedeln können; dort können sie ihre positive Wirkung insbesondere auf das Immunsystem entfalten. Untersuchungen haben gezeigt, dass der tägliche Verzehr von Joghurts mit Bifidobakterien und Laktobazillen die Aktivität bestimmter Immunzellen, die an der Abwehr äußerer Aggressoren beteiligt sind, beträchtlich steigert. Wenn man bedenkt, dass das Immunsystem nicht nur an der Verteidigung gegen Mikroben, sondern auch am Schutz vor der Entwicklung bestimmter Krebsarten maßgeblich beteiligt ist, wird deutlich, wie wichtig Darmbakterien für unsere Gesundheit sind.

Pilze – Pilze sind Nahrungsmittel mit vielseitigen Qualitäten: Sie sind nicht nur sehr nahrhaft, kalorienarm und köstlich. Sie enthalten außerdem Moleküle, die das Immunsystem stimulieren und das Wachstum bestimmter Krebsarten stören. Abgesehen von den üblicherweise in unseren Lebensmittelläden angebotenen Sorten, das heißt dem Champignon und seinen Varianten (Egerlinge und Portobello), findet man häufig auch andere, geschmacksintensivere Sorten wie zum Beispiel Austernpilze und asiatische Pilze wie Shiitake und Enokitake. Diese Pilze sind besonders interessant, denn sie haben einen hohen Gehalt an *Polysacchariden*, komplexen Molekülen, die das Immunsystem stimulieren. Viele Studien haben gezeigt, dass das Lentinan in Shiitake die Menge und die Aktivität der weißen Blutkörperchen (Leukozyten) – Schlüsselzellen des Immunsystems – signifikant erhöht. Das verbessert die Chancen, Tumoren im Anfangsstadium zu kontrollieren und sie am Erreichen eines reifen Stadiums zu hindern.

Die krebshemmende und immunstimulierende Wirkung der essbaren Pilze scheint allerdings nicht auf asiatische Sorten beschränkt zu sein. Auch Austernpilze zum Beispiel enthalten Substanzen, die effektiv die Entwicklung bestimmter Krebsarten, insbesondere des Dickdarms, hemmen können, indem sie die Krebszellen direkt angreifen und sie zum Zelltod durch Apoptose zwingen. Weiße Zuchtchampignons enthalten ebenfalls Moleküle, die das Wachstum bestimmter Krebszellen, insbesondere von Brustkrebs, verhindern können. Diese Eigenschaft beruht auf der Fähigkeit der Champignons, die Aromatase zu blockieren – ein Enzym, das eine entscheidende Rolle bei der Produktion der Östrogene, der weiblichen Sexualhormone, spielt. Da die meisten Brustkrebserkrankungen hormonabhängig sind, das heißt, ihre Progression von diesen Östrogenen abhängt, führt die Blockade der Aromatase zu einer Senkung des Östrogenspiegels und verhindert dadurch das Fortschreiten des Karzinoms. Ebenfalls interessant ist die Feststellung, dass die Verabreichung von Champignonextrakten an Versuchstiere, die Brustkrebstumoren entwickelt hatten, einen markanten Rückgang dieser Tumoren bewirkt. Diese Beobachtungen sind umso faszinierender, als die erforderliche Menge, um das Wachstum der Tumoren zu verlangsamen, für den menschlichen Verzehr realistisch ist: Sie beträgt etwa 100 Gramm pro Tag. Wenn wir Pilze in unsere Ernährung mit einschließen, bereichern wir also nicht nur unser Leben um eine neue Geschmacksdimension, sondern wir gewinnen auch mächtige Verbündete für die Prävention gegen bestimmte Krebsarten, insbesondere Brustkrebs.

Meeresalgen – Die anti-kanzerogenen Eigenschaften der Algen beruhen zum großen Teil auf ihrem hohen Gehalt an Fucoxanthin und Fucoidan. Dabei handelt es sich um zwei Wirkstoffe, die in mehrere für das Wachstum von Krebszellen unerlässliche Prozesse eingreifen.

Fucoidan ist ein komplexes Zuckerpolymer, das in großen Mengen in bestimmten Algen enthalten ist, besonders in Kombu und Wakame. Dieses Molekül hindert eine große Bandbreite von im Labor kultivierten Krebszellen am Wachstum und führt sogar zum Tod dieser Zellen durch den Prozess der Apoptose. Abgesehen von dieser zytotoxischen Wirkung beeinflusst Fucoidan auch das Immunsystem positiv, indem es entzündliche Prozesse reduziert und gleichzeitig die Aktivität des »guten« Immunsystems fördert; dadurch entsteht für die Krebszellen ein feindliches Milieu, das ihre Vermehrung einschränkt.

Fucoxanthin wiederum ist ein gelbes Pigment aus der Familie der Carotinoide (Betacarotin, Lycopin etc.). Fucoxanthin hat unter allen bisher getesteten Carotinoiden die höchste anti-karzinogene Wirkung sowohl bei Versuchstieren als auch bei isolierten Zellen aus menschlichen Tumoren, und es greift offenbar besonders stark Zellen von Prostatakarzinomen an. Diese Hemmwirkung ist sogar noch ausgeprägter als die von Lycopin, einem Carotinoid, das hauptsächlich in Tomaten vorkommt und dessen präventive Wirkung gegen Prostatakrebs seit langem vermutet wird. Da Algen die einzigen pflanzlichen Lieferanten von Fucoxanthin sind, sollten diese Nahrungsmittel in jede präventive Strategie gegen Krebs, insbesondere gegen Prostatakrebs, auf der Basis der Ernährung mit einbezogen werden.

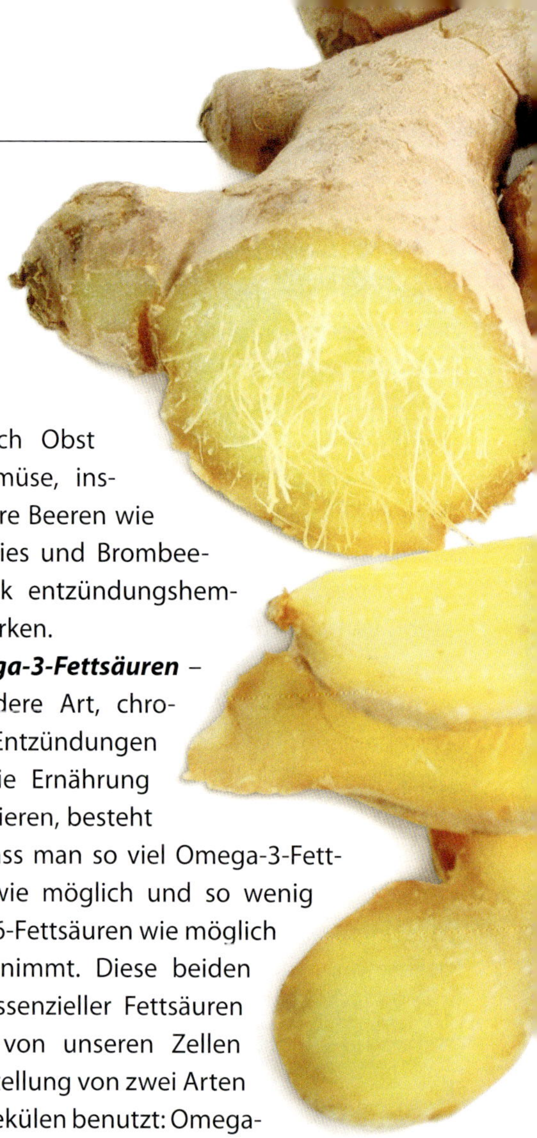

Natürliche Entzündungshemmer

Die Bedeutung von entzündlichen Prozessen für die Progression von Krebsvorläuferzellen zu einem reifen Krebsstadium weist darauf hin, dass man alles unternehmen muss, um solche Entzündungsverhältnisse zu minimieren. Zum Glück sind manche Nahrungsmittel besonders dazu geeignet, Entzündungen zu reduzieren.

Pflanzen – Bestimmte pflanzliche Nahrungsmittel enthalten Moleküle, die Krebszellen an der Produktion von Entzündungsmolekülen hindern. Die besten Beispiele für diese entzündungshemmenden Substanzen sind das Resveratrol in Rotwein, das Curcumin des indischen Gewürzes Kurkuma sowie das Gingerol in Ingwer. Untersuchungen belegen, dass diese drei Substanzen fähig sind, COX-2 zu blockieren, und dass diese entzündungshemmende Aktivität eine bedeutende Rolle für die anti-kanzerogene Wirkung dieser Nahrungsmittel spielt. Besonders interessant ist die entzündungshemmende Wirkung von Curcumin, denn diese Substanz weist zweifellos die größte Vielzahl unterschiedlicher krebshemmender Wirkmechanismen im gesamten Pflanzenreich auf. Zurzeit laufen mehr als fünfzehn klinische Versuche an den besten Krankenhäusern der Welt, um die Wirksamkeit des Curcumins bei der Behandlung verschiedener Krebsarten (Dickdarm, Bauchspeicheldrüse, Myelom) und anderer entzündlicher Krankheiten zu testen.

Die entzündungshemmende Wirkung beschränkt sich indes keinesfalls nur auf diese Nahrungsmittel, sie ist vielmehr ganz im Gegenteil ein Charakteristikum der meisten Pflanzen. In unserem Labor konnten wir in der Tat feststellen, dass auch Obst und Gemüse, insbesondere Beeren wie Cranberries und Brombeeren, stark entzündungshemmend wirken.

Omega-3-Fettsäuren – Eine andere Art, chronische Entzündungen durch die Ernährung zu reduzieren, besteht darin, dass man so viel Omega-3-Fettsäuren wie möglich und so wenig Omega-6-Fettsäuren wie möglich zu sich nimmt. Diese beiden Typen essenzieller Fettsäuren werden von unseren Zellen zur Herstellung von zwei Arten von Molekülen benutzt: Omega-3-Fettsäuren produzieren hochwirksame, natürliche, entzündungshemmende Moleküle, die als DHA oder EPA bezeichnet werden. Omega-6-Fettsäuren dagegen (die in Fleisch und verarbeiteten Lebensmitteln enthalten sind) produzieren Moleküle, die Entzündungen begünstigen. Omega-3-Fettsäuren sind allerdings nur in ganz bestimmten Nahrungsmitteln wie fettem Fisch (Thunfisch, Lachs, Sardinen) und in einigen Pflanzen (insbesondere Leinsamen, Chia und Walnüssen) in nennenswerten Mengen enthalten, sodass bei einer modernen Ernährungsweise 25 Mal so viel Omega-6-Fettsäuren wie Omega-3-Fettsäuren aufgenommen werden können. Dieses Ungleichgewicht lässt die Waage unseres Körpers deutlich zur Entzündung hin ausschlagen. Es besteht daher kein Zweifel, dass das Gleichgewicht durch eine erhöhte Zufuhr von Omega-3-Fettsäuren, verbunden mit der gleichzeitigen Einschränkung des Verzehrs von Omega-6-Fettsäuren, wiederhergestellt werden kann und so die Entstehung eines chronischen Entzündungsklimas in unseren Geweben verhindert wird.

Auch wenn den langkettigen Omega-3-Fettsäuren in fettem Fisch in den letzten Jahren besondere Aufmerksamkeit zuteil wurde, so darf man die Bedeutung von Omega-3-Fettsäuren pflanzlichen Ursprungs, beispielsweise aus Leinsamen, Chia oder auch Walnüssen, keinesfalls unterschätzen. Eine neue Untersuchung hat vor Kurzem gezeigt, dass eine mit Linolensäure angereicherte Ernährung bei übergewichtigen oder fettsüchtigen Männern den Blutspiegel zweier einflussreicher Entzündungsmoleküle, nämlich TNF-α und Interleukin-6, schnell und in signifikantem Maß (50 %) senkt. Diese Beobachtungen sprechen dafür, dass die Integration von Nahrungsmitteln mit einem hohen Linolensäuregehalt wie Leinsamen oder Chia in unsere Ernährung eine messbare entzündungshemmende Wirkung hat. Folglich könnte sie auch eine sehr wertvolle Strategie sein, um Entzündungen und damit verbundene Krankheiten zu bekämpfen.

Die Kombination vieler Pflanzen mit krebshemmenden Eigenschaften kann logischerweise nur äußerst positive Auswirkungen für die Prävention gegen diese Krankheit haben. So stellten wir erst vor Kurzem fest, dass bei Mäusen mit einem sehr aggressiven Tumor die Verabreichung eines Cocktails aus pflanzlichen Wirkstoffen mit krebshemmenden Eigenschaften einen signifikanten Rückgang des Tumorwachstums bewirkte (Abbildung 90). Es steht zweifelsfrei fest: Eine Ernährung, in der diese schützenden Pflanzen einen breiten Raum einnehmen, verbunden mit der erhöhten Zufuhr an Omega-3-Fettsäuren sowie dem eingeschränkten Verzehr von rotem Fleisch und industriellen Nahrungsmitteln, nehmen einen zentralen Stellenwert bei der Vorbeugung gegen Krebs ein.

Vitamin D, ein Champion in der Krebsprävention

Vitamin D wurde 1919 entdeckt, kurz nach den Vitaminen A, B und C (daher seine Bezeichnung »D«) und spielt eine absolut zentrale Rolle für die Aufnahme von Kalzium und das Knochenwachstum sowie für das allgemeine reibungslose Funktionieren des Organismus. Im Gegensatz zu anderen Vitaminen, die durch die Ernährung zugeführt werden, wird Vitamin D in unserem Körper allerdings größtenteils (80 – 95 %) durch die Sonneneinstrahlung auf die Haut produziert. Die UVB-Strahlen des Lichts wandeln ein Molekül namens 7-Dehydrocholesterol in Vitamin D3 um. Dieses wird anschließend in der Leber und in den Nieren zu 1,25-Dihydroxyvitamin D transformiert, das die aktive Form des Vitamins darstellt.

Die zentrale Rolle der Sonne bei der Produktion von Vitamin D stellt für die Bewohner nördlicher Länder, die im Winter weitaus weniger von der Sonne beschienen werden, natürlich ein Problem dar. Untersuchungen zeigen beispielsweise, dass Kanadier geringere Vitamin D-Konzentrationen im Blut aufweisen als die empfohlene Menge; und dieser Mangel ist während des Winters besonders ausgeprägt.

Dieses Defizit erhöht offenbar das Risiko für bestimmte Krebsarten. Die Inzidenz für Brustkrebs ist beispielsweise in Regionen fern des Äquators (die im Winter folglich weniger Sonne bekommen) wie in den skandinavischen Ländern, Kanada oder Neuseeland höher im Vergleich zu Regionen, die den größten Teil des Jahres über von der Sonne verwöhnt werden (insbesondere Afrika). In die gleiche Richtung weist eine Studie an 48 000 Männern, die zeigte, dass ein Vitamin-D-Mangel mit einer Zunahme der Krebserkrankungen sowie der daraus resultierenden Sterberate einhergehen könnte. Das gilt besonders für Karzinome des Verdauungstrakts. Andere Studien haben zudem gezeigt, dass Patienten, die im Sommer wegen eines Dickdarmkarzinoms behandelt wurden, eine höhere Überlebensrate haben als solche, die im Winter behandelt wurden; dieser Vorteil ist vermutlich auf die erhöhte Vitamin-D-Präsenz infolge der Sonneneinstrahlung zurückzuführen. Eine neuere Untersuchung deutet darauf hin, dass ein höherer Vitamin-D-Spiegel auch die Wahrscheinlichkeit, Brustkrebs zu überleben, verbessern könnte: Bei Frauen, deren Vitamin-D-Spiegel zum Zeitpunkt der Diagnose unzureichend war (unter 50 nmol pro Liter), war das Rückfallrisiko doppelt so hoch.

Eine solche Schutzwirkung des Vitamin D wurde für viele Krebsarten beobachtet. Eine amerikanische Studie an 15 000 Männern hat bei-

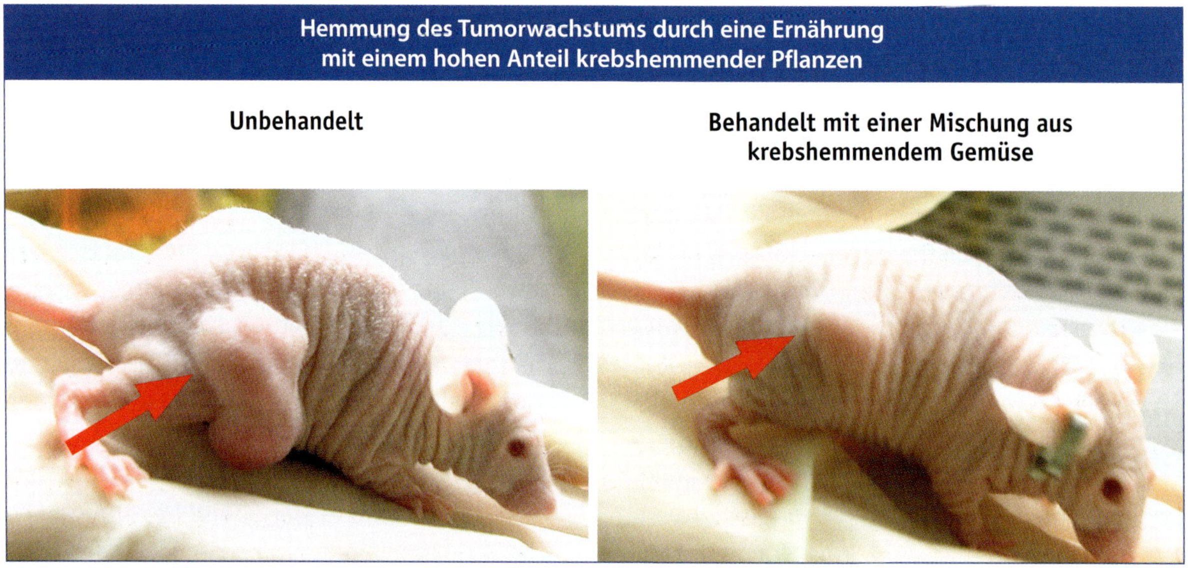

Abbildung 90

spielsweise gezeigt, dass Teilnehmer mit einem unterdurchschnittlichen Vitamin-D-Spiegel im Blut ein mehr als doppelt so hohes Risiko hatten, an Prostatakrebs zu erkranken, als diejenigen mit einem hohen Spiegel des Vitamins. Auch eine andere Untersuchung an 122 000 Personen erbrachte aufsehenerregende Ergebnisse: Bei Teilnehmern mit einer täglichen Vitamin-D-Zufuhr über 600 IU war das Risiko, an Bauchspeicheldrüsenkrebs zu erkranken, nur halb so groß wie bei denen mit einer täglichen Zufuhr unter 150 IU. Eine positive Wirkung von Vitamin D wurde auch für Brustkrebs (50 % Reduktion) und Dickdarmkrebs (66 % Reduktion) beobachtet. Eine neue Studie erbrachte außerdem, dass die tägliche Einnahme von 1000 IU Vitamin D von Frauen nach der Menopause das allgemeine Krebsrisiko um mehr als 50 Prozent senkte, im Vergleich zu denen, die dieses Vitamin nicht erhielten. Wie man sieht, ist Vitamin D wirklich eine Klasse für sich bei der Prävention gegen Krebs!

Im Licht dieser Ergebnisse ist klar, dass wir die Versorgung mit Vitamin D erhöhen müssen, um wirkungsvoll gegen Krebs vorzubeugen. Sowohl die *Kanadische Krebsgesellschaft* als auch internationale Experten empfehlen im Übrigen, zur Reduzierung der Häufigkeit vieler Krebsarten die Zufuhr an Vitamin D von 200 IU auf 1000 IU täglich zu erhöhen. Von Mai bis September ist es ein Leichtes, den Vitamin-D-Spiegel zu erhöhen: Man muss nur Gesicht und Arme zehn Minuten lang der Sonne aussetzen, um an die 10 000 IU zu produzieren! Ein langes Sonnenbad ist dagegen nicht ratsam, denn es erhöht signifikant das Risiko für Hautkrebs. Die Sonne ist also eine zweischneidige Waffe, die man mit Maß und Ziel verwenden muss, um maximalen Nutzen daraus zu ziehen und zugleich negative Folgen zu vermeiden.

Von Oktober bis April indes wird die Situation durch die verringerte Sonnenscheindauer komplizierter, deshalb muss man sich anderen Vitamin-D-Lieferanten zuwenden. Bestimmte Fische wie Thunfisch und Lachs enthalten beträchtliche Mengen davon und sind somit eine interessante Option; außerdem sind diese Nahrungsmittel gleichzeitig gute Lieferanten von Omega-3-Fettsäuren, essenziellen Fettsäuren, die ebenfalls hilfreich sind für die Vorbeugung gegen Krebs. Auch Nahrungsergänzungsmittel mit 1000 IU bilden eine einfache, preiswerte und wirksame Methode, um die Versorgung mit diesem Vitamin zu verbessern.

Bewegung: Eine verkannte Waffe in der Krebsprävention

Abgesehen vom erwiesenen positiven Einfluss körperlicher Aktivität für die Vorbeugung gegen Herz-Kreislauf-Erkrankungen haben Studien auch gezeigt, dass Bewegung mit einer erheblichen Senkung des Risikos für bestimmte Krebsarten verbunden ist. Die detaillierte Analyse dieser Ergebnisse, die vor Kurzem vom *World Cancer Research Fund/Fonds national de recherche contre le cancer* veröffentlicht wurde, zeigt, dass körperliche Aktivität das Risiko für Dickdarmkrebs (um 50 %), Brustkrebs (bei Frauen nach der Menopause um 30 – 40 %) sowie für Endometriumkrebs (Gebärmutterschleimhaut) verringert. Auch eine Schutzwirkung gegen Lungen-, Bauchspeicheldrüsen- sowie Brustkrebs (bei Frauen vor der Menopause) scheint möglich, muss jedoch noch genauer nachgewiesen werden.

Der günstige Einfluss körperlicher Bewegung für die Krebsprävention beruht auf den zahlreichen positiven Wirkungen auf die Muskelfunktion und den Organismus im Allgemeinen (Abbildung 91). Bewegung verbessert die Zuckeraufnahme durch die Muskelzellen und hemmt dadurch die Entstehung einer Insulinresistenz und eines chronischen Entzündungsklimas, das unweigerlich damit einhergeht. Parallel dazu senkt Bewegung durch die Reduzierung der Fettmasse auch die Menge von Sexualhormonen im Blut. Dadurch sinkt auch das Risiko, an hormonabhängigen Krebsarten zu erkranken, insbesondere an Brust- oder Prostatakrebs. Eine Gewichtsabnahme hat ebenfalls eine Vielzahl positiver Auswirkungen, indem sie die Sekretion von Entzündungsmolekülen durch die Fettzellen reduziert. Das verbessert die Insulinsensibilität und die Effektivität des Immunsystems.

Die starke entzündungshemmende Wirkung von regelmäßiger körperlicher Bewegung spielt offenbar eine herausragende Rolle für ihre Schutzwirkung gegen die Entstehung von Krebs. Die Muskeln sind nämlich nicht nur Organe, die an der Bewegung des Körpers beteiligt sind, sie sind zugleich sehr aktive Stoffwechseldrüsen. Und wenn sie durch regelmäßiges Training stimuliert werden, dann aktivieren sie viele Gene, die an der Aufrechterhaltung entzündungshemmender Bedingungen im Organismus beteiligt sind. Umgekehrt

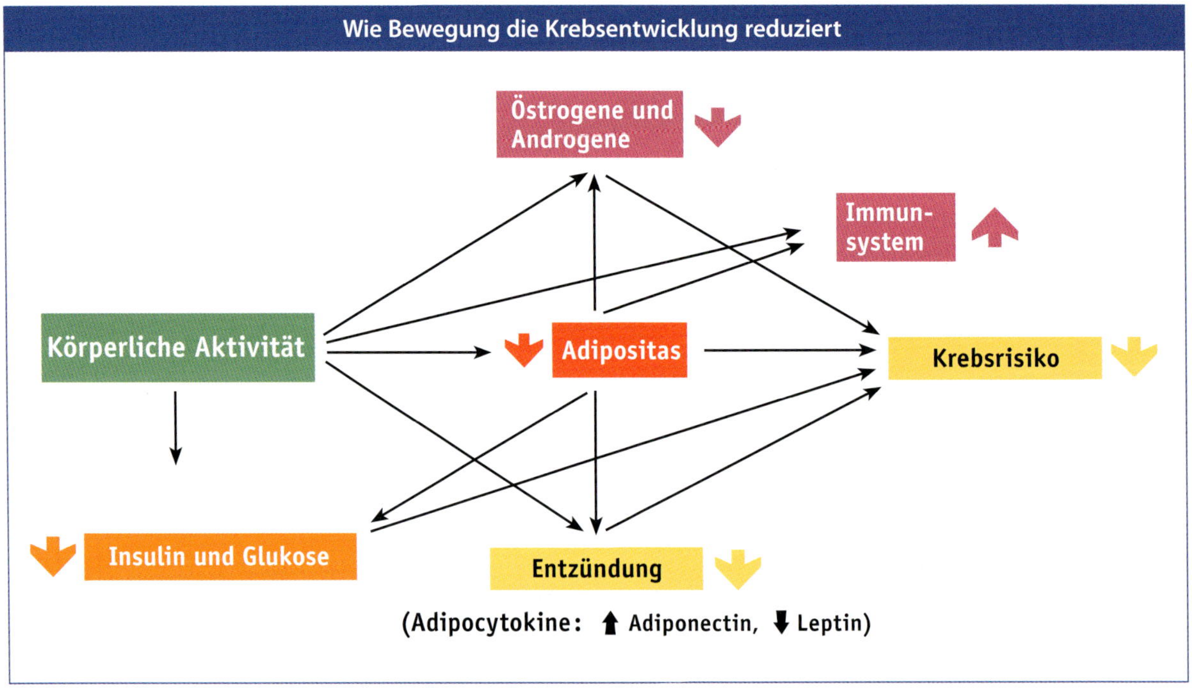

Abbildung 91

Quelle: Nature Rev. Cancer 2008; 8: 205 – 211

Zusammenhänge zwischen Bewegungsmangel und Entzündung

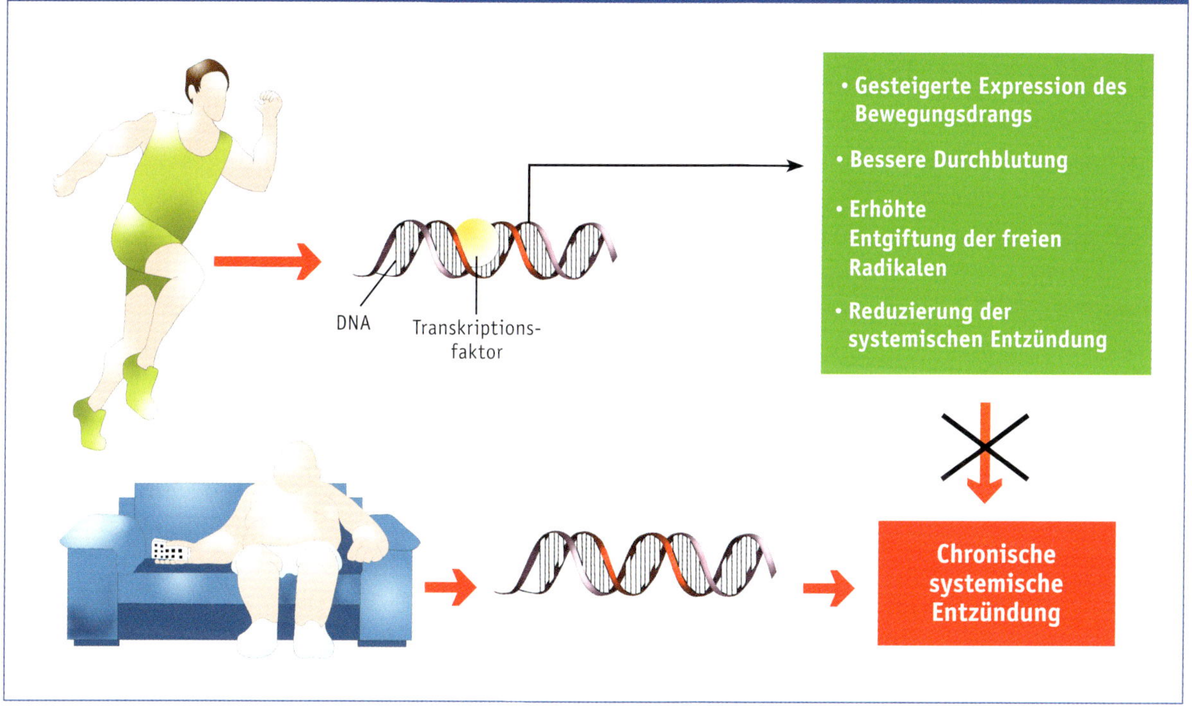

Abbildung 92

Quelle: Nature 2008; 454: 463–469

aktivieren die Muskeln von Menschen mit einer inaktiven Lebensweise keinen einzigen dieser Schutzmechanismen, und das kann die Entstehung eines chronischen Entzündungsklimas nur begünstigen (Abbildung 92). Man kann also Bewegungsmangel sowie Adipositas als Faktoren der Lebensweise betrachten, die chronische Entzündungen und damit auch chronische Krankheiten wie etwa Krebs begünstigen; denn deren Entwicklung hängt in starkem Maße von eben dieser Entzündung ab.

Manche Menschen können sich nicht dazu überwinden, körperlich aktiver zu werden, weil sie zu Unrecht glauben, aktiv sein bedeute unweigerlich, dass man intensiv Sport treibt. Dabei muss man keinesfalls zum olympischen Champion werden, um von Bewegung zu profitieren! Gehen zum Beispiel ist ein einfaches und probates Mittel, das sich sogar kurzfristig sehr positiv auf die Gesundheit auswirkt. Untersuchungen haben gezeigt: Frauen, die aktiv sind – das heißt, pro Woche drei bis fünf Stunden in gemäßigtem Tempo gehen –, haben nach einer Brustkrebserkrankung ein um 30 Prozent verringertes Risiko, an den Folgen ihrer Krebserkrankung zu sterben als diejenigen, die inaktiv sind. Wie kann man sein Quantum an körperlicher Aktivität verbessern? Es genügt schon, dass man seine Routine verändert und alle möglichen Gelegenheiten zum Gehen nutzt: Treppen steigen, statt den Aufzug zu benutzen, eine Haltestelle früher aus dem Bus aussteigen oder auch weiter weg vom Büro parken. Auch durch alltägliche Aktivitäten wie im Haushalt, beim Rasenmähen oder im Freien beim Spielen mit den Kindern kann man beträchtliche Energiemengen verausgaben und ebenfalls etwas für seine Gesundheit tun.

Es versteht sich von selbst, dass anstrengendere Aktivitäten wie Jogging, Tennis oder Langlauf die positive Wirkung körperlicher Bewegung nur erhöhen können. Man sollte darüber allerdings nicht vergessen: Das Wichtigste ist, so oft wie möglich aktiv zu sein, egal, wie intensiv die ausgeübte körperliche Aktivität sein mag.

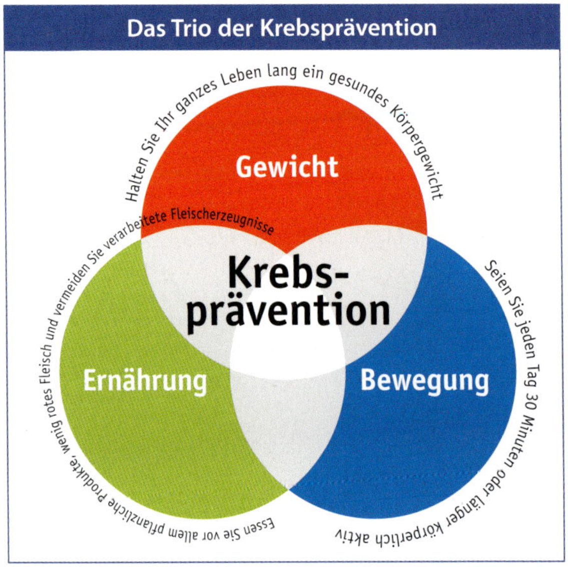
Das Trio der Krebsprävention
Halten Sie Ihr ganzes Leben lang ein gesundes Körpergewicht
Gewicht
Krebs-prävention
Ernährung
Bewegung
Seien Sie jeden Tag 30 Minuten oder länger körperlich aktiv
Essen Sie vor allem pflanzliche Produkte, wenig rotes Fleisch und vermeiden Sie verarbeitete Fleischerzeugnisse

Abbildung 93

Quelle: Fonds national de recherche contre le cancer

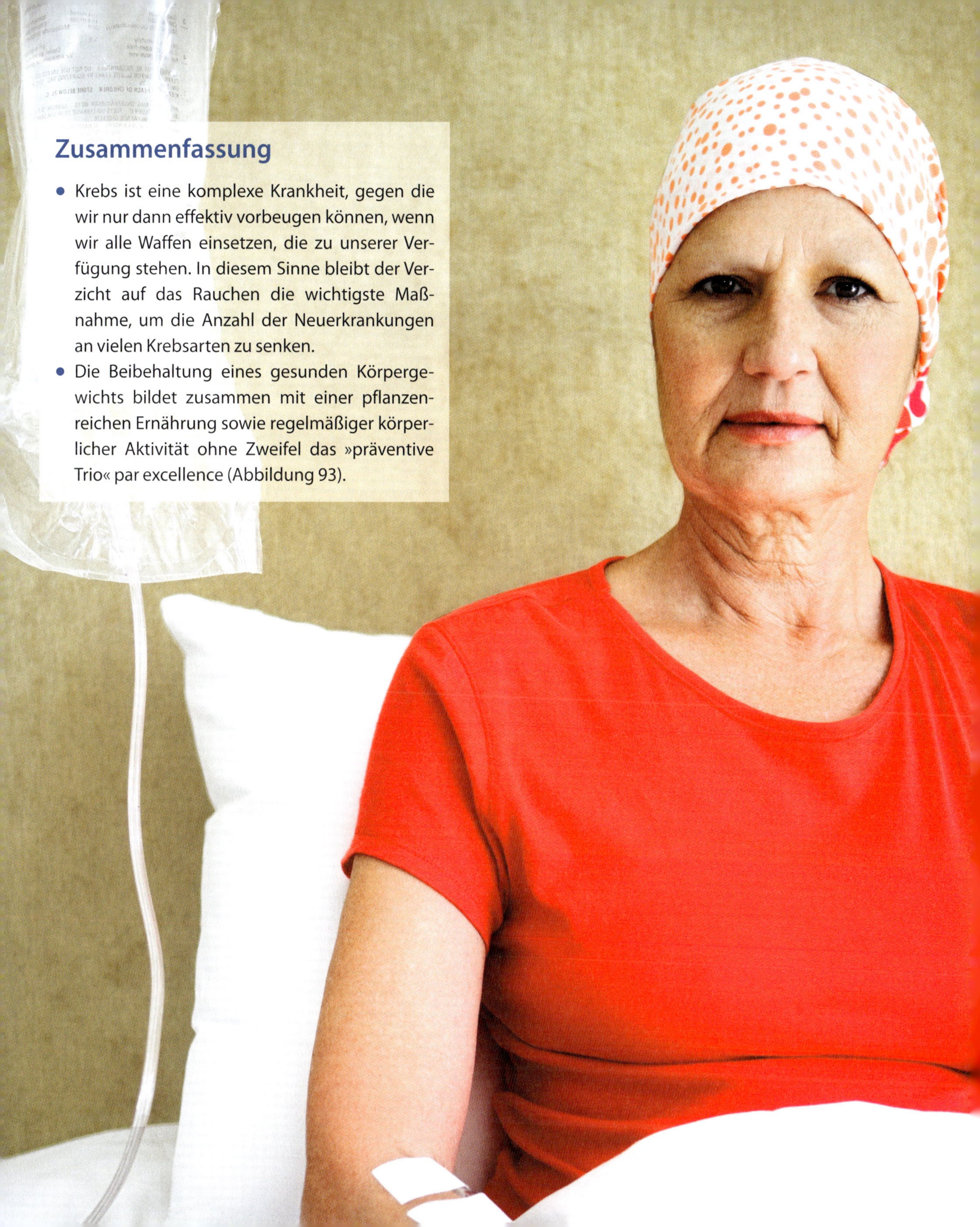

Zusammenfassung

- Krebs ist eine komplexe Krankheit, gegen die wir nur dann effektiv vorbeugen können, wenn wir alle Waffen einsetzen, die zu unserer Verfügung stehen. In diesem Sinne bleibt der Verzicht auf das Rauchen die wichtigste Maßnahme, um die Anzahl der Neuerkrankungen an vielen Krebsarten zu senken.
- Die Beibehaltung eines gesunden Körpergewichts bildet zusammen mit einer pflanzenreichen Ernährung sowie regelmäßiger körperlicher Aktivität ohne Zweifel das »präventive Trio« par excellence (Abbildung 93).

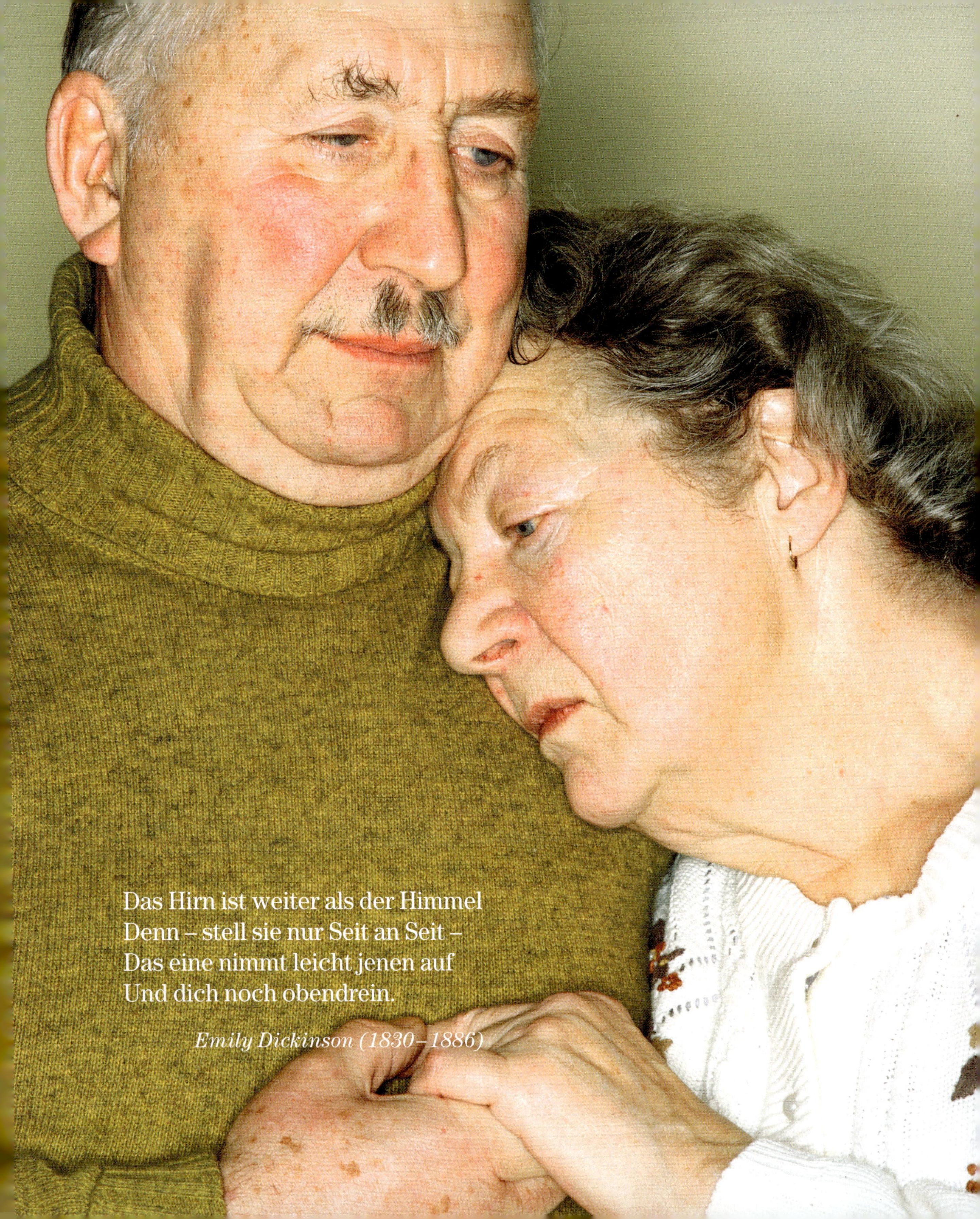

Das Hirn ist weiter als der Himmel
Denn – stell sie nur Seit an Seit –
Das eine nimmt leicht jenen auf
Und dich noch obendrein.

Emily Dickinson (1830–1886)

Kapitel 8

Mens sana in corpore sano: Durch Ernährung gegen die Alzheimerkrankheit vorbeugen

Das Gehirn, ein wahres Wunderwerk der Evolution, ist ohne Zweifel das faszinierendste Organ des menschlichen Körpers. Banale Vorgänge wie das Lesen eines Buches, die Planung des Urlaubs oder das schlichte Gespräch mit einem Freund sind das Ergebnis außerordentlich komplexer physiologischer Prozesse, an denen 100 Milliarden Nervenzellen (die Neuronen) beteiligt sind, aus denen unser Gehirn sich zusammensetzt. Diese Neuronen sind auf verschiedene Regionen mit spezifischen Funktionen verteilt. Jedes Neuron kann ungefähr 100 000 Synapsen mit seinen Nachbarzellen eingehen, die zusammen ein äußerst kompliziertes Netzwerk bilden. Dieses Netzwerk ermöglicht nicht nur die Integration von Informationen von außen (Sinneswahrnehmungen, Bewegungen), sondern auch so komplexe Phänomene wie Denken, Gefühle, Sprache und Gedächtnis (Abbildung 94). Das menschliche Gehirn hat im Laufe seiner Evolution eine in der Welt der Lebewesen unvergleichliche Kapazität erlangt, die den Menschen zum außergewöhnlichsten Tier auf Erden macht.

Vor diesem Hintergrund muss man sich nicht wundern, dass Funktionsstörungen des Gehirns immer als direkte Angriffe auf unser innerstes Wesen und unsere Würde empfunden wurden – als Eingriffe in das ureigenste Wesen der menschlichen Existenz. Lange Zeit führten die Menschen Geisteskrankheiten, wenn sie unvorbereitet mit dem Verlust ihrer geistigen Fähigkeiten konfrontiert wurden, auf übernatürliche Ursachen zurück: Eine Demenz (abgeleitet vom Lateinischen *dementis*, was so viel wie »ohne Geist« bedeutet) galt als sichtbare Manifestation des Bösen und in extremen Fällen sogar als Zeichen der Besessenheit von einem Dämon. Erst seit der Renaissance wird die Demenz nicht mehr mit dem »Geist des Bösen« assoziiert und wandelte sich allmählich zur »Geisteskrankheit«. Schließlich wurden geistige Störungen als »Krankheiten der Gehirnorgane« erkannt, »die einen Menschen notwendigerweise davon abhalten, zu denken und zu handeln wie die anderen«. (Voltaire, *Dictionnaire philosophique*, 1764) Auch wenn das Wort »Demenz« allzu oft als

Synonym für Wahnsinn gebraucht wurde, so bleibt es heute noch der medizinische Terminus, um die Gehirnläsionen zu beschreiben, die das Verhalten, die Persönlichkeit und die Gesamtheit der kognitiven Funktionen (logisches Denken, Analyse, Sprache) verändern. Gemäß dieser Definition ist Demenz also die Folge kognitiver Störungen – verbunden mit Verhaltensstörungen, die einen Verlust der Autonomie des Betroffenen nach sich ziehen.

Die Alzheimerkrankheit

Am 25. November 1901 empfing Dr. Alzheimer im Frankfurter Krankenhaus Frau Auguste Deter, eine neue Patientin von 51 Jahren, die wegen Gedächtnisproblemen und verschiedenen Verhaltensauffälligkeiten (Eifersucht, auditive Halluzinationen, Unruhe) aufgenommen worden war. Sie konnte sich nicht an den Namen ihres Ehemannes erinnern oder an das, was sie wenige Stunden zuvor gegessen hatte; ihr Zustand verschlechterte sich, bis sie jeden Kontakt zur Außenwelt verlor. Nach dem Tod der Patientin 1906 offenbarte eine von Alzheimer durchgeführte Autopsie des Gehirns dieser Patientin eine Atrophie des Gehirn-

Die wichtigsten Gehirnregionen

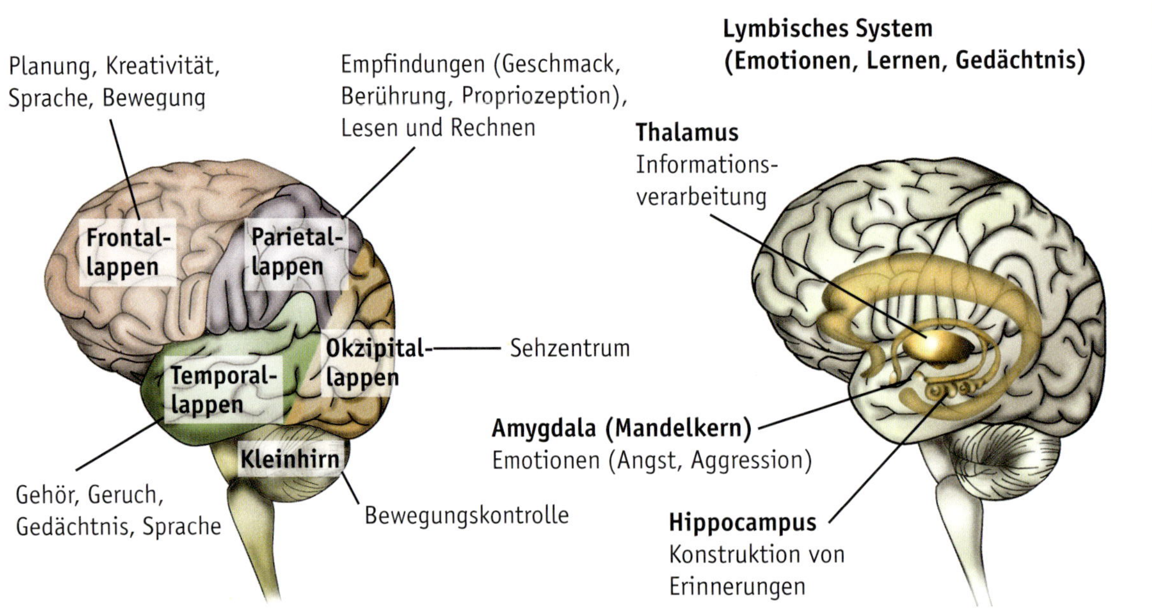

Abbildung 94 *Quelle: www.ahaf.org*

gewebes sowie die Anwesenheit merkwürdiger Gebilde innerhalb und außerhalb der Nervenzellen; es handelte sich um sogenannte »Plaques«, die zum Hauptmerkmal dieser »neuen« Form der Demenz werden sollten, der Alzheimerkrankheit.

Alzheimer stellt in allen Ländern der Welt die wichtigste Ursache einer Demenz (Abbildung 94) dar, weit vor der vaskulären Demenz (der häufigen Folge eines Schlaganfalls, durch den die Durchblutung des Gehirns zeitweise unterbleibt und Nervenzellen zerstört werden) oder anderen schweren Demenzarten, die jedoch selten auftreten. Man schätzt, dass aktuell 24 Millionen Menschen auf der Welt von dieser Krankheit betroffen sind. Bei fast 4,6 Millionen Neuerkrankungen pro Jahr, eine Folge des zunehmenden Alters der Bevölkerung (also ein Fall alle sieben Sekunden), vermutet man allerdings, dass sich diese Zahl bis 2040 auf 81 Millionen erhöhen könnte. Allein in den Vereinigten Staaten trifft die Krankheit mehr als 5 Millionen Menschen und belastet das Gesundheitssystem mit jährlichen Kosten von 60 Milliarden Dollar.

Das Risiko, an Alzheimer zu erkranken, steigt mit dem Alter erheblich an, und angesichts der ständig wachsenden Lebenserwartung werden

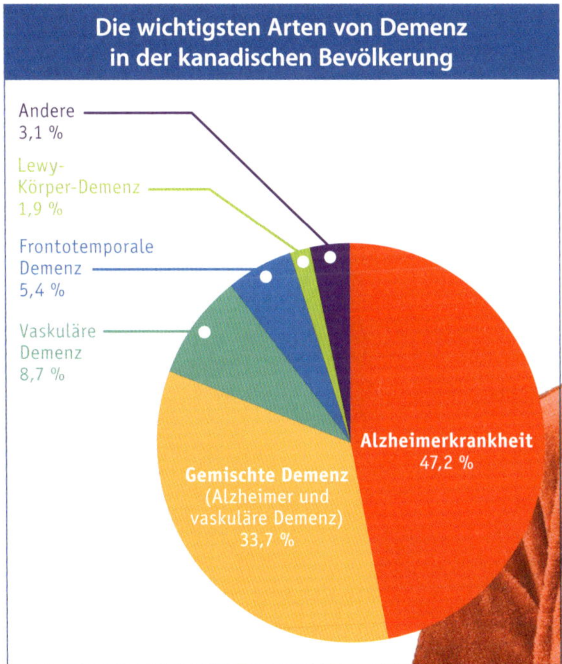

Abbildung 95 *Quelle: Neuroepidemiology 2003; 22: 265 – 274*

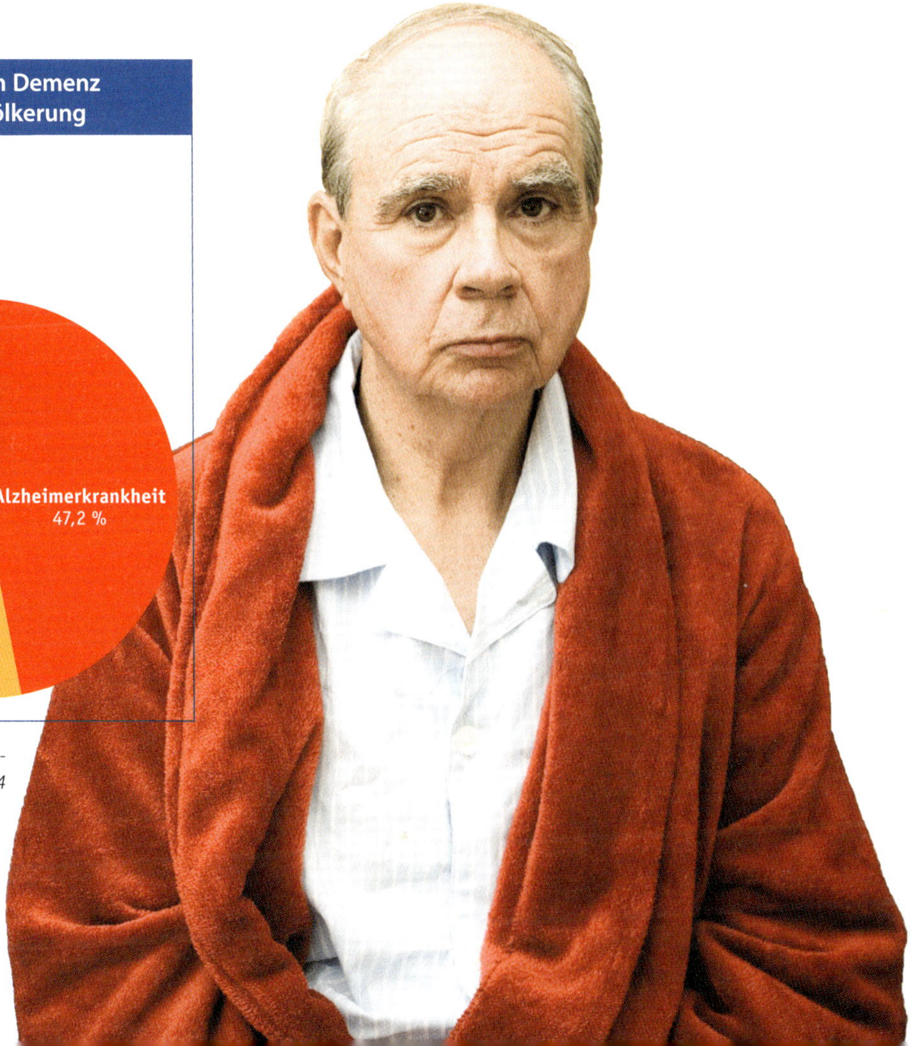

sich die Folgen dieser Krankheit verschärfen. Während beispielsweise nur ein Prozent der 60-Jährigen von dieser Krankheit betroffen ist, verdoppelt sich dieser Anteil alle fünf Jahre, um beinahe fünfzehn Prozent bei den 80-Jährigen und um mehr als dreißig Prozent bei den über 85-Jährigen zu erreichen (Abbildung 96).

Auch heute noch ist die Alzheimerkrankheit äußerst schwierig zu diagnostizieren, und die Autopsie der Verstorbenen bleibt unverzichtbar, um das Vorhandensein der symptomatischen Schäden dieser Krankheit zu bestätigen. Die Anfangsphasen der Krankheit sind im Allgemeinen durch Erinnerungsstörungen des Kurzzeitgedächtnisses, Schwierigkeiten bei der Durchführung einfacher Aufgaben sowie Verhaltensweisen gekennzeichnet, die vielleicht noch als normale Zerstreutheit ausgelegt werden können (Abbildung 97). Mit fortschreitender Krankheit jedoch wird die Beeinträchtigung der kognitiven Funktionen immer offensichtlicher und führt zu Störungen der Sprache, des visuellen Wiedererkennens und der Verarbeitung äußerer Informationen. Die daraus folgende Verwirrtheit, die häufig Hand in Hand geht mit tief greifenden Verhaltensänderungen (Halluzinationen, Unruhe, sozialer Rückzug), weist

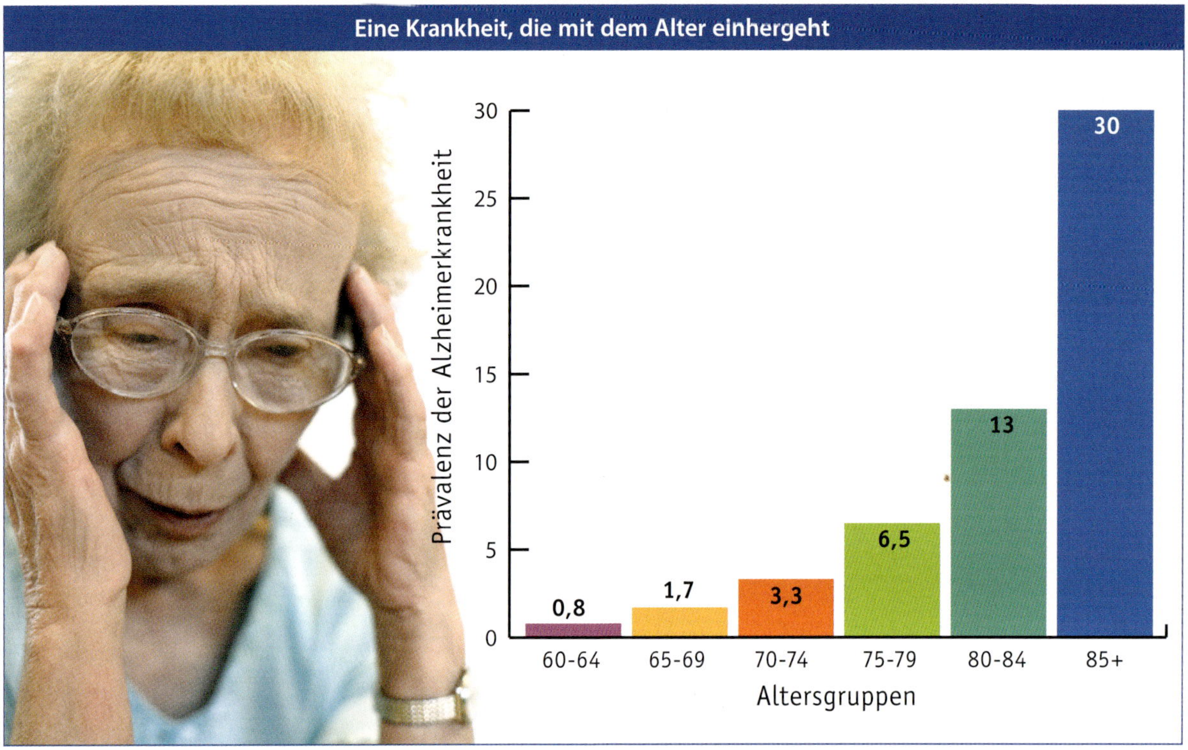

Abbildung 96

darauf hin, dass der Prozess der Degeneration ein fortgeschrittenes Stadium erreicht hat und dass nun die Frontallappen betroffen sind. Diese Gehirnregion ist aufgrund ihrer Bedeutung für das Gedächtnis, für komplexe kognitive Operationen, für die Sprache sowie die Emotionskontrolle in gewisser Weise der »Sitz der Menschlichkeit«.

Im Endstadium der Krankheit verlieren die Patienten die Fähigkeit zu kommunizieren und Gesichter wiederzuerkennen sowie die Kontrolle über grundlegende physiologische Funktionen (Blase, Darm) und sind bis zu ihrem Tod auf Dauerpflege angewiesen. Im Durchschnitt leben an Alzheimer Erkrankte noch vier bis zehn Jahre nach der Diagnose, in manchen Fällen kann die Krankheit sich jedoch über fünfundzwanzig Jahre hinziehen. Todesursache ist im Allgemeinen ein extremer Schwächezustand (Inanition), Mangelernährung oder eine Lungenentzündung.

Das Gehirn: ein Produzent freier Radikaler

Das Gehirn verbraucht extrem viel Energie: Obwohl es nur zwei Prozent des Körpergewichts ausmacht, verbraucht es allein zwanzig Prozent des Sauerstoffs, den der ganze Körper benötigt! Diese extreme Stoffwechselaktivität spiegelt zwar treffend die unablässige Tätigkeit des Gehirns wider; die Kehrseite dieser Verbrennung allerdings ist, dass sie große Mengen von »Abfall« in Form von »freien Radikalen« produziert. Diese freien Radikalen sind für die Zelle schädlich, weil sie die Struktur vieler ihrer Bestandteile angreifen, insbesondere das genetische Material (die DNA). Das führt zu erheblichen Schädigungen und beschleunigt den Alterungsprozess des Gewebes. Man schätzt, dass fünf Prozent des vom Gehirn verbrauchten Sauerstoffs zur Bildung freier Radikaler benutzt wird. Das Gehirn ist daher besonders anfällig für Schäden, die durch diese reaktiven Moleküle verursacht werden. Diese Anfälligkeit wird durch die niedrige antioxidative Aktivität im Gehirn noch verschärft.

Im Übrigen zeigen Untersuchungen, dass dieser »oxidative Stress« ab dem Alter von 40 Jahren den Spiegel vieler Proteine, die zum reibungslosen Funktionieren der Neuronen beitragen, senken kann. Das kann zu einem leichten Verlust der »Flexibilität« des Gehirns führen, der durch Vergessen oder größere Schwierigkeiten bei der Durchführung bestimmter komplexer mentaler Operationen charakterisiert ist. Doch abgesehen von diesen normalen Veränderungen kann der oxidative Stress, dem die Neuronen ausgesetzt sind, auch zum Fortschreiten der Alzheimerkrankheit beitragen: Es werden dabei Störungen im Stoffwechsel bestimmter Proteine ausgelöst, die im Innern und an der Oberfläche der Nervenzellen lokalisiert sind. Das fördert ihre Aggregation in Zellverbänden und die Entstehung neurotoxischer Ablagerungen, die hauptverantwortlich für die zerebralen Läsionen sind, welche das Charakteristikum dieser Krankheit bilden (siehe Kasten S. 194 f.).

Zehn erste Anzeichen für Alzheimer

	Beispiele für **anormale** Verhaltensweisen	Beispiele für **normale** Verhaltensweisen
1 **Erinnerungsdefizite, die Alltagsabläufe stören**	• Häufiges Vergessen des Namens von engen Bezugspersonen (Freunde, Enkel, Nachbarn) • Vergessen von kürzlichen persönlichen Ereignissen (Geburtstage, Feste, Besuche von Freunden)	• Sich nicht an die Namen entfernter Personen erinnern (z. B. Schauspieler, Zufallsbekanntschaften …) • Verabredungen, Telefonnummern vergessen
2 **Schwierigkeiten bei der Erledigung vertrauter Aufgaben**	• Unfähigkeit, alltägliche Aufgaben wie die Essenszubereitung oder das Tischdecken zu erledigen	• Zerstreutheit, wie z. B. vergessen, Wasser in den Kocher zu füllen, Gemüse zu lange kochen lassen
3 **Sprachschwierigkeiten**	• Einfache und gängige Wörter vergessen (Gabel, Zahnbürste …)	• Nach dem treffenden Wort für eine Situation suchen
4 **Räumliche und zeitliche Desorientierung**	• Sich in der Nachbarschaft verirren und nicht mehr nach Hause finden	• Sich auf neuen Strecken verirren, sein Auto auf dem großen Parkplatz eines Einkaufszentrums nicht mehr finden
5 **Mangelhaftes Urteilsvermögen**	• Ein gesundheitliches Problem, das einen Arztbesuch erfordert, nicht erkennen • Im Winter nicht genug anziehen oder bei großer Wärme zu viel anziehen	• Einen Arztbesuch hinausschieben in der Hoffnung, dass die Probleme sich von alleine lösen

Abbildung 97

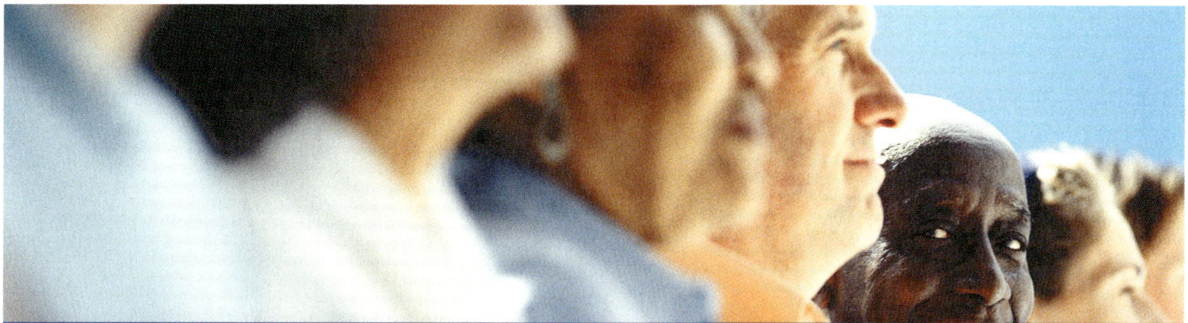

	Beispiele für **anormale** Verhaltensweisen	Beispiele für **normale** Verhaltensweisen
6 Schwierigkeiten mit abstrakten Begriffen	• Probleme beim Ausfüllen eines Schecks, die Bedeutung der Zahlen nicht verstehen	• Schwierigkeiten, mit dem Haushaltsgeld auszukommen
7 Dinge verlegen	• Dinge an absurden Orten ablegen (Bügeleisen in der Gefriertruhe, Uhr in der Zuckerdose)	• Dinge des täglichen Gebrauchs verlegen (Schlüssel, Brille, Geldbeutel)
8 Stimmungsschwankungen oder sprunghaftes Verhalten	• Ohne ersichtlichen Grund plötzlich von Freude zu Wut übergehen	• Sich in einer Situation traurig oder wütend fühlen
9 Persönlichkeitsveränderungen	• Ungewohnte Verhaltensweisen, extremes Misstrauen, unbegründete Ängste	• Beim Älterwerden seine Interessen und Gewohnheiten verändern
10 Verlust von Interessen	• Die Unfähigkeit, vertraute Tätigkeiten auszuführen (Gartenarbeiten, Nähen, Basteln, Kartenspielen ...), führt zu deren Aufgabe und Apathie	• Vorübergehend das Interesse an einer Beschäftigung verlieren

Quelle: www.alzheimer.ca

Was ist Alzheimer?

Die Alzheimerkrankheit ist durch zwei prinzipielle Anomalien der Nervenzellen gekennzeichnet: Degenerationsfibrillen (Neurofibrillenbündel) innerhalb der Neuronen und amyloide Plaques (oder auch senile Plaques) außerhalb der Nervenzellen (Abbildung 98). Diese Anomalien sind von großem Interesse, sowohl in Hinblick auf das Verständnis für die Ursachen der Krankheit als auch für die Entwicklung von Medikamenten, die diese Prozesse stören können, um den neurodegenerativen Abbau zu verlangsamen oder zu hemmen.

Die Neurofibrillenbündel entstehen aufgrund einer Veränderung in der Struktur des sogenannten *Tau*-Proteins, die zu dessen Aggregation (Verklumpung) und zur Bildung verdrillter Fasern innerhalb der Neuronen selbst führt. Diese Strukturen sind äußerst schädlich, denn sie verhindern den Transport von Substanzen (Neurotransmittern; *Anm. d. Ü.*) innerhalb der Neuronen, und das blockiert die gesamte Kommunikation mit an deren Nervenzellen und führt zum Tod dieser Neuronen.

Veränderte Neuronen

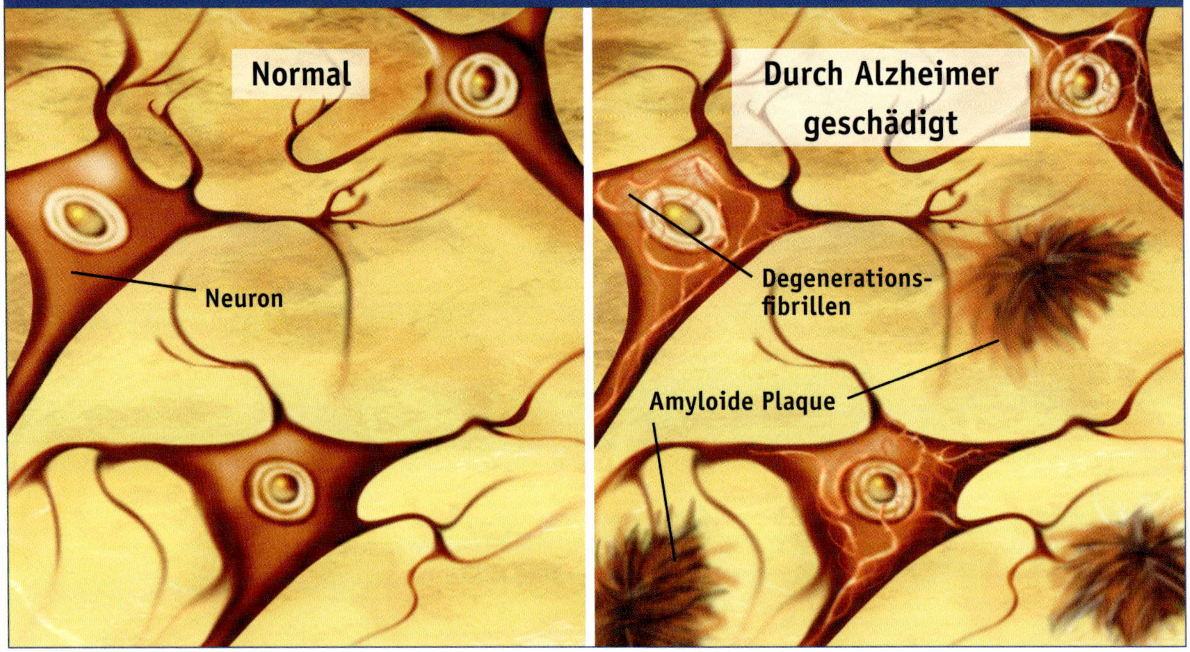

Abbildung 98 *Quelle: www.ahaf.org*

Die amyloiden Plaques wiederum sind das Ergebnis eines hochkomplexen Prozesses, an dem ein Protein an der Neuronenoberfläche beteiligt ist: das Amyloid-Precursor-Protein (APP). Im Verlauf des zur Alzheimerkrankheit führenden Prozesses wird ein Fragment dieses Proteins (das *Amyloid-beta-Peptid* oder *Aβ-Peptid*) an die Peripherie der Neuronen freigesetzt, wo es sich verklumpt und zur Bildung von unauflöslichen Ablagerungen führt, die sich allmählich in Form von Plaques um die Zellen anhäufen. Diese Plaques haben katastrophale Folgen für die Nervenzellen, weil sie sie viel anfälliger für oxidativen Stress und Entzündungen machen und auch, weil sie direkt ihre Zerstörung bewirken. Die Gehirnzellen von Alzheimerpatienten enthalten im Übrigen sehr große Mengen von Oxidationsprodukten – besonders häufig in der Umgebung der Amyloid-Plaques und in den Degenerationsfibrillen. Die Bedeutsamkeit dieses Prozesses wird auch daran deutlich, dass fast alle Fälle von früh auftretender Alzheimerkrankheit durch Defekte jener Gene verursacht werden, die an der Bildung des Aβ-Peptids beteiligt sind. In die gleiche Richtung weist die Beobachtung, dass Menschen mit Down-Syndrom (Trisomie 21) eine zusätzliche Kopie des Gens besitzen, welches APP kodiert (es befindet sich auf dem Chromosom 21), und dass bei der weit überwiegenden Anzahl dieser Menschen ab 40 Jahren Probleme auftreten, die für die Alzheimerkrankheit charakteristisch sind.

Die typischen Ablagerungen der Alzheimerkrankheit finden sich vor allem in den Gehirnregionen, die für das Gedächtnis und die Emotionen eine Rolle spielen, wie dem Hippocampus und der Amygdala (Abbildung 94); aus diesem Grund ist die Amnesie eines der ersten Symptome der Krankheit. Später breiten sich die Läsionen auf den assoziativen Cortex aus; das führt zum progressiven Verlust des gesamten Wissens (Urteilsvermögen, visuelles Wiedererkennen etc.). Durch den Untergang von Nervenzellen infolge dieser Plaques kommt es mit der Zeit zu einer drastischen Schrumpfung der Gehirnmasse (Abbildung 99). Das Gehirn eines an Alzheimer erkrankten Menschen hat aufgrund des gravierenden Gewebeverlusts an der Peripherie einen kleineren Umfang als das eines Gesunden. Hinzu kommen eine Verbreiterung der Furchen (sulci) und der markante Rückgang im Volumen der Windungen des Temporallappens, in dem Gedächtnis und Sprache lokalisiert sind.

Die Alzheimerkrankheit ist also nicht nur eine einfache »Verrücktheit«, ein Kontaktverlust mit der Wirklichkeit aufgrund eines gestörten Gleichgewichts zerebraler Funktionen. Es handelt sich vielmehr um eine wahrhaft degenerative Krankheit, in deren Verlauf sogar die Gehirnmasse selbst schrumpft. Das alles macht Alzheimer so schrecklich: Indem die Krankheit das Organ zerstört, das für unsere Persönlichkeit und für den Kern unserer menschlichen Existenz verantwortlich ist, führt sie unseren physischen wie auch psychischen und sozialen Tod herbei.

Einfluss der Alzheimerkrankheit auf das Gehirn

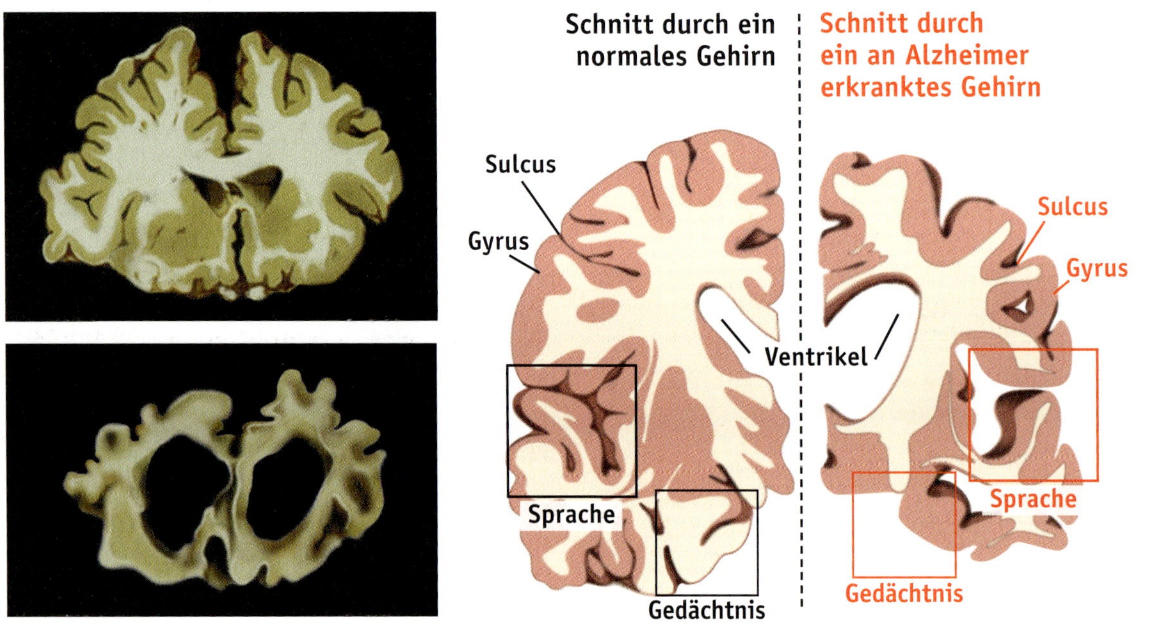

Abbildung 99

Quelle: www.ahaf.org

Ursachen

Das Risiko, an Alzheimer zu erkranken, liegt bei 10 bis 15 Prozent, das heißt, etwa 15 von 100 Menschen sind vor ihrem 85. Lebensjahr davon betroffen. Im Gegensatz zur landläufigen Meinung sind genetische Faktoren nur für eine Minderheit der Alzheimerfälle verantwortlich (25 %), bei der weit überwiegenden Zahl ist der Auslöser eher zufällig. Das heißt: Sie werden durch eine komplexe Interaktion zwischen unserer genetischen Ausstattung und einer ganzen Bandbreite von Faktoren verursacht (Abbildung 100).

Seine Eltern kann man sich nicht aussuchen …

Der Einfluss erblicher Faktoren auf das Auftreten der Alzheimerkrankheit lässt sich gut an der Tatsache ablesen, dass Verwandte ersten Grades von Alzheimerkranken ein ungefähr doppelt so hohes Erkrankungsrisiko für diese Störung haben wie andere Menschen (30 zu 15 %). Dieser Faktor spielt besonders bei Fällen mit einem frühen Krankheitsbeginn eine Rolle, die bereits vor dem 65. Lebensjahr oder manchmal auch noch viel früher auftreten. Das ist zum Glück sehr selten (weniger als 5 %), es sind jedoch sogar Fälle von 24-Jährigen

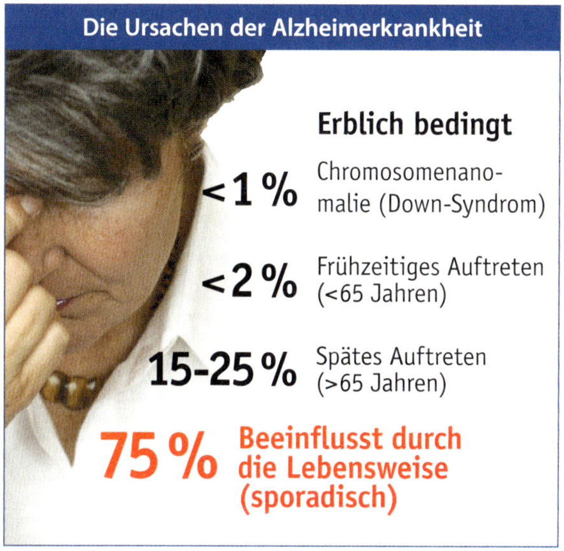
Die Ursachen der Alzheimerkrankheit
Erblich bedingt
<1 % Chromosomenanomalie (Down-Syndrom)
<2 % Frühzeitiges Auftreten (<65 Jahren)
15-25 % Spätes Auftreten (>65 Jahren)
75 % Beeinflusst durch die Lebensweise (sporadisch)

Abbildung 100 *Quelle: Am. J. Alzheimers Dis. Other Demen. 2007; 22: 37–41*

bekannt. Diese frühzeitigen Degenerationen werden durch Defekte an bestimmten Genen verursacht, die direkt am Stoffwechsel des Aβ-Peptids beteiligt sind (Präsenilin 1 und 2 und das Amyeloid-Precursor-Protein APP) – mit dem tragischen Ergebnis, dass dadurch die Bildung seniler Plaques, welche die Neuronen zerstören, beschleunigt wird (Abbildung 101).

Der wichtigste genetische Risikofaktor für die Entstehung von Alzheimer ist das Gen, das das Apolipoprotein E (ApoE) kodiert, ein Protein, das am Transport der Lipoproteine und des Cholesterins im Blut beteiligt ist und eine entscheidende Rolle bei der Regulierung der Menge des Aβ-Peptids im Gehirn spielt. Das für die Produktion dieses Proteins zuständige Gen ist polymorph, das heißt, es existiert in verschiedenen Formen in der genetischen Ausstattung des Menschen. Das ermöglicht die Produktion von drei verschiedenen Formen des Proteins: ApoEε2, ApoEε3 und ApoEε4. Die ApoEε3-Variante erfüllt ihre Funktion normal. Viele Studien deuten aber darauf hin, dass die Form ApoEε4 viel weniger effektiv ist und das Risiko, an Alzheimer zu erkranken, deutlich erhöht.

Weil unsere DNA von jedem unserer Gene zwei Versionen enthält (eines von unserer Mutter und eines von unserem Vater), sind sechs verschiedene Kombinationen von ApoE möglich (Abbildung 102). Die Mehrheit der Bevölkerung besitzt mindestens eine Kopie der normalen Form des Proteins (ε3). Doch eine beträchtliche Anzahl von Menschen (25 %) besitzt eine Kopie von ε4, und manche (1 %) haben sogar zwei Kopien dieses Gens. Menschen mit einer Kopie dieser Version haben ein dreimal höheres Risiko, an Alzheimer zu erkranken, während bei denen, die zwei Versionen aufweisen, das Risiko fünfzehn Mal so hoch ist (Abbildung

Degenerationsgene

% der Früherkrankungen an Alzheimer	Gene
50-70 %	Präsenilin 1 (PSEN1)
10-15 %	Amyloid-Precursor-Protein (APP)
<1%	Präsenilin 2 (PSEN 2)

Abbildung 101 *Quelle: Am. J. Alzheimers Dis. Other Demen. 2007; 22: 37–41*

102). Konkret bedeutet das, dass die ersten Symptome der Alzheimerkrankheit bei den Personen, die nur eine Version ε4 dieses Gens besitzen, fünf bis zehn Jahre früher auftreten können als in der allgemeinen Bevölkerung; und bei denjenigen, die zwei Kopien besitzen, zehn bis zwanzig Jahre früher. Allerdings – und das ist ein sehr wichtiger Punkt – ist das Gen ApoEε4 für die Entwicklung von Alzheimer weder ausreichend noch notwendig: Viele Menschen, die eine Version dieses Gens haben, entwickeln nie Anzeichen von Alzheimer. Und selbst unter denen, die beide Kopien dieses Gens besitzen, sind 50 Prozent nie von der Krankheit betroffen. ApoEε4 ist also ein Paradebeispiel für ein Gen, das eine genetische Veranlagung für eine Krankheit mit sich bringt, dessen zerstörerisches Potenzial jedoch von der Mitwirkung weiterer Faktoren genetischer wie äußerer Art abhängig ist. Und unter diesen spielt keiner eine so entscheidende Rolle wie die Lebensweise.

Das Protein ApoE und Alzheimer

Versionen des Gens ApoE	% der Bevölkerung	Erhöhung des Risikos, an Alzheimer zu erkranken
ε2/ε2	<2 %	—
ε2/ε3	15 %	—
ε2/ε4	<2 %	—
ε3/ε3	55 %	—
ε3/ε4	25 %	3-fach
ε4/ε4	<2 %	15-fach

Abbildung 102

... aber seine Lebensweise schon!

Die Alzheimerkrankheit ist kein Phänomen, das sich von einem Tag zum anderen bemerkbar macht: Autopsien an Gesunden, die zufällig starben, haben gezeigt, dass 50 Prozent von ihnen ab dem Alter von 47 Jahren bereits die für die Krankheit typischen Degenerationsfibrillen aufwiesen, insbesondere im Bereich des Hippocampus. Offenbar sind zerebrale Läsionen ein Phänomen, das schon relativ früh im Leben auftritt, und folglich sind wir anscheinend permanent in Gefahr, an Alzheimer zu erkranken. Allerdings ist der Prozentsatz der Betroffenen in hohem Alter (80 Jahre) weitaus niedriger (15 %), als bei dieser Quote von 50 Prozent früher Läsionen zu erwarten wäre. Das spricht dafür, dass andere Faktoren, die höchstwahrscheinlich mit der Lebensweise zusammenhängen, die Entwicklung dieser Form der neurodegenerativen Erkrankung verzögern können. Wie bei den anderen zuvor behandelten chronischen Krankheiten können wir also auch das Auftreten der Alzheimerkrankheit am wirkungsvollsten dadurch verhindern oder zumindest hinauszögern, indem wir diese Faktoren identifizieren.

Ein offensichtliches Beispiel für den Einfluss der Lebensweise auf das Auftreten von Alzheimer ist die große Schwankungsbreite, die bei der Anzahl der Neuerkrankungen an dieser Krankheit in verschiedenen Ländern der Erde zu beobachten ist. Während die Bewohner der westlichen Länder, besonders Nordamerika und Europa, schwer betroffen sind, leiden Menschen in anderen Regionen, vor allem in Indien und Afrika, weitaus seltener daran (Abbildung 103). Bestimmte Regionen Indiens, insbesondere die Region Ballabgarh im Norden des Landes, haben mit die niedrigste Erkrankungsrate, die bis heute bekannt ist: Sie ist sechsmal niedriger als in den Ländern des Westens. Diese internationalen Differenzen hängen offenbar nicht mit genetischen Faktoren zusammen (z. B. dem Gen ApoEε4). Denn wenn man Populationen mit einer ähnlichen genetischen Ausstattung miteinander vergleicht, ergeben sich erhebliche Unterschiede bezüglich des Risikos, in fortgeschrittenem Alter von diesen Demenzen betroffen zu sein. So zeigen sich zwischen den Yoruba in Nigeria und Amerikanern afrikanischer Abstammung trotz ihrer gemeinsamen Vorfahren gravierende Unterschiede bezüglich des Risikos, an Demenzen wie Alzheimer zu erkranken: Die Inzidenz für diese Krankheiten ist bei Afroamerikanern mehr als 200 Mal so hoch (Abbildung 104)! Eine veränderte Lebensweise kann sich sogar sehr schnell in der Erhöhung des Demenzrisikos niederschlagen: Untersuchungen an Auswanderern

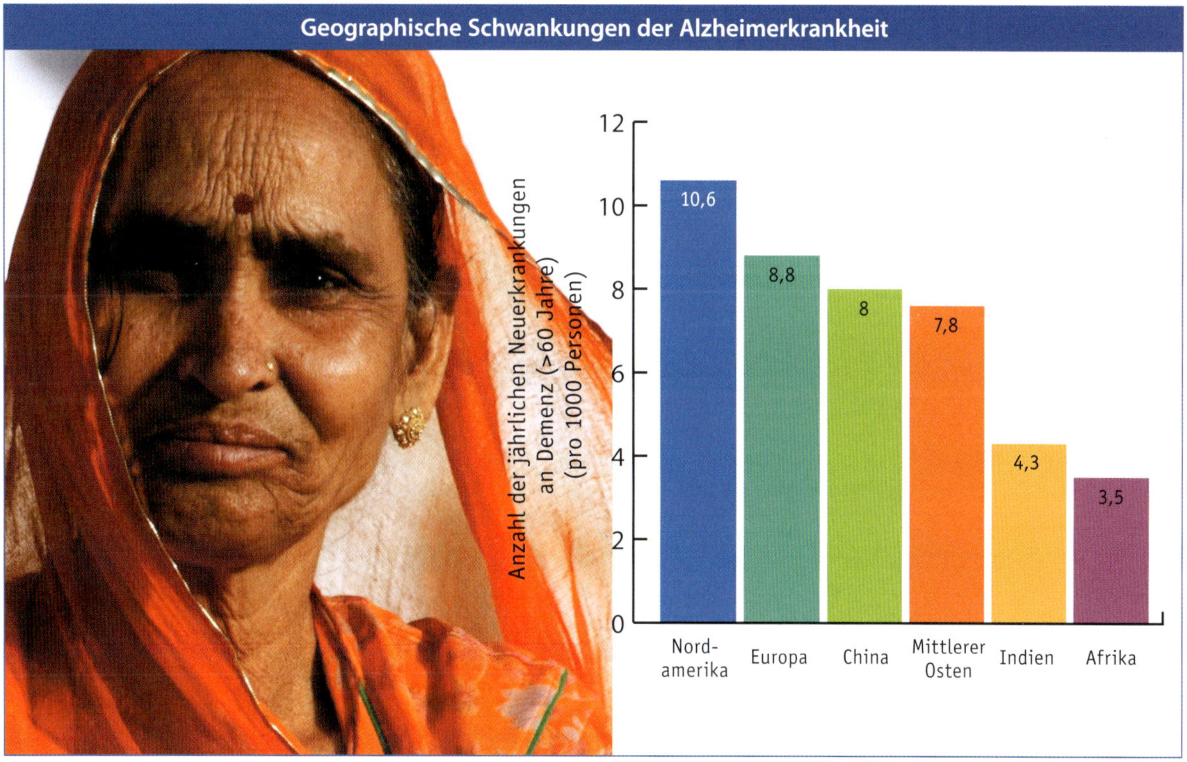

Abbildung 103

Quelle: Lancet 2005; 366: 2112–2117

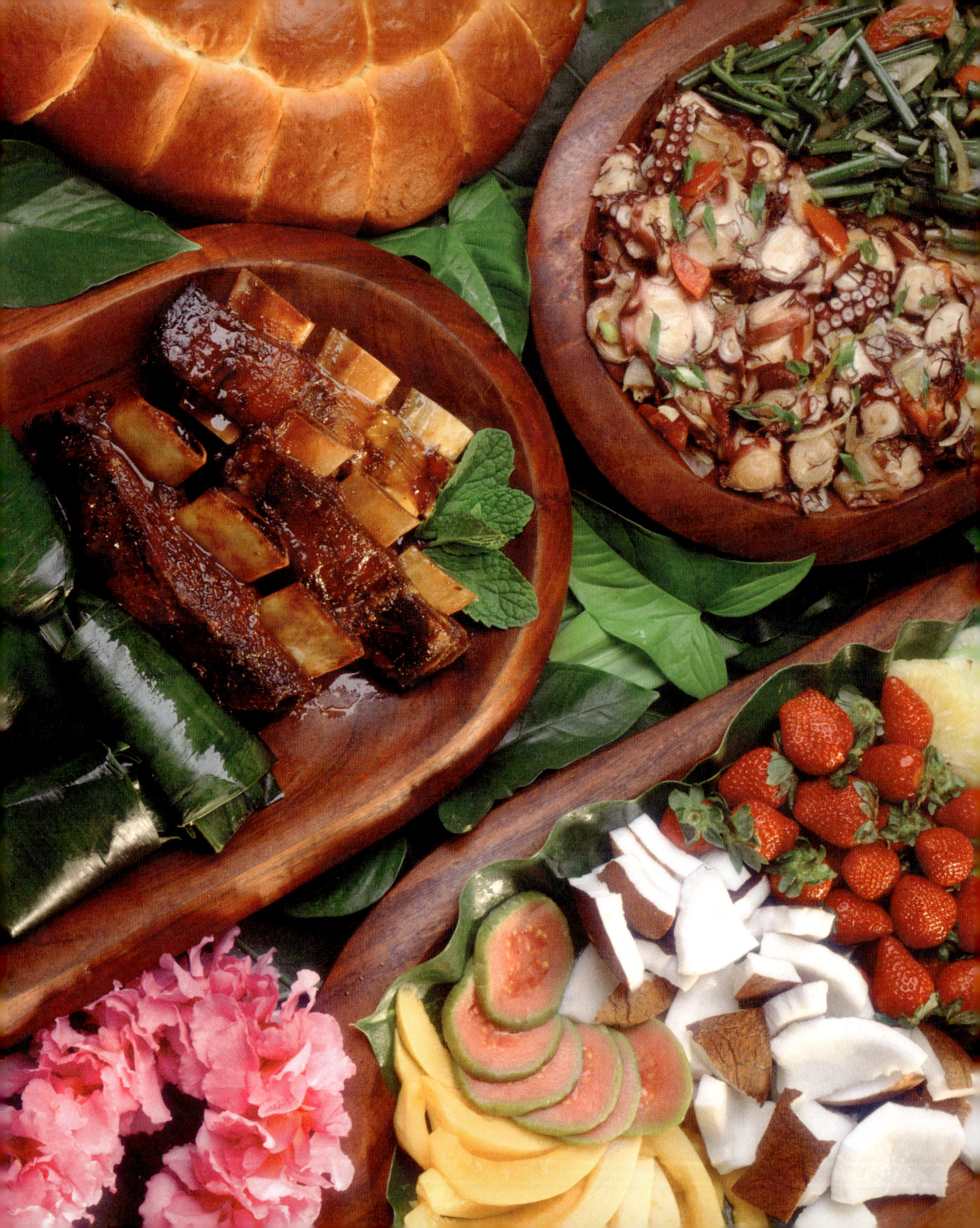

Schwankungen der Inzidenz von Demenzen zwischen schwarzen Gemeinden in Afrika und Nordamerika

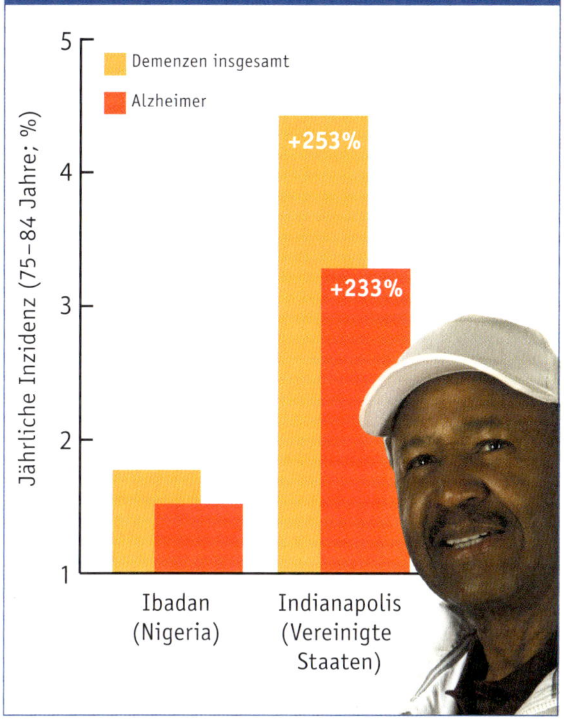

Abbildung 104 *Quelle: Lancet 2005; 366: 2112–2117*

haben gezeigt, dass bei Japanern, die nach Hawaii ausgewandert waren, der Anteil der Alzheimerkranken im Vergleich zu ihren in Japan gebliebenen Landsleuten signifikant anstieg.

Massiver Erinnerungsverlust

Ungesunde Ernährung, körperliche und geistige Inaktivität und Rauchen sind heute als die wichtigsten Aspekte der Lebensweise identifiziert, die die Entwicklung von Alzheimer begünstigen (Abbildung 105). Der Einfluss der Ernährung ist dabei besonders interessant, denn alles deutet darauf hin, dass das Erkrankungsrisiko für Alzheimer durch ähnliche präventive Maßnahmen gesenkt werden könnte, wie wir sie bereits für Herz-Kreislauf-Erkrankungen, Diabetes und Krebs beschrieben haben.

Im Übrigen ist es interessant festzustellen, dass die meisten Ernährungsgewohnheiten, die erwiesenermaßen die Wahrscheinlichkeit erhöhen, an einem dieser chronischen Leiden zu erkranken, auch mit einer Zunahme des Risikos für die Alzheimerkrankheit verbunden sind.

Fettsucht – Übergewicht in Verbindung mit schlechter Ernährung begünstigt nicht nur die Entstehung von Herz- und Gefäßleiden, Diabetes sowie Krebs, es trägt auch aktiv zum kognitiven

Die wichtigsten Faktoren der Lebensweise, die das Alzheimerrisiko erhöhen

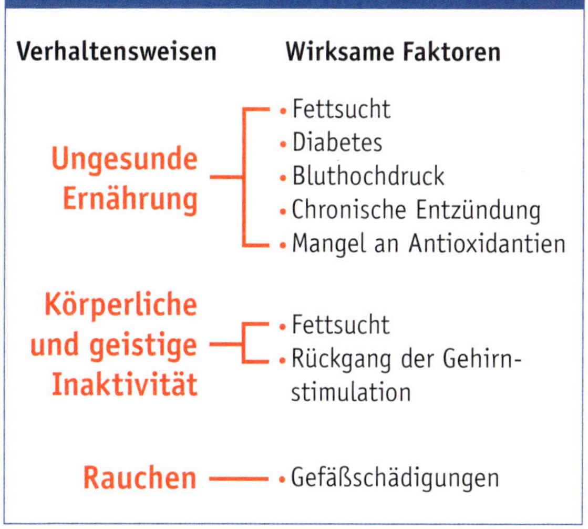
Verhaltensweisen
Wirksame Faktoren
Ungesunde Ernährung
• Fettsucht
• Diabetes
• Bluthochdruck
• Chronische Entzündung
• Mangel an Antioxidantien
Körperliche und geistige Inaktivität
• Fettsucht
• Rückgang der Gehirnstimulation
Rauchen
• Gefäßschädigungen

Abbildung 105

Verfall und zu einem erhöhten Risiko für die Alzheimerkrankheit bei. Neuere Untersuchungen zeigen, dass das Gehirn von Menschen zwischen 50 und 60, die an Fettsucht leiden, typische Merkmale einer beschleunigten Neuronenalterung aufweist. Das bedeutet, dass diese Personen im Laufe ihres Lebens leichter von neurodegenerativen Erkrankungen betroffen sein könnten. Fettsüchtige haben ein etwa doppelt so hohes Risiko, in höherem Alter an Demenz zu erkranken, wie Schlanke; dieses Risiko ist sogar viermal so hoch bei Menschen, die vor allem am Bauch Fettdepots haben. Dieses erhöhte Risiko gilt auch für andere Parameter, die mit schlechter Ernährung zusammenhängen, wie Bluthochdruck oder Hypercholesterinämie. So haben 50-Jährige, die an einer dieser drei Störungen leiden, ein doppelt so hohes Risiko, zwanzig Jahre später an Alzheimer zu erkranken (Abbildung 106). Wenn die Fettsucht mit Bluthochdruck und einem erhöhten Cholesterinspiegel verbunden ist, wie es leider nur allzu oft der Fall ist, dann steigt das Alzheimerrisiko sprunghaft an und wird sechsmal so hoch wie für Menschen, die keine dieser Anomalien aufweisen.

Dieser Zusammenhang ist nicht erst bei Adipositas zu beobachten: Auch Übergewichtige (BMI 25–30, was in etwa auf die Hälfte der westlichen Bevölkerung zutrifft) haben in höherem Alter ein größeres Demenzrisiko als Schlanke. Auch wenn man die Mechanismen, die Übergewicht und Alzheimerkrankheit miteinander verbinden, noch nicht genau versteht: Diese Beobachtungen veranschaulichen doch aufs Neue, in welchem Maße Fettsucht eine ernst zu nehmende medizinische Verfassung ist, die eine Vielzahl schwerwiegender gesundheitlicher Probleme nach sich ziehen kann.

Insulinresistenz – Mehr als 80 Prozent der Alzheimerkranken weisen Symptome einer Insulinresistenz auf oder leiden an Typ-2-Diabetes, was auf einen engen Zusammenhang zwischen diesen beiden Krankheiten hinweist. Zudem haben zahlreiche Beobachtungen eindeutig bewiesen, dass Störungen des Glukosestoffwechsels sehr häufig mit einem kognitiven Abbau (besonders des Gedächtnisses) einhergehen – Demenzen eingeschlossen. Viele Studien haben zum Beispiel gezeigt, dass Menschen, die in ihrer Lebensmitte (40–50 Jahre) an Diabetes leiden, ein bis zu 400 Mal so hohes Erkrankungsrisiko für Alzheimer in fortgeschrittenem Alter haben! Der negative Einfluss von Diabetes ist vermutlich auf eine vorzeitige Alterung der Gehirnzellen zurückzuführen: Magnetresonanzuntersuchungen haben gezeigt, dass die Gehirne von 60-Jährigen, die seit weniger als zehn Jahren an Diabetes litten, bereits erste Anzeichen einer Atrophie aufwiesen – insbesondere in einer für das Gedächtnis entscheidenden Region (dem Hippocampus) – und dass diese Schrumpfung tatsächlich mit Defiziten des Kurzzeitgedächtnisses verbunden war.

Wie wir in Kapitel 6 gesehen haben, führen Insulinresistenz und Typ-2-Diabetes zu einer Vielzahl von Stoffwechselstörungen, und diese Veränderungen tragen offenbar zum kognitiven Abbau bei (Abbildung 107). Auf der einen Seite begünstigt das gestörte Gleichgewicht der Blutfette (Triglyzeride, Cholesterin) die Bildung von atheromatösen Plaques (Arteriosklerose) sowie die Entwicklung von Bluthochdruck; diese beiden Faktoren erhöhen wiederum das Risiko für Schlaganfälle und infolgedessen für Gehirnschädigungen, die zu vaskulären Demenzen und Alzheimer degenerieren können. Auf der anderen Seite ist die zu große Glukosemenge im Blut für das Gehirn gefährlich, weil sie nicht nur das Risiko für einen Gehirnschlag erhöht – eine Folge des oxidativen Stresses und der Entzündung, denen die Blutgefäße ausgesetzt sind; es wird auch die Bildung von amyloiden Plaques gefördert, die die Progression der Alzheimerkrankheit beschleunigt. Schließlich trägt das überschüssige Insulin, das als Ausgleich für die Insulinresistenz von der Bauchspeicheldrüse produziert wird, direkt zur Entstehung amyloider Plaques bei.

Die vorzeitige Alterung des Gehirns ist also eine direkte Folge der Störungen, die mit einer Entgleisung des Glukosestoffwechsels verbunden sind. Zugleich erhöhen sich damit die Risiken für einen kognitiven Verfall und in letzter Konsequenz für eine Demenz wie die Alzheimerkrankheit. Angesichts der in letzter Zeit beobachteten dramatisch zunehmenden Anzahl von Menschen mit solchen Anomalien ist es ein beunruhigender Gedanke, dass die wachsende Zahl von Diabeteserkrankungen sich möglicherweise in einigen Jahren parallel und zunehmend auch in der

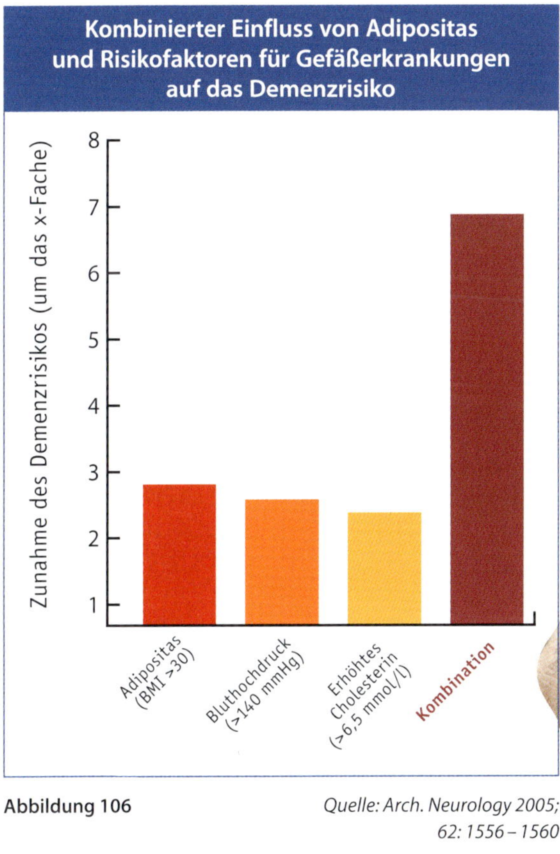

Abbildung 106

Quelle: Arch. Neurology 2005; 62: 1556–1560

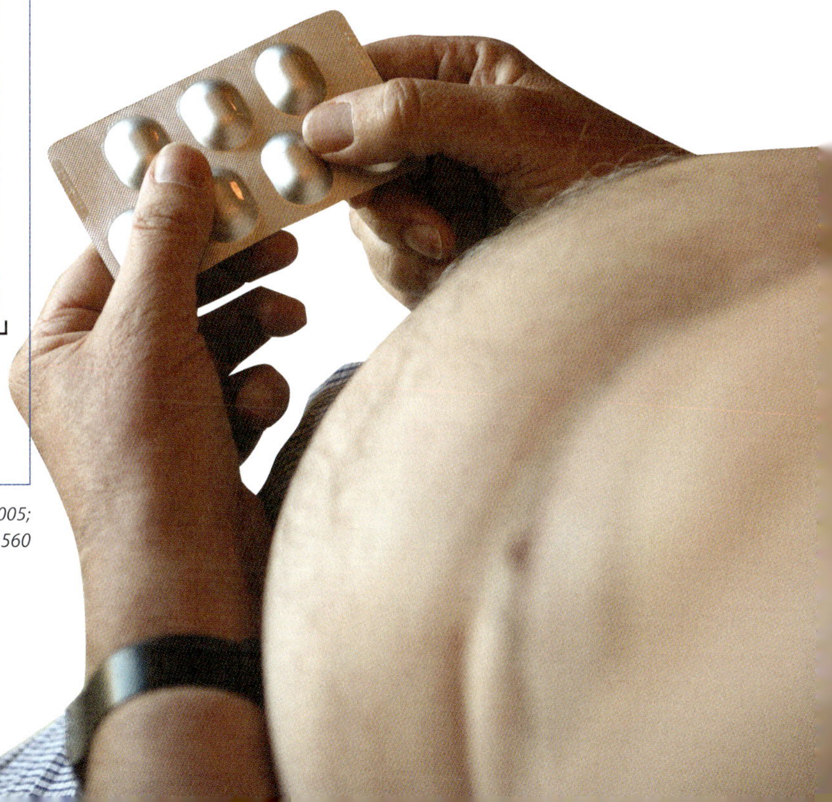

Diabetes erhöht das Risiko für Alzheimerkrankheit

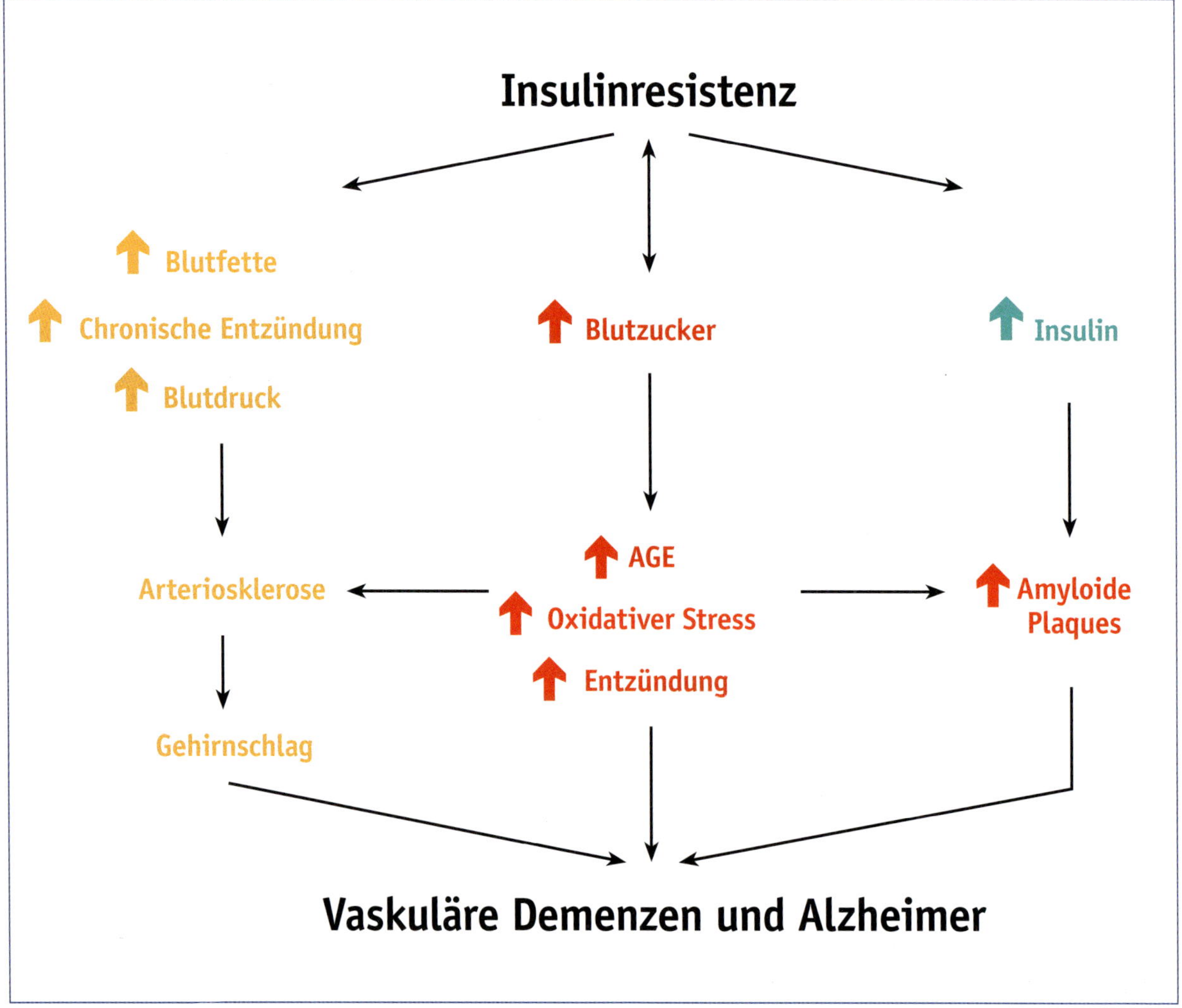

Abbildung 107

Alzheimerkrankheit und anderen schweren neurologischen Störungen niederschlagen könnte. Neuere Untersuchungen deuten im Übrigen darauf hin, dass mehr als die Hälfte der Menschen, die an Parkinson leiden – einer anderen Krankheit des Nervensystems –, ebenfalls Anomalien im Glukosestoffwechsel aufweisen, und dass Typ-2-Diabetes das Risiko, von dieser Krankheit befallen zu werden, fast verdoppelt.

Lösungen: Gegen Alzheimer vorbeugen

Wie schon erwähnt, ist die Alzheimerkrankheit keine unvermeidliche Folge des Alterungsprozesses, sondern eine chronische Krankheit, deren Entstehung eng mit den Lebensgewohnheiten verknüpft ist. Wie bei allen in diesem Buch besprochenen Krankheiten ist es also möglich, das Auftreten von Alzheimer zu verhindern oder zumindest deutlich zu verzögern, indem man auf bestimmte Aspekte der Lebensweise besonders achtet. Dieser präventive Ansatz kann sehr positive Auswirkungen haben: Da die Alzheimerkrankheit exponenziell mit dem Alter zunimmt, und zwar mit einer dramatischen Steigerung nach 85 Jahren, schätzt man, dass durch eine bloße Verzögerung des Auftretens um fünf Jahre die Anzahl der Fälle bis zum Jahr 2050 um 50 Prozent gesenkt werden könnte …

Pflanzen, die dem Gedächtnis helfen!

Zahlreiche epidemiologische Studien belegen, dass der Verzehr pflanzlicher Nahrungsmittel die Neuerkrankungen an Alzheimer reduzieren kann. Der tägliche Verzehr von Obst und Gemüse beispielsweise führt zu einer Senkung des Demenzrisikos um 30 Prozent – ein weiterer ausgezeichneter Grund, um diese Nahrungsmittel so oft wie möglich auf den Speiseplan zu setzen!

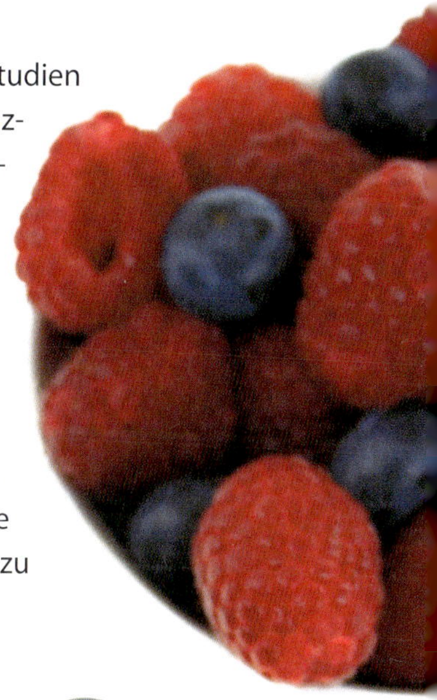

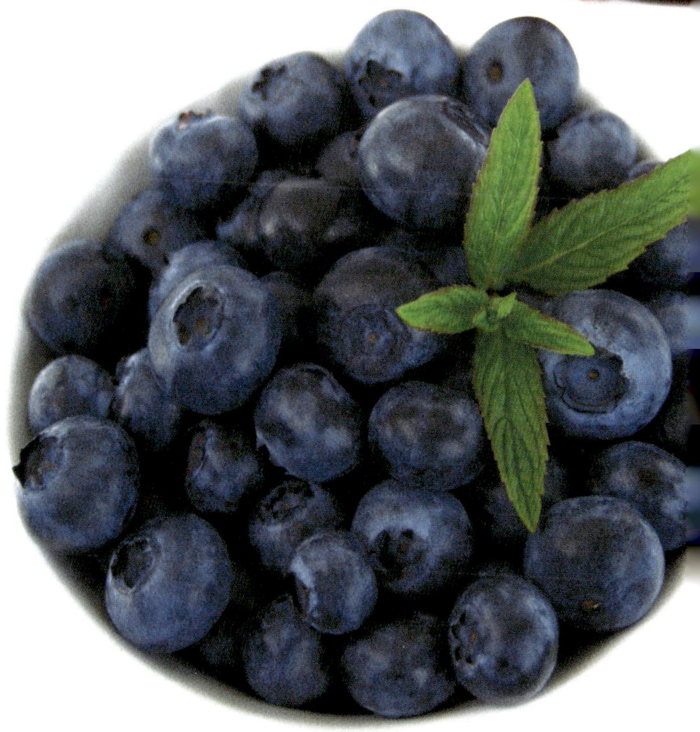

Wenn man bedenkt, welche zentrale Rolle oxidativer Stress und Entzündungen für die Ätiologie (die Gesamtheit der Ursachen) der Alzheimerkrankheit spielen, dann ist klar, dass die zahllosen antioxidativen und entzündungshemmenden Eigenschaften, die alle pflanzlichen Produkte besitzen, aktiv zum Präventionseffekt dieser Nahrungsmittel beitragen. Verabreicht man Mäusen mit einer genetischen Veranlagung für Alzheimer Antioxidantien wie Blaubeeren oder Granatäpfel, führt das zu einem Rückgang der amyloiden Plaques und zu einer bemerkenswerten Verbesserung ihrer kognitiven Funktionen! Neben diesen Eigenschaften behindern bestimmte pflanzliche Lebensmittel direkt die Bildung amyloider Plaques und verdienen daher unser besonderes Interesse (Abbildung 109).

Rotwein – Untersuchungen haben gezeigt, dass Menschen, die regelmäßig maßvolle Mengen von Rotwein trinken (ein bis zwei kleine Gläser pro Tag), ein deutlich niedrigeres Risiko haben, an Alzheimer zu erkranken – eine Schutzwirkung, die offenbar mit dem in diesem Getränk enthaltenen Resveratrol zusammenhängt. Neben seiner antioxidativen und anti-inflammatorischen Wirkung zeichnet sich Resveratrol nämlich durch seine Fähigkeit aus, den Abbau des Amyloid-beta-Peptids zu beschleunigen; und dies hemmt die Entstehung der für die Progression der Krankheit wesentlichen Plaques. Doch auch der Alkohol selbst trägt zu diesem Schutzeffekt bei, denn der maßvolle Konsum von Wein, Bier oder Spirituosen bewirkt eine deutliche Senkung des Demenzrisikos, und zwar für vaskuläre Demenzen gleichermaßen wie für Alzheimer (Abbildung 108). Zweifellos beruht dieser Effekt auf dem positiven Einfluss von Alkohol auf das Herz-Kreislauf-System. Alkoholmissbrauch in allen Formen hingegen führt zu einem deutlichen Anstieg beider Demenztypen. Und das belegt wieder einmal, dass Alkohol ein sehr zweischneidiges Schwert ist, das man mit Vernunft handhaben muss.

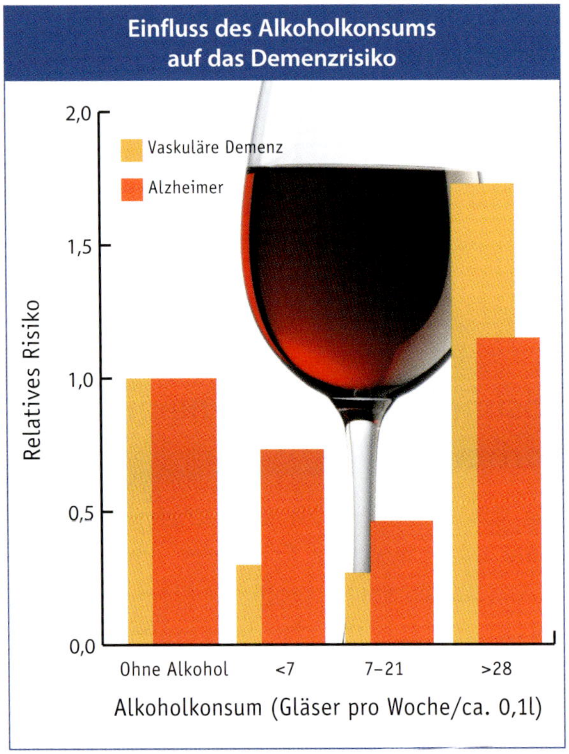

Abbildung 108 *Quelle: Lancet 2002; 359: 281 – 286*

Kurkuma – Das Curcumin des Gewürzes Kurkuma ist mit Sicherheit das Molekül mit der größten anti-inflammatorischen Wirkung im Pflanzenreich. Es verhindert die Aggregation des Aβ-Peptids und reduziert gleichzeitig die Bildung amyloider Plaques,

Anti-Alzheimer-Wirkstoffe

Wirkstoffe	Wirksame Mechanismen
Resveratrol 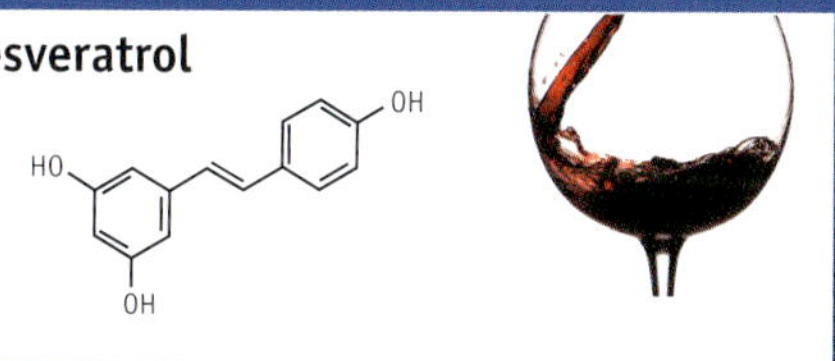	**Rotwein** • Fördert den Abbau amyloider Plaques • Schützt die Neuronen vor den toxischen Wirkungen des Amyloids • Starke antioxidative und entzündungshemmende Wirkung
Curcumin 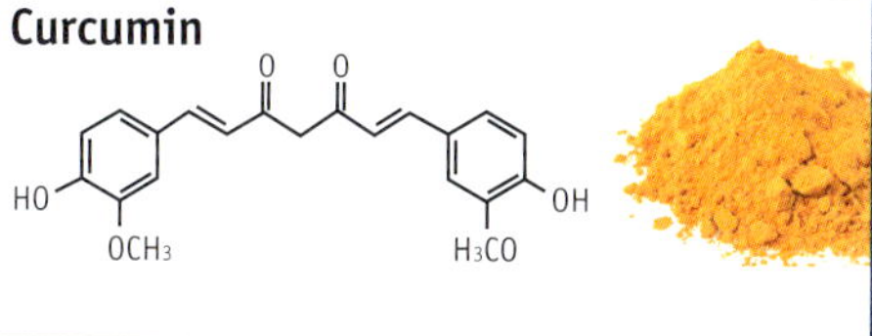	**Kurkuma** • Verhindert die Bildung amyloider Plaques • Schützt die Neuronen vor den toxischen Wirkungen des Amyloids • Starke antioxidative und entzündungshemmende Wirkung
EGCG 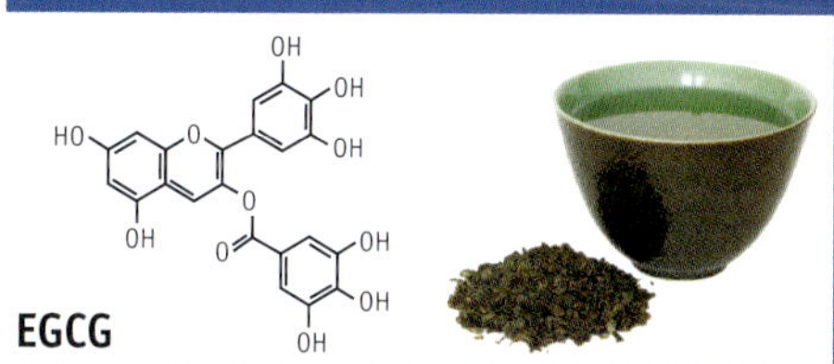	**Grüner Tee** • Verhindert die Bildung amyloider Plaques • Schützt die Neuronen vor den toxischen Wirkungen des Amyloids
Oleuropein 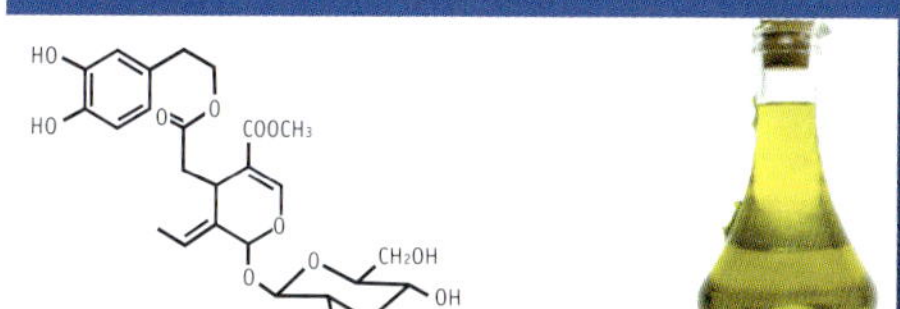	**Olivenöl** • Antioxidantium • Interagiert mit den Amyloid-Peptiden und verhindert ihre Aggregation

Abbildung 109

außerdem schützt es die Neuronen vor den schädlichen Wirkungen dieser Plaques. Es ist wahrscheinlich, dass diese Mechanismen eine Rolle bei der geringeren Häufigkeit von Alzheimer in Indien spielen, dem Land, in dem die größten Mengen von Kurkuma verzehrt werden. Eine neue Studie zeigt im Übrigen, dass Menschen, die häufig Currygerichte essen, im Alter weniger anfällig für kognitive Abbauprozesse sind.

Auch andere Kräuter und Gewürze besitzen Eigenschaften, die vorbeugend gegen Alzheimer wirken könnten. Am bekanntesten in dieser Hinsicht sind Salbei *(Salvia officinalis)* und sein naher Verwandter, der Rosmarin *(Rosmarinus officinalis)* – zwei Gewürzkräuter, die für ihr antioxidatives und entzündungshemmendes Potenzial bekannt sind. Schon im 16. Jahrhundert pries Shakespeare ihre Vorzüge an: »Da ist Rosmarin, das ist zur Erinnerung; ich bitt' Euch, liebes Herz, gedenket meiner«. (*Hamlet,* IV. Akt, Szene 5) Tatsächlich hat man kürzlich festgestellt, dass die in diesen Kräutern enthaltene Rosmarinsäure die Neuronen vor den toxischen Wirkungen des Aβ-Peptids schützen kann. Das könnte eine Erklärung für die Verbesserung der kognitiven Funktionen sein, die in manchen Untersuchungen nach der Verabreichung von Extrakten dieser Kräuter zu beobachten war.

Grüner Tee – Zahlreiche Untersuchungen im Labor haben gezeigt, dass die Polyphenole des grünen Tees, insbesondere Epigallocatechin-3-gallat (EGCG), viele Eigenschaften aufweisen, welche die Neuronen schützen und zur Vorbeugung gegen neurodegenerative Erkrankungen wie Alzheimer oder Parkinson beitragen können. Diese Studien belegen, dass der tägliche Konsum von zwei oder mehr Tassen grünen Tees das Risiko, an Parkinson zu erkranken, deutlich reduziert. Auch der potenzielle Einfluss von regelmäßigem Grünteegenuss auf das Alzheimerrisiko ist sehr interessant: Neue Untersuchungen an älteren Menschen haben gezeigt, dass diejenigen, die täglich zwei oder mehr Tassen grünen Tees trinken, ein signifikant (um beinahe 60 %) verringertes Risiko haben, kognitiv abzubauen; im Vergleich zu denen, die nur wenig davon zu sich nehmen (weniger als 3 Tassen pro Woche). Umgekehrt ist bei Menschen, die regelmäßig schwarzen Tee oder auch Kaffee trinken, keine Verringerung des Risikos festzustellen (Abbildung 110).

Olivenöl – Epidemiologische Untersuchungen belegen, dass eine Ernährung nach dem Vorbild der Mittelmeerkost mit einer signifikanten Senkung des Risikos, an Alzheimer zu erkranken, verbunden ist. Offenbar spielt Olivenöl – gewissermaßen das Fundament dieser Ernährungsweise – eine Schlüsselrolle bei diesem Schutzeffekt: Zum einen erhöht der hohe Gehalt an einfach ungesättigten Fettsäuren im Olivenöl den Spiegel des (guten) HDL-Cholesterins. Das wirkt sich positiv auf das Gehirn aus, denn in vielen Studien wurde ein Zusammenhang zwischen einer geringen Menge von HDL und kognitivem Abbau und Demenz festgestellt. Zum anderen unterscheidet sich Olivenöl von anderen Pflanzenölen durch seinen Gehalt an Polyphenolen wie Oleocanthal, Hydroxytyrosol oder auch Oleuropein. Diese Moleküle wirken anti-inflammatorisch und interagieren im Fall des Oleuropeins sogar direkt mit dem Aβ-Peptid, was dessen Aggregation und die Bildung amyloider Plaques verhindern kann.

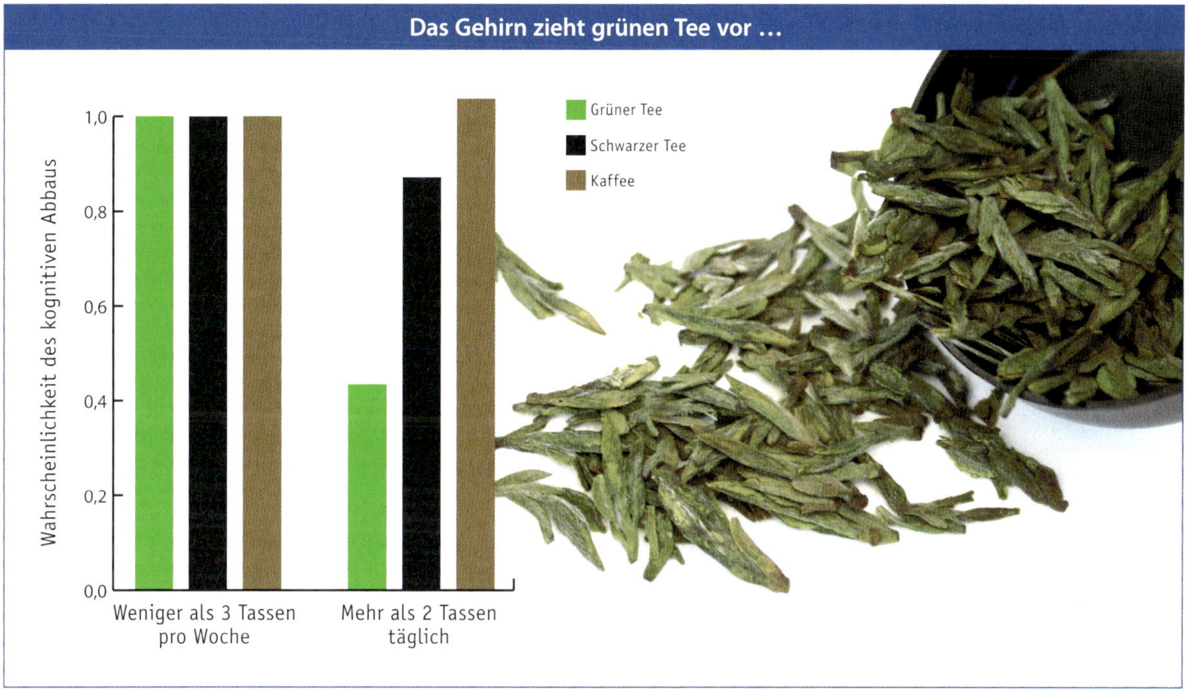

Abbildung 110

Quelle: Am. J. Clin. Nutr. 2006; 83: 355 – 361

Omega-3-Fettsäuren: »Intelligente« Fette

Der übermäßige Konsum von Nahrungsmitteln mit einem hohen Gehalt an gesättigten Fettsäuren oder Transfetten erhöht erheblich das Risiko, an Alzheimer zu erkranken. Dieser Effekt hängt gleichermaßen mit der durch diese Fette hervorgerufenen Zunahme der Arteriosklerose (siehe Kapitel 5) wie auch mit ihrem direkten Einfluss auf die Bildung amyloider Plaques zusammen. Bei Autopsien an 40-Jährigen oder Älteren konnte eine Beziehung zwischen dem Cholesterinspiegel im Blut und einer erhöhten Menge von Amyloid-Plaques nachgewiesen werden. Bei Personen zwischen 40 und 55 Jahren verdreifachte sich die Bildung dieser Plaques allein dadurch, dass der Cholesterinspiegel von 4,7 auf 5,2 mmol anstieg (das entspricht dem Übergang von einem erwünschten Niveau zu einem Pegel mit einem höheren Risiko für Herz-Kreislauf-Erkrankungen)! Diese Beobachtungen stimmen mit vielen Untersuchungen überein: Sie zeigen, dass die regelmäßige Einnahme von Statinen – Medikamenten, die den LDL-Cholesterinspiegel senken – das Alzheimerrisiko senkt.

Umgekehrt wurden andere Fettarten, insbesondere die mehrfach ungesättigten Omega-3-Fettsäuren, wiederholt als Substanzen angeführt, die aktiv zur Vorbeugung gegen Alzheimer beitragen können. Diese Schutzwirkung ist nur logisch, denn man weiß seit langem, dass Omega-3-Fettsäuren absolut entscheidend für die Entwicklung des Gehirns und der Retinazellen sind und eine zentrale Rolle bei der Weiterleitung von Nervenimpulsen spielen. Der Fötus ist besonders während des letzten Schwangerschaftsdrittels begierig nach diesen Fetten und akkumuliert täglich etwa 70 mg Omega-3-Fettsäuren. Viele Studien haben gezeigt, dass der mütterliche Verzehr von Omega-3-Fettsäuren in dieser Phase die Sehschärfe sowie die Motorik der Kinder verbesserte.

Der positive Einfluss der Omega-3-Fettsäuren auf die neuronalen Funktionen spielt offenbar auch eine entscheidende Rolle bei der Vorbeugung gegen die Alzheimerkrankheit. Zahlreiche Studien haben gezeigt, dass Menschen, die sehr große Mengen an Docosahexaensäure verzehrten (DHA, in fettem Fisch enthalten, der wichtigsten langkettigen Omega-3-Fettsäure), ein signifikant niedrigeres Risiko für diese Krankheit hatten. Bei Menschen, die nicht die mit der Krankheit einhergehende Version von ApoE besitzen (75 % der Bevölkerung), sank das Alzheimerrisiko durch den Verzehr von mindestens einer Portion fettem Fisch pro Woche um 35 Prozent im Vergleich zu denjenigen, die fast nie solche Fische essen. Diese Ergebnisse stimmen mit der Beobachtung überein, dass die Gehirne von Alzheimerkranken einen niedrigeren DHA-Gehalt aufweisen als die von Gesunden, insbesondere im Bereich des Hippocampus und des Stirnlappens. Zwar müssen die genauen Mechanismen, die für diese Schutzwirkung verantwortlich sind, noch präzise bestimmt werden. Doch offensichtlich schützt die DHA die Neuronen vor den neurotoxischen Folgen der amyloiden Plaques und erhält dadurch ihre Funktionstüchtigkeit. Da allerdings auch bei den kurzkettigen Omega-3-Fettsäuren in Pflanzenölen (Leinsamen, Raps, Chia) eine Senkung des Alzheimerrisikos beobachtet wurde, liegt die Annahme nahe, dass der entzündungshemmende Effekt dieser Fette ebenfalls zur Vorbeugung gegen diese Krankheit beiträgt. Eine solche Wirkung ist umso wahrscheinlicher, als Studien gezeigt haben, dass die regelmäßige Einnahme von synthetischen Entzündungshemmern zu einer geringeren Rate von Alzheimererkrankungen führte.

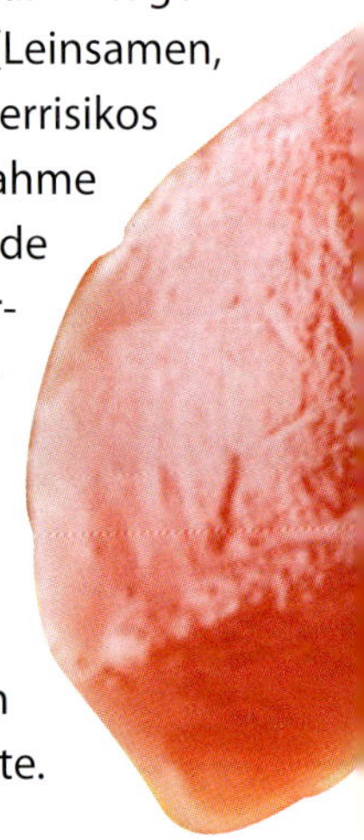

Die Neuronen in Schwung halten ... und den Körper im Allgemeinen!

Die regelmäßige kognitive Beanspruchung ist ein weiterer Faktor von zentraler Bedeutung, um den Zeitpunkt, an dem sich die ersten Alzheimersymptome bemerkbar machen, hinauszuschieben. So weiß man seit langer Zeit, dass Menschen, die in ihrer Kindheit viele Anregungen erhielten, weniger durch diese Krankheit gefährdet sind. Man glaubt, dass dieses Phänomen damit zusammenhängt, dass dadurch eine größere Menge von neuronalen Verknüpfungen geschaffen wurde, eine »kognitive Reserve«, die der Degeneration entgegenwirkt, die mit dem Alter einsetzt. Dieser posi-

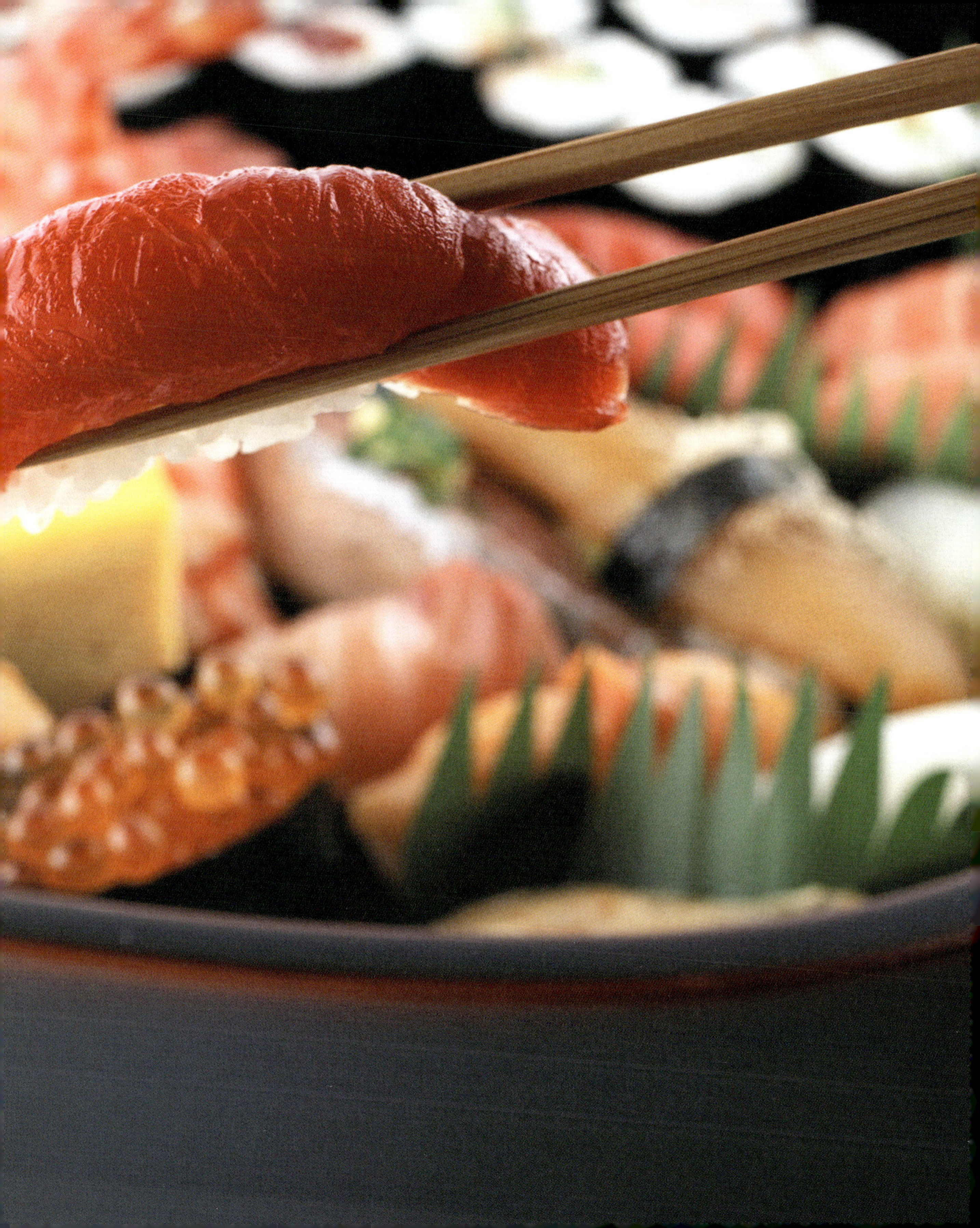

tive Effekt beschränkt sich indes nicht auf die Kindheit: Auch Erwachsene, die im Rahmen ihrer Arbeit oder ihrer Freizeitbeschäftigungen geistig anspruchsvollen Aktivitäten nachgehen, haben ein geringeres Risiko, an Alzheimer zu erkranken. Es ist also wahrscheinlich, dass kontinuierliche intellektuelle Stimulierung die neuronalen Verknüpfungen, insbesondere in den Gedächtnisregionen (Hippocampus), verstärkt und auf diese Weise der mit dem Alter verbundenen Zerstörung von Nervenzellen erbitterten Widerstand entgegensetzt.

Auch regelmäßige körperliche Aktivität ist ein wichtiger Präventionsfaktor. Man schätzt, dass allein durch Bewegung das Risiko, an Alzheimer zu erkranken, um 30 Prozent reduziert werden könnte. Es ist nie zu spät, um anzufangen: Ältere Menschen, die körperlich nicht aktiv sind, können ihr Alzheimerrisiko beträchtlich senken, indem sie ihr tägliches Pensum an körperlicher Bewegung erhöhen. Wie John Adams, der zweite Präsident der Vereinigten Staaten, sagte: »Alte Gehirne sind wie alte Pferde. Man muss sie trainieren, um sie in Form zu halten!«

Zusammenfassung

- Wie bei allen chronischen Krankheiten wird auch die Entwicklung der Alzheimerkrankheit stark durch die Lebensweise beeinflusst, insbesondere durch Risikofaktoren der Gefäße (Bluthochdruck, Arteriosklerose, Diabetes, Adipositas, Rauchen), Ernährung und körperliche Aktivität.
- Eine Ernährung mit einem hohen Anteil an Obst, Gemüse und Fisch (Omega-3-Fettsäuren) sowie an Nahrungsmitteln, die eine starke antioxidative Wirkung haben (pflanzliche Nahrung, Kurkuma), kombiniert mit körperlicher und geistiger Aktivität, bildet eine einfache und wirkungsvolle Methode, um das Erkrankungsrisiko für diese Krankheit erheblich zu reduzieren.

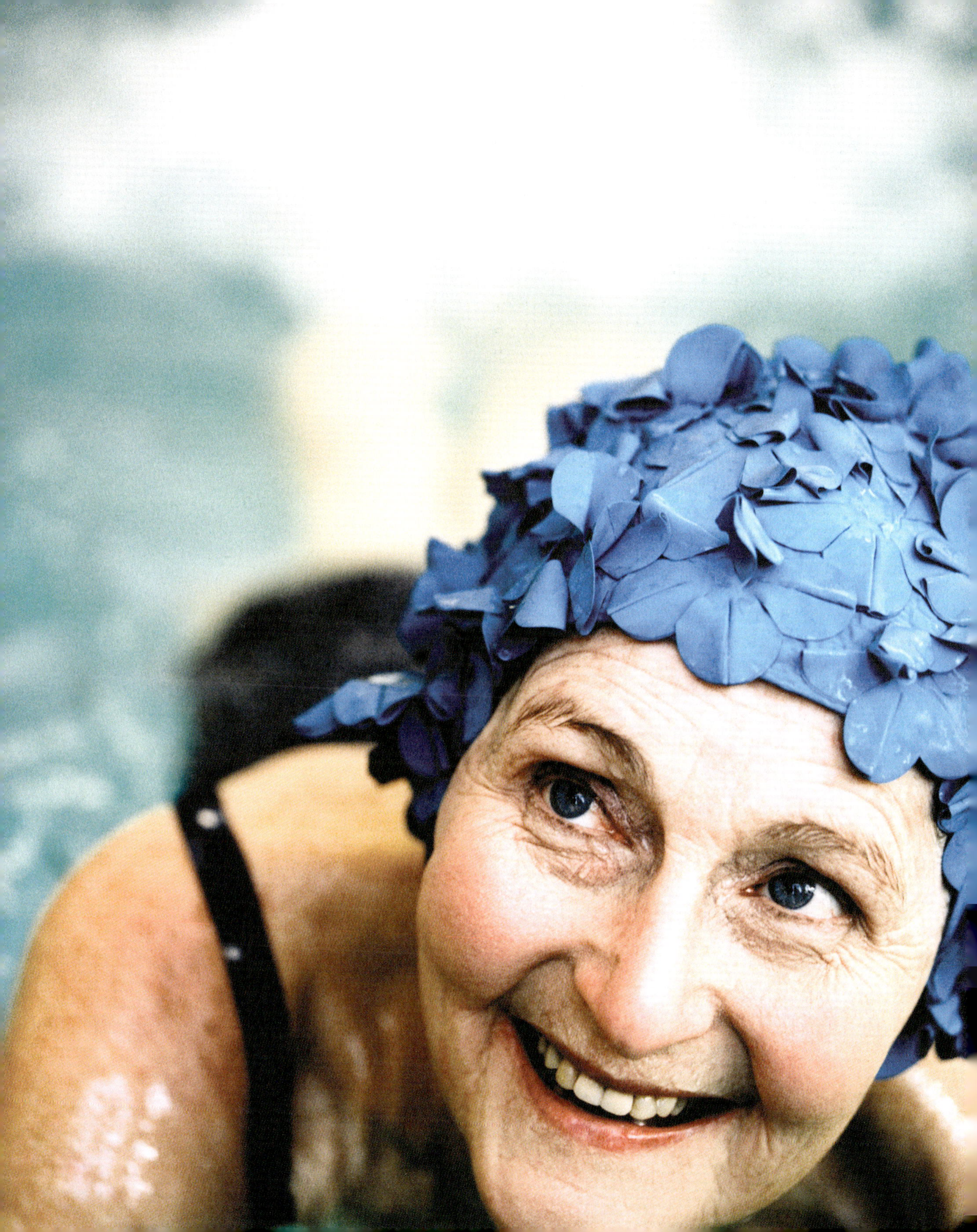

Ich habe einen
Archäologen geheiratet,
denn je älter ich wurde,
umso mehr wuchs sein
Interesse an mir.

Agatha Christie
(1890–1976)

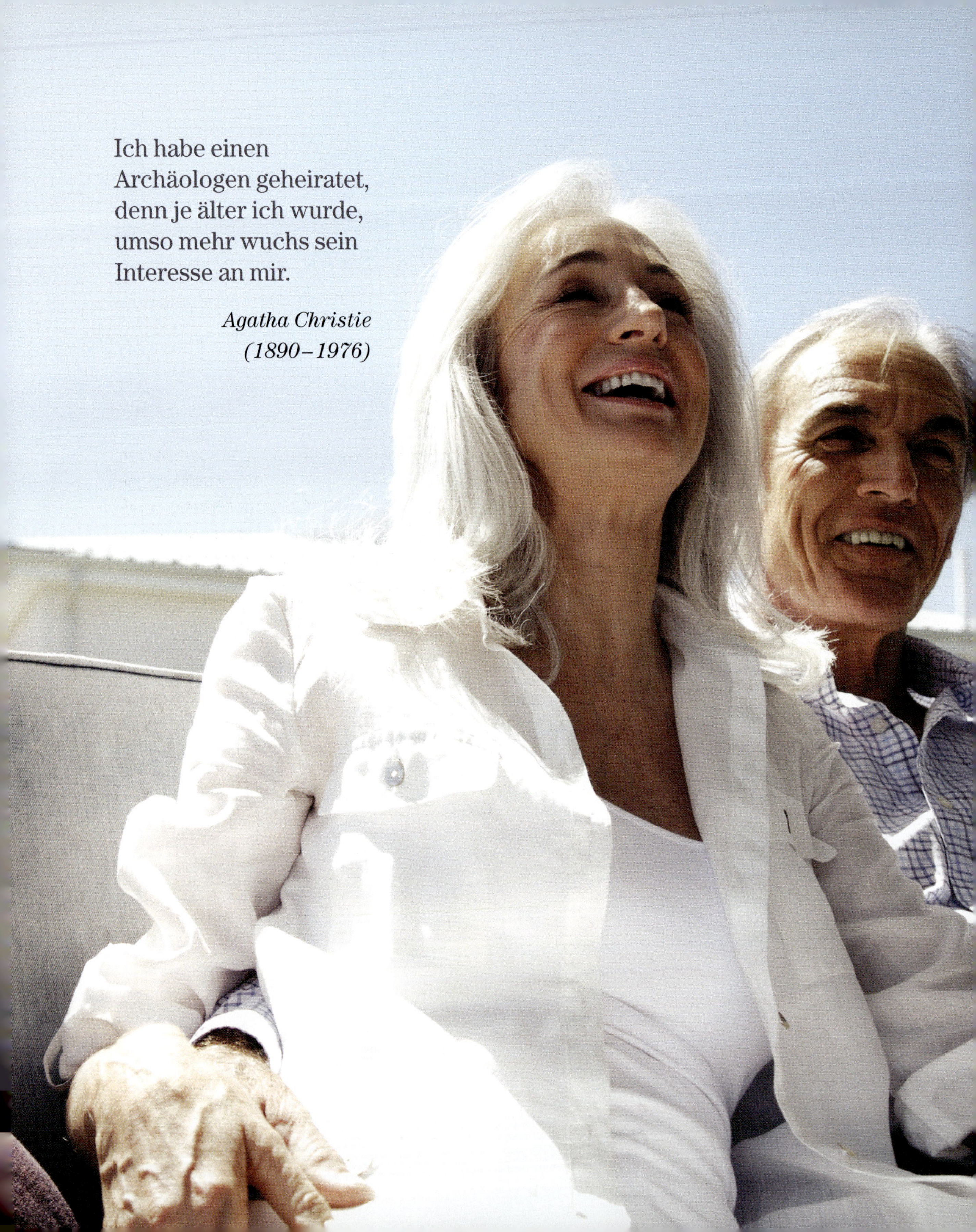

Kapitel 9
Gesund und in Schönheit alt werden

Der allmähliche Verlust biologischer Funktionen während des Älterwerdens ist eine unvermeidliche Folge der unglaublichen Energiemenge, die die Zellen unseres Körpers das ganze Leben lang aufbringen müssen. Der zügellose Sauerstoffverbrauch, der zur Aufrechterhaltung der Zellfunktionen notwendig ist, geht mit der Produktion erheblicher Mengen von freien Radikalen einher. Diese hochreaktiven Moleküle schädigen die wichtigsten Bestandteile unserer Zellen in vielfacher Weise. Wie wir in den vorhergehenden Kapiteln gesehen haben, kann eine gesunde Lebensweise die durch diese Moleküle verursachten Schäden zu großen Teilen ausgleichen und ermöglicht dadurch einen normalen Ablauf des Alterungsprozesses, das heißt einen schrittweisen Verlust von Zellfunktionen, der jedoch nicht mit dem Auftreten chronischer Krankheiten verbunden ist.

Umgekehrt beschleunigt eine ungesunde Lebensweise die negativen Folgen dieses metabolischen Stresses, und das führt allzu oft zum vorzeitigen Auftreten schwerer Krankheiten, die die Lebensdauer verkürzen (Abbildung 111). Man darf das Bemühen, gesund alt zu werden, allerdings nicht mit dem Streben nach Unsterblichkeit verwechseln. Auch wenn das Altern »die einzige Krankheit [ist], von der man keine Heilung erhoffen darf« (Orson Welles) – man kann versuchen zu vermeiden, dass der normale Alterungsprozess vorzeitig durch das Auftreten schwerer Krankheiten unterbrochen wird, und auf diese Weise ein Maximum an Lebensfreude gewinnen.

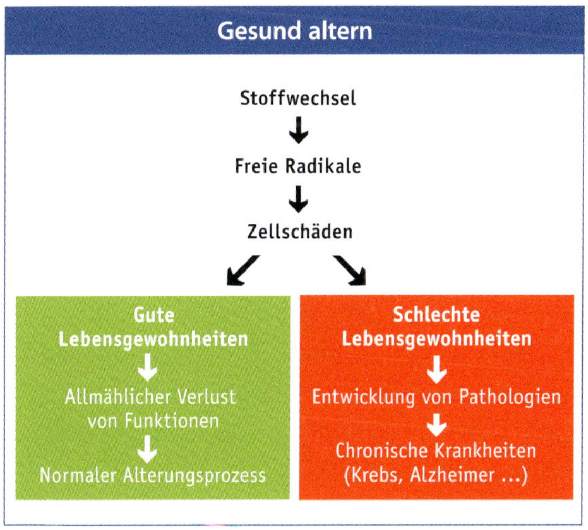

Abbildung 111

Die Orientierung an empfehlenswerten Lebensgewohnheiten, die für ein Altwerden bei guter Gesundheit unverzichtbar sind, sollte bei jedem, der das Beste aus seinem Leben machen will, absolute Priorität genießen. Paradoxerweise kümmern wir uns aber oft viel mehr um die sichtbaren Folgen des Alterns – das heißt, um unser Aussehen, besonders das unserer Haut – als um seine Auswirkungen auf das reale Funktionieren unseres Organismus. Während nur eine Minderheit der Bevölkerung die wichtigsten Grundsätze einer Lebensweise befolgt, die zur Vermeidung chronischer Krankheiten geeignet ist, erfreute sich die Suche nach Mitteln, um die sichtbaren Zeichen des Alterns zu verzögern oder wenigstens zu mildern, nie so großer Beliebtheit wie heute: Man schätzt, dass die Kosmetikindustrie jährliche Einnahmen von etwa 200 Milliarden Dollar erzielt, wobei ein immer weiter wachsender Anteil dieser Einkünfte aus dem Verkauf diverser »Anti-Aging-Produkte« sowie aus unzähligen nicht-chirurgischen Techniken stammt, die die äußerlichen Anzeichen des Älterwerdens mindern sollen (Abbildung 112). Wir leben also in einer Gesellschaft, in der die äußere Erscheinung mehr zählt als das innere Wohlbefinden. »Jünger auszusehen, als man ist«, und zwar egal um welchen Preis, nimmt darin einen höheren Stellenwert ein als die Vorbeugung gegen so schwere Krankheiten wie Krebs oder Alzheimer.

Dabei ist die Prävention gegen diese Krankheiten keineswegs mit der Bewahrung eines attraktiven Äußeren unvereinbar, ganz im Gegenteil. Seit langer Zeit ist bekannt, dass unsere Haut oder unser allgemeines äußeres Erscheinungsbild sehr oft untrügliche Hinweise auf unseren Gesundheitszustand liefert. Historisch gesehen, spiegelten sich im Aussehen der Haut häufig schwere Ernährungsdefizite wie Mangel an Vitaminen oder essenziellen Fettsäuren wider, und manche Studien haben sogar gezeigt, dass Menschen, die »älter aussehen, als sie sind«, ein größeres Risiko haben, früher zu sterben. Dieser Zusammenhang ist nicht weiter erstaunlich, denn man weiß heute, dass viele Aspekte der Lebensweise, die zur Vorbeugung gegen chronische Krankheiten beitragen, auch entscheidenden Einfluss auf das Aussehen der Haut haben. Kurzum, Gesundheit kann gleichbedeutend mit Schönheit sein!

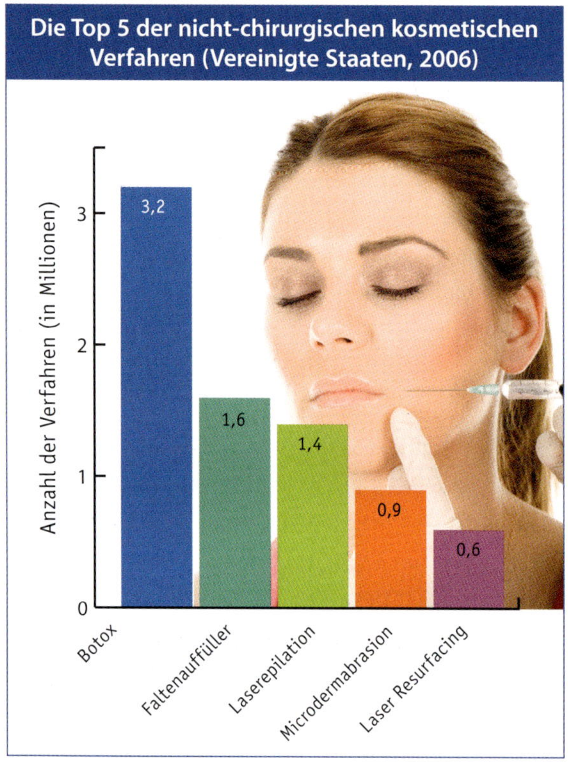

Die Top 5 der nicht-chirurgischen kosmetischen Verfahren (Vereinigte Staaten, 2006)

Abbildung 112

Die Haut, das größte Organ des menschlichen Körpers

Die Haut ist keinesfalls nur eine schlichte Schutzschicht, sie ist im Gegenteil das eindrucksvollste Organ des menschlichen Körpers. Sie bedeckt eine Oberfläche zwischen 1,5 und 2 Quadratmetern und macht etwa 15 Prozent des Körpergewichts aus. Die Haut besteht aus drei Hauptschichten, nämlich der Epidermis (Oberhaut), der Dermis (Lederhaut) und der Subcutis (Unterhaut), und ihre Dicke variiert beträchtlich je nach Körperregion (Abbildung 113). Sie misst weniger als 0,5 Millimeter an den Augenlidern und mehr als 6 Millimeter an den Fußsohlen. Jede dieser Schichten spielt eine wichtige Rolle für die vielseitigen Funktionen der Haut: Sie dient als chemische, physische oder biologische Barriere, die die anderen Organe vor der Umgebung schützt, und ist zuständig für die Ausscheidung der Abfallprodukte, die Kontrolle der Körpertemperatur und die taktile Wahrnehmung (Abbildung 114).

Ursachen der Hautalterung

Wie alle Organe durchläuft auch die Haut im Laufe unseres Lebens eine Vielzahl von Veränderungen, ein Prozess, der leicht an wichtigen Modifikationen sowohl in ihrem Aussehen wie auch in ihrer Farbe und Beschaffenheit zu erkennen ist. Während des Alterungsprozesses geht die Erneuerung der Hautzellen signifikant zurück. Dadurch entsteht ein Ungleichgewicht zwischen dem normalen Zellwachstum und der Ausscheidung der toten Zellen von der Hautoberfläche. Etwa ab

Schematische Darstellung der Haut

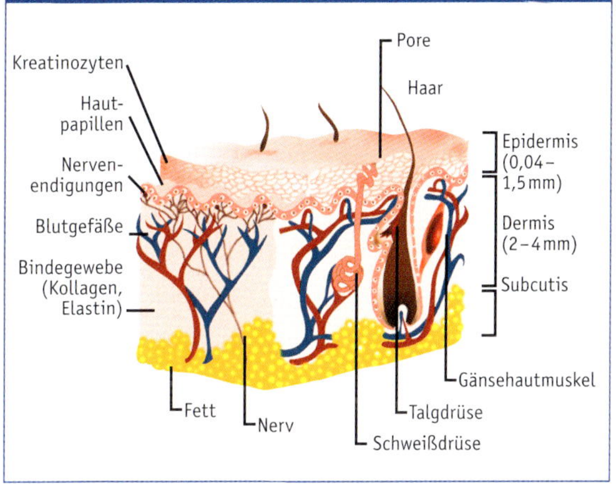

Abbildung 113 *Quelle: www.uk.encarta.msn.com*

30 Jahren beginnen die Kollagen- und Elastinfasern in der Dermis zu fragmentieren; dadurch verringert sich die Widerstandskraft und Elastizität der Haut, sie verliert an Festigkeit. Die Haut wird schlaffer, was leicht an feinen Linien und Falten, besonders in Gestalt von Mimikfalten, erkennbar ist (Abbildung 115). Auch wenn dieser Prozess das Normalste von der Welt ist, so kann er doch durch äußere Faktoren erheblich beschleunigt werden und uns älter aussehen lassen, als wir wirklich sind (Abbildung 116).

UV-Strahlen – Übermäßige Sonnenbestrahlung ist ohne Zweifel die wichtigste Ursache für eine vorzeitige Hautalterung, ein Phänomen, das unter der Bezeichnung »Lichtalterung« bekannt ist. Beinahe alle Menschen der kaukasischen Rasse zeigen ab dem Alter von 15 Jahren erste Anzeichen von Hautalterung an den der Sonne ausgesetzten Körperteilen, während diese Anzeichen normaler-

Die wichtigsten Bestandteile der Haut

Bestandteile		Funktionen und Merkmale
Epidermis	**Keratinozyten**	• Die wichtigsten Zellen der Haut (90 %); sie bilden eine Barriere, die das Eindringen äußerer Elemente (Mikroben, Staub etc.) verhindert. • Jede Minute werden 30 000 Keratinozyten von der Hautoberfläche abgestoßen (Schuppen), und die Epidermis wird konstant alle 25 bis 40 Tage erneuert.
	Melanozyten	• Produzieren Melanin, ein Pigment, das von den Keratinozyten absorbiert wird und die Zellen vor den UV-Strahlen der Sonne schützt. Es gibt zwei Arten von Melanin: Eumelanin, das schwarze Haut und Haare hervorbringt, und Pheomelanin, das für rote Haare, asiatischen Teint und Sommersprossen verantwortlich ist. • Eumelanin wirkt viel stärker gegen UV-Strahlen als Pheomelanin, das erklärt, weshalb Rothaarige so empfindlich auf Sonnenlicht reagieren.
Dermis	**Hautpapillen**	• Transportieren Sauerstoff und Nährstoffe in die inneren Schichten der Epidermis und versorgen die Haarfollikel. • Bilden Linien, die die Hautmuster hervorrufen, insbesondere die Fingerabdrücke. • Enthalten Nervenendigungen, die taktile Empfindungen ermöglichen.
	Bindegewebe	• Besteht aus Kollagen und Elastin, verleiht der Haut die notwendige Widerstandskraft und Elastizität, um sich den Bewegungen der darunter liegenden Strukturen (Muskeln, Sehnen) anzupassen und ebenfalls den Organismus zu schützen. • Die Zerstörung der Proteine in diesem Gewebe ist hauptverantwortlich für die Bildung von Falten und Furchen, die mit dem Alter erscheinen.
	Drüsen	• Schweißdrüsen: Der Schweiß ermöglicht die Kontrolle der Körpertemperatur sowie die Ausscheidung von Abfallprodukten (Harnstoff). • Talgdrüsen: Produzieren das Sebum, ein fettes Sekret, das die Haut schützt und sie geschmeidig macht.
Subcutis		• Besteht aus Fett und fungiert als Energiereserve und thermische Isolierung. • Fett in der Subcutis hat die Tendenz, sich beim Mann am Bauch und an den Schultern, bei der Frau an den Schenkeln, an den Hüften und am Gesäß anzusammeln.

Abbildung 114

Falten: eine Schwächung der Struktur der Kollagenfasern

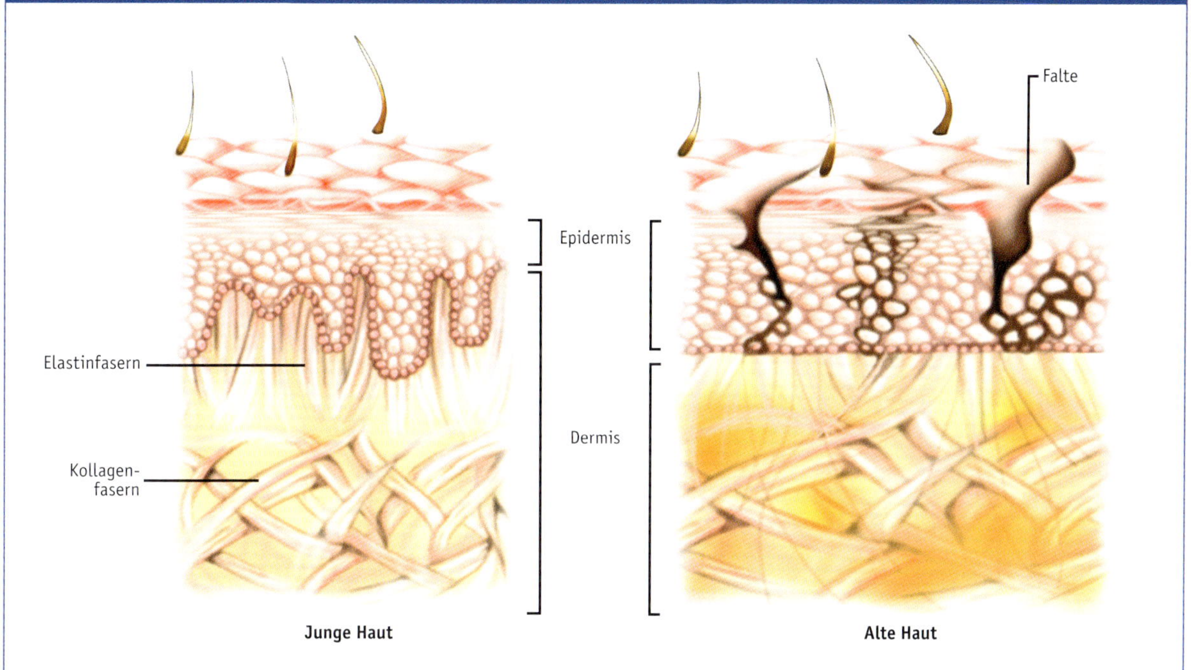

Abbildung 115 *Quelle: www.jouviance.com/eng/images/aged_skin.jpg*

weise erst mit 30 Jahren an vor der Sonne geschützten Körperbereichen auftreten. Dieser negative Einfluss der Sonne beruht auf den schädlichen Wirkungen des ultravioletten Lichts (UVA- und UVB-Strahlen), zwei Strahlungsarten, die eine Vielzahl von Modifikationen in den Bestandteilen der Haut auslösen (Abbildung 117). Am bekanntesten sind sicher die UVB-Strahlen, die nur etwa 5 Prozent der ultravioletten Strahlung ausmachen, zum einen weil sie für die typischen Rötungen (Erythem) eines Sonnenbrands verantwortlich sind, zum anderen wegen ihrer Rolle bei der Entstehung von Hautkrebs, besonders Melanomen. Da diese Strahlen auf die Epidermis einwirken, beeinflussen sie direkt das genetische Material der Hautzellen und richten Verwüstungen an, die das Auftreten mutierender Zellen begünstigen – die erste Phase der Krebsentwicklung. Die übermäßige Belastung mit diesen Strahlen führt außerdem zur Bildung freier Radikaler sowie zu Entzündungen, zwei Prozesse, die diesen Krebsvorläuferzellen ein günstiges Umfeld für ihre Weiterentwicklung schaffen. UVB-Strahlen sind somit ein krebsauslösender Faktor »par excellence«, denn sie können die für Krebszellen notwendigen Mutationen auslösen und zugleich die zelluläre Umgebung dahingehend beeinflussen, dass deren Progression begünstigt wird.

Hauptfaktoren der Hautalterung

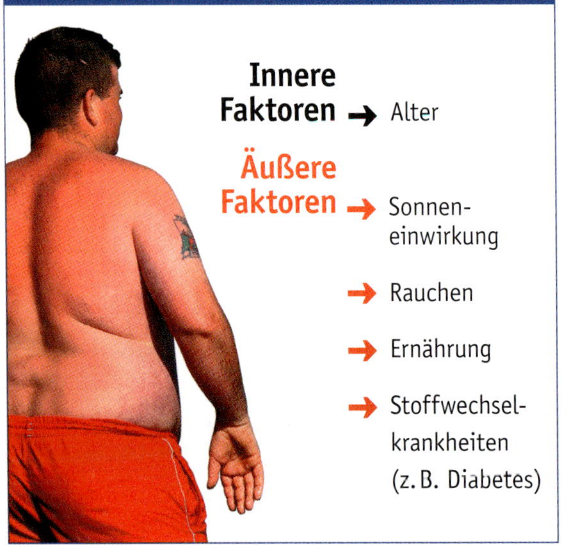

Abbildung 116

UVA-Strahlen, die weitaus häufiger vorkommen als UVB-Strahlen (95 %), galten lange Zeit aufgrund ihres niedrigen Energiepegels als ungefährlich für die Haut. Heute weiß man indes, dass diese Strahlen tiefer in die Haut eindringen und erhebliche Schäden verursachen, indem sie eine Kettenreaktion auslösen, die das Bindegewebe massiv zerstört. UVA-Strahlen bewirken die Bildung freier Radikaler in der Dermis und lösen damit eine Entzündungsreaktion aus. Diese gipfelt in der Produktion von Enzymen (den Metalloproteinasen), die die Matrix des Kollagens zerstören und dazu führen, dass sich funktionsunfähige Bruchstücke ansammeln. Dieser Effekt lässt sich sehr gut veranschaulichen, wenn man Kollagenfasern aus Hautpartien, die viele Jahre lang der Sonne ausgesetzt waren, unter dem Elektronenmikroskop unter-

UV-Strahlen: toxische Aggressoren

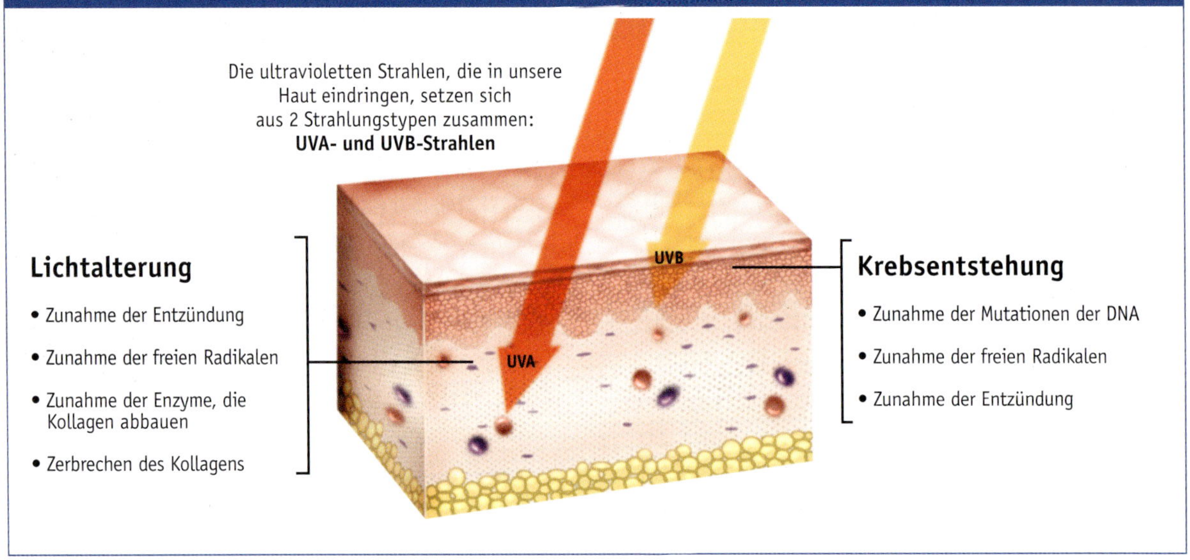

Abbildung 117

Quelle: nach www.fda.gov.

sucht, dabei zeigt sich eine beträchtliche Beschädigung der Fasern (Abbildung 118). Die Auflösung der Dermis-Matrix führt außerdem zu einer Erweiterung der Blutgefäße, die dann an der Hautoberfläche sichtbar werden, ein Phänomen, das als Teleangiektasien (Couperose) bekannt ist.

Das Zusammenwirken von UVA- und UVB-Strahlen auf die Haut macht die Sonne also zu einem schrecklichen Aggressor sowohl in Hinblick auf die vorzeitige Hautalterung wie auch als Krebsauslöser. Diese Phänomene sind eng miteinander verknüpft: Tatsächlich entwickelt sich Hautkrebs sehr häufig ausgehend von Haut, die bereits der Lichtalterung ausgesetzt war.

Rauchen – Während heute jedermann weiß, dass Rauchen eine der Hauptursachen für die meisten chronischen Krankheiten ist, ist nur wenigen Menschen bewusst, dass Rauchen auch einer der Hauptfaktoren für frühzeitige Hautalterung ist. Raucher haben ein zirka 300 Prozent höheres Risiko als Nichtraucher, besonders viele Falten zu bekommen, und dieser Effekt ist bereits zehn Jahre nach dem Beginn des regelmäßigen Tabakkonsums sichtbar. Besonders zerstörerisch machen sich die Folgen des Rauchens bemerkbar, wenn sie mit übermäßiger Sonnenbestrahlung kombiniert werden: Bei einem Fünfundsechzigjährigen, der seit dem Alter von 15 Jahren raucht

Illustration des Einflusses der Sonne auf die Kollagenstruktur der Haut unter dem Elektronenmikroskop

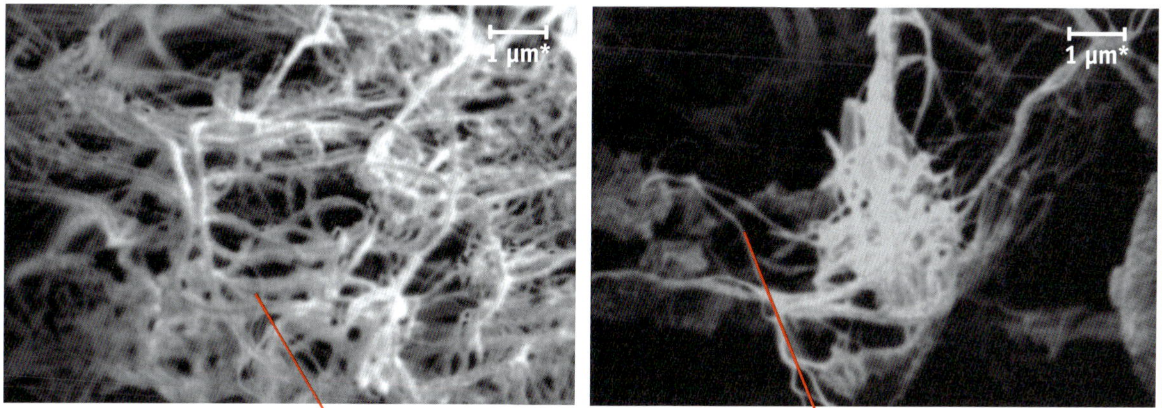

* 1 µm = ein Tausendstel Millimeter

Abbildung 118

Quelle: J. Invest. Derm. 2003; 120: 842–884

und sich regelmäßig der Sonne aussetzt, ist das Risiko exzessiver Faltenbildung zwölf Mal höher als bei einem Nichtraucher (Abbildung 119). Diese Beschleunigung des Alterungsprozesses beruht auf den Folgen des Rauchens für die Gefäße: Tabak verringert die Blutzirkulation in den Kapillaren der Haut und führt so zu einer reduzierten Versorgung mit Sauerstoff und Nährstoffen. Dadurch wird die Erneuerung der Hautzellen gestört, was zur Entstehung von Falten beiträgt. Dieser Effekt ist umso ausgeprägter, als der Zigarettenrauch auch die Kollagen- und Elastinfasern der Dermis schädigt und so die Elastizität des Gewebes verringert, ein Schlüsselfaktor für die frühzeitige Hautalterung.

Man darf dieses Phänomen der beschleunigten Hautalterung aufgrund von UV-Strahlen und Rauchen jedoch nicht allein unter einem ästhetischen Gesichtspunkt betrachten. Die Hautalterung ist nämlich auch mit einer eingeschränkten Funktionstüchtigkeit der Haut als Schutzbarriere, bei der Narbenbildung, der taktilen Wahrnehmung und der Regulierung der Körpertemperatur sowie mit einer deutlichen Zunahme des Krebsrisikos verbunden. Vorbeugung gegen Lichtalterung durch Sonnenschutzprodukte, die sowohl UVA- als auch UVB-Strahlen blockieren, und der Verzicht auf das Rauchen haben folglich nicht nur Auswirkungen auf die äußere Erscheinung, sondern auch auf die Gesundheit der Haut im Allgemeinen.

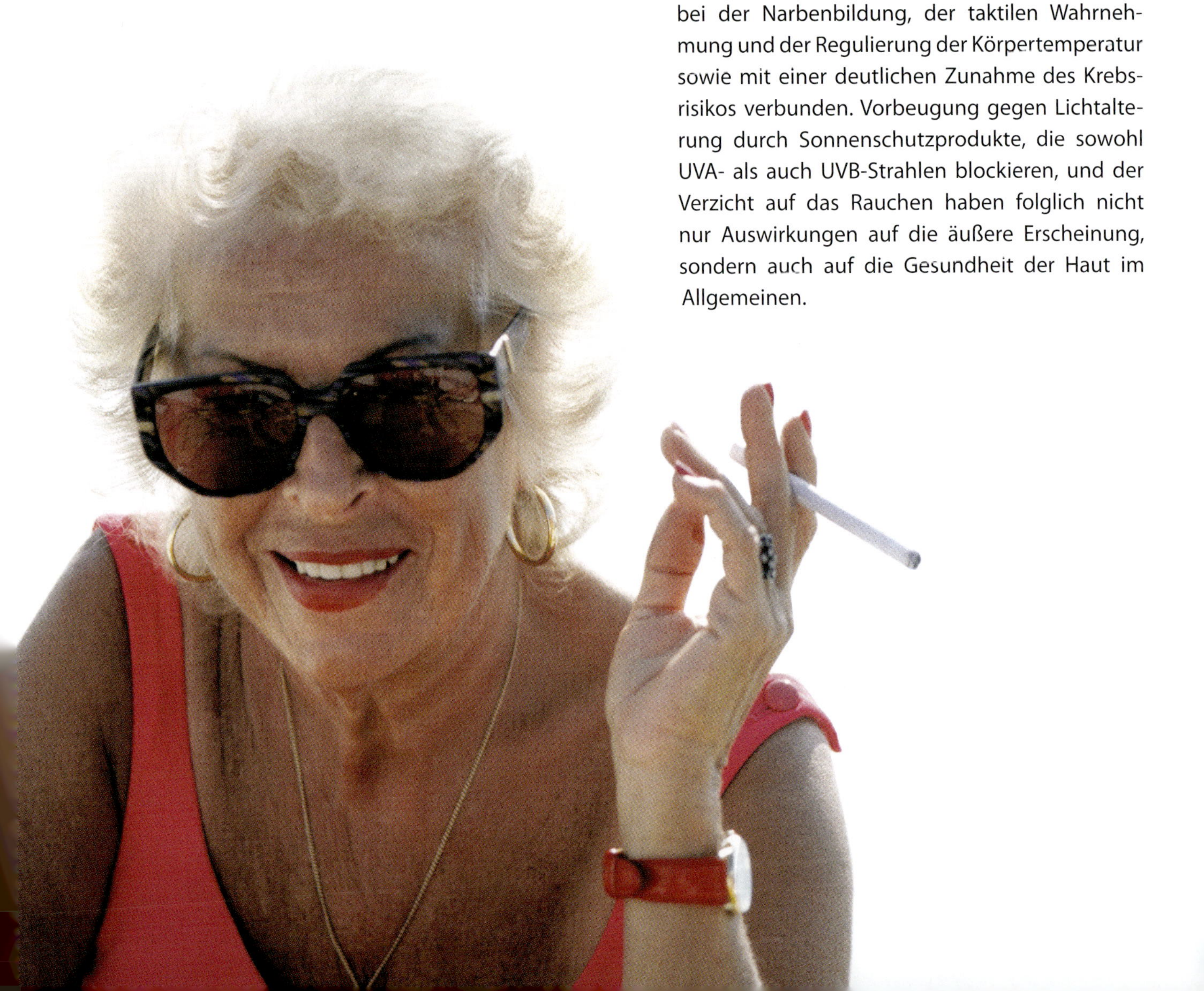

Rauchen und Sonne: Eine explosive Mischung!

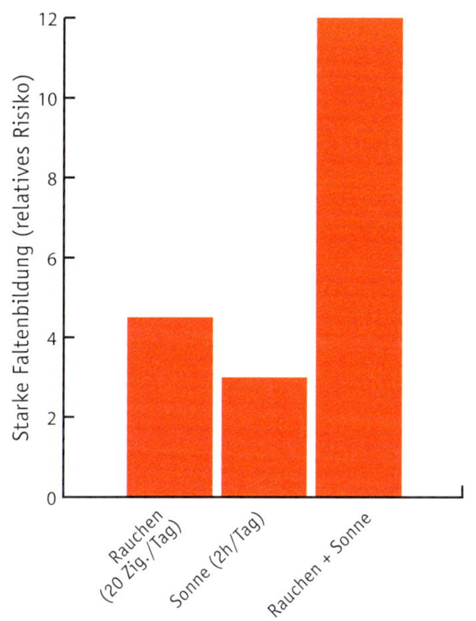

Abbildung 119 *Quelle: Ann. Intern. Med. 1991; 114: 840–884*

Lösungen: Gegen vorzeitige Hautalterung vorbeugen

Da an der Hautalterung die gleichen Mechanismen beteiligt sind, die auch in anderen Organen wirksam sind, ist es nicht erstaunlich, dass viele Nahrungsmittel, die das Altern der Haut verzögern können, die gleichen sind wie die, die auch präventiv gegen chronische Krankheiten wirken. So hat beispielsweise eine Untersuchung an Menschen, die im Rahmen ihrer täglichen Aktivitäten fortgesetzter Sonneneinstrahlung ausgesetzt waren, gezeigt, dass der Verzehr von Nahrungsmitteln mit einem hohen Gehalt an gesättigten Fettsäuren (Butter, Vollmilcherzeugnisse) sowie von Zucker mit einer stärkeren Häufung von Falten korreliert war. Umgekehrt hatten Menschen, die viel Obst und Gemüse, Olivenöl, Hülsenfrüchte oder Fisch aßen, tendenziell weniger Falten (Abbildung 120). Die Rolle der Ernährung für das Aussehen und die Gesundheit der Haut veranschaulicht also wieder auf eklatante Weise den enormen Einfluss, den unsere Ernährung auf die Gesundheit des Organismus im Allgemeinen hat.

Auch wenn die Beziehung zwischen der Ernährung und dem Erscheinungsbild der Haut noch relativ wenig erforscht ist, so scheinen doch bestimmte Nahrungsmittel besonders geeignet zu sein, um gegen vorzeitige Hautalterung vorzubeugen.

Grüner Tee – Der grüne Tee ist mit Sicherheit das pflanzliche Nahrungsmittel, dessen positive Wirkung auf die Haut am besten belegt ist. Tatsächlich haben viele Studien gezeigt, dass die Verabreichung von grünem Tee an Versuchstiere im Labor gegen Lichtalterung und auch gegen Hautkrebs vorbeugt. Diese Schutzwirkung ist zum großen Teil auf die hemmende Wirkung des Epigallocatechingallats (EGCG, das wichtigste Polyphenol in grünem Tee) auf viele an diesem Phänomen beteiligte Faktoren zurückzuführen. Die antioxidative und entzündungshemmende Wirkung des EGCG spielt eine entscheidende Rolle bei der Vorbeugung gegen die Karzinogenese, die durch UV-Strahlen ausgelöst wird. Zudem blockiert EGCG die Produktion der für die Schädigung des Kollagens verantwortlichen Enzyme (Metalloproteinasen), die durch die wiederholte Belastung mit UVA-Strahlen in Gang gesetzt wird, und verhindert so den Verlust von Kollagen, der untrennbar mit dem Prozess der Alterung verbunden ist. Die Wirkung des grünen Tees auf die Haut ist zwar noch nicht gut beschrieben, doch es ist offensichtlich, dass dieses Getränk sich positiv sowohl in Hinblick auf die Lichtalterung wie auch auf den Prozess der durch UV-Strahlen induzierten Krebsentstehung auswirkt.

»Superfrüchte« – Auch manche Früchte können durch ihren außergewöhnlich hohen Gehalt an Antioxidantien die Hautalterung verzögern. So blockiert der Extrakt von Granatäpfeln *(Punica granatum)* – eine Frucht, die im Nahen und Mittleren Osten, in Indien und im Iran seit langer Zeit zur Behandlung von Hautentzündungen eingesetzt wird – Entzündungsprozesse, die durch UVA- und UVB-Strahlen in Hautzellen ausgelöst wurden, und verhindert die Entwicklung von Hautverletzungen infolge dieser Strahlen. Auf ähnliche Weise wirkt die Beimischung von Traubenextrakten in das Futter von Labortieren Hautschäden entgegen, die durch UV-Strahlen verursacht wurden. Dieser Effekt ist zumindest teilweise auf das in diesen Früchten enthaltene Resveratrol zurückzuführen. Die starke antioxidative und anti-inflammatorische Aktivität dieses Moleküls hemmt die schädliche Wirkung der freien Radikalen in der Haut und verhindert dadurch, dass die an der Lichtalterung beteiligten Prozesse in Gang gesetzt werden. Die positive Wirkung des Resveratrols wird noch dadurch verstärkt, dass diese Substanz einen außergewöhnlichen krebshemmenden Effekt hat, denn es blockiert das Wachstum einer Vielzahl von Krebszellen, darunter auch Hautkrebszellen.

Korrelation zwischen dem Verzehr bestimmter Nahrungsmittel und der Faltenbildung

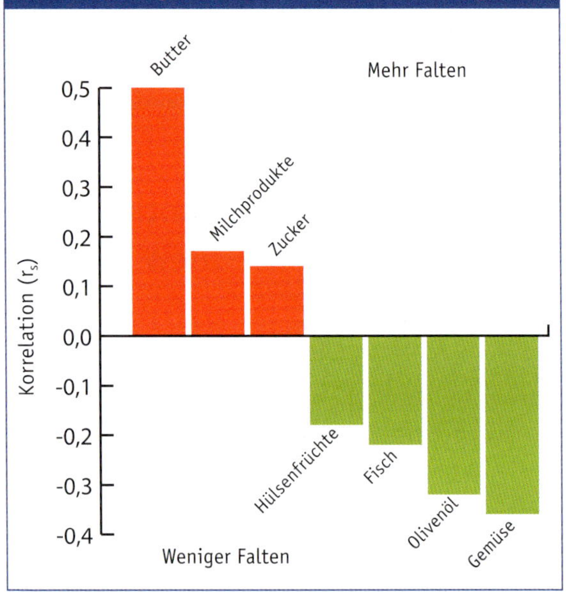

Abbildung 120 *Quelle: J. Am. Coll. Nutr. 2001; 20: 71–80*

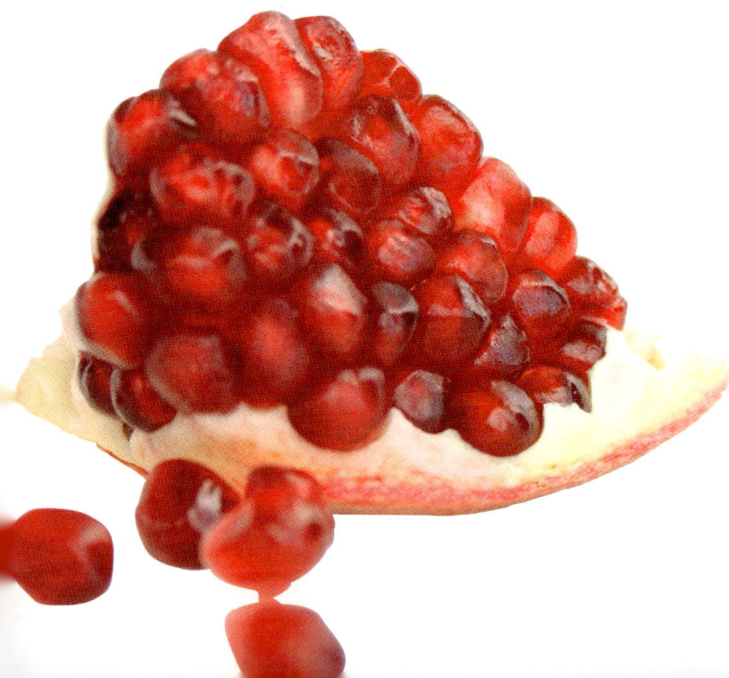

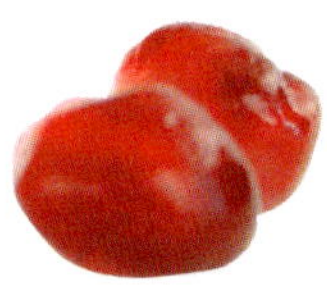

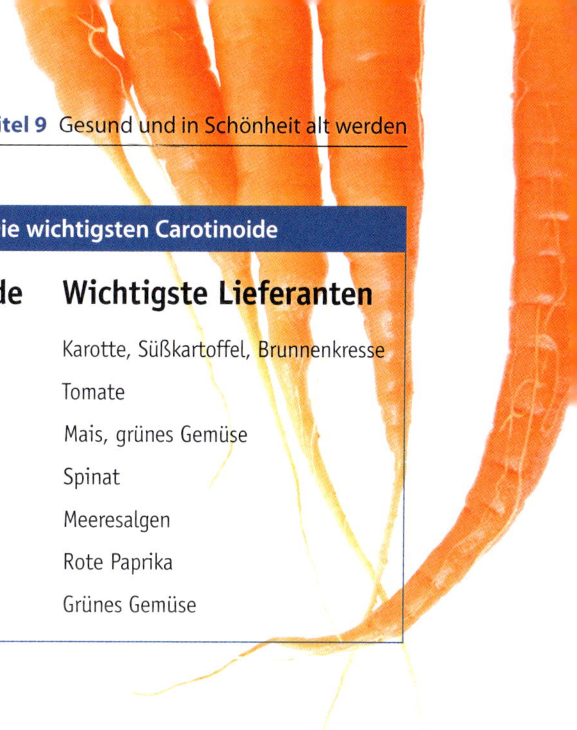

Olivenöl – Olivenöl spielt nicht nur eine zentrale Rolle in der Ernährung der Mittelmeervölker, es galt auch immer schon als Schönheitsmittel für die Haut (die Griechen der Antike gingen sogar so weit, dass sie in Olivenöl badeten, um schön zu bleiben!). Diese Wirkung ist nicht auf die äußere Anwendung von Olivenöl beschränkt, sondern gilt auch für Olivenöl als Nahrungsmittel. Das liegt am hohen Gehalt von antioxidativen und entzündungshemmenden Polyphenolen in Olivenöl, der vor oxidativem Stress schützt und so den Einfluss der freien Radikalen auf die Struktur der Hautfasern verringert.

Die wichtigsten Carotinoide

Carotinoide	Wichtigste Lieferanten
β-Carotin	Karotte, Süßkartoffel, Brunnenkresse
Lycopin	Tomate
Zeaxanthin	Mais, grünes Gemüse
Neoxanthin	Spinat
Fucoxanthin	Meeresalgen
Capsanthin	Rote Paprika
Lutein	Grünes Gemüse

Abbildung 121

Gemüse – Bestimmte Substanzen, die man in großen Mengen in Gemüse findet, besitzen die Eigenschaft, dass sie das Altern der Haut verlangsamen können, indem sie die Produktion freier Radikaler stören. Am besten beschrieben ist zweifellos die Wirkung der Carotinoide, jener Pigmente, die für die orange, gelbe oder rote Farbe vieler Gemüsearten verantwortlich sind (Abbildung 121). Studien haben gezeigt, dass eine erhöhte Zufuhr an Nahrungsmitteln mit einem hohen Carotinoid-Gehalt einen besseren Schutz vor UV-Strahlen gewährleistet. Carotinoide, die die Hauptlieferanten von Antioxidantien sind, sind hauptsächlich in der Schale zu finden. Unter allen Carotinoiden ist Lycopin, das in großen Mengen in Tomaten enthalten ist, mit Abstand am effektivsten, um die durch UV-Strahlen produzierten freien Radikalen zu neutralisieren, und das könnte die Hautalterung verlangsamen. So hat eine Untersuchung gezeigt, dass der tägliche Verzehr von Tomatenmark einen um 30 Prozent höheren Schutz der Haut vor der Sonne sowie eine erhebliche Erhöhung des Kollagenspiegels bewirkte – zwei entscheidende Faktoren für die Unversehrtheit der Haut.

Die Identifikation anderer Substanzen im Gemüse, die ebenfalls zu einer Verlangsamung der Lichtalterung führen könnten, steht zwar erst am Anfang, doch die Ergebnisse sind vielversprechend. Ein gutes Beispiel dafür ist Sibilin, ein Wirkstoff der Artischocke, das seit langer Zeit als wirksames Mittel zur Vorbeugung gegen Leberkrebs anerkannt ist. Untersuchungen haben gezeigt, dass diese Substanz auch sehr effektiv bei der Prävention der durch UVB-Strahlen induzierten Karzinogenese der Haut wirkt. Das veranschaulicht wieder einmal, in welchem Maße die präventiven Wirkungen pflanzlicher Nahrungsmittel gegen Krankheiten der inneren Organe auch zur Vorbeugung gegen äußere Hautschäden hilfreich sein können.

Wabi-sabi

Über unsere ständige Beschäftigung mit unserem Äußeren – ein Erbe der Schönheitsideale und Perfektionsvorstellungen der griechischen Zivilisation – vergessen wir allzu oft, wie wichtig inneres Wohlbefinden für das Erreichen äußerer Schönheit ist. Wenn wir durch eine gesunde Lebensweise gegen vorzeitige Hautalterung vorbeugen, dann erinnert uns dies daran, dass diese beiden Aspekte untrennbar miteinander verbunden sind. Die äußere Erscheinung ist sehr oft nichts anderes als die Widerspiegelung innerer Ausgeglichenheit, sie ist Ausdruck einer Gesundheit, die auf einer qualitativ hochwertigen Ernährung, verbunden mit einer nicht-toxischen Umwelt ohne Aggressoren wie UV-Strahlen oder Zigarettenqualm, beruht. In diesem Sinne sollte man die Prävention gegen Hautalterung nicht als Ziel an sich betrachten, sondern eher als einen sehr interessanten »Nebeneffekt«, der eng mit einer Lebensweise verbunden ist, die gegen chronische Krankheiten vorbeugen will.

Wenn wir erkennen, dass zwischen unserer äußeren Erscheinung und dem Altern unseres Körpers im Allgemeinen ein enger Zusammenhang besteht, dann können wir die körperlichen Veränderungen, die mit dem Altern verbunden sind, besser akzeptieren und diese Unzulänglichkeiten als die unleugbaren Zeichen unseres allmählichen Forschreitens von der Geburt zum Tod leichter annehmen. Wir können uns vom *Wabi-sabi* inspirieren lassen, das die Essenz der japanischen Ästhetik zum Ausdruck bringt: Dieser Philosophie zufolge beruht die Schönheit der Dinge und Individuen auf ihrer Unvollkommenheit, ihrer flüchtigen und unvollständigen Natur. Das Alter, das mit der Patina der Zeit einhergeht, wird darin mit Bewunderung und Respekt betrachtet, als Zeichen von Reife, Weisheit und Erfahrung. Diese Sichtweise der Welt ermöglicht es, den natürlichen Bogen von Wachstum, Verfall und Tod zu akzeptieren und die äußeren Zeichen unseres Alterns nicht als Manko zu betrachten, sondern vielmehr als unauslöschliche Merkmale des Reichtums der menschlichen Existenz.

Zusammenfassung

- Die Haut unterliegt wie alle Körperorgane im Laufe des Alterungsprozesses zahlreichen Veränderungen, doch dieser Prozess wird bedauerlicherweise durch Rauchen und durch ausgedehnte Sonnenbestrahlung beschleunigt.
- Eine gesunde Lebensweise auf der Grundlage einer Ernährung mit reichlich Obst und Gemüse, verbunden mit dem Verzicht auf Rauchen und mäßiger Sonneneinstrahlung, ist der beste Schutz gegen eine vorzeitige Hautalterung.

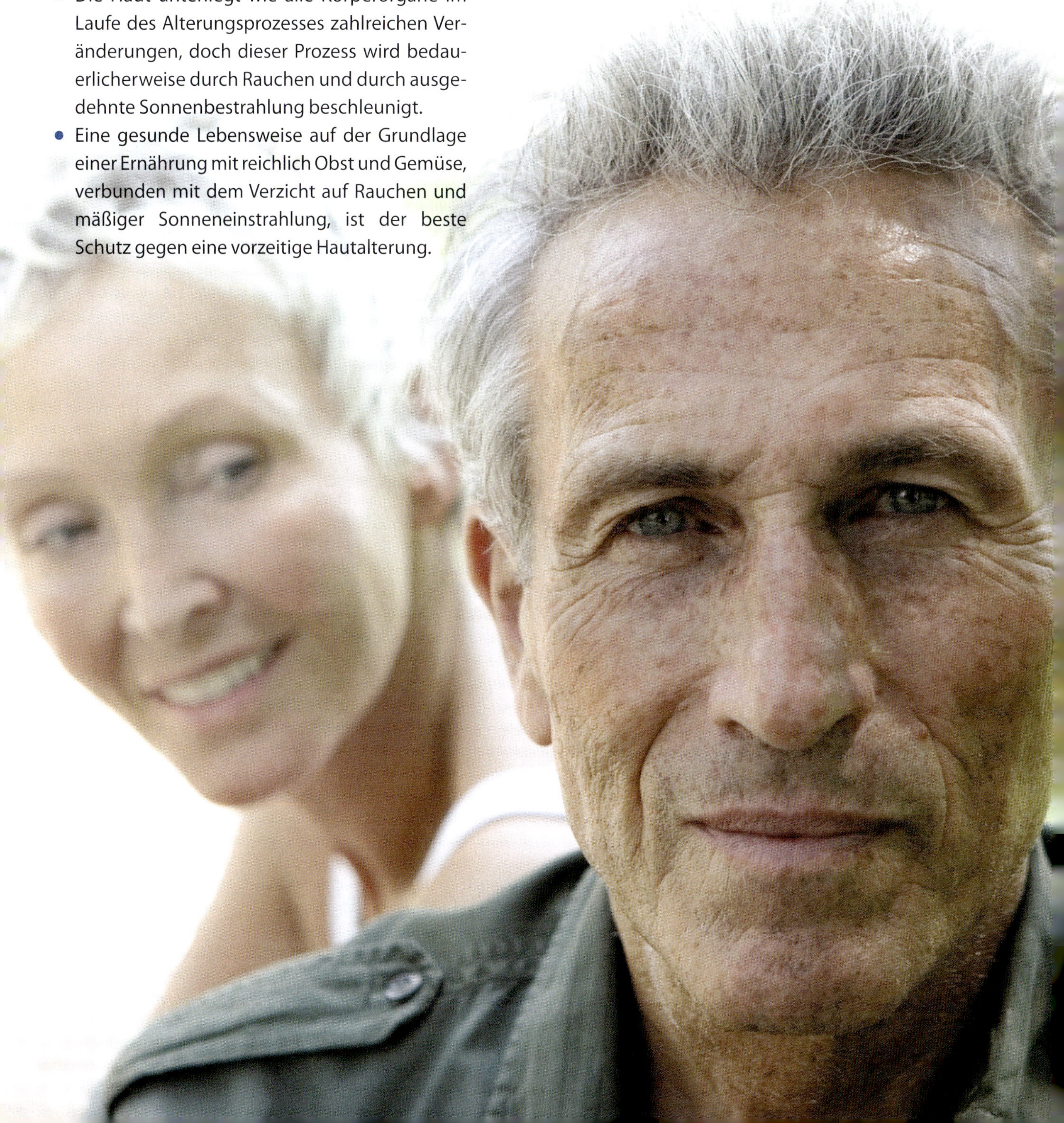

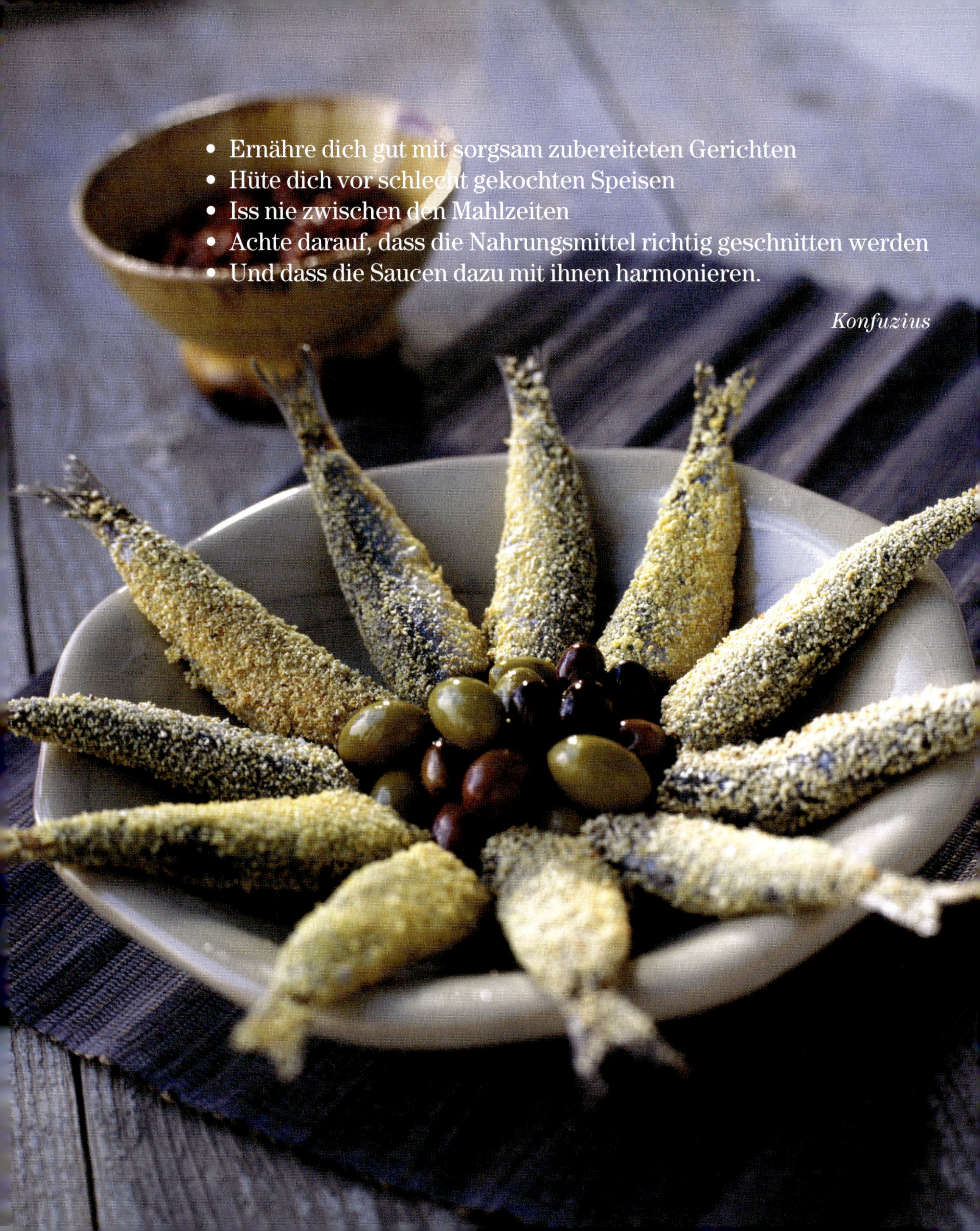

- Ernähre dich gut mit sorgsam zubereiteten Gerichten
- Hüte dich vor schlecht gekochten Speisen
- Iss nie zwischen den Mahlzeiten
- Achte darauf, dass die Nahrungsmittel richtig geschnitten werden
- Und dass die Saucen dazu mit ihnen harmonieren.

Konfuzius

Kapitel 10
Essen, um zu leben: Kochen als Ausdruck menschlicher Kultur

Die wichtigsten chronischen Krankheiten, unter denen wir leiden – Herz- und Gefäßerkrankungen, Typ-2-Diabetes, Krebs oder Alzheimer –, werden sehr häufig als unvermeidliche Folgen des Alterns wahrgenommen, als eine Art »Preis«, den man für die spektakuläre Verlängerung der Lebenserwartung entrichten muss, die wir im letzten Jahrhundert erlebt haben. In dieser fatalistischen Sichtweise ist Altern schicksalhaft mit gesundheitlichem Abbau und einem Verlust an Lebensqualität verbunden. Altern erscheint als ein Phänomen, gegen das wir nichts unternehmen können außer zu hoffen, dass die Wunder der Medizin die mit diesen Krankheiten verbundenen Schmerzen lindern und unsere Existenz um einige zusätzliche Jahre verlängern können.

Wie wir im Laufe dieses Buches immer wieder gesehen haben, trifft diese pessimistische Sichtweise nicht zu: Selbst wenn das Altern unbestreitbar mit einem fortschreitenden Abbau unserer organischen Funktionen einhergeht, so können wir dennoch in hohem Maße gegen die Entwicklung dieser Krankheiten vorbeugen, indem wir bestimmten Aspekten unserer Lebensweise, vor allem unseren Ernährungsgewohnheiten, besondere Aufmerksamkeit schenken. Ein solcher präventiver Ansatz in Kombination mit den außerordentlichen Möglichkeiten, über die die Heilmedizin mittlerweile verfügt, ist die beste Waffe, um Langlebigkeit und Lebensqualität zu vereinen und dadurch den Reichtum der menschlichen Existenz maximal auszuschöpfen.

Methusalems Alltagsleben

Mehr als hundert Jahre alt zu werden, galt immer als eine bemerkenswerte Ausnahme in der menschlichen Geschichte, als ein äußerst seltenes Ereignis, das mit Neugier, Faszination und Respekt aufgenommen wurde. Mancher Fall eines außergewöhnlich langen Lebens wurde legendär, beispielsweise zentrale Figuren der christlich-jüdischen Überlieferung, insbesondere Adam (930 Jahre), Seth (912 Jahre) und Methusalem (969 Jahre).

Auch heute noch übt außergewöhnliche Langlebigkeit eine große Faszination auf uns aus. In unzähligen Veröffentlichungen wurde die ungewöhnlich hohe Lebenserwartung der Bewohner des Archipels von Okinawa in Japan, Sardiniens und der griechischen Insel Kreta sowie der Halbinsel Nicoya in Costa Rica oder auch der kleinen Adventistengemeinde Loma Linda in Kalifornien beschrieben. Wir versuchen zwar häufig, die bemerkenswerte Lebenserwartung dieser Populationen auf ein wie auch immer geartetes »Geheimnis«, ein Nahrungsmittel oder auch eine Wunderdiät zurückzuführen, die diese Menschen schützen sollen, doch wir wissen heute, dass diese Verlängerung der Lebensdauer eher mit einer ganzen Palette von Faktoren der Lebensweise zusammenhängt. Alle diese Völker, die ein außergewöhnlich langes Leben haben, zeichnen sich durch das gemeinsame Merkmal einer optimalen Lebensweise aus, die auf den fünf bereits zu Beginn dieses Buchs aufgeführten Prinzipien beruht:

- Nicht rauchen
- Ein gesundes Körpergewicht halten
- Reichlich Obst und Gemüse sowie Vollkornprodukte essen
- Regelmäßige körperliche Aktivität
- Minimaler Verzehr von Nahrungsmitteln, die reich an gesättigten Fettsäuren (rotes Fleisch, Vollmilchprodukte) oder einfachen Zuckern (Süßwaren, Desserts) sind, sowie von hochkalorischen, verarbeiteten Lebensmitteln wie Fast-Food-Produkten

Unter all diesen Prinzipien hat die Ernährung unbestreitbar mit den größten Einfluss auf das Krankheitsrisiko und indirekt damit auch auf die Wahrscheinlichkeit, ein langes Leben bei guter Gesundheit zu führen. Unter den Nahrungsmitteln, deren gesundheitlicher Nutzen zweifelsfrei feststeht, muss man den herausragenden Stellenwert pflanzlicher Lebensmittel hervorheben. Ob es sich um Obst und Gemüse handelt, um Vollkorngetreideprodukte, Kräuter und Gewürze, Olivenöl, schwarze Schokolade oder auch bestimmte Getränke wie grüner Tee oder Rotwein: Der außergewöhnlich hohe Gehalt all dieser pflanzlichen Nahrungsmittel an vielen schützenden phytochemischen Wirkstoffen spielt eine extrem wichtige Rolle für die Bewahrung körperlicher und mentaler Gesundheit. Die Leute glauben oft – und das ist ein Irrtum –, dass es nur eine gute Ernährungsweise gibt, um wirksam gegen die wichtigsten chronischen Krankheiten vorzubeugen. Das Gegenteil ist der Fall: Nicht eine einzige, sondern viele Ernährungsweisen sind positiv für die Gesundheit! In der Praxis eröffnet die Allgegenwart vegetarischer Produkte in den verschiedenen kulinarischen Traditionen eine unendliche Vielfalt möglicher Kombinationen. Während beispielsweise in der traditionellen Ernährung Okinawas mehr als 90 Prozent der Kalorien aus pflanzlichen Kohlenhydraten stammen, ist dieser Anteil in der typischen Mittelmeerküche (Kreta, Sardinien), in der Olivenöl beinahe die Hälfte der täglichen Kalorienmenge ausmacht, vollkommen anders zusammengesetzt. Man sollte sich daher nicht übermäßig mit dem Verhältnis von Kohlenhydraten, Fetten oder Proteinen in der Ernährung aufhalten, sondern lieber sicherstellen, dass diese Nährstoffe in erster Linie aus pflanzlichen und nicht aus tierischen Quellen stammen (Abbildung 122).

Auf der anderen Seite führen Nahrungsmittel mit einem hohen Gehalt an gesättigten Fettsäuren und/oder einfachen Zuckern sowie hochkalorische, industriell verarbeitete Produkte zu zahlreichen Entgleisungen der physiologischen Funktionen, die die Entwicklung chronischer Krankheiten begünstigen; diese Nahrungsmittel sollten daher nur eine untergeordnete Rolle in unserer Ernährung spielen.

Es ist offensichtlich, dass diese Ernährungsweise diametral entgegengesetzt zu der heute im Westen verbreiteten ist, und diese Differenz ist hauptverantwortlich für die hohe Zahl der Neuerkrankungen an vielen chronischen Krankheiten in unseren Gesellschaften. Die verheerende Folge dieser Differenzen ist alles andere als abstrakte Theorie: Während die Bewohner Okinawas, die ihre traditionelle Lebensweise bewahrt haben, eine der höchsten Lebenserwartungen auf der Welt haben (81 Jahre) und den absoluten Rekord an Hundertjährigen halten (35 auf 100 000 Einwohner, d. h. beinahe vier Mal so viele wie in den USA), wird diese Tendenz derzeit durch radikale Veränderungen der Essgewohnheiten auf den Kopf gestellt. Die jungen Bewohner der Insel haben nämlich mit der Zeit eine besondere Vorliebe für die Produkte der Schnellimbissketten in der Nähe der amerikanischen Militärbasen entwickelt. Das

Die wichtigsten Nahrungsmittelgruppen, die zur Prävention gegen chronische Krankheiten beitragen

- Obst und Gemüse
- Vollkornprodukte
- Olivenöl
- Hülsenfrüchte
- Nüsse und Samen
- Fetter Fisch (Lachs, Sardine, Makrele)
- Kräuter und Gewürze
- Grüner Tee
- Rotwein
- Schwarze Schokolade

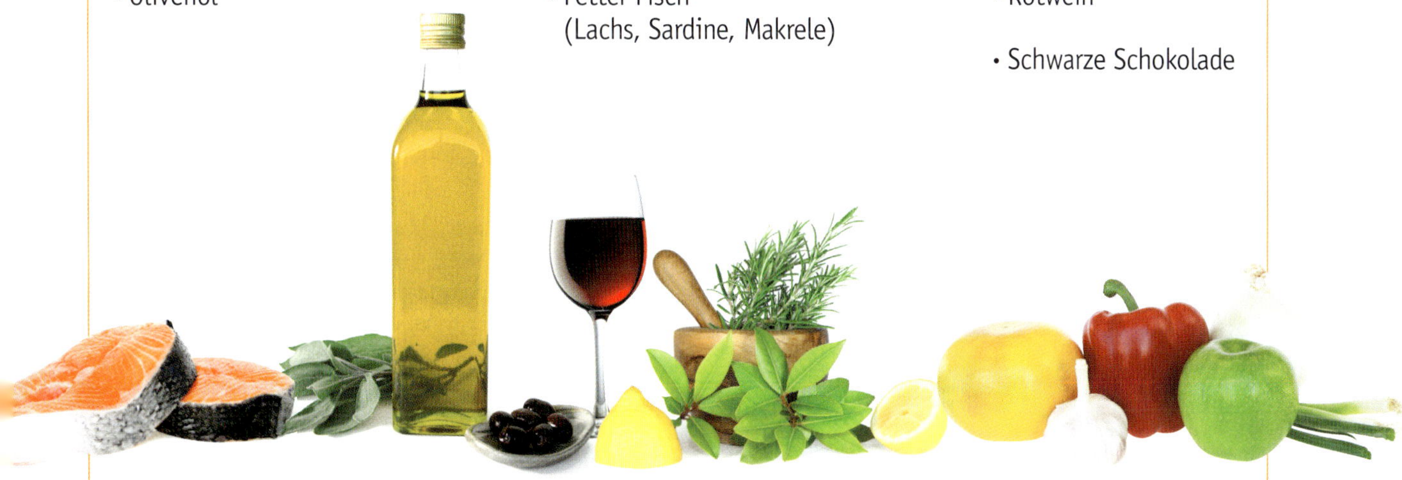

Abbildung 122

Ergebnis ist, dass sie heute ein vergleichbares Niveau an Fettsucht und Herz-Kreislauf-Erkrankungen aufweisen wie die westlichen Länder. Und die bedauerliche Folge davon ist, dass die Lebenserwartung der männlichen Bewohner Okinawas vom 1. auf den 26. Platz der nationalen Klassifikation zurückgefallen ist. Das gleiche Phänomen kann man auf Kreta beobachten, wo das Verschwinden der nationalen Essgewohnheiten zugunsten einer westlichen Ernährungsweise zu einem sprunghaften Anstieg von Adipositas und damit verbundenen Folgekrankheiten geführt hat.

Mit anderen Worten: Es gibt zwar viele verschiedene Arten, gut zu essen, um gegen Krankheiten vorzubeugen, doch die derzeit in den westlichen Ländern praktizierte Ernährung gehört mit Sicherheit nicht dazu. Sie stellt ganz im Gegenteil einen wichtigen Risikofaktor dar, der unweigerlich Gesundheitsprobleme heraufbeschwört.

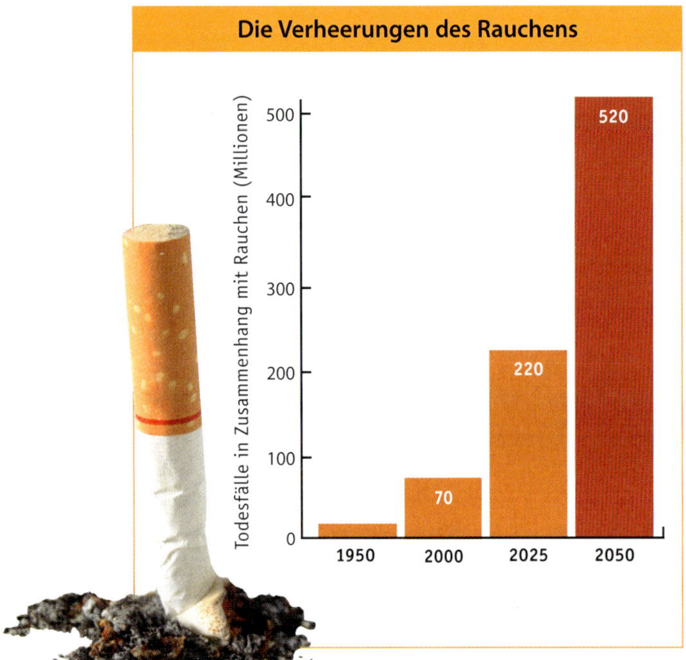

Abbildung 123 *Quelle: Weltbank (2004)*

Rauchen: »ausdrücken« tut gut

Man schätzt, dass im Laufe der nächsten Jahre mehr als 500 Millionen Menschen an Krankheiten infolge von Rauchen, der weltweit führenden Todesursache, sterben werden (Abbildung 123). Diese Statistiken sind noch alarmierender, wenn man bedenkt, dass die Hälfte dieser Todesfälle Menschen im besten Alter trifft und damit ihre Lebenserwartung um zwanzig bis fünfundzwanzig Jahre verkürzt. Die zerstörerischen Folgen des Rauchens beruhen darauf, dass das Erkrankungsrisiko für viele schwere Leiden insbesondere des Herzens und der Lunge dadurch exorbitant ansteigt. So steigt das Risiko für Herz- und Gefäßerkrankungen bei schweren Rauchern (35 und mehr Zigaretten pro Tag) um das Vierfache, das Risiko für Lungenkrebs um das Vierzigfache und das für Lungenkrankheiten (chronische Obstruktion, Emphysem …) um das Hundertfache! Besonders besorgniserregend ist dabei die Steigerung des Krebsrisikos: Abgesehen vom Lungenkrebs erhöht Rauchen das Risiko für vierzehn verschiedene Krebsarten! Man schätzt, dass Zigaretten die direkte Todesursache von 65 Prozent aller Sterbefälle unter Rauchern sind.

Während die schädlichen Folgen des Rauchens allseits bekannt sind, ist allgemein weit weniger klar, wie schnell die durch Tabak verursachten Schäden rückgängig gemacht werden können, indem man mit dem Rauchen aufhört. Neuere Studien zeigen beispielsweise, dass die Sterberate aufgrund von Herz-Kreislauf-Erkrankungen bei Raucherinnen bereits fünf Jahre nach dem Verzicht auf das Rauchen drastisch gesunken ist (Rückgang um 60 %). Auch bei Lungenkrankheiten und Lungenkrebs sind die Folgen deutlich spürbar: Fünf Jahre, nachdem man die letzte Zigarette ausgedrückt hat, ist das Risiko um 20 Prozent gesunken. Noch interessanter ist, dass Ex-Raucher langfristig, das heißt zwanzig Jahre nach dem Aufhören, praktisch das gleiche Risiko haben wie Menschen, die nie geraucht haben. Diese Beobachtungen veranschaulichen die unglaubliche Regenerationsfähigkeit des menschlichen Körpers, der binnen weniger Jahre die enormen Schäden rückgängig machen kann, die durch die extrem toxischen Substanzen im Tabakrauch verursacht wurden. Mit dem Rauchen aufzuhören, bedeutet also nicht nur, dass man eine schlechte (und kostspielige Angewohnheit) über Bord wirft, es ist zugleich die Maßnahme, die die meisten positiven Auswirkungen auf die Lebenserwartung hat.

Das Körpergewicht kontrollieren: Den Fettsüchtigen in uns zähmen

Es ist immer amüsant, sich alte Fotos aus den 1980er-Jahren oder früher anzusehen und festzustellen, wie sehr sich die Kleidung, Frisuren oder auch das Autodesign im Laufe der Jahre verändert haben. Weniger lustig ist die Erkenntnis, um wie viel schlanker die Leute damals waren! Übergewicht und Fettsucht, früher bloße Randphänomene, haben im Verlauf des letzten Vierteljahrhunderts drastisch zugenommen, sodass heute zwei Drittel der Bewohner der westlichen Länder übergewichtig sind.

Übergewicht und Adipositas aufgrund einer exzessiven Kalorienaufnahme sind das beste Beispiel für die Gefahren, die mit der heutigen industriellen Massenernährung verbunden sind. Wir beschäftigen uns noch immer viel zu häufig mit den *äußeren* Aspekten von zu viel Fett, und in einer Sintflut von Büchern und Artikeln wird über die ästhetischen und psychologischen Aspekte des Übergewichts diskutiert. Die wissenschaftlichen Erkenntnisse der vergangenen Jahre über die Konsequenzen von zu viel Fett für das Funktionieren des Körpers zeigen allerdings, dass es höchste Zeit ist, sich auch mit den *inneren* Folgen und ihren Auswirkungen auf die Gesundheit zu befassen (siehe Kasten S. 235). Übergewicht ist ein zentraler Faktor für das Auftreten all jener chronischen Krankheiten, die die Bevölkerung am häufigsten treffen, ob Typ-2-Diabetes, Herz-Kreislauf-Erkrankungen, viele Krebsarten oder Alzheimer. Die Aufrechterhaltung eines normalen Körpergewichts, das heißt eines BMI von zirka 23, muss folglich ebenso wie der Verzicht auf das Rauchen ein vorrangiges Ziel in der Prävention gegen sämtliche chronische Krankheiten sein.

Die adipöse Masse ist nicht etwa ein inaktives oder statisches Gebilde, das nur dazu dient, die überschüssige Energie aus der Nahrung zu akkumulieren. Es handelt sich im Gegenteil um ein äußerst dynamisches Organ, eine Drüse, die bemerkenswerte Hormonmengen und Entzündungsmoleküle ausscheidet, die die Funktion aller Körperorgane beeinflussen. So wie wir (aus gutem Grund) über das Auftauchen einer Wucherung an einer x-beliebigen Stelle unseres Körpers besorgt wären, so sollte auch die Fettmasse als sichtbarer Ausdruck tief greifender Veränderungen des Gleichgewichts unserer vitalen Funktionen wahrgenommen werden. Sie ist ein Signal für gravierende Stoffwechselstörungen mit zahlreichen Auswirkungen auf die Entwicklung vieler Krankheiten.

Der evolutionäre Überlebensdruck, der uns gelehrt hat, die in der Nahrung enthaltene Energie äußerst effektiv in Form von Fett zu speichern, macht uns heute für Fettsucht anfällig, weil unsere Umwelt uns zu exzessivem Konsum verführt. Dieser maßlose Konsum von Nahrungsmitteln mit einem hohen Kaloriengehalt produziert einen Energieüberschuss, der durch körperliche Aktivität praktisch nicht mehr auszugleichen ist, vor allem nicht in einer Zeit, in der die Menschen immer mehr Zeit sitzend verbringen. Um beispielsweise die Kalorien eines Snacks, bestehend aus einem Softdrink, einer Tüte Kartoffelchips und einem Schokoriegel zu »verbrennen«, muss man mehr als zweieinhalb Stunden gehen oder eineinhalb Stunden Rad fahren! Man muss zugeben, dass das ein hoher Preis für einen Snack ist, den man in kaum einmal zehn Minuten verspeist hat …

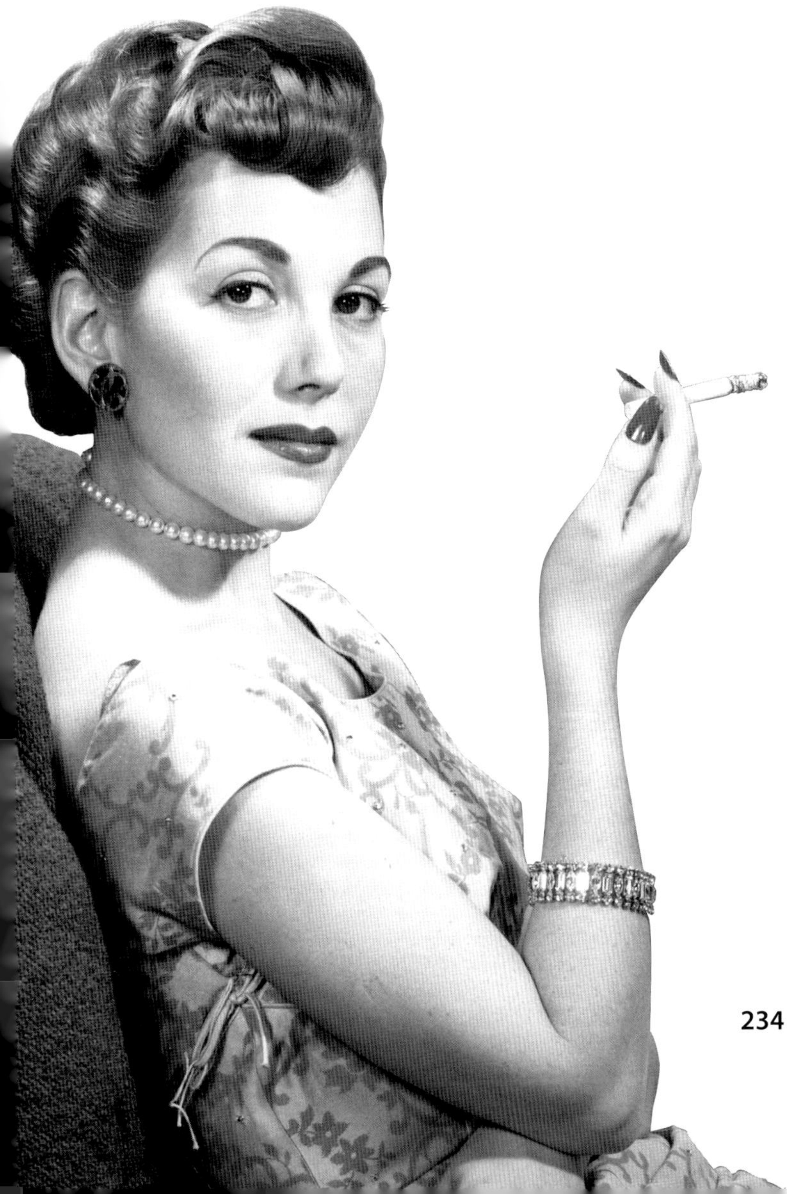

Die Lösung, um den Einfluss dieser Fettsucht fördernden Umgebung zu bekämpfen, kann nicht darin liegen, dass man »verzichtet«, indem man die eine oder andere der unzähligen, gerade modischen Diäten befolgt. Im Allgemeinen erzeugen diese hypokalorischen Diäten ein intensives Hungergefühl, das zwar kurzfristig unterdrückt werden kann, langfristig aber nur Frustration und Mutlosigkeit hervorbringt. Diese Diäten sind meistens dank unserer außerordentlichen genetischen Fähigkeit, noch den winzigsten Bruchteil von Energie aus der Nahrung zu ziehen, wirkungslos in puncto Abnehmen. Wichtiger noch ist, dass sie langfristig unsere privilegierte Beziehung zur Nahrung zerstören, indem sie uns Schuldgefühle einflößen und dadurch die Freude am Essen verderben.

Die einzige realistische Methode, um sein Idealgewicht zu halten, besteht darin, dass man sich dem Einfluss dieser kalorienreichen, indus-

Der Tabak des 21. Jahrhunderts

Es besteht eine große Parallele zwischen der aktuellen Fettsucht-Epidemie und der Situation, die vor vierzig Jahren für das Rauchen kennzeichnend war. Bereits damals war bekannt, dass Rauchen das Lungenkrebsrisiko dramatisch erhöht, und viele Wissenschaftler hatten begonnen, Alarm zu schlagen, und versuchten, die Bevölkerung für die Gefahren dieser schlechten Angewohnheit zu sensibilisieren. Sie sahen sich einer sehr mächtigen Industrie gegenüber, und erst nach langer Arbeit führten diese Anstrengungen allmählich zum weitgehenden Verbot der Zigarettenwerbung. Schließlich bildete sich auch ein gesellschaftlicher Konsens über die Notwendigkeit heraus, den Konsum von Tabakwaren durch eine deutliche Gesetzesverschärfung sehr streng zu reglementieren. Der starke Rückgang des Raucheranteils in der Bevölkerung beweist, dass diese Bemühungen nicht umsonst waren, und es steht außer Zweifel, dass die positiven Auswirkungen dieser Reduktion des Tabakkonsums sich in den nächsten Jahrzehnten bemerkbar machen werden.

Die wissenschaftlichen Erkenntnisse über die katastrophalen Folgen der Fettsucht sind derzeit ebenso solide wie jene, die damals über die schädlichen Wirkungen des Rauchens bekannt waren. Und dennoch: Während es heute schier unvorstellbar ist, zur besten Sendezeit eine Werbung für eine Zigarettenmarke zu hören, lassen wir ohne mit der Wimper zu zucken extrem aggressive Werbekampagnen für Nahrungsmittel mit einem viel zu hohen Fett- und Zuckergehalt über uns ergehen – obwohl deren Verzehr Übergewicht fördert und letzten Endes zu Fettsucht und damit verbundenen chronischen Krankheiten führen muss. Diese Situation ist umso paradoxer, als die Zielgruppe dieser Werbungen meistens Kinder sind, die Zukunft unserer Gesellschaft. Dabei weiß man, dass die alarmierende Zunahme der Fettleibigkeit bei Kindern ihre Gesundheit langfristig belasten wird und uns alleine dadurch schon eines Teils ihrer Vitalität und ihres Wissens berauben wird.

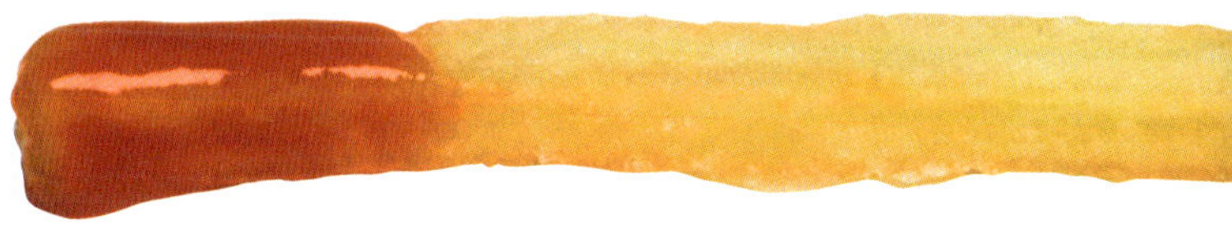

triell verarbeiteten Nahrungsmittel entzieht und Ernährungsgewohnheiten annimmt, an die sich unser Organismus im Laufe der Evolution angepasst hat, das heißt, dass wir uns vorrangig von pflanzlichen Produkten wie Obst und Gemüse sowie Vollkorngetreide ernähren. Eine solche Kombination aus pflanzlichen Nahrungsmitteln, die Basis aller Küchen der Welt, ermöglicht es den inneren Mechanismen, die an der Regulierung des Appetits beteiligt sind, optimal zu funktionieren und so die Überfrachtung mit Energie zu vermeiden, die unweigerlich mit verarbeiteten Lebensmitteln verbunden ist.

Pflanzen: Wenn die Natur es gut mit uns meint

Obst und Gemüse: Gute Partner

Man kann nur über die Vielfalt, die Fülle und die außergewöhnlichen Farben des auf unseren Märkten angebotenen Obsts und Gemüses staunen, besonders während der Erntezeit. Brokkoli und Kohl liegen mit ihrem satten Grün im Wettstreit mit dem leuchtenden Rot der Tomaten, um unsere Blicke auf sich zu ziehen. Kürbisse aller Art füllen die Regale mit ihren länglichen und fantasievollen Formen und drängen Gurken und Auberginen zurück, die mit bunten Paprika wetteifern. Sie glänzen genauso verführerisch wie die frischen Lauchstangen, die gerade aus der Erde gezogen wurden. All diese wunderbaren Gemüsesorten sind der greifbare Ausdruck der unglaublichen Fruchtbarkeit der Erde, und sie erinnern uns daran, was für eine wichtige Rolle diese Nahrungsmittel in der menschlichen Ernährung gespielt haben und immer noch spielen.

Diese pflanzlichen Nahrungsmittel bilden aufgrund ihres außergewöhnlichen Gehalts an Vitaminen, Mineralstoffen, Ballaststoffen, Antioxidantien und anderen sekundären Pflanzenstoffen wirklich eine Klasse für sich bei der Vorbeugung gegen Krankheiten. Alle chronischen Krankheiten, von denen die Bevölkerung heute betroffen ist, hängen mehr oder weniger mit einem Defizit an pflanzlicher Nahrung zusammen, und dieser Effekt ist umso ausgeprägter, wenn er mit dem übermäßigen Konsum industrieller Nahrungsmittel einhergeht, die die Fettsucht fördern. Eine solche Kombination ist wirklich das schlimmste vorstellbare Szenario für die Gesundheit, denn die durch Kalorienüberfrachtung verursachten Stoffwechselentgleisungen fördern ein Entzündungsklima, das die Entwicklung chronischer Krankheiten begünstigt. Und weil aufgrund fehlender pflanzlicher Nahrungsmittel eine wertvolle Quelle von antioxidativen und entzündungshemmenden Molekülen verloren gegangen ist, kann dieser Effekt auch nicht ausgeglichen werden.

Zwar sind alle Pflanzen positiv für die Gesundheit, doch manche von ihnen stechen besonders durch ihre extrem positiven gesundheitlichen Wirkungen hervor. Die Kreuzblütengewächse (Kohlfamilie) beispielsweise sind wirklich herausragend in der Prävention gegen viele Krebsarten und stellen infolgedessen eine unverzichtbare Waffe zur Aufrechterhaltung guter Gesundheit dar. Auch Obstsorten mit einem besonders hohen Anteil von Antioxidantien verdienen unsere besondere Aufmerksamkeit als Teil jeder präventiven Strategie, weil sie fähig sind, die negativen Folgen der freien Radikalen zu neutralisieren, zweifellos eine der wichtigsten Aggressionen, gegen die unser Organismus sich sein ganzes Leben lang zur Wehr setzen muss.

Und dennoch werden pflanzliche Nahrungsmittel auch heute noch all ihren Qualitäten zum Trotz von einem großen Teil der Bevölkerung verschmäht: Gerade einmal 35 Prozent verzehren die empfohlenen fünf Portionen Obst und Gemüse täglich. Paradoxerweise liegt die Erklärung dafür gerade im erhöhten Gehalt an gesundheitsfördernden Wirkstoffen in diesen Nahrungsmitteln: Im Gegensatz zu anderen, für das Funktionieren unseres Körpers wesentlichen Substanzen wie Zucker, Fett und Salz, deren Geschmack unser

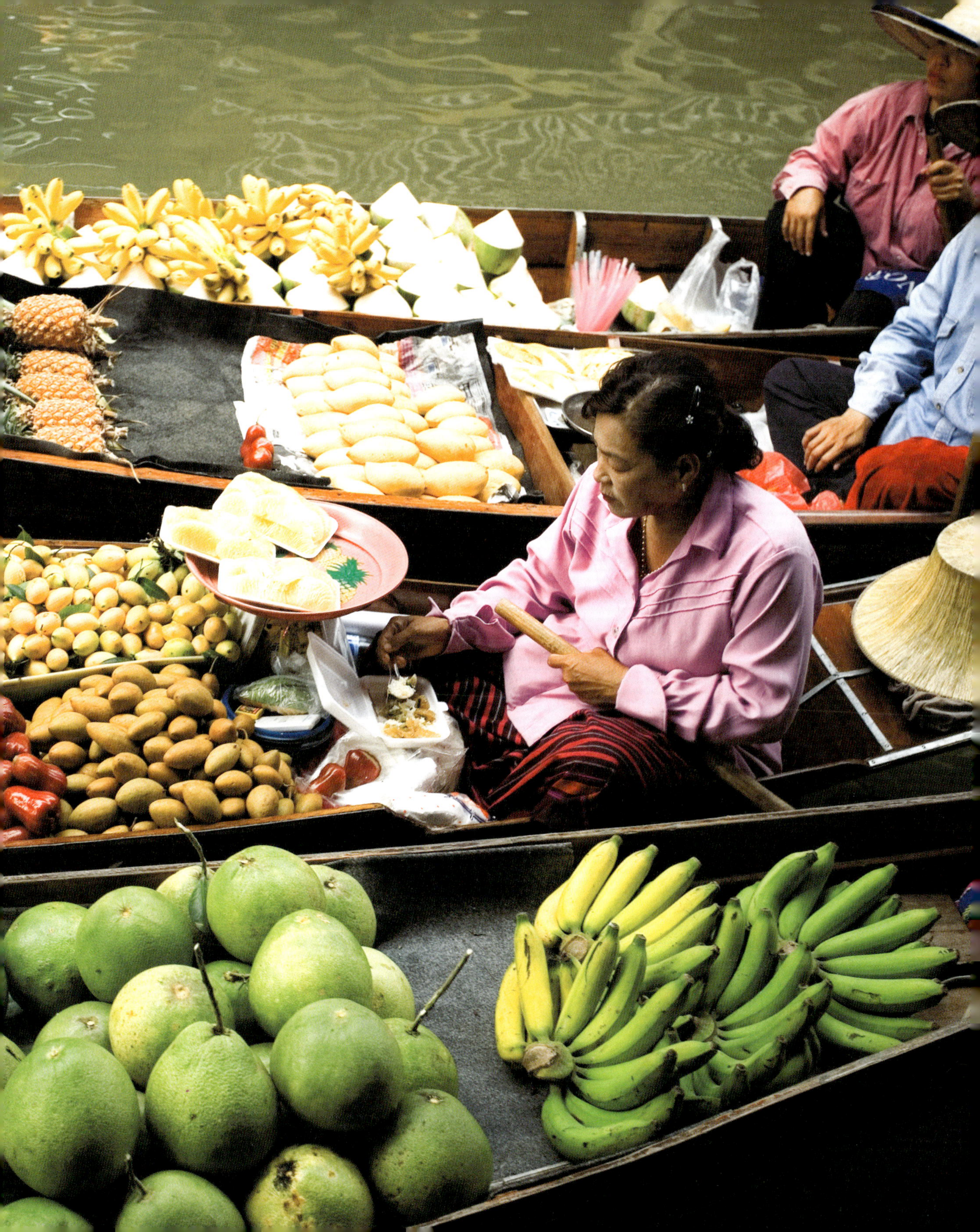

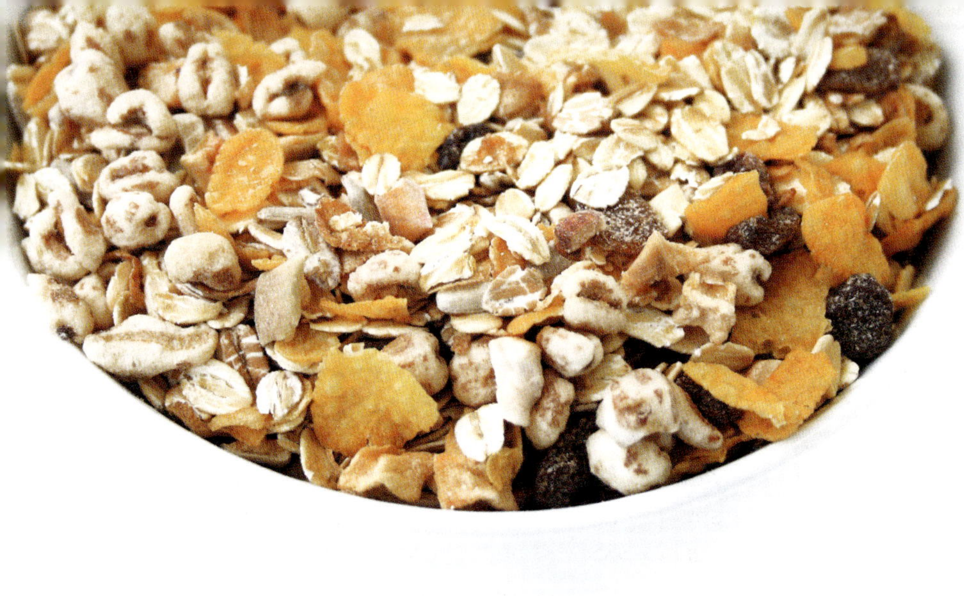

Gehirn positiv bewertet, verleihen die gesundheitsfördernden pflanzlichen Substanzen diesen Lebensmitteln einen bitteren Geschmack, der von unseren primitiven Instinkten, dem Erbe einer fernen evolutionären Vergangenheit (Reptiliengehirn), negativ bewertet wird. Diese Abneigung gegen Bitteres beruht auf der Tatsache, dass die Mehrheit der pflanzlichen Gifte bitter ist und dass wir sehr früh in der Evolution Abwehrmechanismen entwickeln mussten, um uns vor diesen Gefahren zu schützen. Es ist jedoch möglich, diese in uns schlummernde Eidechse zu zähmen, indem wir die Bitterkeit in diesen Nahrungsmitteln mit anderen Geschmacksrichtungen kombinieren, wie es im Übrigen in allen großen Küchen der Welt geschieht.

Wir müssen uns unbedingt die harte Arbeit und das Wissen unserer Bauern zunutze machen, um diesen außerordentlichen Nahrungsmitteln mehr Geltung zu verschaffen, damit wir von ihrer positiven Wirkung auf die Gesundheit wie auch von ihren außergewöhnlichen Geschmacksqualitäten profitieren.

Vollkornprodukte: Zurück zu den Ursprüngen

Unser Geschmackssinn hat sich dermaßen an Produkte auf der Basis von raffiniertem Mehl gewöhnt, dass man vergisst, wie wenig diese Nahrungsmittel mit den Getreidekörnern gemeinsam haben, aus denen sie hervorgegangen sind. Lebensmittel, bei denen das ganze Korn verarbeitet wurde, haben einen hohen Gehalt an gesundheitlich wichtigen Nährstoffen, und gerade wegen dieser Fähigkeit, das Überleben zu sichern, wurden sie von den ersten Ackerbauern vor 10 000 Jahren ausgewählt. Der Ackerbau, wie wir ihn heute kennen, hätte niemals entstehen können, wenn die Ernten zur Herstellung von weißem Mehl benutzt worden wären, denn die fehlenden Nährstoffe hätten schnell zu schweren Mangelzuständen geführt und das Überleben der Menschen gefährdet. Heute können wir zwar dank der Vielfalt unserer Ernährung raffinierte Mehle verzehren, ohne an solchen Mangelzuständen zu leiden, doch wir müssen uns dessen bewusst sein, dass diese Nahrungsmittel vor allem Stärke (und damit Zucker) liefern und dass ihnen die wichtigsten Bestandteile fehlen, die Vollkornprodukte so wertvoll machen.

Der größte Vorzug von Vollkornprodukten abgesehen von ihrem höheren Gehalt an Nähr- und Ballaststoffen ist, dass sie die Resorption des Zuckers aus der Stärke des Getreides verlangsamen und auf diese Weise für einen stabilen Blutzucker sorgen. Diese Eigenschaft ist sehr wichtig, denn die großen Schwankungen des Blutzuckerspiegels, die durch Produkte auf der Basis raffinierter Mehle ausgelöst werden, führen zu einer Vielzahl von Stoffwechselentgleisungen. Diese können Übergewicht sowie die Entwicklung zahlreicher chronischer Krankheiten fördern, insbesondere Typ-2-Diabetes.

Indem wir so viele Vollkornprodukte wie möglich in unsere alltägliche Ernährung integrieren, verändern wir unsere Lebensgewohnheiten in einer Weise, die sich äußerst positiv auf unser Wohlbefinden auswirken kann.

Hülsenfrüchte: Außergewöhnliche Pflanzen

Hülsenfrüchte sind zusammen mit Vollkorngetreide die ersten Pflanzen, die vom Menschen domestiziert wurden. Unter dem Aspekt der Nährstoffversorgung ist diese Kombination von entscheidender Bedeutung, denn sie versorgt den Organismus mit allen essenziellen Aminosäuren: Die Hülsenfrüchte liefern Lysin, während Getreidekörner die Versorgung mit Methionin gewährleisten. Es ist interessant festzustellen, dass alle Völker, die auf diese Nahrungsmittel zum Überleben angewiesen waren, die positiven Wirkungen der Kombination Getreide-Hülsenfrüchte entdeckt haben. Beispiel dafür sind Kichererbsen und Weizengrieß (Couscous) am Mittelmeer, Reis und Linsen in Indien, Reis und Soja in Asien oder auch Mais und Bohnen in Zentralamerika.

Der außergewöhnlich hohe Gehalt der Hülsenfrüchte an Proteinen, Ballaststoffen, Vitaminen sowie sekundären Pflanzenstoffen macht diese außergewöhnlichen Nahrungsmittel äußerst interessant für unsere Gesundheit.

Olivenöl: Das Gold des Mittelmeers

Olivenöl, das seit mehr als 5000 Jahren von den Bewohnern der Mittelmeerländer wegen seines Geschmacks hoch geschätzt wird, gilt heute nicht nur als eine unverzichtbare kulinarische Zutat, sondern auch als eines der Fette, die sich am positivsten auf den Erhalt einer guten gesundheitlichen Allgemeinverfassung auswirken. Olivenöl ist wirklich ein einzigartiges Öl, sowohl aufgrund seines außergewöhnlich hohen Gehalts an einfach ungesättigten Fettsäuren wie auch wegen bestimmter Phenolbestandteile, die als starke Antioxidantien wirken. Vor Kurzem erst entdeckten Forscher in Olivenöl die Substanz Oleocanthal, ein entzündungshemmendes Molekül, dessen Wirkung der des Schmerzmittels Ibuprofen (Motrin, Advil) gleicht.

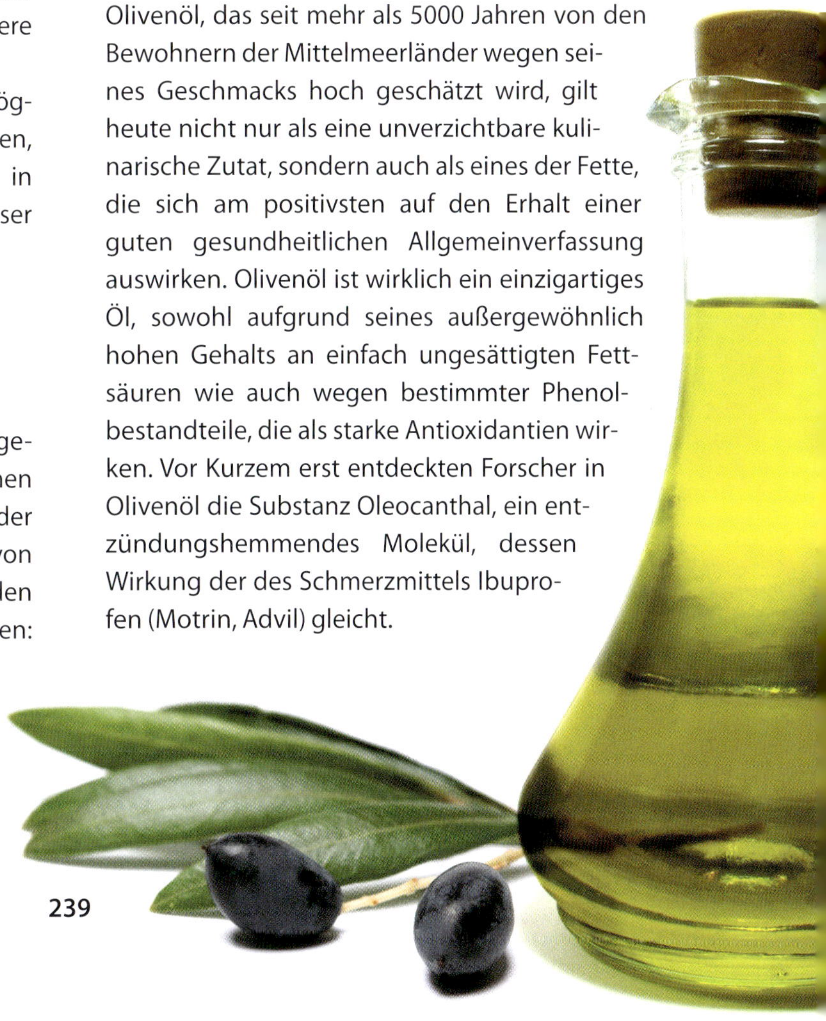

Olivenöl spielt eine Schlüsselrolle bei der Prävention von Herz-Kreislauf-Erkrankungen und ist eine der Hauptursachen für die längere Lebensdauer der Bewohner der Mittelmeeranrainerstaaten. Vor dem Hintergrund der positiven gesundheitlichen Wirkung von Olivenöl kann man nur froh sein über die große Vielfalt an Ölen, die heute in den Regalen unserer Lebensmittelläden angeboten werden. Obwohl die Wahl eines bestimmten Olivenöls in erster Linie eine Frage des Geschmacks ist, sollte man in jedem Fall sowohl wegen seines Geschmacks wie auch aus Gesundheitsgründen ein Öl mit der Bezeichnung natives Olivenöl (vergine) oder natives Olivenöl extra (extra vergine) wählen. Diese Öle sind nämlich das Produkt einer mechanischen Pressung, durch die der Geschmack, die Aromen, die Vitamine und die Antioxidantien im Öl erhalten bleiben. Trägt die Flasche dagegen nur die Aufschrift »Olivenöl«, dann handelt es sich um ein Öl minderer Qualität, das durch industrielle Raffination hergestellt wurde. Dabei wird das Öl mit Hilfe organischer Lösungsmittel extrahiert, und ein Teil der natürlich in Olivenöl enthaltenen Antioxidantien geht dabei verloren.

Rotes Fleisch: Die Vorzüge der Mäßigung

Während rotes Fleisch früher als Luxuskonsumgut galt, das für Feste und besondere Anlässe reserviert war, steht es heute ganz oben auf der Rangliste der westlichen Ernährung. Ein Amerikaner konsumiert beispielsweise durchschnittlich 123 Kilogramm Fleisch pro Jahr, während ein Inder nur 5 Kilo verzehrt! Ein so exzessiver Genuss von rotem Fleisch kann gesundheitsschädigend sein, nicht nur, weil er zur Aufnahme von gesättigten Fettsäuren und überschüssigen Kalorien führt und damit automatisch das Übergewichtsrisiko erhöht. Er begünstigt außerdem die Entwicklung bestimmter schwerer Krankheiten, insbesondere Dickdarmkrebs. Der *Fonds national de recherche contre le cancer* empfiehlt daher in seinem letzten Bericht, den Verzehr von rotem Fleisch auf 500 Gramm pro Woche zu beschränken.

Seit Jahrtausenden wird der köstliche Geschmack von Fleisch in allen kulinarischen Traditionen der Welt benutzt, um das Aroma von Gemüsegerichten abzurunden – zum Beispiel im Couscous, im Pot-au-feu (französischer Eintopf

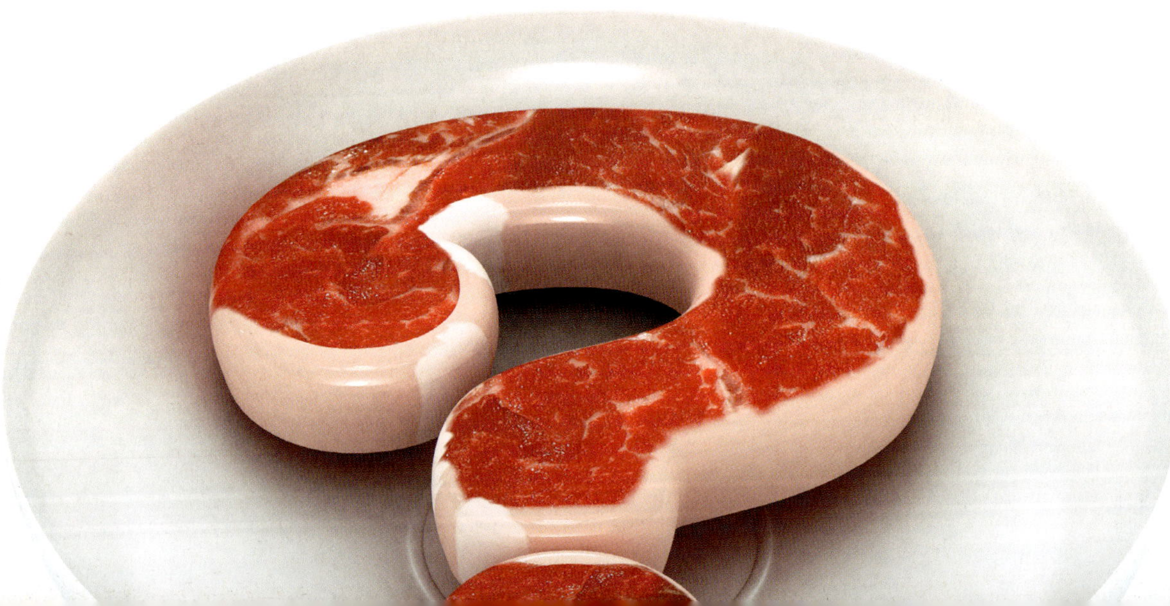

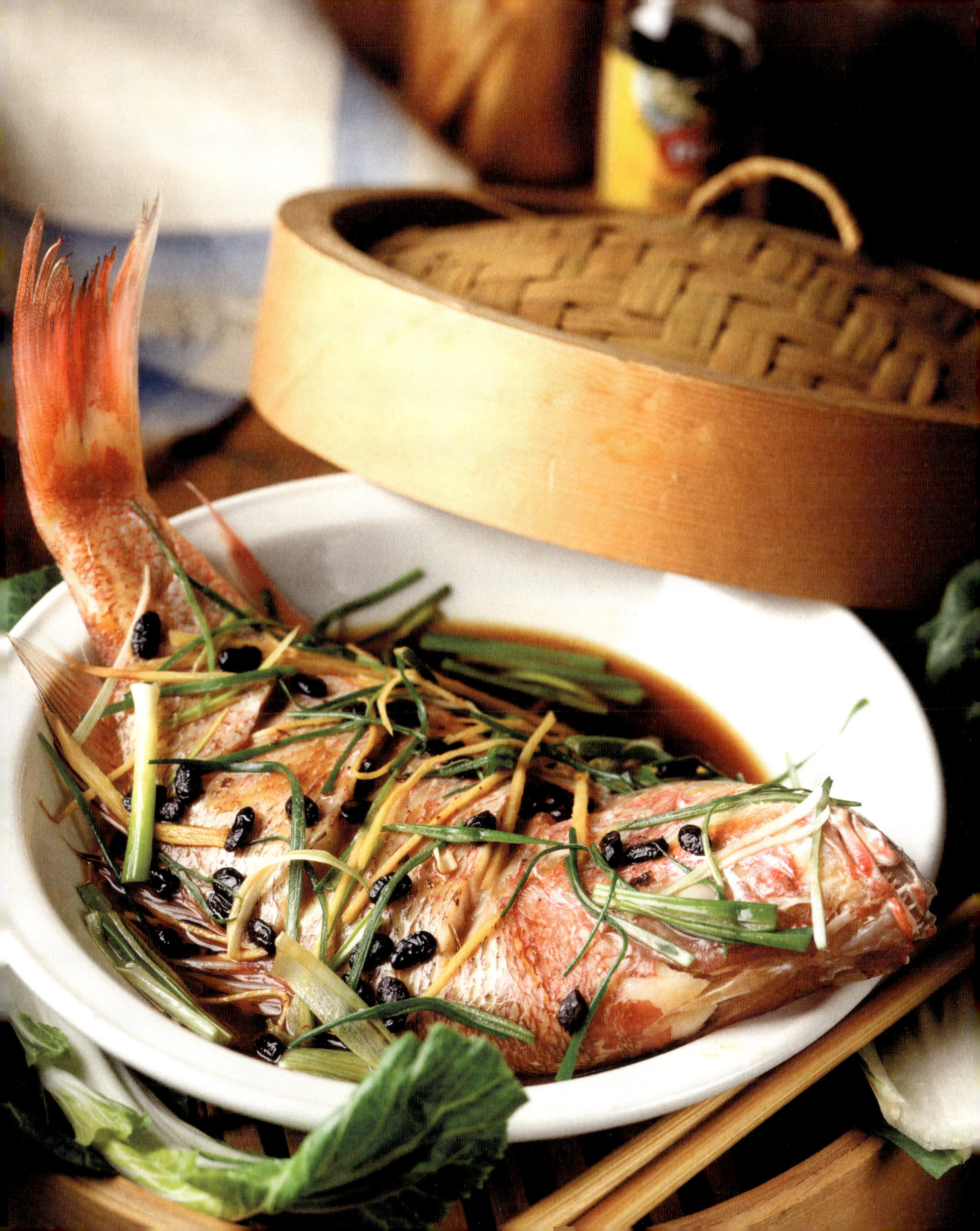

mit gekochtem Rindfleisch und Gemüse; *Anm. d. Ü.*) oder in den verschiedenen asiatischen Wokgerichten. Die vielfältigen Aromen von Fleisch (u.a. umami) unterstreichen wunderbar den Geschmack von Brühen und Saucen, sie verbessern dadurch die Aufnahme pflanzlicher Nahrungsmittel und bringen mehr Abwechslung in unsere Ernährung.

Unter Umweltgesichtspunkten stellt ein reduzierter Fleischverzehr ein oft unterschätztes Mittel dar, um konkret etwas für die Gesundheit unseres Planeten zu tun. Rinder alleine sind für 18 Prozent des in der Atmosphäre freigesetzten Treibhausgases verantwortlich, eine Menge, die größer ist als die durch den Verkehr verursachte (12%)! Abgesehen von ihren Auswirkungen auf die Klimaerwärmung beansprucht intensive Rinderzucht ein Viertel der Erdoberfläche und verbraucht etwa 10 Prozent des verfügbaren Wassers. Und weil für die Produktion eines Kilos Fleisch 7 Kilo Pflanzen notwendig sind, wird ein Drittel der kultivierbaren Flächen auf der Erde nur für den Anbau von Viehfutter benutzt …

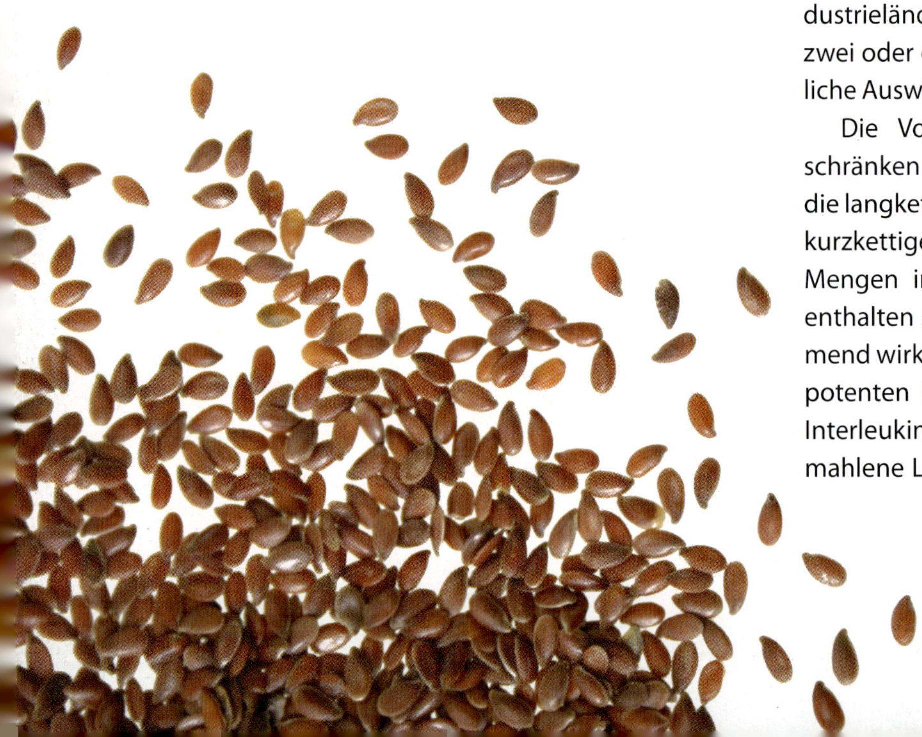

Omega-3-Fettsäuren: Die Könige unter den Fetten

Wenn wir regelmäßig fetten Fisch wie Lachs, Sardinen oder Makrele auf den Speiseplan setzen, dann können wir dadurch nicht nur wunderbar Abwechslung in unsere Ernährung bringen, wir können auch effektiv vom außergewöhnlichen Gehalt dieser Fische an EPA und DHA profitieren. Diese langkettigen Omega-3-Fettsäuren spielen eine zentrale Rolle für das reibungslose Funktionieren unseres Organismus. Nur wenige mit der Nahrung aufgenommene Substanzen wirken sich in so vieler Hinsicht positiv auf zahlreiche Prozesse aus, die für unsere körperliche und geistige Gesundheit wesentlich sind. Dazu zählt die Entwicklung und Funktion der Gehirnzellen oder die Regulierung des Herzrhythmus oder auch der entzündungshemmende Einfluss, der gegen die Entstehung einer Vielzahl von Krankheiten vorbeugt. Da die unzureichende Versorgung mit Omega-3-Fettsäuren zweifellos eines der wichtigsten Ernährungsdefizite darstellt, unter dem die Bewohner der Industrieländer heute leiden, kann der Verzehr von zwei oder drei Fischmahlzeiten pro Woche erhebliche Auswirkungen auf die Gesundheit haben.

Die Vorzüge der Omega-3-Fettsäuren beschränken sich allerdings nicht ausschließlich auf die langkettige Form: Studien haben gezeigt, dass kurzkettige Omega-3-Fettsäuren, die in großen Mengen in Ölsaaten wie Leinsamen und Chia enthalten sind, ebenfalls stark entzündungshemmend wirken, indem sie die Produktion von hochpotenten Entzündungsmolekülen wie TNF oder Interleukin-6 um die Hälfte drosseln. Frisch gemahlene Leinsamen ins tägliche Frühstücksmüsli

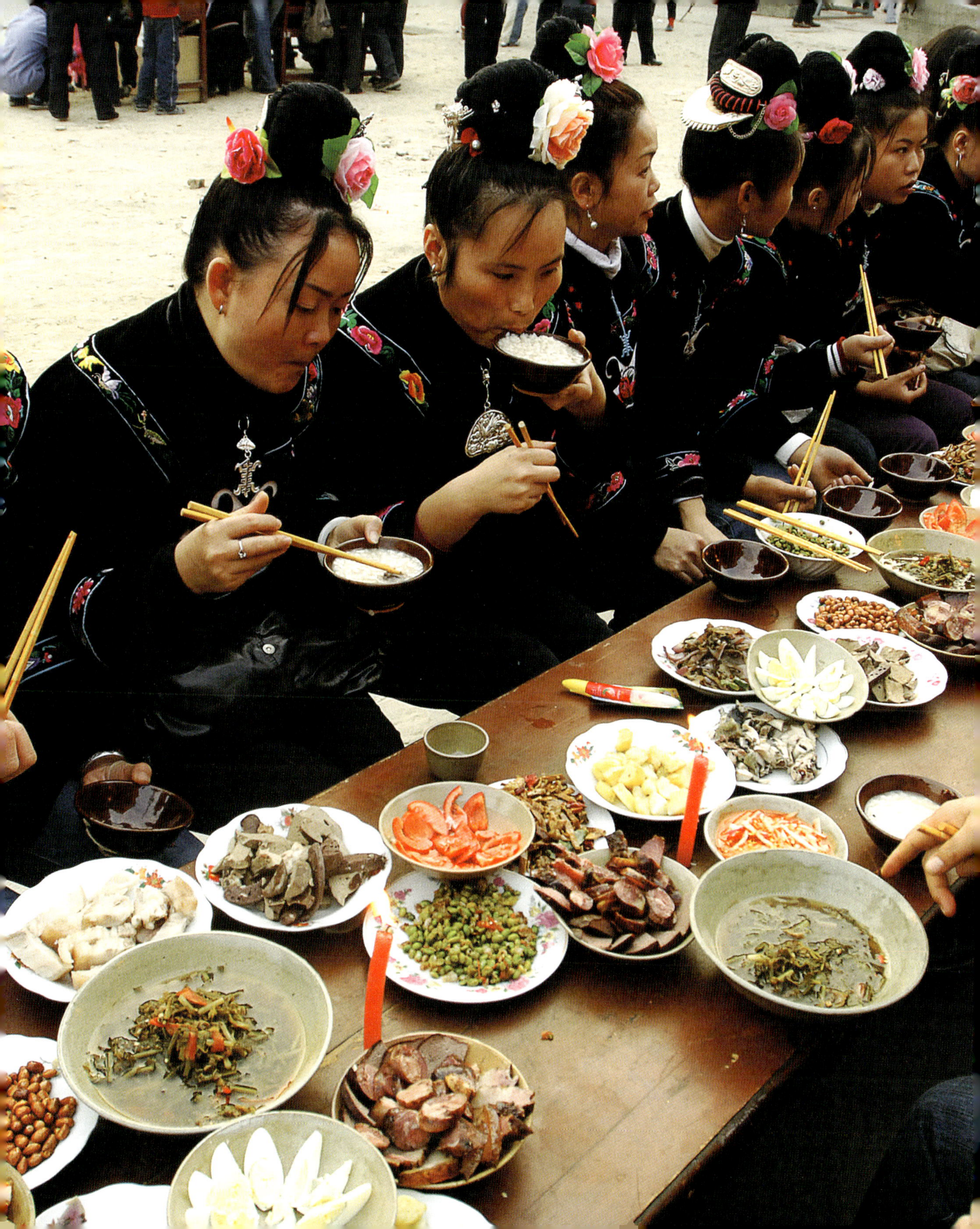

zu geben, ist eine ganz einfache Methode, um die Versorgung mit Omega-3-Fettsäuren signifikant zu verbessern und von der positiven Wirkung dieser Fette für die Vorbeugung gegen chronische Krankheiten zu profitieren.

Chiakörner müssen hingegen nicht gemahlen werden, damit sie vom Verdauungstrakt resorbiert werden können, man kann sie direkt ins morgendliche Müsli, in Joghurts oder in Salate geben. *Chia fresca* ist zum Beispiel ein in Mexiko und Mittelamerika sehr beliebtes Getränk: Dazu verrührt man zwei Teelöffel Körner in einer Tasse Wasser, damit sich eine leicht gelatinöse Flüssigkeit bildet, fügt ein wenig Limettensaft und Zucker hinzu und fertig. Ganz anders und sehr überraschend: ein ausgezeichnetes Erfrischungsgetränk für den Sommer!

Kräuter und Gewürze: Eine Frage des guten Geschmacks

Nichts veranschaulicht besser, wie wichtig der Genuss in der menschlichen Ernährung ist, als der zentrale Stellenwert, den Kräuter und Gewürze in allen großen kulinarischen Traditionen der Welt einnehmen. Pfeffer, Ingwer, Kurkuma und Tausende andere Pflanzen, die im Laufe der Jahrhunderte entdeckt wurden, zeugen vom angeborenen Verlangen des Menschen, neue Geschmacksempfindungen und neue Arten der Zubereitung zu entdecken, damit Essen über die schlichte Kalorienzufuhr hinausgeht. Die Entdeckung der Welt der Gewürze durch die ersten europäischen Entdecker versetzte eine wachsende Anzahl von Menschen in die Lage, diese wunderbaren pflanzlichen Produkte selbst zu kosten, die lange Zeit das Privileg der Bewohner des asiatischen Kontinents waren. Das stieß das Tor auf zu einer Art ersten »Globalisierung der Märkte«. Diese Leidenschaft für Gewürze, die als wahre Schätze galten, ließ nie mehr nach: Als der Gotenkönig Alaric zum Beispiel 408 Rom belagerte, willigten die ausgehungerten Römer schließlich darin ein, für ihre Befreiung 5000 Pfund Gold, 30 000 Pfund Silber, 4000 seidene Kleider, 3000 Pfund Leder und 3000 Pfund … Pfeffer zu entrichten!

Man vergisst oft, dass Gewürze in erster Linie pflanzliche Produkte sind, die die Pflanze produziert, um sich gegen Aggressoren in ihrer Umgebung zu schützen. Diese Substanzen weisen also ebenso wie Obst und Gemüse eine Vielzahl antioxidativer und entzündungshemmender Wirkungen auf, die die Entwicklung von Krankheiten beeinflussen können.

Wir benutzen in der westlichen Welt zu häufig reflexartig Fett, Zucker und Salz, um unseren Nahrungsmitteln mehr Geschmack zu verleihen. Wir können diese Gewohnheiten aber verändern und aus den positiven Eigenschaften von Kräutern und Gewürzen Kapital schlagen, um unseren alltäglichen Gerichten ein unvergleichliches Aroma zu geben und zugleich deren gesundheitsfördernde Wirkung zu nutzen. Womit die Prävention gegen Krankheiten zugleich eine Frage des guten Geschmacks ist!

Grüner Tee: Ein Spiegel der menschlichen Kultur

Grüner Tee gilt seit zweitausend Jahren als gesundes Getränk und Symbol der Menschheit, nur Rotwein kann sich mit ihm messen in der menschlichen Verherrlichung der Schätze der Natur.

Der folgende Auszug aus einem Gedicht von Lu Tung (790–835), einem chinesischen Dichter, der als »verrückt nach Tee« bekannt war, besingt den Genuss, den die aufeinander folgenden Aufgüsse von Tee in einer Yixing-Teekanne bescheren:

Die erste Schale streichelt meine Lippen und meine Kehle
Die zweite verbannt all meine Einsamkeit
Die dritte lässt die Schwere meines Kopfes verfliegen
Die vierte treibt den Schmerz vergangenen Kummers aus meinen Poren
Die fünfte reinigt jeden Teil meines Seins, mein Fleisch und meine Knochen
Die sechste macht mich den Unsterblichen gleich.

Wie den Wein lernt man auch Tee am besten dadurch kennen, dass man viele Sorten probiert. Weine variieren je nach Rebensorte und Boden enorm im Geschmack; manche Menschen lieben Cabernet, andere Merlot, Tempranillo oder Syrah. Die gleiche Vielfalt findet man auch bei Tee: Manche schmecken grasartig, andere blumig, erdig, scharf-würzig oder nach Tannin. Man darf sich nicht auf Teebeutel beschränken, die oft nur aus den Überresten der Teeproduktion hergestellt werden. Vielmehr sollte man sein Geschmacksspektrum erweitern, indem man so viele offene Teesorten wie möglich ausprobiert, die es in Teeläden gibt. Bei einem Preis von 3 bis 12 Euro für 50 Gramm und 2 Gramm Tee pro Tasse kosten die besten Tees der Welt zwischen 10 Cent und 50 Cent pro Tasse, also nur einen Bruchteil des Preises für einen Softdrink oder einen Kaffee. Zögern Sie nicht, dieses Universum des Genusses zu bescheidenen Preisen zu erforschen! Allein die Namen von Teesorten beflügeln schon die Fantasie: Schneeknospe, Rote Robe, Drachenbrunnen. Lassen Sie sich von den Düften eines Anji Bai Cha, eines Gyokuro, eines Tie Guan Yin oder eines Ha Dong Pao verführen.

Es gibt viele Arten, Tee zu genießen, entsprechend der jeweiligen Kultur und Region der Welt. Die raffiniertesten und elegantesten Methoden haben sich allerdings in China und in Japan entwickelt. Bei der ersten Methode wird der Tee zum Ziehen in eine Chung genannte Tasse gegeben, man fügt das Wasser hinzu und verschließt sie mit einem dicht schließenden Deckel, damit der Tee ziehen kann. Nach vier oder fünf Minuten wird der Deckel leicht verschoben und der Tee direkt aus der Tasse getrunken, dabei hält man mit Hilfe des Deckels die Teeblätter in der Tasse zurück. Chungs sind wahre Kunstwerke aus feinem Porzellan und mit herrlichen Glasuren. Die Teeblätter können sich darin frei entfalten und ihren Duft optimal freisetzen. Man kann die Blätter mehrere Male aufgießen und ziehen lassen.

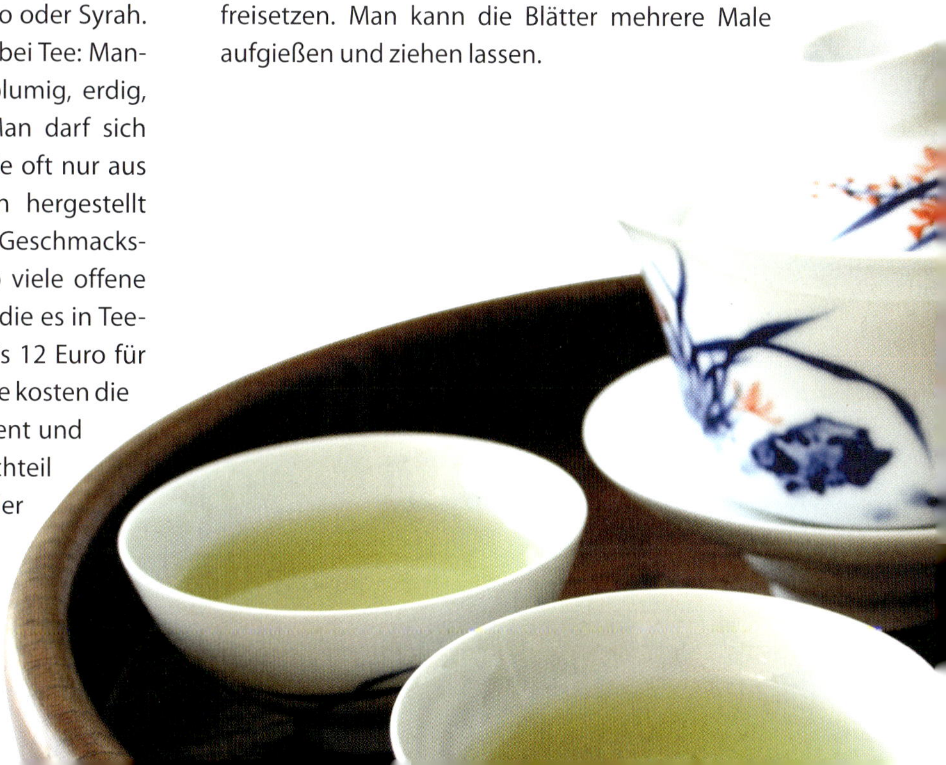

Für die zweite, in China und Japan benutzte Methode verwendet man eine kleine Teekanne aus Ton oder Porzellan mit einem Fassungsvermögen von zirka 150 Millilitern. Die besten, aus Tonerde, stammen aus einer Region in China (Jiangsu), deren Erde besonders für die Herstellung dieser Teekannen geeignet ist. Diese Yixing genannten Teekannen sind Kunststücke von wunderbarer Form mit anmutigen und fließenden Formen, in verschiedenen Farben (von gelb bis blau), meist aber rotbraun. Die Japaner benutzen eher emaillierte Kannen, die ebenso elegant sind, bei denen der ästhetische Akzent jedoch auf der Schönheit der Glasur liegt. Wie auch immer die Kanne aussehen mag, man gibt die Teeblätter hinein (2 g), übergießt sie mit kochendem Wasser und lässt sie 5 bis 8 Minuten ziehen. Dann wird der Tee vollständig in eine kleine Tasse gegossen, die das gleiche Volumen wie die ganze Kanne hat. Genießen Sie die Farbe des Aufgusses, die Fülle des Aromas und die Komplexität des Geschmacks. Man trinkt den Tee langsam und genießt dabei nicht nur das Getränk, sondern auch die Schönheit der Tasse, der Teekanne und des Tabletts, auf dem man das Ganze zubereitet hat. Zum Servieren benutzt man häufig ein Tablett aus schlichtem Holz ohne überflüssige Verzierungen, dessen Maserungen sichtbar sind. Mit Hilfe des Tabletts können Sie den Tee bequem transportieren und servieren.

Lernen Sie, für einen Moment innezuhalten, wenn Sie alleine Tee trinken, oder teilen Sie diese Augenblicke mit einem Freund. Tee wird in allen Kulturen, in denen er getrunken wird, mit menschlicher Wärme und Solidarität assoziiert. Machen Sie sich eine tägliche Freude damit.

Einige praktische Tipps, um die positiven Wirkungen des Tees voll auszuschöpfen

- *Besuchen Sie einen Teeladen (real oder im Internet) und lassen Sie sich zur Einführung in diese weite Welt beraten.*
- *Probieren Sie Tees verschiedener Herkunft, Geschmacksrichtungen und Aromen aus, um Ihre persönlichen Vorlieben herauszufinden; fangen Sie mit einem Dutzend Sorten an. Sie werden manche davon besonders schätzen, Ihre Freunde werden andere lieben; schenken Sie sie ihnen und behalten Sie Ihre Lieblingssorten.*
- *Verwöhnen Sie sich, indem Sie eine schöne Teekanne aus Yixing-Tonerde oder eine japanische Keramikkanne, schöne kleine Tassen und ein Serviertablett kaufen.*
- *Lassen Sie für 250 Milliliter einen gestrichenen Teelöffel Tee etwa sieben Minuten ziehen; variieren Sie nach Ihrem persönlichen Geschmack. Es ist normal, dass der Tee leicht bitter schmeckt, das machen die Polyphenole.*
- *Führen Sie Teepausen ein, zu Hause oder in der Arbeit.*
- *Wählen Sie eine entspannende und beruhigende Umgebung, um dieses köstliche Getränk zu genießen.*
- *Genießen Sie diesen Augenblick des Innehaltens, wenn Sie dabei allein sind.*
- *Freuen Sie sich über diesen Moment der Freundschaft, wenn Sie mit einem Freund oder einer Freundin zusammen trinken.*
- *Schätzen Sie diesen Augenblick der Kultur und der Menschlichkeit, der aus zwanzig Jahrhunderten Geschichte hervorgegangen ist.*

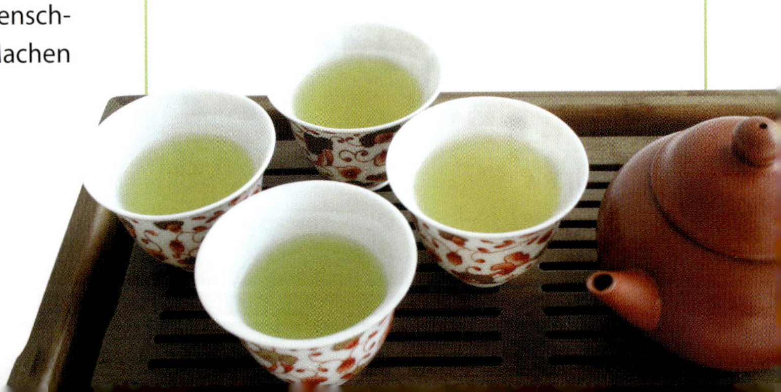

Rotwein: Gäste mit Raffinesse bewirten!

Der maßvolle Konsum von Rotwein gehört zweifellos zusammen mit dem von dunkler Schokolade zu den beliebtesten Empfehlungen in diesem Buch! Unsere Vorliebe für Wein erklärt sich aus der unbestreitbaren Steigerung des Genusses beim Essen, weil er zum einen das Essen wunderbar ergänzt, und weil eine Flasche Wein eine entspannte und vertraute Atmosphäre schafft. Niemand will einen guten Wein für eine mittelmäßige Mahlzeit vergeuden (noch eine gute Mahlzeit mit einem schlechten Wein verderben), daher geht der Wunsch, zum Essen ein Glas Wein zu trinken, im Allgemeinen mit hochwertiger Nahrung einher, die oft liebevoll mit frischen Zutaten zubereitet wurde. Wein ist der geschworene Feind von Fast Food!

Abgesehen von seinem festlichen Charakter ist ein wesentliches Merkmal des Rotweins sein hoher Gehalt an Polyphenolen – Molekülen, die zahlreiche antioxidative und entzündungshemmende Eigenschaften besitzen und das Fortschreiten chronischer Krankheiten verhindern. Einer dieser Wirkstoffe, das Resveratrol, ist außerdem fähig, die Lebensdauer vieler Tierarten zu verlängern, und es ist wahrscheinlich, dass diese Eigenschaft einen Teil der positiven Wirkungen eines maßvollen Weinkonsums erklärt. Dass ein so köstliches Getränk wie Rotwein so viele Substanzen mit verschiedensten positiven Effekten für die Gesundheit enthält, ist wirklich ein Geschenk der Natur!

Schwarze Schokolade: Die Nahrung der Götter

Kein pflanzliches Nahrungsmittel ist fähig, solche Leidenschaften zu erregen wie die Schokolade, die Frucht des Kakaobaums *(Theobroma cacao)*, diese »Nahrung der Götter«, die schon vor mehr als 2000 Jahren von den Olmeken und Maya angebaut wurde. Wohl bekomm's, denn Kakaomasse ist bis heute einer der wichtigsten Lieferanten von Antioxidantien überhaupt!

Um von der positiven Wirkung dieser Substanzen zu profitieren, muss man allerdings Schokolade mit einem Kakaoanteil von mindestens 70 Prozent essen und Milchschokolade vermeiden, denn die Milchproteine interagieren direkt mit den Antioxidantien und verhindern ihre Resorption im Darm.

Auch wenn Schokolade im Laufe der Jahrhunderte ein Synonym für Süßigkeiten geworden ist, ist es interessant, andere Geschmackskombinationen kennenzulernen, die eher dem entsprechen, wie Schokolade bei den Azteken genossen wurde. Lassen Sie Schokolade mit 70 Prozent Kakaoanteil im Wasserbad schmelzen, fügen Sie Piment d'Espelette, Zimt oder auch Pfeffer hinzu und lassen Sie die Mischung in kleinen Förmchen erkalten. Man kann die gleiche Technik auch mit frisch geriebenem Ingwer, Orangenschalen oder sogar … Basilikum anwenden!

Körperliche Aktivität: Viel mehr als eine bloße Frage der Muskeln!

Seit langem weiß man, dass Menschen mit einer weitgehend sitzenden Lebensweise im Allgemeinen nicht so fit sind wie Menschen, die sich regelmäßig bewegen. Dass körperliche Bewegung für die Gesundheit wichtig ist, ist keine neue Erkenntnis: Das wurde bereits in chinesischen und indischen medizinischen Abhandlungen erwähnt, die 3000 Jahre alt sind!

Die sesshafte Lebensweise der Bewohner der modernen Gesellschaften ist erstaunlich: Man schätzt, dass etwa 70 Prozent der Bevölkerung weniger als 30 Minuten täglich eine mäßig intensive körperliche Aktivität ausüben. Diese Situation ist äußerst bedauerlich, denn unsere sitzende Lebensweise erhöht das Risiko, an mindestens fünfunddreißig ernsten gesundheitlichen Störungen zu erkranken, insbesondere an Herz-Kreislauf-Erkrankungen, bestimmten Krebsarten wie Darm- und Brustkrebs, Typ-2-Diabetes und anderen degenerativen Störungen wie Alzheimer.

Ursache für diesen engen Zusammenhang zwischen Bewegungsmangel und chronischen Krankheiten sind ähnliche Mechanismen wie die, die auch für die schädlichen Folgen der Fettsucht verantwortlich sind. Bewegungsmangel und Fettsucht führen nämlich zur Entstehung eines Entzündungsklimas in unserem Körper, das gekennzeichnet ist durch eine Überproduktion von Entzündungsmolekülen, die das normale Funktionieren vieler Organe stören. So ist beispielsweise eine Entzündung der Adipozyten mit der Entwicklung einer Insulinresistenz und dem Auftreten von Typ-2-Diabetes verbunden. Entzündungsmoleküle, die in der Umgebung der Blutgefäßwände freigesetzt werden, begünstigen die Entstehung von arteriosklerotischen Läsionen, während solche Entzündungsbedingungen im Gehirn das Funktionieren der Neuronen stören und das Auftreten neurodegenerativer Erkrankungen beschleunigen können. Und schließlich tragen Entzündungsvorgänge entscheidend zur Entstehung von Krebs bei, denn ein allgemeines Entzündungsklima erhöht erheblich das Risiko eines unkontrollierten Wachstums entarteter Zellen und fördert in der Folge die Entstehung von Krebs. Regelmäßige körperliche Aktivität ist folglich nicht nur ein Mittel, um fit zu bleiben und die Muskelmasse intakt zu halten, sie ist vielmehr eine regelrechte entzündungshemmende Schocktherapie mit extrem positiven Folgen für den gesamten Körper.

Man darf aber auch nicht unterschätzen, welchen enormen Einfluss körperliche Bewegung auf unser mentales und psychisches Gleichgewicht hat. Körperliche Aktivität ist bestimmt die beste Art, um seine Grenzen kennenzulernen, einen Sieg auszukosten oder eine Niederlage zu akzeptieren und sich seinen Ängsten mutig, hartnäckig und unbeirrbar zu stellen.

Fast Food: Je weniger, desto besser!

Wenn man sich um die Folgen der Ernährung für die Gesundheit kümmert, dann bedeutet das nicht, dass man alle Nahrungsmittel, die nicht höchsten Ansprüchen genügen, insbesondere Produkte der Fast-Food-Industrie, rundweg ver-

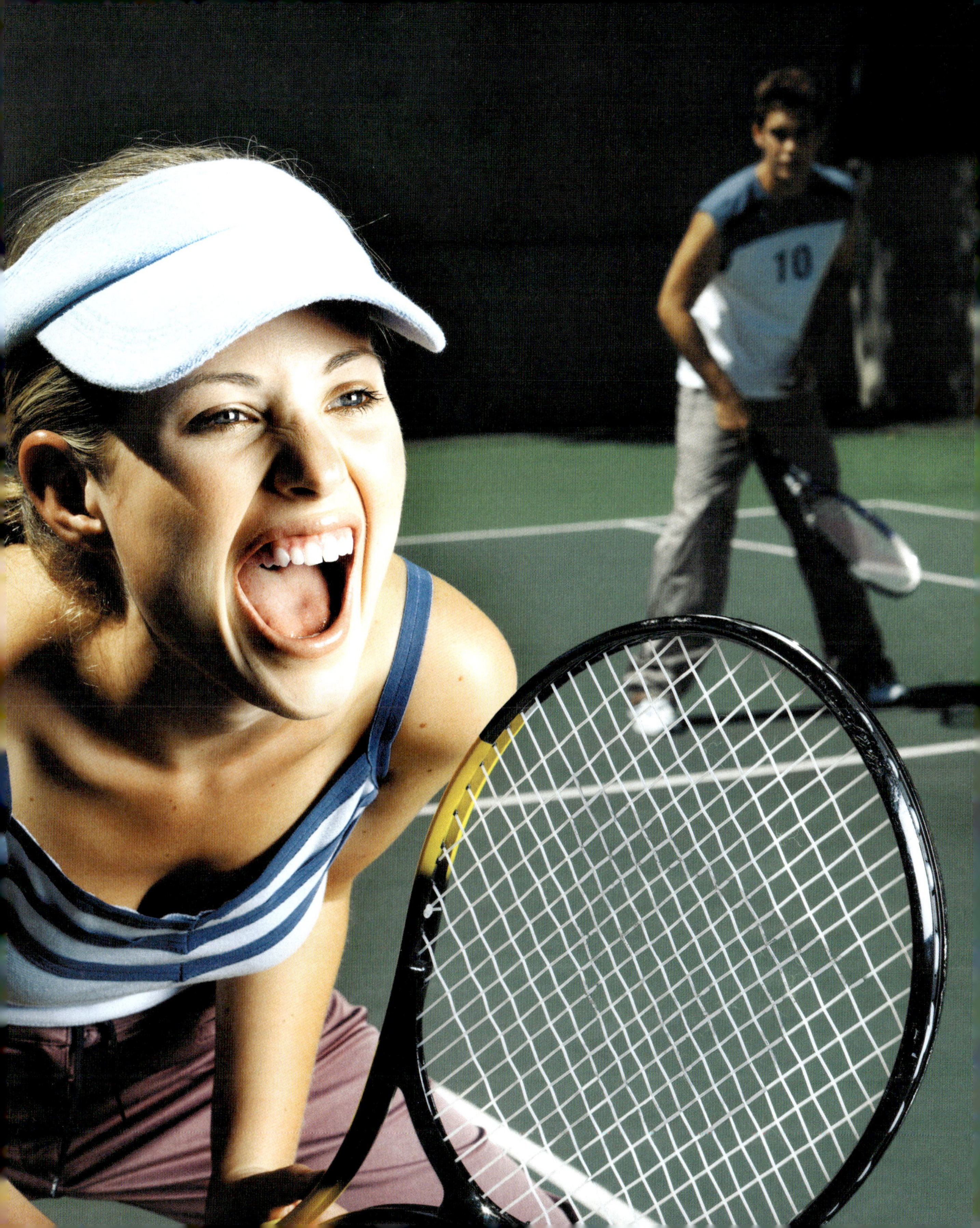
10

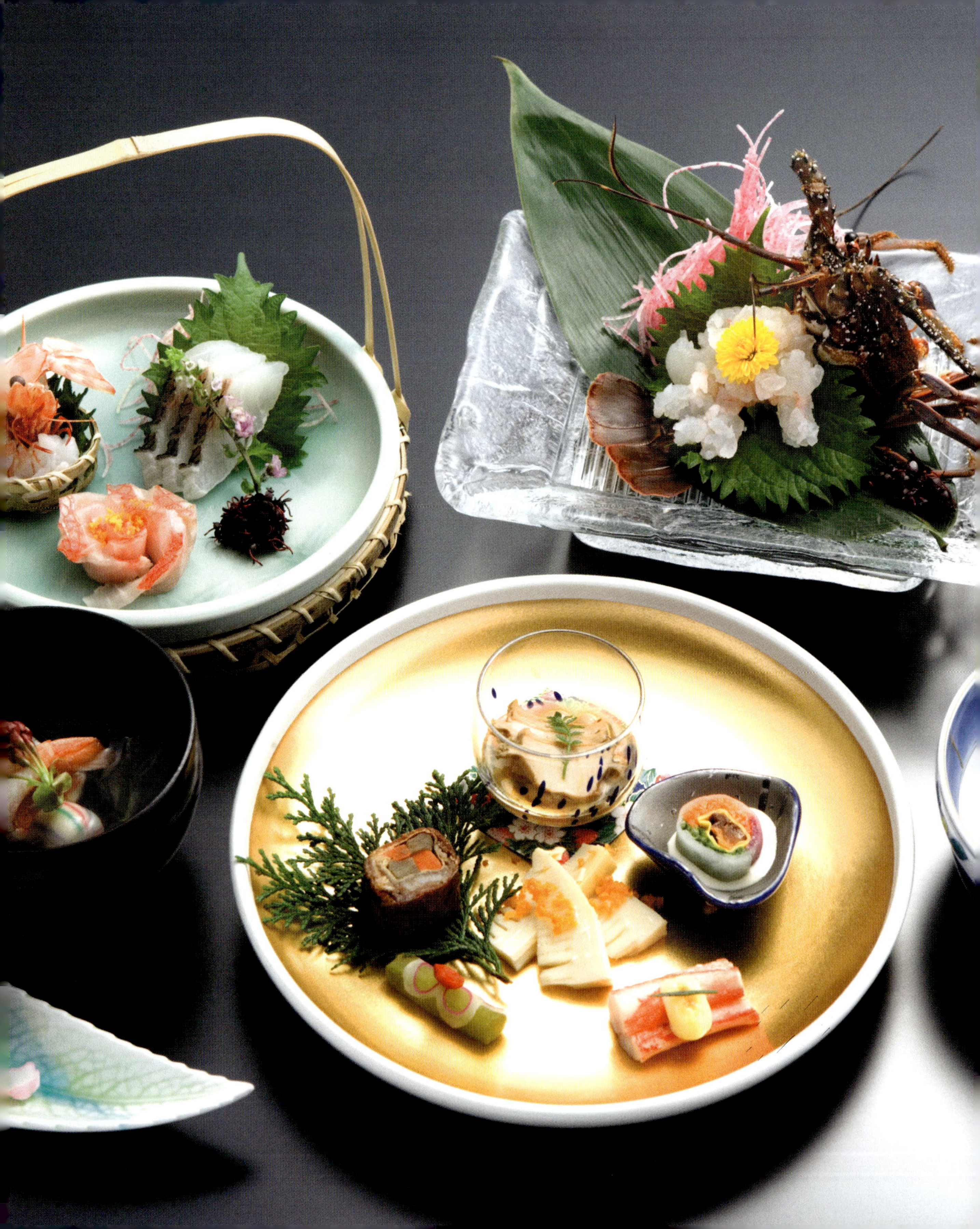

teufeln muss. »Sich gesund ernähren« bedeutet nicht, dass man einer Art »orthorektischer Sekte« beitritt, aus der der Genuss von Pommes frites, Hotdogs oder anderen »Leckereien« ein für alle Mal verbannt ist! Man muss Realist sein: Wir leben in einer Umwelt, die überquillt vor extrem reizvollen süßen, fetten oder salzigen Nahrungsmitteln (manchmal alle drei auf einmal), und es ist nur menschlich, dass wir uns von Zeit zu Zeit dieses Vergnügen gönnen. Doch »chronische« schlechte Angewohnheiten erzeugen auch chronische Krankheiten. Man wird nicht übergewichtig oder krank, nur weil man gelegentlich Fast Food isst: Die industrielle Ernährung ist nicht deshalb so ungesund, weil jemand drei Mal pro Jahr ein Menü Hotdog-Pommes-Softdrink verspeist, sondern weil er das drei Mal pro Woche macht! Man kann also gegenüber der Allgegenwart der Industrieprodukte in unserer Umgebung eine defensive Haltung einnehmen und diese Nahrungsmittel als das sehen, was sie sind: ein gelegentliches Vergnügen.

Nahrungsergänzungsmittel sind keine Lösung

Für manche Leute sind Gesundheitsprobleme aufgrund schlechter Ernährung einfach zu lösen: Man muss nur Nahrungsergänzungsmittel zu sich nehmen, die die fehlenden essenziellen Nährstoffe ausgleichen, ohne die eigene Ernährungsweise deshalb in Frage zu stellen. Eine wirklich lukrative Strategie: Beinahe 50 Prozent der Nordamerikaner konsumieren regelmäßig solche Nahrungsergänzungsmittel, das entspricht einem Jahresumsatz von 15 Milliarden Dollar. Diese Vorliebe ist umso bemerkenswerter, als es keine einzige wissenschaftliche Studie gibt, die beweist, dass diese Präparate einen chronischen Mangel an Obst und Gemüse ausgleichen. Tatsächlich liefern die unzähligen, in den letzten zwanzig Jahren durchgeführten Untersuchungen keinen überzeugenden Beleg für einen realen positiven Effekt dieser Multivitaminpräparate auf die Krebsrate. Ganz im Gegenteil ist bei hohen Dosen von Vitamin A und E sogar eher eine Erhöhung des Erkrankungsrisikos für bestimmte Krebsarten zu beobachten. Genau aus diesem Grund empfiehlt der *Fonds national de recherche contre le cancer* in seinem letzten Bericht, keine Nahrungsergänzungsmittel zur Vorbeugung gegen Krebs einzunehmen.

Diese Medikalisierung der Ernährung, durch die so komplexe Nahrungsmittel wie Früchte und Gemüse auf schlichte Lieferanten von Vitaminen, Mineralstoffen oder sekundären Pflanzenstoffen reduziert werden, die leicht durch Tabletten zu ersetzen sind, ist absurd: Eine abwechslungsreiche Ernährung mit vielen pflanzlichen Bestandteilen kann den Organismus mit bis zu 20 000 verschiedenen Substanzen versorgen, und all diese Wirkstoffe interagieren miteinander, um unser physiologisches und homöostatisches Gleichgewicht aufrechtzuerhalten und die Anfälligkeit für chronische Krankheiten zu reduzieren. Auch die Verwertung und Verteilung dieser Moleküle in unserem Körper werden stark durch die Matrix des Nahrungsmittels bestimmt – das heißt durch die Gesamtheit der anderen, pharmakologisch inaktiven Bestandteile, die jedoch die Resorption, Verteilung und Ausscheidung dieser biochemisch aktiven Moleküle in einem pflanzlichen Produkt modulieren. Die Art der Fette, Proteine, Zucker, Ballaststoffe sowie der Salzgehalt und ph-Wert und andere Parameter beeinflussen allesamt die Effektivität der Aufnahme. Bei den meisten Pflanzen hat die Evolution diese Matrix optimal gestaltet. Dass der Mensch eine Pflanze als Nahrungsmittel verzehren kann, beruht nicht nur auf dem Vorhandensein gesundheitsfördernder Moleküle, sondern auch auf der Existenz dieser Matrix, die die Aufnahme dieser aktiven Moleküle erst möglich macht.

Die »Umhüllung« der aktiven Substanzen in Pflanzen ist keinesfalls eine Nebensächlichkeit: Die Pharmaindustrie muss auch die Trägerstoffe bestimmen (Produkte, die für die Umhüllung, die Konservierung, den Geschmack und die Farbe der Tabletten zugefügt werden), die die bestmögliche Aufnahme des Medikaments ermöglichen. Studien der Pharmakokinetik und Pharmakodynamik verschlingen Dutzende von Millionen Dollar bei der Entwicklung eines Medikaments. Es liegt auf der Hand, dass eine solche Komplexität im Fall von Nahrungsergänzungsmitteln absolut nicht zu reproduzieren ist, das trägt zu ihrer Wirkungslosigkeit bei.

Nahrungsergänzungsmittel sind keine Lösung für die hohe Inzidenz chronischer Krankheiten aufgrund ungesunder Ernährung. Trotz der zentralen Rolle, die sekundäre Pflanzenstoffe, Omega-3-Fettsäuren oder auch Vitamine für eine dauerhafte Gesundheit spielen, ist die moderne Ernährung kein medizinisches Problem, das durch das schlichte Schlucken einiger aus Nahrungsmitteln isolierter chemischer Substanzen gelöst werden kann. Wer die Ernährung unter einem derart reduktionistischen Blickwinkel betrachtet, verfällt in magisches Denken und verleugnet die Komplexität des menschlichen Körpers und das empfindliche

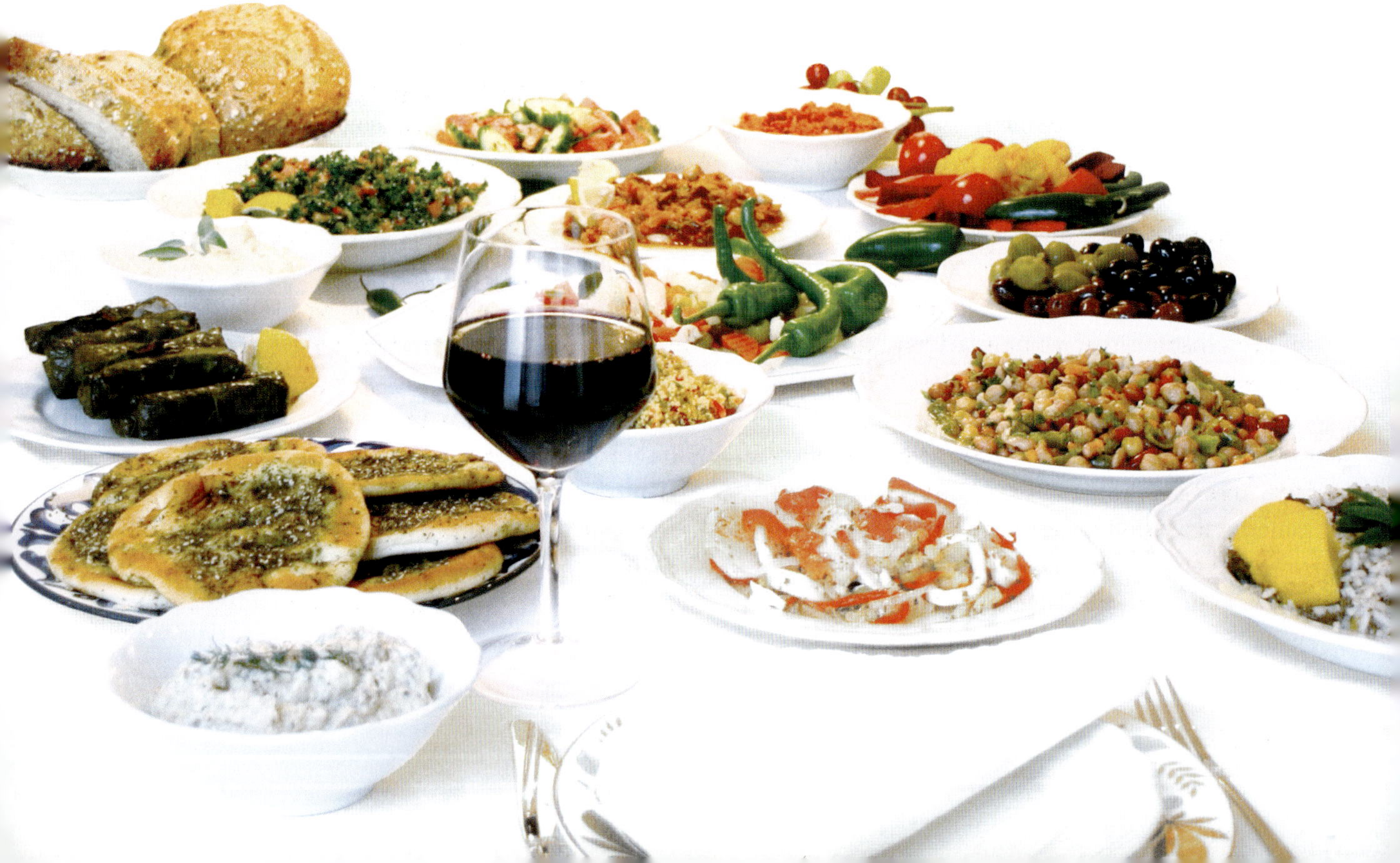

Gleichgewicht, das erst ein harmonisches Zusammenwirken unserer vitalen Funktionen ermöglicht. Schlimmer noch: Eine solche Sichtweise zeugt von fehlendem Respekt für die entscheidende Rolle, die die Ernährung in der Geschichte der Menschheit gespielt hat, insbesondere für die unglaubliche Fähigkeit unserer Art, Essen als Quelle des Genusses und als kulturelles Symbol zu benutzen, das für den Zusammenhalt der Völker von zentraler Bedeutung ist. Wir haben uns vielleicht weiterentwickelt, indem wir gegessen haben, um zu überleben, aber wirkliche Menschen sind wir erst geworden, als wir lebten, um zu essen.

Leben, um zu essen

In China gibt es den alten Brauch, jemanden nicht mit einem »Guten Tag« zu begrüßen, sondern vielmehr mit der Frage: »*Chi fan le ma?*« (»Hast du gegessen?«). Diese schlichte Höflichkeitsformel veranschaulicht sehr gut, welchen herausragenden Stellenwert die Nahrung im Alltagsleben der Chinesen hat, und das spiegelt sich auch im festlichen Charakter der Mahlzeiten wider, bei denen viele Gerichte in lebhaften und lärmenden Tischrunden gemeinsam verzehrt werden.

In westlichen Ländern wird ein solches Verhalten tendenziell als »seltsam« wahrgenommen, als eine Anomalie, die in krassem Gegensatz zu unserer Vorstellung steht, welche Rolle die Nahrung in unserem Leben spielen sollte. In den Augen der westlichen Gesellschaften ist Essen ein notwendiger, aber unwichtiger Akt, ein Bedürfnis unter vielen anderen, das man schnell befriedigen kann. Aus unserer Überzeugung, dass der für unsere Lebensweise typische Komfort, Reichtum und Überfluss das Nonplusultra der Dinge sind, haben wir im Laufe der Jahre ein zunehmendes Unverständnis, ja eine Arroganz gegenüber Verhaltensweisen entwickelt, die von unseren Gewohnheiten abweichen. Dabei ist es eher unsere derzeitige Lebensweise, die der traditionellen Beziehung zwischen Mensch und Nahrung zuwiderläuft!

Wenn man die großen Etappen in der Geschichte der menschlichen Ernährung Revue passieren lässt, dann kann man nur über die unglaubliche Anpassungsfähigkeit und Erfindungsgabe staunen, die unsere fernen Verwandten während der gesamten Evolution entfaltet haben, um die lebensnotwendige Versorgung mit Nahrung zu sichern. Von den ersten großen Affen, die ihre Lage durch den aufrechten Gang zu verbessern suchten, über die ersten Hominiden, die ihre Ernährung mit Fleisch bereicherten, bis hin zu den ersten Jägern, die die Ressourcen eines immer leistungsfähigeren Gehirns nutzten, um trotz ihrer geringen Körpergröße zu gefürchteten Räubern zu werden – all diese »Innovationen« der Nahrungssuche haben direkt zum Erscheinen der menschlichen Art beigetragen. Die große Neugier der Menschen führte zur »Erfindung« des Ackerbaus, ermöglichte die Identifizierung neuer Nahrungsmittel und die Entdeckung von Nahrungskombinationen, die ein Maximum an Genuss und positiven gesundheitlichen Wirkungen haben – eine neue kulturelle Dimension. Dieser gewaltige Schatz an empirischem Wissen, der von Generation zu Generation weitergegeben wurde, stellt das großartigste Experiment dar, das je auf der Welt durchgeführt wurde, ein Erbe von unschätzbarem Wert. Die Geschichte der menschlichen

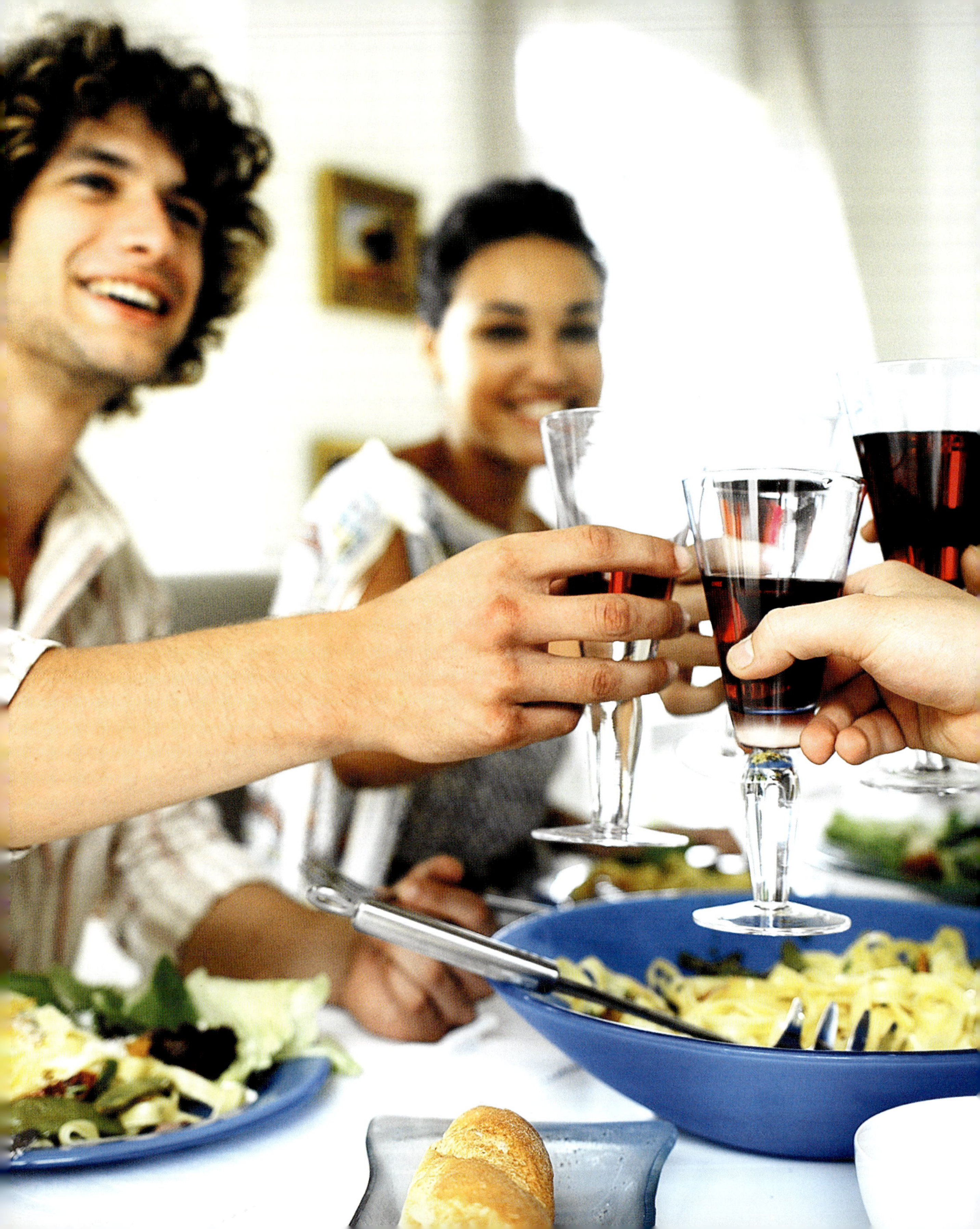

Ernährung ist weit mehr als eine schlichte Frage des Überlebens, sie ist die Geschichte der Menschheit selbst.

Die Fast-Food-Industrie ist im Begriff, dieses Erbe zu verschleudern. Indem die Massenproduktion Nahrungsmittel nur als Produkte begreift, die den Energiebedarf decken sollen, degradiert sie die Ernährung zu einem Konsumgut wie alle anderen, ohne ihre kulturelle und historische Dimension zu berücksichtigen. Der vormals heilige Akt des Essens ist wertlos geworden. Er nimmt einen immer kleineren Platz in unseren täglichen Beschäftigungen ein, und oft versuchen wir, unsere Bedürfnisse so billig wie möglich zu befriedigen, indem wir das eine oder andere der unzähligen Fertigprodukte in unseren Supermärkten kaufen. Die Zubereitung der Mahlzeiten fällt oft als Erstes dem Zeitmangel zum Opfer, der unsere Epoche charakterisiert. Dabei handelt es sich um eine Ausrede, die vielmehr unser mangelndes Interesse für die Ernährung als wirkliche Zeitknappheit widerspiegelt: Die Kanadier zum Beispiel verbringen weniger als eine Stunde pro Tag mit Essen, aber mehr als zwei mit Fernsehen. Das Gleiche gilt für den Preis: Es ist viel teurer, sich von industriellen Fertigprodukten zu ernähren, als selbst mit natürlichen Lebensmitteln zu kochen: Eine 2007 in Montreal durchgeführte Untersuchung hat gezeigt, dass ein Warenkorb mit Obst und Gemüse, Hülsenfrüchten und Milchprodukten für eine Familie mit zwei Erwachsenen und zwei Kindern täglich mit »schwindelerregenden« Kosten von … 6,11 Dollar pro Person zu Buche schlug.

Man darf sich nicht täuschen lassen: Das von der Fast-Food-Industrie verfolgte Ziel steht in eklatantem Widerspruch zu allem, was Ernährung während der gesamten Menschheitsgeschichte bedeutet hat. Die Fast-Food-Industrie verfolgt nicht das Ziel, genussvolles Essen zu fördern oder zu betonen, wie wichtig das Kochen mit natürlichen Zutaten wie Obst und Gemüse ist, wenn sie die Verantwortung für die Ernährung der Menschen an sich reißt. Sie will ganz im Gegenteil die Menschen davon überzeugen, dass Essen ein Bedürfnis ist, das man mehrmals täglich schnell mit Hilfe sehr kalorienreicher Produkte befriedigen kann, die unserer natürlichen Vorliebe für Zucker, Fett und Salz entgegenkommen.

Dieses Vorgehen wirkt sich besonders bei Kindern verheerend aus: Während die Kindheit eine wesentliche Phase ist, um eine Vielzahl von Gerüchen, Geschmacksrichtungen und Konsistenzen von Nahrungsmitteln auszuprobieren und so eine enge und respektvolle Beziehung zur Nahrung und ihren Zubereitungsarten zu entwickeln, beeinträchtigt die Allgegenwart hochkalorischer Lebensmittel mit Einheitsgeschmack den Erwerb dieser kulinarischen Grundkenntnisse. Genau aus diesem Grund zielt die Junk- bzw. Fast-Food-Industrie vor allem auf Kinder und Jugendliche ab, und dadurch ist es ihr gelungen, sich so erfolgreich in der Jugend in allen Regionen der Welt durchzusetzen, selbst in denen, die eine sehr reiche kulinarische Tradition haben wie Europa oder Asien. Diese Ernährung eliminiert die kulturelle Dimension, die seit Jahrtausenden mit der Nahrung verknüpft ist, indem sie die geschmacklichen Grundwahrnehmungen von frühester Kindheit an neu definiert, und ersetzt sie durch das flüchtige Vergnügen eines Akts, der nur zur Befriedigung unserer grundlegendsten Bedürfnisse bestimmt ist.

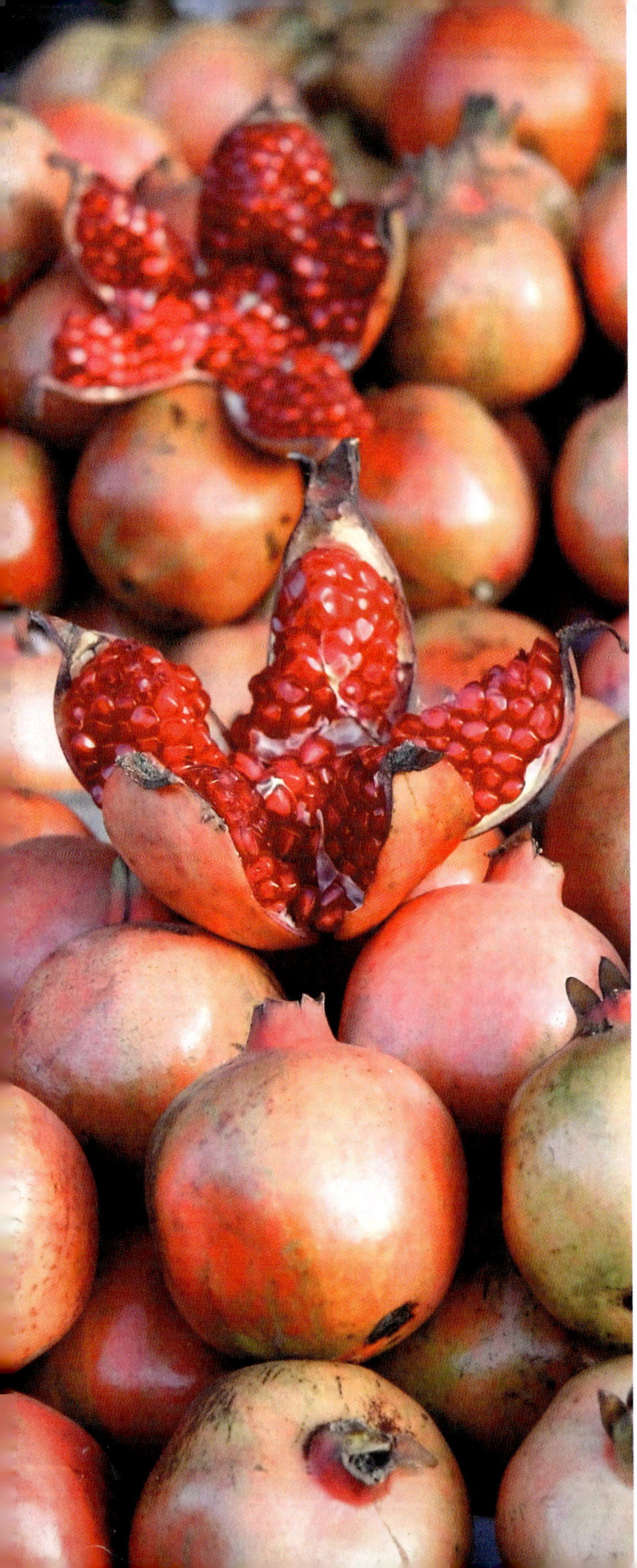

Den Überfluss nutzen

Es liegt in der Natur des Menschen, dass er Dinge, die selten sind, für kostbar hält, und allem, was in Hülle und Fülle vorhanden ist, wenig Wert beimisst. Beispielsweise galten Gewürze aus Asien, insbesondere Pfeffer, lange Zeit als Kostbarkeiten und waren aufgrund ihrer fernen Herkunft und ihrer Seltenheit den Reichen und Mächtigen vorbehalten. Heute sind sie in jedem beliebigen Lebensmittelgeschäft erhältlich und haben nichts Kostbares mehr an sich.

Eine ähnliche Entwicklung hat sich in Hinblick auf die Nahrung vollzogen, zumindest im reichen Teil des Planeten. Während jahrtausendelang das Hauptproblem der Menschheit darin bestand, Perioden der Nahrungsknappheit und Hungersnöte zu überleben, leben wir heute zum allerersten Mal in unserer Geschichte in einer Zeit außergewöhnlichen Überflusses. Anstatt dass wir uns aber diesen Überfluss zunutze machen, um unsere Lebensbedingungen zu verbessern, interessieren wir uns immer weniger für Nahrungsmittel an sich wie auch für ihre gesundheitlichen Wirkungen. Dabei zeigt sich an dem Tempo, mit dem die moderne Ernährung die Entwicklung vieler schwerer Krankheiten beschleunigt hat, wie gefährlich eine solche Haltung ist und wie absolut untauglich sie für die Art des Stoffwechsels ist, die wir im Laufe der Evolution entwickelt haben. So paradox es klingt: Der gegenwärtige Nahrungsüberfluss muss als eine Bedrohung für unsere Gesundheit und unser Wohlergehen angesehen werden, genauso wie früher die Nahrungsknappheit. Während sich jedoch unser Organismus allmählich an den Mangel angepasst hat, indem er sehr effektive

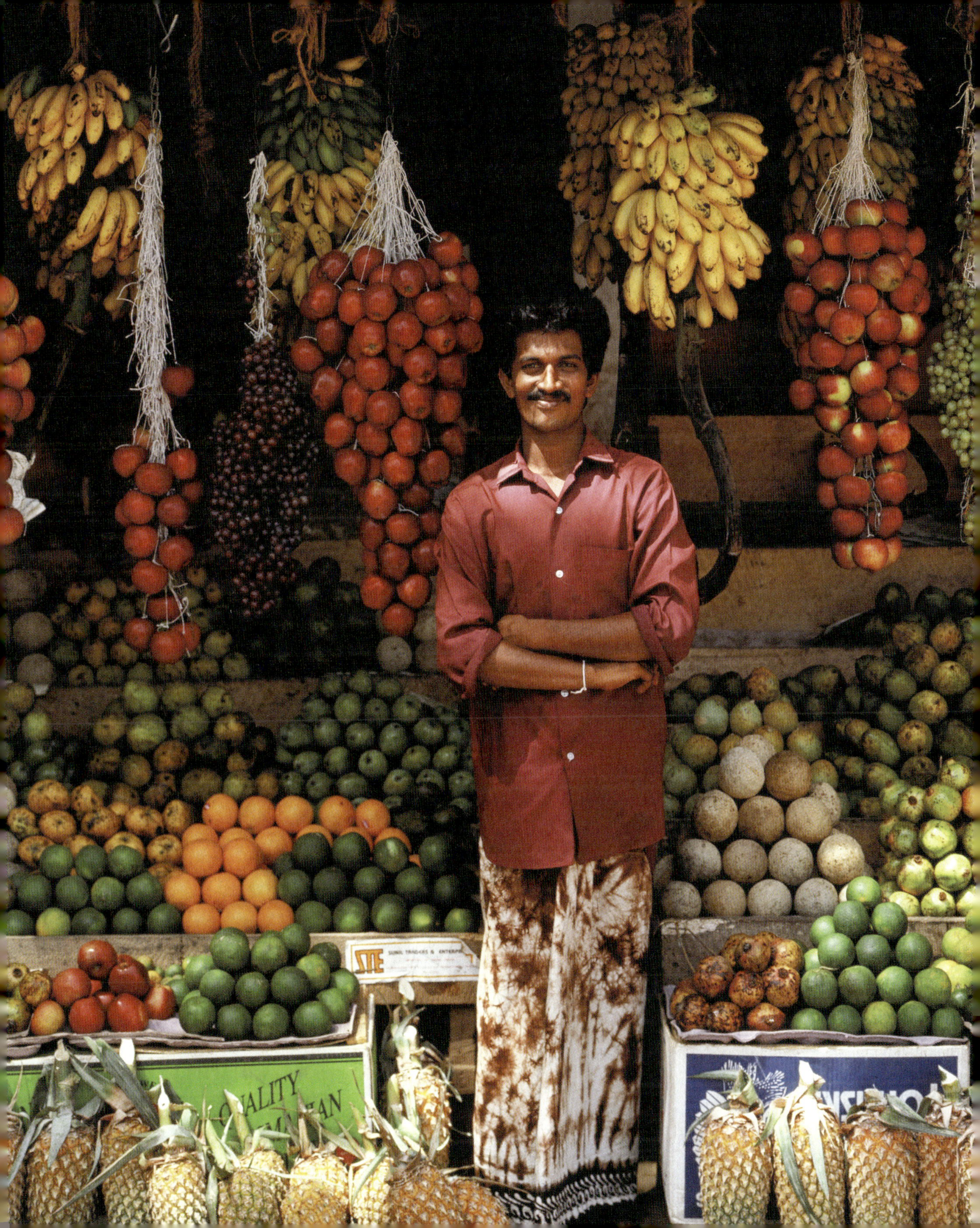
STE
QUALITY

Mechanismen entwickelte, um die in den Nahrungsmitteln enthaltene Energie zu verwerten, stehen wir dem Überfluss an Nahrung physiologisch hilflos gegenüber. Das einzige Mittel, um den schädlichen Folgen übermäßigen Konsums entgegenzuwirken, besteht darin, dass wir den Stellenwert der Ernährung in unserem Leben neu definieren und uns kulturell an diese Überfülle anpassen. Und zwar nicht, indem wir sie dazu nutzen, maßlos viel zu essen, sondern indem wir neue geschmackliche Horizonte erforschen und die Freude am guten Essen wiederentdecken.

Essen ist der Inbegriff eines sozialen Akts, ein privilegierter Moment, der immer schon mit Teilen und Festen verbunden war. Von den griechisch-römischen Banketten und Symposien bis zu den Feiern, die heute noch die Ernte von Tomaten (Spanien), Zwiebeln (Bern), Blaubeeren (Lac-St. Jean, Kanada) und zahllosen anderen Produkten der Erde begleiten: All diese Feste zeugen von der Bedeutung des Bandes, das zwischen Mensch und Nahrung besteht. Die Monotonie der gegenwärtigen Ernährung, in der Genuss vor allem mit Zucker, Fett und Salz verbunden ist, lässt uns vergessen, was für ein unverzichtbarer Bestandteil der kulinarischen Erfahrung der Menschheit die Suche nach neuen Geschmacksrichtungen und Empfindungen ist. Stierhoden in Spanien, Skorpione und andere Insekten in China, Reptilien wie der Alligator oder Klapperschlangen in den Vereinigten Staaten – all diese Nahrungsmittel sind ein Beispiel für die Neugier und Furchtlosigkeit, mit denen die Menschen neue Nahrungsquellen erschlossen und die Grenzen des Geschmacks (und des Ekels) erweitert haben. Dieses Erforschen geschieht manchmal sogar unter Lebensgefahr, das beste Beispiel dafür ist der köstliche Fugu (Kugelfisch). Der Kugelfisch gilt in Japan als ein Gericht von erlesener Raffinesse, ist allerdings giftig, wenn er falsch zubereitet wird. Aus diesem Grund dürfen ihn nur Köche mit einer speziellen Genehmigung zubereiten, denn das Fleisch darf auf keinen Fall mit bestimmten Organen des Fisches in Berührung kommen. Diese enthalten Tetrodoxin, ein sehr starkes Gift, das alle Natriumkanäle blockiert und binnen weniger Minuten zum plötzlichen Tod führt.

Essen ist folglich eine komplexe und stimulierende Erfahrung, die das Tor zur Welt aufstößt. Man kann nur staunen über die neuen Wege, die die molekulare Küche eines Hervé This beschreitet, über die sagenhaften Kreationen der kulinarischen Dekonstruktion eines Ferran Adrià, über die molekulare Önologie, die ein François Chartier entwickelt hat, oder über das Ausnahmetalent eines Mibu Ishida. Neue Entdeckungen in der Küche sind immer eine Bereicherung und spiegeln das fortwährende Bemühen des Menschen wider, den Reichtum der Natur noch mehr für seine eigenen Genüsse zu nutzen.

Die Welt, in der wir leben, quillt über vor außergewöhnlichen Nahrungsressourcen aus allen Regionen der Welt. Man kann nur staunen über die Fülle des Angebots auf den Märkten in Bangkok, über die Vielfalt der spanischen *tapas* und der libanesischen *mezze* oder auch über die Schönheit und Eleganz eines japanischen *kaizeki*. In allen großen kulinarischen Traditionen der Welt sind die Gerichte nicht nur gesunde und köstliche Nahrungsmittel, sondern wahre Kunstwerke! Man muss diese Schönheit und diesen Reichtum zelebrieren und die Geschichte und Kultur auf sich

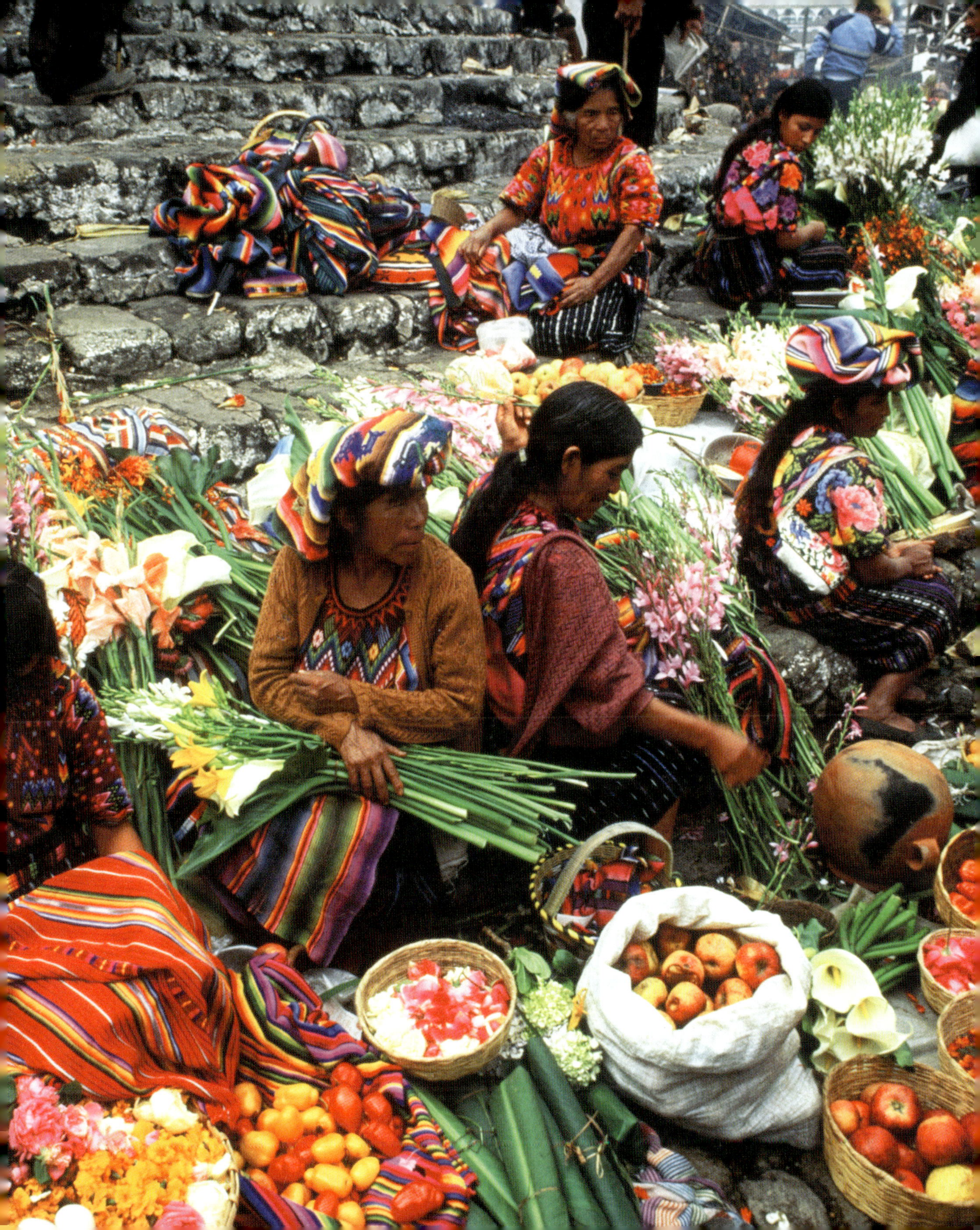

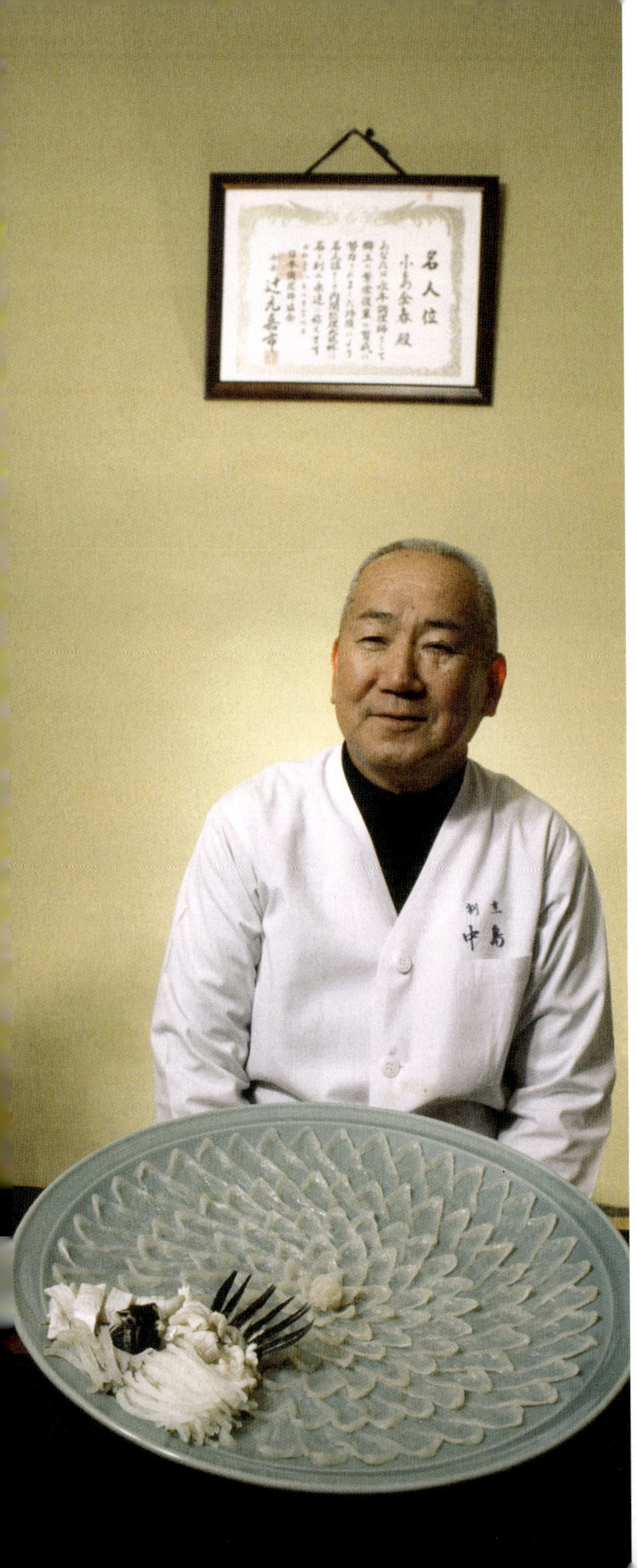

einwirken lassen, die es ermöglicht haben, ein solches Niveau an Raffinesse zu erreichen.

Die Freude an gutem Essen wiederzuentdecken bedeutet, dass man vom unglaublichen Abwechslungsreichtum der Küchen der Welt profitiert und so den wundervollen Geschmacks- und Konsistenzreichtum dieser Jahrtausende alten Küchen erforscht. Es bedeutet, dass man unmittelbar aus dem großartigsten Experiment des Menschen schöpft, aus dem greifbaren Ergebnis unserer Erfindungsgabe, mit der wir fortwährend unser Alltagsleben auf der Suche nach mehr Genuss und Gesundheit verbessert haben. Essen ist mehr als ein lebenswichtiges Bedürfnis, es ist ein einzigartiger kultureller Akt, der von der privilegierten Beziehung des Menschen zur Natur zeugt. Gut essen, das heißt unsere Menschlichkeit zu zelebrieren.

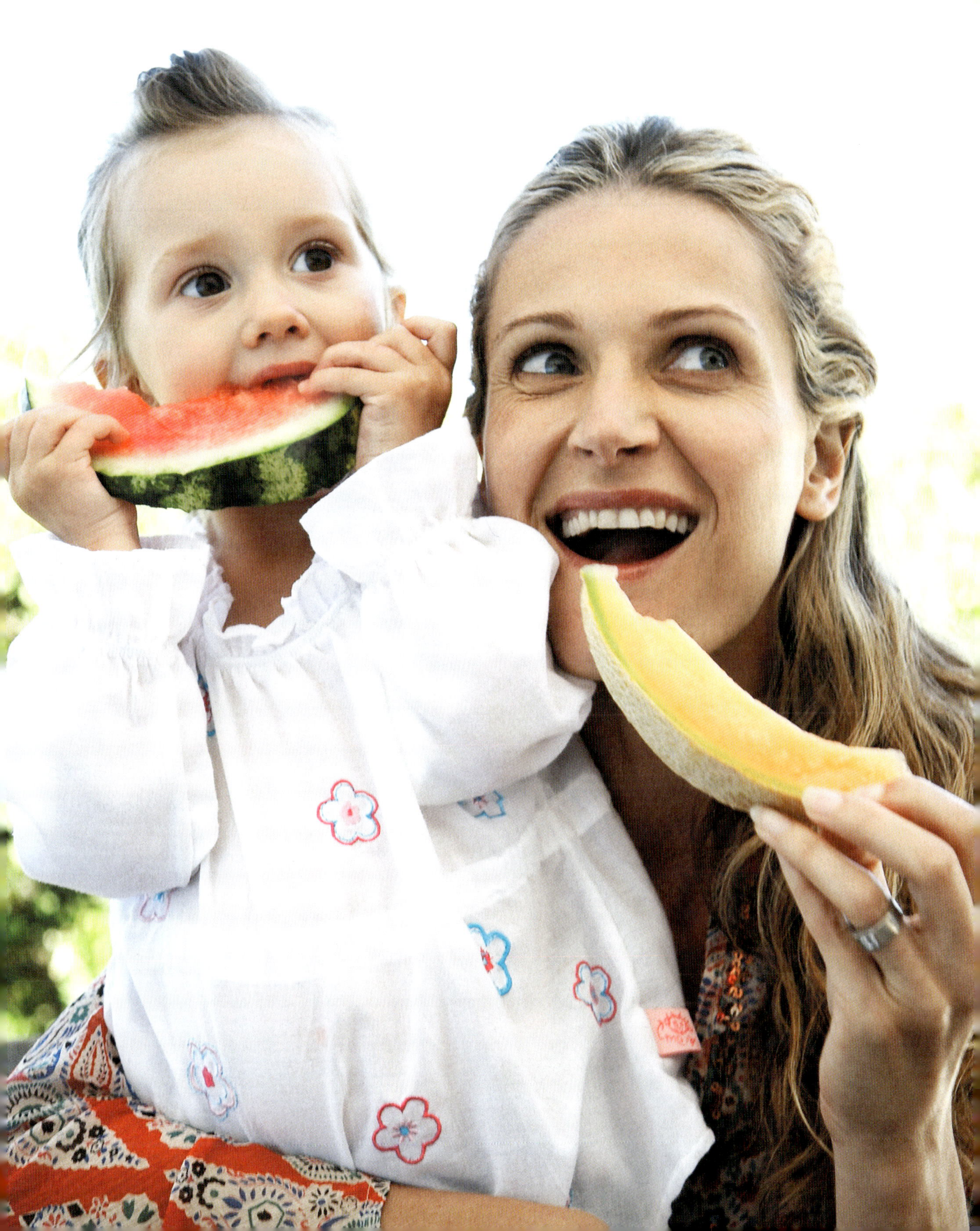

Bibliografie

Die hier aufgeführten Arbeiten stellen nur einen winzigen Bruchteil der unzähligen Veröffentlichungen dar, die eine Verbindung zwischen unserer Lebensweise und dem Auftreten chronischer Krankheiten belegen. Sie können dennoch ein ausgezeichneter Ausgangspunkt für all diejenigen sein, die sich genauer mit diesem spannenden Thema befassen wollen.

Kapitel 1

Khaw, K.-T.: »Healthy Aging«. *BMJ* 1997; 315: 1090 – 1096.

Lopez, A. D./Mathers, C. D./Ezzati, M./Jamison, D. T./Murray, C. J. L. (Hrsg.): *Global Burden of Disease and Risk Factors.* Eds, Oxford University Press, New York, 2006.

Popkin, B. M.: »The world is fat«. *Sci. Am.* 2007; 297: 88 – 95.

Willett, W. C.: *Eat, Drink and Be Healthy. The Harvard Medical School Guide to Healthy Eating.* Free Press, New York, 2001.

Yates, L. B./Djoussé, L./Kurth, T./Buring, J. E./Gaziano, J. M.: »Exceptional longevity in men: modifiable factors associated with survival and function to age 90 years«. *Arch. Int. Med.* 2008; 168: 284 – 290.

Kapitel 2

Balter, M.: »Plant science: Seeking agriculture's ancient roots«. *Science* 2007; 316: 1830 – 1835.

»Becoming human: evolution and the rise of intelligence«. *Scientific American Special Edition,* September 2006.

Cordain, L./Eaton, S. B./Sebastian, A. u. a.: »Origins and evolution of the Western diet: health implications for the 21st century«. *Am. J. Clin. Nutr.* 2005; 81:341 – 453.

Denham, T./White, P. (Hrsg.): *The Emergence of Agriculture.* Routledge, New York, 2007.

Larsen, C. S.: »Animal source foods and human health during evolution«. *J. Nutr.* 2003; 133: 3893S-3897S.

Leonard, W. R.: »Food for thought: dietary change was a driving force in human evolution«. *Sci. Am.* 2002, 287: 106 – 115.

Tishkoff, S. A./Reed, F. A./Ranciaro, A. u. a.: »Convergent adaptation of human lactase persistence in Africa and Europe«. *Natur Genetics* 2007; 39 31 – 40,

Ungar, P. S./Teaford, M. F. (Hrsg.): *Human Diet: Its Origin and Evolution.* Bergin & Garvey, Westport, 2002.

Wolf, K.: »Visual ecology: coloured fruit is what the eye sees best«. *Curr. Biol.* 2002; 12: R253-R255.

Kapitel 3

Bachmanov, A. A./Beauchamp, G. K.: »Taste receptor genes«. *Annu. Rev. Nutr.* 2007; 27: 389 – 414.

Chandrashekar, J./Hoon, M. A./Ryba, N. J. P./Zuker, C. S.: »The receptors and cells for mammalian taste«. *Nature* 2006; 444: 2888 – 294.

Coll, A.P./Faroqui, I. S./O'Rahilly, S.: »The hormonal control of food intake«. *Cell* 2007; 129: 251 – 262.

Cummings, D. F./Overduin, J.: »Gastrointestinal regulation of food intake«. *J. Clin. Invests.* 2007; 117: 13 – 23.

Flier, J. S./Maratos-Flier, E.: »What fuels fat«. *Sci. Am.* 2007; 297: 72 – 81.

Goff, S. A./Klee, H. J.: »Plant volatile compounds: sensory cues for health and nutritional value?« *Science* 2006; 311: 815 – 819.

Scott, K.: »Taste recognition: food for thought«. *Neuron* 2005; 48: 455 – 464.

Yamaguchi, S./Ninomaya, K.: »Umami and food palatability«. *J. Nutr.* 2000; 130: 921S-926S.

Wooding, S.: »Evolution: a study in bad taste?« *Curr. Biol.* 2005; 15: R805-R807.

Kapitel 4

Bouchard, C.: »The biological predisposition to obesity: beyond the thrifty genotype scenario«. *Int. J. Obesity* 2007; 31: 1337 – 1339.

Chakravarthy, M.V./Booth, F.W.: »Eating, exercise and ›thrifty‹ genotypes: connecting the dots toward an evolutionary understanding of modern chronic diseases«. *J. Appl. Physiol.* 2004; 96: 3 – 10.

Christakis, N. A./Fowler, J. H.: »The spread of obesity in a large social network over 32 years«. *New Engl. J. Med.* 2007; 357: 370 – 379.

Kopelman, P. G.: »Obesity as a medical problem«. *Nature* 2000; 404: 635 – 643.

Prentice, A. M.: »Early influences on human energy regulation: thrifty genotypes and thrifty phenotypes«. *Physiol. Behav.* 2005; 86: 640 – 645.

Rosen, E. D./Spiegelman, B. M.: »Adipocytes as regulators of energy balance and glucose homeostasis«. *Nature* 2006; 444: 847 – 853.

Schlosser, E.: *Fast Food Nation: The Dark Side of the All-American Meal.* Houghton Mifflin, New York, 2001.

Willett, W. C./Dietz, W. H./Colditz, G. A.: »Guidelines for healthy weight«. *New Engl. J. Med.* 1999; 341: 427 – 434.

Willett, W. C.: *Eat, Drink and Be Healthy. The Harvard Medical School Guide to Healthy Eating.* Free Press, New York, 2001.

Kapitel 5

Buijisse, B./Feskens, E. J. M./Kok, F. J./Kromhout, D.: »Cocoa intake, blood pressure-related and cardiovasular mortality: The Zutphen elderly study«. *Arc. Int. Med.* 2006; 166: 411 – 417.

Després, J.-P./Lemieux, I./Bergeron, J. u. a.: »Abdominal obesity and the metabolic syndrome: contribution to global cardiometabolic risk«. *Arterioscler. Thromb. Vasc. Biol.* 2008; 28: 1039 – 1049.

Di Castelnuovo, A./Costanzo, S./Bagnardi, V./Donatti, M. B./Iacoviello, L./de Gaetano, G.: »Alcohol dosing and total mortality in men and women«. *Arch. Int. Med.* 2006; 166: 2437 – 3445.

Di Lorgeril, M./Renaud, S./Mamelle, N. u. a.: »Mediterranean alpha-linolenic acid-rich diet in secondary prevention of coronary heart disease«. *Lancet* 1994; 343: 1454 – 1459.

Hansson, G.K.: »Inflammation, atherosclerosis and coronary heart disease«. *New Engl. J. Med.* 2005; 352: 1685 – 1695.

Hu, F.B./Willett, W.C.: »Optimal diets for prevention of coronary heart disease«. *JAMA* 2002; 288: 2569 – 2578.

Lawes, C.M.M./Hoorn, S.V./Rodgers, A.: »A global burden of blood-pressure-related disease«. *Lancet* 2008; 371: 1513 – 1518.

Lui, S./Manson, J.E./Stampfer, M.J. u.a.: »Whole grain consumption and risk of ischemic stroke in women: A prospective study«. *JAMA* 2000: 284: 1534 – 1540.

Ross, R.: »Atherosclerosis: an inflammatory disease«. *New Engl. J. Med.* 1999; 340: 115 – 126.

Serafini, M./Bugianesi, R./Maiani, G./Valtuena, S./De Santis, S./ Crozier, A.: »Plasma antioxidants from chocolate«. *Nature* 2003; 424: 1013.

Visioli, F./Borsai, L./Galli, C.: »Diet and prevention of coronary heart disease: the potential role of phytochemicals«. *Cardiovasc. Res.* 2000; 47: 419 – 425.

Willett, W.C.: *Eat, Drink and Be Healthy. The Harvard Medical School Guide to Healthy Eating.* Free Press, New York, 2001.

Kapitel 6

Barclay, A.W./Petocz, P./McMillan-Price, J. u.a.: »Glycemic index, glycemic load, and chronic disease risk: a meta-analysis of observational studys«. *Am. J. Clin. Nutr.* 2008; 87: 627 – 637.

Buchanan, T.A.: »How can we prevent type 2 Diabetes?« *Diabetes* 2007; 56: 1502 – 1507.

Hotamisligil, G.S.: »Dietary and metabolic disorders«. *Nature* 2006; 444: 860 – 867.

Hu, F.B./Manson, J.E./Meir, J. u.a.: »Diet, life style, and the risk of type 2 diabetes mellitus in women«. *New Engl. J. Med.* 2001; 345: 790 – 797.

Kahn, S.E./Hull, R.L./Utzschneider, K.M.: »Mechanisms linking obesity to insulin resistance and type 2 diabetes«. *Nature* 2006; 444: 840 – 846.

Lieberman, L.S.: »Dietary, evolutionary and modernizing influences on the prevalence of type 2 diabetes«. *Annu. Rev. Nutr.* 2003; 23: 345 – 377.

Muoio, D.M./Negard, C.B.: »Molecular and metabolic mechanisms of insulin resistance and b-cell failure in type 2 diabetes«. *Nature Rev. Mol. Cell Biol.* 2008; 9: 193 – 205.

Qu, L./Hu, F.B./Pereira, M.A. u.a.: »Whole-grain intake and the risk of type 2 diabetes: a prospective study in men«. *Am. J. Clin. Nutr.* 2002; 76: 535 – 540.

Ramasamy, R./Vannucci, S.J./Du Yan, S.S./Herold, K./Yan, S.F./Schmidt, A.M.: »Advance glycation in products and RAGE: a common thread in aging diabetes, neurodegeneration, and inflammation«. *Glycobiology* 2005; 15: 16R-18R.

Willett, W.C.: *Eat, Drink and Be Healthy. The Harvard Medical School Guide to Healthy Eating.* Free Press, New York, 2001.

Zimmet, P./Alberti, K.G.M./Shaw, J.: »Global and societal implicatons on the diabetes epidemic«. *Nature* 2001; 414: 782 – 787.

Kapitel 7

Ames, B.N./Gold, L.S.: »From Paracelsus to parascience: the environmental cancer distraction«. *Mutat. Res.* 2000; 447: 3 – 13.

Anand, P./Kunnumakara, A.B./Sundaram, C./Harikumar, K.B./Tharakan, S.T./ Lai, O.S./Sung, B./Aggarwal, B.B.: »Cancer is a preventable disease that requires major lifestyle changes«. *Pharm. Res.* 2008; 2097 – 2116.

Benetou, V./Trichopoulou, A./Orfanos, P. u.a.: »Conformity to traditional mediterranean diet and cancer incidence: the Greek EPIC cohort«. *Br. J. Cancer* 1988: 99: 191 – 195.

Calle, E.E./Kaaks, R.: »Overweight, obesity and cancer: epidemiological evidence and proposed mechanisms«. *Nature Rev. Cancer* 2004; 4: 579 – 591.

Food, Nutrition, Physical Activity and the Prevention of Cancer: a global perspective. Bericht des WCRF/AICR, 2007.

Hanahan, D./Weinberg, R.A.: »The hallmarks of cancer«. *Cell* 2000; 100: 57 – 70.

Holick, M.F.: »Vitamin D: its role in cancer prevention and treatment«. *Prog. Biophys. Mol. Biol.* 2006; 92: 49 – 59.

Kirsh, V.A./Peters, U./Mayne, S.T. u.a.: »Prospective study of fruit and vegetable intake and risk of prostate cancer«. *J. Natl. Cancer Inst.* 2007; 99: 1200 – 1209.

McTiernan, A.: »Mechanisms linking physical activity with cancer«. *Nature Rev. Cancer* 2008; 8: 205 – 211.

Michaud, D.S./Spiegelman, D./Clinton, S.K./Rimm, E.B./Willett, W.C./Giovannucci, E.L.: »Fruit and vegetable intake and incidence of bladder cancer in a male prospective cohort«. *J. Natl. Cancer Inst.* 1999; 91:605 – 613.

Renehan, A.G./Tyson, M./Egger, M./Heller, R.F./Zwahlen, M.: »Body-mass index and incidence of cancer: a systemic review and meta-analysis of prospective observational studies«. *Lancet* 2008; 371:569 – 578.

Yang, G./Shu, X.O. u.a.: »Prospective cohort study of green tea consumption and colorectal cancer risk in women«. *Cancer Epidemol. Biomarkers Prev.* 2007; 16: 1219 – 1223.

Kapitel 8

Chandra, V./Ganguli, M./Pandav, R./Johnston, J./Belle, S./Dr. Kosky, S.T.: »Prevalence of Alzheimer's disease and other dementia in rural India: The Indo-US study«. *Neurology* 1998; 51: 1000 – 1008.

Cummings, J.L.: »Alzheimer disease«. *New Engl. J. Med.* 2004; 351: 56 – 67.

Ferri, C.P./Prince, M./Brayne, C. u.a.: »Global prevalence of dementia: a Delphi consensus study«. *Lancet* 2005; 366: 2112 – 2117.

Hendrie, H.C./Ogunniyi, A./Hall, K.S. u.a.: »Incidence of dementia and Alzheimer disease in 2 communities: Yoruba residing in Ibadan, Nigeria, and African Americans residing in Indianapolis, Indiana«. *JAMA* 2001; 285: 739 – 747.

Kivipelto, M./Ngandu, T./Fratiglioni L. u.a.: »Obesity and Vascular Risk Factors at Midlife and the Risk of Dementia and Alzheimer Disease«. *Arch. Neurol.* 2005; 62: 1556 – 1560.

Kodl, C.T./Seaquist E.R.: »Cognitive dysfunction and diabetes mellitus«. *Endocrine Rev.* 2008; 29: 494 – 511.

McCarty, M.F.: »Toward prevention of Alzheimer disease: potential nutraceutical strategies for suppressing the production of amyloid beta peptides«. *Med. Hypotheses* 2006; 67: 682 – 697.

Morris, M.C./Evans, D.A./Bienias, J.L. u.a.: »Dietary fats and the risk of incident Alzheimer disease«. *Arch. Neurol.* 2003; 60: 194 – 200.

Pasquier, F./Boulogne, A./Leys, D./Fontaine, P.: »Diabetes mellitus and dementia«. *Diabetes Metab.* 2006; 32: 403 – 511.

Rossi, L./Mazzitelli, S./Arciello, M./Capo, C.R./Rotilio G.: »Benefits from Dietary Polyphenols for Brain Aging and Alzheimer's Disease«. *Neurochem. Res.* 2008.

Singh-Manoux, A./Geimeno, D./Kivinaki, M./Brunner, E./Marmot, M.G.: »Low HDL cholesterol is a risk factor for deficit and decline in memory in midlife: The whitehall II study«. *Arterioscler. Thromb. Vasc. Biol.* 2008; 28: 1556 – 1562.

Steele, M./Stuchbury, G./Münch, G.: »The molecular basis of the prevention of Alzheimer's disease through healthy nutrition«. *Exp. Gerontol.* 2007; 42: 28 – 36.

Verghese, J./Lipton, R.B./Katz, M.J. u.a.: »Leisure activities and the risk of dementia in the elderly«. *New Engl. J. Med.* 2003; 348: 2508 – 2516.

Yaffe, K./Kanaya, A./Lindquist, K. u.a.: »The metabolic syndrome, inflammation and risk of cognitive decline«. *JAMA* 2004; 292: 2237 – 2242.

Kapitel 9

Afaq, F./Mukhtar, H.: »Botanical antioxidants in the prevention of photocarcinogenesis and photoaging«. *Exp. Dermatol.* 2006; 15: 678 – 684.

Ames, B. N./Shigenaga, M. K./Hagen, T. M.: »Oxidants, antioxidants, and the degenerative diseases of aging«. *Proc. Natl. Acad. Sc.* USA 1993; 90: 7915 – 7922.

Boelsma, E./Hendriks, H. F. J./Roza, I.: »Nutritional skin care: health effects of micronutrients. And fatty acids«. *Am. J. Clin. Nutr.* 2001; 73: 853 – 864.

Hsu, S.: »Green tea and the skin«. *J. Am. Acad. Dermatol.* 2005; 52: 1049 – 1059.

McCullough, J. L./Kelly, K. M.: »Prevention and treatment of skin aging«. *Ann. N. Y. Acad. Sci.* 2006; 1067: 323 – 331.

Morita, A.: »Tobacco smoke causes premature skin aging«. *J. Dermatol. Sci.* 2007; 48: 169 – 175.

Purba, K./Kouris-Blazos, A./Wattanapenpaiboon, N. u. a.: »Skin Wrinkling: Can Food Make a Difference?« *J. am. Coll. Nutr.* 2001; 20: 71 – 80.

Rabe, J. H./Mamelak, A. J./McElgunn, P. J. S./Morrison, W. L./Sander, D. N.: »Photoaging: Mechanism and repair«. *J. Am. Acad. Dermatol.* 2006; 55: 1 – 19.

Stahl, W./Sies, H.: »Bioactivity and protective effects of natural carotinoids«. *Biochem. Biophys. Acta* 2005; 1740: 101 – 107.

Kapitel 10

Handschin, C./Spiegelman, B. M.: »The role of exercise and PGC1αin inflammation and chronic disease«. *Nature* 2008; 454: 463 – 469.

Heidemann, C./Schulze, M. B./Franco, O. H./Van Dam, R. M./Mantzoros, C. S./Hu, F. B.: »Dietary patterns and risk of mortality from cardiovascular disease, cancer, and all causes in a prospective cohort of women«. *Circulation* 2008; 118: 230 – 237.

Kenfield, S. A./Stampfer, M. J./Rosner, B. A./Colditz, G. A.: »Smoking and Smoking cessation in relation to mortality in women«. *JAMA* 2008; 299: 2037 – 2047.

Petrini, C.: *Gut, sauber & fair. Grundlagen einer neuen Gastronomie.* Tre Torri Verlag, Wiesbaden, 2007.

Pollan, M.: *Lebens-Mittel. Eine Verteidigung gegen die industrielle Nahrung und den Diätenwahn.* Goldmann Verlag, München, 2009.

Bildquellen

BSIP: Belmonte 130; Manceau 51

Corbis: P. Desgrieux/photocuisine 228

Flickr: Ed Uthman 98 (http://creativecommons.org/licenses/by-sa/2.0/deed.fr_CA)

Getty Images: 89, 152, 245; Absodels 18; Karl Ammann 26; Mark Andersen 21; B2M Productions 227; Sandra Baker 97; James Balog 45; Jean Louis Batt 65; Al Bello 94; Patrick Bernard 90; Luc Beziat 67; Burgess Blevins 16; Paul Bradbury 76; Bridgeman Art Library 73; Andrea Chu 65; CMSP 189; DAJ 250; Donna Day 86; Peter Dazeley 30, 31; Martin Diebel 57, 235; Digital Vision 17, 72, 76; Gerry Ellis 31; Issaque Fujita/A. collection 12; Tim Graham/Getty Images 165; GSO Images 203; Holly Harris 66; ML Harris 155; Andreas Heumann 93; Gary Houlder 214; IMAGEMORE Co. Ltd. 60; Amanda Koster Productions 146; Utagawa Kunisada 75; Clarissa Leahy 15; Cheryl Maeder 222; Liz McAulay 11; Stuart McClymont 71; Ryan McVay 157; George Marks 234; National Geoprahic/Getty Images 260; James Nelson 259; Jose Luis Pelaez Inc 135; Per-Anders Pettersson/Getty Images 79; Photodisc 957; Tim Platt 70, 74; Prehistoric 34; Christopher Robbins 10; Rubberball 11; Sabine Scheckel 3; Hugh Sitton 257; Tom Stoddart 77, 80; Stockbyte 15, 48, 126, 193, 213, 249, 254; Joy Tessman 35; Time & Life Pictures/Getty Images 81; Roy Toft 29; Paul Thomas 25; Luis Veiga 42; Wade 64, 136; Axel Weiss 145; Stephen Wilkes 68; Holly Wilmeth 46; Cary Wolinsky 048

Groupe Librex: 7, 8, 21, 40, 41, 48, 53, 54, 55, 56, 57, 76, 84, 85, 86, 87, 92, 104, 105, 117, 118, 121, 138, 139, 142, 152, 159, 168, 170, 172, 173, 178, 205, 207, 209, 224, 225, 231, 232, 238, 242, 246, 252

Jacques Migneault: 28

Jupiter Images: 14, 21, 22, 56, 57, 81, 102, 105, 109, 123, 129, 143, 174, 176, 185, 186, 190, 201, 206, 207, 216, 220, 231, 240, 256, 261; Burke/Triolo Productions 200, Brian Hagiwara 243; Natasha K. 237; Maximilian Stock Ltd. 114

Laboratoire de medicine moléculaire, Montréal: 180

Science Photo Library: David Gifford 27; Mehau Kulyk & Victor De Schwanberg 91; Oak Ridge National Laboratory/US Departement of Energy 63

Shutterstock: 21, 53, 72, 113, 116, 141, 211; 7382 489 561 199; Aga 38; Kitch Bain 28; Franck Boston 241; bpatt81 96; David Burden 39; Daemys 50; Lisa Eastman 103; Vania Georgieva 59; Ciaran Griffin 193; Daniel Hebert 96; Julian 28; Junial Enterprises 197; Natalia Klenova 39; Alex Kosev 105; Stanislav Mikhalev 76; Mushakesa 163; Kirsty Pargeter 19; Photoroller 22; Styve Reineck 28; Aivars Rimsa 207; Izaokas Sapiro 21; Alexander Shalamov 175; Roman Sigaev 167; Yakovchuk Vasyl 105

Super Stock: Mauritius 24